Presentazione

Ho accolto con molto piacere l'invito degli amici e colleghi Alessandro Carriero, Maurizio Centonze e Tommaso Scarabino a presentare il loro volume "Management in radiologia" che arricchisce la letteratura radiologica italiana e rappresenta un valido aiuto per affrontare le numerose problematiche gestionali in cui noi medici ci imbattiamo sempre più frequentemente nella pratica clinica quotidiana.

Quello sanitario può essere definito come un sistema complesso caratterizzato dall'interazione di processi molteplici e, al tempo stesso, diversi ma tendenti al raggiungimento di obiettivi comuni, primo fra tutti la soddisfazione del cliente. Per questo motivo è necessario che argomenti apparentemente lontani dalla nostra professione siano sempre più conosciuti ed entrino a far parte del bagaglio culturale di noi medici. Il medico radiologo è sicuramente stato uno dei primi, tra gli specialisti medici, a comprendere la necessità di acquisire conoscenze manageriali che, integrandosi con quelle di altre figure non mediche operanti nel sistema sanitario, possano promuovere la qualità, l'efficienza e l'efficacia della assistenza sanitaria.

Gli autori hanno concepito un volume facilmente leggibile, dai contenuti essenziali che, utilizzando anche documenti ufficiali della SIRM (Società Italiana di Radiologia Medica), potesse andare incontro alle esigenze dei colleghi medici radiologi desiderosi di affrontare o approfondire argomenti utili nella gestione e direzione di servizi di radiologia.

Nei capitoli, agevolmente identificabili secondo l'ordine alfabetico, sono raccolte le principali tematiche manageriali e non solo, la cui conoscenza diventa fondamentale per il medico radiologo che, oltre alle competenze professionali mediche specifiche, è chiamato a svolgere funzioni gestionali e mansioni organizzative, al fine di rispondere al meglio ai bisogni assistenziali.

Nell'augurare buona lettura a quanti si accingono a sfogliare le pagine del presente volume, formulo ad Alessandro Carriero, Maurizio Centonze e Tommaso Scarabino le più sincere congratulazioni per il lavoro svolto.

Roma, aprile 2010

Lorenzo Bonomo
Istituto di Radiologia
Università Cattolica Sacro Cuore
Roma

Prefazione

Come per le precedenti mie "fatiche" editoriali, anche questa iniziativa scientifica nasce dall'esigenza personale che è quella di conoscere ed esplorare nuovi orizzonti che sono apparentemente distanti dalla nostra professione, ma che in realtà devono far parte del bagaglio culturale di ogni medico specialista e, quindi, anche del radiologo. Mi riferisco, in particolare, alle problematiche di ordine gestionale, organizzativo e operativo la cui conoscenza è diventata essenziale in un sistema complesso, quale quello sanitario, in cui interagiscono molteplici fattori eterogenei e dinamici che devono integrarsi e coordinarsi per rispondere al meglio ai bisogni assistenziali del paziente.

Il volume, dal format semplice e chiaro, a contenuto essenziale e sintetico, raccoglie una serie di tematiche, elencate in forma di glossario in ordine alfabetico, precedute da un'ampia lettura sulla *clinical governance*.

La mia gratitudine a tutti gli autori dei vari capitoli che ho coinvolto in quanto esperti della materia.

Essenziale è stato l'apporto del Prof. Alessandro Carriero e del dr. Maurizio Centonze, che hanno creduto fortemente nel progetto editoriale, che ho voluto pertanto come coeditor e di cui mi onoro di essere amico; preziosi ed impagabili sono stati i loro consigli, frutto di una rara competenza ed esperienza in merito.

Un grazie sentito alla Springer-Verlag Italia e, in particolare, ad Antonella Cerri, per l'entusiasmo con cui ha accolto quest'iniziativa scientifica, e al suo gruppo di lavoro per la diligente cura e professionalità evidenziata nella pubblicazione.

Andria, aprile 2010 — Tommaso Scarabino

Indice

Elenco degli Autori

Ilenia Aprile
UOC Radiologia
Policlinico Universitario di Germaneto
Catanzaro

Giuseppe Ax
UOC Radiologia e Neuroradiologia
PO SS. Annunziata di Taranto
Taranto

Santa Bambace
UOC Radioterapia
PO Mons. R. Di Miccoli
ASL BAT
Barletta (BT)

Lorenzo Bonomo
Istituto di Radiologia
Università Cattolica Sacro Cuore
Roma

Alessandro Carriero
Istituto di Radiologia Diagnostica
e Interventistica
AO Maggiore della Carità
Università degli Studi del Piemonte Orientale
"Amedeo Avogadro"
Novara

Maurizio Centonze
Dipartimento di Radiodiagnostica
dell'APSS di Trento
Trento

Paolo Cerini
Istituto di Radiologia Diagnostica
e Interventistica
AO Maggiore della Carità
Università degli Studi del Piemonte Orientale
"Amedeo Avogadro"
Novara

Silvio Ciolfi
Istituto di Radiologia Diagnostica
e Interventistica
AO Maggiore della Carità
Università degli Studi del Piemonte Orientale
"Amedeo Avogadro"
Novara

Pasquale Colasuonno
UOC Radiologia
PO L. Bonomo
ASL BAT
Andria (BT)

Sabrina Crespi
Istituto di Radiologia Diagnostica
e Interventistica
AO Maggiore della Carità
Università degli Studi del Piemonte Orientale
"Amedeo Avogadro"
Novara

Francesco Dalla Palma
Past President SIRM (2004-2006)

Pasquale De Chirico
UOS Neuroradiologia
PO Mons. R. Di Miccoli
ASL BAT
Barletta (BT)

Pasquale Di Fazio
UOC Medicina Nucleare
PO Mons. R. Di Miccoli
ASL BAT
Barletta (BT)

Ivan Di Gesù
Istituto di Radiologia Diagnostica
e Interventistica
AO Maggiore della Carità
Università degli Studi del Piemonte Orientale
"Amedeo Avogadro"
Novara

Gerardo Di Nardo
Istituto di Radiologia Diagnostica
e Interventistica
AO Maggiore della Carità
Università degli Studi del Piemonte Orientale
"Amedeo Avogadro"
Novara

Francesco Fabbiano
Istituto di Radiologia Diagnostica
e Interventistica
AO Maggiore della Carità
Università degli Studi del Piemonte Orientale
"Amedeo Avogadro"
Novara

Carmela Falcone
UOC Radiologia
Policlinico Universitario di Germaneto
Catanzaro

Adriano Fileni
INRCA-IRCCS
Roma

Rita Fossaceca
Istituto di Radiologia Diagnostica
e Interventistica
AO Maggiore della Carità
Università degli Studi del Piemonte Orientale
"Amedeo Avogadro"
Novara

Tullia Garribba
UO Diagnostica per Immagini
PO L. Bonomo
ASL BAT
Andria (BT)

Emiliano Innamorato
Istituto di Radiologia Diagnostica
e Interventistica
AO Maggiore della Carità
Università degli Studi del Piemonte Orientale
"Amedeo Avogadro"
Novara

Angela Lorusso
UO Diagnostica per Immagini
PO L. Bonomo
ASL BAT
Andria (BT)

Saverio Lorusso
UOC Neuroradiologia
PO L. Bonomo
ASL BAT
Andria (BT)

Pietro Maggi
UO Diagnostica per Immagini
PO L. Bonomo
ASL BAT
Andria (BT)

Alberto Maggialetti
UO Diagnostica per Immagini
PO L. Bonomo
ASL BAT
Andria (BT)

Nicola Magnavita
Istituto di Medicina del Lavoro
Università Cattolica Sacro Cuore
Roma

Michele Maiorano
UO Diagnostica per Immagini
PO L. Bonomo
ASL BAT
Andria (BT)

Francesco Manti
UOC Radiologia
Policlinico Universitario di Germaneto
Catanzaro

Federica Marini
Istituto di Radiologia Diagnostica
e Interventistica
AO Maggiore della Carità
Università degli Studi del Piemonte Orientale
"Amedeo Avogadro"
Novara

Francesca Martino
Istituto di Radiologia Diagnostica
e Interventistica
AO Maggiore della Carità
Università degli Studi del Piemonte Orientale
"Amedeo Avogadro"
Novara

Rita Merla
Istituto di Radiologia Diagnostica
e Interventistica
AO Maggiore della Carità
Università degli Studi del Piemonte Orientale
"Amedeo Avogadro"
Novara

Francesco Nemore
UO Radiologia
PO Trani
ASL BAT
Trani (BT)

Antonello Parlati
UOC Radiologia
Policlinico Universitario di Germaneto
Catanzaro

Paolo Peterlongo
Dipartimento di Radiodiagnostica
dell'APSS di Trento
Trento

Saverio Pollice
UO Diagnostica per Immagini
PO L. Bonomo
ASL BAT
Andria (BT)

Maurizio Portaluri
ASL Brindisi
SC Radioterapia
Ospedale Perrino
Brindisi

Fabio Quinto
UO Diagnostica per Immagini
PO L. Bonomo
ASL BAT
Andria (BT)

Mauro Recla
Dipartimento di Radiodiagnostica
dell'APSS di Trento
Trento

Rosario Reda
Controllo di Gestione
Staff della Direzione Generale
ASL BAT
Andria (BT)

Francesco Salerno
UOS Neuroradiologia
PO Mons. R. Di Miccoli
ASL BAT
Barletta (BT)

Tommaso Scarabino
UOC Neuroradiologia
PO L. Bonomo
ASL BAT, Andria (BT)
& Neuroradiologia, IRCCS "Casa Sollievo della Sofferenza"
San Giovanni Rotondo (FG)

Marianna Schiavariello
UOC Neuroradiologia
PO L. Bonomo
ASL BAT
Andria (BT)

Fiorella Sonn
Dipartimento di Radiodiagnostica
dell'APSS di Trento
Trento

Francesco Spinelli
UO Diagnostica per Immagini
PO L. Bonomo
ASL BAT
Andria (BT)

Roberto Stanzione
UO Diagnostica per Immagini
PO L. Bonomo
ASL BAT
Andria (BT)

Carmelo Stanca
Istituto di Radiologia Diagnostica
e Interventistica
AO Maggiore della Carità
Università degli Studi del Piemonte Orientale
"Amedeo Avogadro"
Novara

Alessandro Stecco
Istituto di Radiologia Diagnostica
e Interventistica
AO Maggiore della Carità
Università degli Studi del Piemonte Orientale
"Amedeo Avogadro"
Novara

Oscar Tamburrini
Istituto di Radiologia
Facoltà di Medicina e Chirurgia
Università degli Studi "Magna Graecia"
Catanzaro

Elena Tarantini
Area del Personale
ASL BAT
Andria (BT)

Francesco Tondo
Istituto di Radiologia Diagnostica
e Interventistica
AO Maggiore della Carità
Università degli Studi del Piemonte Orientale
"Amedeo Avogadro"
Novara

Emanuele Torri
Staff del Direttore Generale
dell'APSS di Trento
Trento

Francesca Toscano
Istituto di Radiologia Diagnostica
e Interventistica
AO Maggiore della Carità
Università degli Studi del Piemonte Orientale
"Amedeo Avogadro"
Novara

Luisa Ventura
Dipartimento di Radiodiagnostica
dell'APSS di Trento
Trento

Giovanna Zavota
Avvocato Foro di Roma
Roma

Dario Visconti
Dipartimento di Radiodiagnostica
dell'APSS di Trento
Trento

Clinical governance

1

E. Torri, M. Centonze, M. Recla, L. Ventura, D. Visconti, P. Peterlongo

Indice dei contenuti

1.1 Introduzione

La *clinical governance* costituisce una prospettiva di sistema: una strategia di politica sanitaria di ampio respiro che, affondando salde radici nella performance professionale e nella pratica clinica, si pone come il moderno paradigma di funzionamento delle organizzazioni sanitarie per conseguire obiettivi di qualità dell'assistenza nell'ambito delle risorse predefinite e nel rispetto dell'etica lavorativa. Affrontare con equilibrio e competenza questo tema, sempre attuale e in continua evoluzione, richiede innanzitutto una riflessione sul rapporto che intercorre tra sistematizzazione teorica e realtà operativa, superando le difficoltà interpretative che l'ambiguità lessicale e la varietà delle speculazioni concettuali talora generano. Nell'interiorizzare criticamente la *clinical governance*, la difficoltà maggiore non consiste tanto nell'apprendere il funzionamento dei singoli elementi applicativi che la compongono, bensì nel fare proprio il disegno complessivo e i fondamenti alla base del collegamento tra politiche, strategie, metodi e strumenti che si prefiggono di tradurre un ambizioso disegno di politica sanitaria in programmi e risultati di qualità.

Se nello scenario attuale della sanità è ormai chiaro che politiche puramente

Management in radiologia. Alessandro Carriero, Maurizio Centonze, Tommaso Scarabino (a cura di)

improntate all'efficienza operativa e di improprio controllo del comportamento professionale non giovano alla collettività, risulta anche sempre più evidente che la qualità della prestazione resa dal clinico passa attraverso l'efficacia del sistema organizzativo e la condivisione di obiettivi di salute tra tutte le parti interessate. La multiforme essenza della *clinical governance* aspira a innestare e far crescere un processo virtuoso che riesca davvero a tenere assieme i presupposti teorici dei traguardi ideali di un sistema sanitario più efficace ed equo con il pragmatismo della gestione aziendale, in un momento storico segnato dall'incessante evolversi della tecnologia, del mercato, delle aspettative dei pazienti e delle competenze richieste ai medici per l'esercizio della professione, ma anche condizionato da una sempre più tangibile contrazione delle risorse a disposizione (Tamburrini, Dalla Palma 2007).

L'impianto metodologico della *clinical governance* offre una nitida lettura di un approccio integrato alla valutazione e al miglioramento della qualità professionale, organizzativa e relazionale delle prestazioni e delle attività sanitarie, prerequisito per la centralità del paziente, che porta con sé una nuova concezione del ruolo del medico, fondata su una rinnovata autonomia e responsabilità, ormai imprescindibile per qualsiasi professionista che intenda ricoprire con successo posizioni di direzione e coordinamento all'interno di un'organizzazione sanitaria. È indispensabile acquisire, nello spirito giusto, consapevolezza e dimestichezza con quegli elementi necessari per essere attrezzati sul piano cognitivo e pratico rispetto alla sfida dell'eccellenza clinica e organizzativa, ovvero garantire, grazie all'apporto congiunto di competenze diverse, un impegno serio e costruttivo per la *clinical governance*. Ciò assume rilevanza per tutte le discipline cliniche, ma nell'ambito radiologico diventa forse ancora più determinante che altrove. In radiologia, infatti, la componente organizzativo-manageriale a servizio della dimensione professionale e i cambiamenti tecnologici che stanno accompagnando la rivoluzione "immaginologica" (Tamburrini, Dalla Palma 2007) rendono indispensabile un'attenzione particolare all'appropriatezza dei processi decisionali e alla coerenza tra comportamenti clinici e gestionali.

Date queste premesse, il focus dell'approfondimento iniziale sulla *clinical governance*, senza pretesa alcuna di esaustività, non potrà che essere su presupposti, definizioni, dimensioni e riferimenti applicativi (spesso incrociati e desumibili dalle principali fonti informative sul tema), tanto semplici quanto irrinunciabili, che dovrebbero arricchire il bagaglio delle competenze tecnico-professionali del medico. Ambiti, strategie e percorsi di eccellenza passati in rassegna in questo primo capitolo verranno ripresi e contestualizzati nei capitoli successivi, con precisi riferimenti alle principali ripercussioni cliniche e organizzative dei percorsi più rilevanti per il miglioramento della performance in radiologia.

Indipendentemente dalle posizioni gerarchiche, dalle dimensioni e dal tipo di organizzazione sanitaria, *governance* significa maggiore cooperazione e concertazione con tutti gli attori dell'organizzazione in cui ci si trova a operare e proattività nell'implementazione entro il proprio contesto lavorativo di soluzioni cliniche e organizzative orientate al miglioramento dei risultati delle attività svolte. L'auspicio è, infatti, che la lettura di questo libro possa stimolare alcune idee positive e indurre anche qualche cambiamento concreto nella pratica professionale di ciascuno. Il potenziale per passare all'azione è enorme e al centro della scena ci sono i professionisti, i pazienti e la prospettiva di una sanità migliore.

1.2
Evoluzione storica e contesto delle organizzazioni sanitarie

Il confronto con la questione della *clinical governance* e delle sue origini non può prescindere da un'analisi generale della transizione storica e delle specificità del contesto in cui si svolge la complessa interazione tra le organizzazioni sanitarie e i molti soggetti che sono interessati al loro funzionamento. Nel corso degli ultimi decenni la trasformazione dei servizi sanitari è stata senza precedenti. Le dinamiche scientifico-tecnologiche, culturali, politiche, sociali ed economiche hanno prodotto anche momenti di vera e propria discontinuità evolutiva.

Nella storia della sanità, che accomuna l'Italia e i Paesi Occidentali con i quali per ragioni di affinità socio-economica e tecnico-scientifica solitamente ci si confronta, è possibile riconoscere una fase di espansione (delle risorse a disposizione e delle tecnologie) e una successiva di contenimento dei costi. L'era dell'espansione, nel panorama italiano, rimanda a quanto successo dal dopoguerra fino sostanzialmente agli anni Ottanta. Questo periodo è stato caratterizzato dalla crescente rilevanza assunta nella società dal settore sanitario e dal notevole sviluppo delle conoscenze scientifiche e mediche, che hanno spinto in avanti i limiti del possibile e determinato indiscutibili benefici in termini di durata e qualità della vita delle persone. La crescita dei finanziamenti della sanità ha visto un ampliamento degli obiettivi del sistema e portato con sé nuove e più qualificate professioni, specializzazioni mediche, competenze e trattamenti clinici sempre più biotecnologici e in precedenza impensabili. Tutto ciò ha anche significato un massiccio incremento del numero degli operatori e delle strutture sanitarie (in particolare ospedaliere) e la maturazione di assetti organizzativi e sistemi di offerta dei servizi sempre più articolati e improntati alla necessità di armonizzare esigenze di specializzazione e integrazione tra discipline cliniche e strutture. Parallelamente, si è assistito a un ampliamento dell'accessibilità alle cure mediche anche a fasce di popolazione in precedenza penalizzate. In ciò ha giocato un ruolo molto importante la crescita della componente pubblica del sistema sanitario, che in Italia vede la sua pietra miliare, dopo un lungo periodo di produzione legislativa e aperto dibattito fra le parti politiche, nella Legge 833 del 1978 di istituzione del Servizio Sanitario Nazionale (la "prima riforma" del sistema sanitario italiano).

Al periodo di crescita ininterrotta, ha fatto seguito una fase di contenimento dei costi, suggellata dall'adozione di numerosi correttivi volti al contenimento della spesa sanitaria e a migliorare, a fronte di un mutamento nel quadro socio-politico ed economico, il bilanciamento fra pressione fiscale, adeguatezza dell'apparato sanitario e soddisfazione dei cittadini. Sono state perseguite politiche di efficienza nell'organizzazione e gestione della Sanità. La "seconda riforma" del sistema sanitario, con il Decreto Legislativo 502 del 1992 e successive modifiche e integrazioni, è stata sancita dall'introduzione del concetto di azienda, di nuovi criteri di allocazione delle risorse e di alcuni meccanismi pro-concorrezionali di offerta. Con l'aziendalizzazione è emerso il tentativo di impostare la gestione cercando di equilibrare la spinta di bisogni, esigenze e aspettative potenzialmente infiniti con quella della sostenibilità professionale, economico-organizzativa e relazionale del sistema da garantire nel breve, medio e lungo periodo, implementando i presupposti teorico-formali per un utilizzo più efficiente delle risorse a disposizione: programmazione, distinzione fra erogazione e acquisizione dei servizi, remunerazione sulle prestazioni, controlli sui prezzi dei farmaci, strumenti di analisi economica e altro ancora. Nel frattempo, la configurazione gradualmente assunta dai servizi sanitari ha visto aumentare il valore degli aspetti professionali, giuridici, deontologici ed etici nell'operato del medico. Una precisa regolamentazione, presentata in dettaglio nei capitoli che seguono, è stata introdotta a tutela dei diritti dei pazienti (ad esempio, con la Carta dei Servizi), dei lavoratori (ad esempio, per quanto attiene salute e sicurezza sui luoghi di lavoro) e ha disciplinato l'esercizio delle attività sanitarie e l'erogazione dei servizi.

La definitiva razionalizzazione del Servizio Sanitario Nazionale, i livelli di assistenza, il sistema di accreditamento, il bilanciamento fra autonomia centrale e locale e la suddivisione delle prestazioni in relazione agli oneri finanziari tra gli operatori pubblici e privati, l'ingresso dei concetti di efficacia e di appropriatezza e il costante processo di regionalizzazione sono stati alcuni dei temi cruciali oggetto di legiferazione nel tentativo di dare applicazione concreta ai contenuti della fase riformista avviata. Il passaggio più esplicito in questo senso è stato rappresentato dal Decreto Legislativo 229 del 1999 recante norme per la "razionalizzazione del Servizio Sanitario Nazionale", la "terza riforma" del sistema sanitario. La Riforma del Titolo V della Costituzione (2001) ha determinato l'affermazione di un'organizzazione pubblica di tipo federalista, ridefinendo anche per la sanità il significato dell'intervento e del ruolo del livello di governo centrale rispetto alle regioni. Con il Decreto del Presidente del Consiglio dei Ministri (DPCM) del 29 novembre 2001, emanato in attuazione della Legge n. 405 del 2001, è stata approvata la "definizione dei livelli essenziali di assistenza" che il Servizio Sanitario Nazionale è tenuto a tutelare nel rispetto dei principi della dignità della persona umana, del bisogno di salute, dell'equità di accesso all'assistenza, della qualità delle cure e della loro appropriatezza, nonché dell'economicità nell'impiego delle risorse.

È opportuno rilevare che, fin dalla sua introduzione in sanità, il concetto di "azienda" ha costituito la base di un'asfissiante polemica nazionale che ha visto in tale attribuzione l'assegnazione alle strutture sanitarie dell'unica funzione di controllare i costi, limitando così il diritto all'accesso alle cure e facendo trionfare l'efficienza pressoché avulsa dall'efficacia, attraverso l'esasperata applicazione di logiche, modelli e meccanismi gestionali pedissequamente mutuati dalla cultura aziendale tipica del settore privato. Sfuggiva e talora sfugge ancora ai più che nel linguaggio economico l'azienda è definita come un'organizzazione finalizzata al raggiungimento di determinati fini. Nel sistema sanitario pubblico questi scopi sono connessi al miglioramento dello stato di salute dei cittadini. L'erogazione coordinata di prestazioni sanitarie ne rappresenta il mezzo. I servizi e le attività che le organizzazioni sanitarie che lavorano per conto del Servizio Sanitario Nazionale oggi devono garantire a tutti i cittadini, così come stabilito dalla normativa vigente, sono compresi nei Livelli Essenziali di Assistenza (LEA), stabiliti a livello nazionale e integrati da Regioni e Province Autonome. Gli strumenti della gestione aziendale sono funzionali, se applicati coerentemente con la missione affidata, a un efficace conseguimento di tale obiettivo.

Il contesto in cui oggi le organizzazioni sanitarie si trovano a operare è dominato da molti elementi, rispetto ai quali la possibilità di intervento da parte della singola organizzazione o del professionista è limitata o nulla, ovvero determinanti di un contesto "dato". Alcuni esempi di situazioni contestuali che non dipendono dalle scelte aziendali sono identificabili nelle interazioni con l'ambiente geografico e socio-economico del quale una realtà sanitaria é parte integrante. L'operato di un'organizzazione é anche strutturalmente condizionato da numerosi determinanti demografici (invecchiamento della popolazione) ed epidemiologici (esplosione della cronicità), dalla legislazione vigente e dal rapporto generale esistente fra politica, industria, modelli di "consumo sanitario" e pratica clinica. Troviamo, poi, elementi più tipici del contesto "scelto" dalle organizzazioni, che sono via via sempre più nella disponibilità individuale e collettiva: i valori di riferimento, le linee di sviluppo, alcuni assetti strutturali, i metodi da utilizzare per svolgere le attività, le competenze, le relazioni professionali, i sistemi informativi, gli strumenti di misurazione delle performance, i modelli di funzionamento e alcuni standard di erogazione delle prestazioni.

Decifrare la varietà dei determinanti contestuali di un sistema sanitario esige una conoscenza adeguata a coglierne la natura complessa (Romano 2003). Provare a descrivere in modo razionale con un numero definito di variabili e pensare di riuscire a prevederne il comportamento aspettandosi un rapporto lineare e univoco tra causa ed effetto rappresenta, infatti, una semplificazione grossolana, utile magari a inquadrare alcune attività in maniera semplificata o a schematizzarne il funzionamento, ma che ha molti limiti e spiega perché spesso non diventi possibile ottenere i cambiamenti desiderati nelle prestazioni professionali. Tra le organizzazioni moderne, quella sanitaria è probabilmente la più complessa, sia per l'oggetto della sua funzione (la salute umana), sia per la natura e la molteplicità delle professionalità che vi operano. Tant'è che, talora, l'articolata configurazione organizzativa e la dispersione geografica che caratterizza le organizzazioni sanitarie conducono a una costellazione di diversi sistemi complessi. Per spiegare e gestire la complessità si può assumere che un'organizzazione sanitaria si comporti come un "organismo vivente" che si evolve e si adatta agli stimoli esterni con un insieme di comportamenti determinati non solo da regole oggettive (legislative, economiche, organizzative), ma anche sviluppati in modo autonomo a partire da coscienze, conoscenze, competenze e atteggiamenti dei suoi componenti che godono di grande libertà di azione e autonomia (Favaretti et al. 2005). Non bisogna trascurare, inoltre, la variabilità intrinseca alla medicina legata a quella biologica e alle specificità individuali, ma soprattutto connessa all'elevata probabilità di più comportamenti professionali di fronte a uno stesso soggetto o patologia, ovvero alla possibilità di più scelte e trattamenti per il medesimo paziente. La molteplicità dei problemi assistenziali posti, per le loro caratteristiche, esige risposte a bisogni e necessità che sempre meno sono di pertinenza esclusiva di singole professionalità, ma sempre più spesso multispecialistiche e multiprofessionali. Numerose prestazioni mediche sono frequentemente insicure e di efficacia variabile. A seconda dei livelli di assistenza e dei contesti locali, si distribuiscono secondo logiche di tutela della salute o di produzione. Inoltre, l'elevato e crescente grado di sofisticazione tecnologica presente nelle specifiche modalità di diagnosi e cura adottate comporta una continua rivisitazione delle prassi operative cliniche e notevoli gradi di incertezza anche sul piano organizzativo (Casolari, Grilli 2004).

Le aziende sanitarie possono essere considerate dei veri e propri "sistemi adattativi complessi" (Plsek, Greenhalgh 2001). Sono policentriche e costituite da settori tra loro interdipendenti, ognuno dei quali può influenzare il comportamento del sistema e il cui prodotto non deriva dall'azione delle singole parti, ma dalla loro interazione. Al loro interno risultano evidenziabili almeno due elementi che hanno un grande impatto sulla vita delle stesse. Il primo interessa i comportamenti individuali: nei sistemi complessi le decisioni vengono sempre prese in condizioni di incertezza. La scelta della terapia appropriata per uno specifico malato, la sperimentazione di un determinato modello organizzativo, la priorità da assegnare a una prestazione, le parole da dire di fronte al dolore e al lutto, l'attribuzione di quell'incarico a quel medico sono tutti esempi di decisioni prese in situazioni di incertezza, più o meno alta, che sono all'ordine del giorno nelle organizzazioni sanitarie. Il secondo elemento riguarda, invece, i comportamenti collettivi. Nei sistemi complessi è necessario sviluppare una gestione non deterministica, dinamica e flessibile (adattativa) che accetti la logica dell'imprevedibilità dei fenomeni, riesca a governare le reazioni dell'organizzazione alle perturbazioni esterne e consenta di trovare, tra tutte quelle possibili, l'evoluzione organizzativa che meglio soddisfa le esigenze e le aspettative dei cittadini, del personale e delle altre parti interessate. Per fare ciò, non è più sufficiente utilizzare solo i tradizionali strumenti di comando eterodiretti: approccio dall'alto verso il basso, rigido controllo di gestione, ordini di servizio ecc. È, invece, necessario aggiungerne degli altri, che riescano a far emergere l'intelligenza interna dei gruppi di persone, la loro capacità di autorganizzarsi e funzionare con poche regole, semplici ma rigorose e diano a tutti l'opportunità di dimostrare la propria competenza, autonomia e responsabilità (Favaretti et al. 2005).

1.3 La qualità

Qualità è oggi una parola molto usata (la stessa premessa di contesto non poteva che farvi ripetutamente riferimento), in qualche modo sulla bocca di tutti e nei più svariati ambiti. È una di quella parole che assumono di volta in volta un significato diverso a seconda dei contesti nelle quali vengono usate e dei background di chi le pronuncia o di chi le ascolta. In sanità il termine acquisisce poi un valore del tutto particolare, perché è legato alla necessità di affrontare al meglio alcuni momenti importanti della nostra vita: la nascita, la malattia, la sofferenza e la morte.

Riprendendo la storica, ma sempre attuale, definizione desumibile dalla norma ISO (*International Organization for Standardization* - Organizzazione Internazionale per la Standardizzazione): per qualità di un servizio o di un prodotto si intende la capacità di soddisfare le legittime esigenze e aspettative dei clienti - facendo riferimento con questo termine, secondo l'ampia definizione proposta dall'ISO, a tutte le persone o organizzazioni che ricevono un bene o un servizio, ovvero i pazienti visitati in ambulatori, ricoverati in ospedale o i cittadini che si recano allo sportello di un distretto - e delle altre parti interessate, che per un'organizzazione sanitaria sono: il personale e le sue organizzazioni, i rappresentanti dei cittadini ai vari livelli della vita pubblica, il sistema dei finanziatori, le strutture accreditate, i fornitori, il mondo della scuola, la rete dei servizi sociali, le associazioni delle categorie produttive, il volontariato ecc. Esempi di esigenze e aspettative sono: la puntualità e la tempestività della cura dei pazienti, l'accessibilità, l'efficacia nella pratica clinica reale, l'efficienza organizzativa, l'equità nell'erogazione del servizio, la sicurezza delle cure prestate, la gratuità del servizio, la riservatezza, il rispetto della dignità personale, le prospettive di sviluppo professionale, la carriera e molte altre ancora. Si tratta di esigenze e aspettative di tipo *professionale*, *organizzativo* e *relazionale*: anche se la dimensione professionale è la più ovvia (è la *mission*) spesso viene trascurata a favore delle dimensioni organizzativa e relazionale - quest'ultima intesa come abilità di stabilire e mantenere una relazione soddisfacente con i propri clienti e le altre parti interessate, ad esempio migliorando il dialogo interpersonale con i pazienti o il livello di comunicazione tra strutture assistenziali - più facili da aggredire perché meno dipendenti dai comportamenti dei professionisti sanitari (Favaretti, De Pieri 2003). È evidente che le esigenze e le aspettative che un'azienda sanitaria (o un sistema sanitario nella sua interezza) è chiamata complessivamente a soddisfare sono numerose, differenziate, costruite su scale di priorità dissimili, talora complementari o addirittura contrastanti (Favaretti et al. 2005). Ciò è imputabile in buona parte anche alla differente capacità di percezione delle stesse e alle notevoli asimmetrie informative esistenti tra le parti interessate.

Negli anni Sessanta Avedis Donabedian (alfiere internazionale della qualitologia) attribuiva alla qualità in sanità il significato di grado di conformità dell'assistenza sanitaria ai criteri esistenti di buona medicina. L'accezione oggi più nota e testimoniata dalle principali istituzioni e organizzazioni tecnico-scientifiche internazionali intende la qualità come la capacità di incrementare la probabilità di ottenere gli esiti di salute desiderati nei processi clinico-assistenziali, coerentemente con la pratica professionale corrente (Institute of Medicine 2002). All'interno del documento dell'Organizzazione Mondiale della Sanità intitolato "I principi della garanzia di qualità" (del 1983), la definizione veniva ricondotta a: qualità tecnica dell'operato dei professionisti, utilizzo delle risorse, gestione del rischio e soddisfazione degli utenti (Ministero della Salute 2005). Attualmente, stando all'autorevole *Institute of Medicine* americano sono riconoscibili le seguenti "dimensioni della qualità in sanità": sicurezza (ridurre i rischi per i pazienti), efficacia (far convergere conoscenza scientifica e pratica assistenziale per migliorare lo stato di salute del paziente), tempestività (assistere i pazienti senza ritardi), efficienza (gestire bene le risorse e ridurre gli sprechi), equità (assicurare la medesima accessibilità e fruibilità dei servizi a tutti i cittadini) e centralità del paziente (dare più voce, più dignità e più "potere" alle persone).

È opportuna, a questo punto, una considerazione (anticipando elaborazioni che seguiranno) sulla valenza del termine "appropriatezza", da tempo filo conduttore in Italia di numerosi documenti di programmazione sanitaria, dentro la tematica generale della qualità dell'assistenza. Il ricorso all'espressione in sanità è risultato tradizionalmente condizionato da fattori politici e culturali: tant'è che il concetto è stato molto utilizzato (seppur con enfasi diversa a seconda dei periodi) in alcuni sistemi sanitari, mentre ha riscosso minore interesse in altri. Un servizio, una prestazione o un intervento sanitario può essere definito appropriato secondo due prospettive complementari: professionale, se è di efficacia provata, viene prescritto per le indicazioni cliniche riconosciute e ha effetti sfavorevoli "accettabili" rispetto ai benefici, e organizzativa, se viene erogato in condizioni tali (*setting* assistenziale, professionisti coinvolti, *timing*) da "consumare" una giusta quantità di risorse (Cartabellotta 2003). La misura dell'appropriatezza (sia in eccesso che in difetto) degli innumerevoli interventi, servizi e prestazioni sanitarie, destinati ai singoli pazienti o alle popolazioni (Muir Gray 2008), si articola lungo una scala di grigi sulla quale non è possibile tracciare nette delimitazioni. Nonostante ciò, è evidente la vicinanza, se non addirittura la coincidenza, dei suoi contenuti operativi con le moderne dimensioni della qualità nell'assistenza sanitaria. La valorizzazione dell'appropriatezza quale importante risorsa di qualità professionale e organizzativa (nonché relazionale) e il suo perimetro di azione omnidirezionale la rendono assolutamente coerente con le categorie e le finalità di miglioramento complessivo dei servizi sanitari della *clinical governance*.

In linea con queste valutazioni, la letteratura dimostra che in sanità il miglioramento, inteso come capacità di accrescere la capacità di soddisfazione delle parti interessate, non necessariamente è funzione diretta delle risorse investite, dell'entità dell'offerta o del contenuto tecnologico (Casolari, Grilli 2004). Competenza e abilità del singolo bravo professionista poi, pur essendo importanti, non riescono quasi mai a determinare isolatamente la reale qualità delle prestazioni. Altresì, un principio generale, rilevante anche per intuire alcuni temi evolutivi della *governance*, è stato enunciato da Donabedian oltre vent'anni fa: all'aumentare delle risorse disponibili (pubbliche o private) è possibile offrire servizi e prestazioni sanitarie a un numero sempre più elevato di utenti. Tuttavia questa strategia, oltre a incrementare l'inappropriatezza in eccesso e a enfatizzare le diseguaglianze tra i vari livelli socio-economici, può avere degli "effetti collaterali". Donabedian ha valutato che all'aumento delle risorse investite (e al conseguente incremento di popolazione esposta a prestazioni sanitarie), se i benefici tendono progressivamente a ridursi, i rischi aumentano in maniera esponenziale (Cartabellotta 2003).

La qualità è il risultato di un complesso intreccio di fattori, si costruisce con azioni di sistema tese ad avvicinare e integrare competenze, deontologia ed etica professionali con modelli, metodologie e tecniche strumentali a contestualizzare operativamente regole, strutture, assetti organizzativi e procedure che aggiungono valore alle prestazioni sanitarie e consentono di sviluppare una gestione per processi. Un "processo" può essere definito come un insieme di scelte e decisioni organizzative (di persone, tecnologie, ambienti, risorse e modi di comportarsi) tra loro interdipendenti e finalizzate al raggiungimento di determinati obiettivi. In quanto processo, l'azienda sanitaria ha uno scopo cioè la sua "missione": tutelare la salute della collettività (Favaretti, De Pieri 1999). Esso è la risultante dei singoli processi assistenziali secondo i quali si sviluppa l'attività delle unità operative e dei servizi. Completando l'inquadramento concettuale, la norma ISO ci dice che il servizio è uno dei possibili risultati di un processo: il risultato di almeno un'attività necessariamente effettuata all'interfaccia tra il fornitore e il cliente, che è generalmente intangibile. Da questo punto di vista, si può ritenere che il servizio coincide con il valore creato da un processo: il servizio è il risultato di una coproduzione tra fornitore (il professionista che eroga la prestazione) e utente; non è il trasferimento di elementi intangibili da una parte (chi assiste) all'altra (chi è assistito). Naturalmente non è possibile governare un'organizzazione sanitaria se non la si conosce a fondo, anche dal punto di vista della gestione dei processi.

Nel dare impulso al miglioramento dei processi e dei servizi, le elaborazioni teoriche e le principali esperienze maturate rendono individuabili, ai fini didattici, alcuni grandi approcci al miglioramento della qualità finalizzati a rimodellare e trasformare le organizzazioni sanitarie. Il primo di questi classici approcci è costituito dal modello dell'accreditamento, che ha oltre mezzo secolo di vita ed è cresciuto soprattutto nei sistemi sanitari anglosassoni: in questi contesti l'enfasi è stata posta soprattutto sul contenuto professionale delle organizzazioni sanitarie, valutato in base alla conformità delle diverse strutture da accreditare a una serie di requisiti in costante aggiornamento.

L'accreditamento istituzionale proposto dall'attuale normativa nazionale ha rappresentato il primo tentativo strutturato di applicazione diffusa in Italia di questo approccio, che si pone sia come meccanismo di selezione e qualificazione dei fornitori dei servizi sanitari regionali che come strumento a garanzia della qualità delle prestazioni rese. Oltre all'accreditamento istituzionale, la cui applicazione è ancora disomogenea tra le diverse aree geografiche, alcune aziende (autonomamente o aderendo a sperimentazioni regionali) hanno intrapreso il percorso dell'accreditamento professionale, adottando schemi proposti a livello internazionale (in primo luogo l'accreditamento *Joint Commission International* di origine statunitense). Nel nostro Paese, si sono poi diffusi programmi di sviluppo professionale promossi in particolare da società scientifiche o ordini professionali, di natura volontaria e autogestiti, che utilizzano come strumento principale la revisione tra pari (accreditamento tra pari).

Il secondo filone di miglioramento è quello della conformità alle norme della famiglia ISO 9000 ed è finalizzato a certificazione e sviluppo nelle organizzazioni di un sistema di gestione per la qualità: sebbene rappresenti ormai un riferimento importante per moltissime organizzazioni che producono beni e servizi e possa offrire anche in sanità solide premesse operative, in Italia ha fatto inizialmente fatica a trovare un proprio spazio nel panorama assistenziale, in quanto poco specifico per la pratica clinica e richiedente uno sforzo culturale e organizzativo nell'implementazione non indifferente.

Il terzo grande filone è identificabile nella "gestione totale per la qualità" che si ripropone di orientare le organizzazioni verso l'eccellenza dei risultati attraverso il coinvolgimento di tutti i membri e con una strategia di governo dei processi aziendali di lungo periodo: oltre al "modello per l'eccellenza" proposto dall'*European Foundation for Quality Management* (EFQM), ne esistono altri come il modello per l'assistenza sanitaria proposto negli Stati Uniti dal *Malcom Baldrige Quality Award*. Il modello proposto dall'EFQM è imperniato su nove criteri divisi in due gruppi: leadership, politiche e strategie, personale, partnership e risorse, processi, risultati relativi ai clienti, risultati relativi al personale, risultati relativi alla società e risultati chiave di performance; i primi cinque criteri sono classificati come "fattori" e gli altri quattro come "risultati". L'analisi dei risultati consente di retroagire e di influenzare i fattori per migliorare e puntare "all'eccellenza", che è basata su otto concetti fondamentali: orientamento ai risultati, attenzione rivolta al cliente, leadership e coerenza negli obiettivi, gestione in termini di processi e fatti, coinvolgimento e sviluppo delle persone, apprendimento, innovazione e miglioramento continui, sviluppo della partnership, responsabilità pubblica. Ogni organizzazione è chiamata a: individuare i risultati che vuole perseguire relativamente a ogni criterio, pianificare e mettere in atto un insieme integrato di approcci per ottenerli, disseminarli in modo sistematico in tutte le aree dell'organizzazione, monitorare e analizzare quanto ottenuto (errori e successi, in modo da imparare e pianificare ulteriori cicli di miglioramento) (Favaretti, De Pieri 2003). La concreta applicazione nei contesti sanitari di questi modelli (utilizzati anche in Italia), pur essendo molto utile nel guidare la gestione integrata delle organizzazioni e il bilanciamento di esigenze e aspettative delle parti interessate, data la scarsa specificità sanitaria, risulta difficoltosa.

Sicché, onde catalizzare il miglioramento sul piano assistenziale, è richiesta, ad esempio, l'adozione combinata con strumenti complementari a maggiore orientamento medico (come gli accreditamenti). Per definire cornici di riferimento metodologico e contenuti operativi più caratteristicamente clinici, sono stati sviluppati modelli coerenti con l'impostazione classica della gestione totale per la qualità, caratterizzati, però, dall'esplicita incorporazione dei concetti chiave del *disease management* e degli elementi costitutivi di un sistema sanitario. In questo ambito può essere collocato il *chronic care model* che si propone di favorire l'implementazione di strategie di *case management* per realizzare un approccio integrato e multidimensionale all'assistenza, in particolare nella presa in carico del paziente cronico (Wagner et al. 2001).

La strada seguita in modo prevalente sul versante medico per indirizzare le decisioni cliniche verso una maggiore razionalità in termini di efficacia e appropriatezza, a partire dalle informazioni scientifiche disponibili, è riconoscibile principalmente nel movimento culturale della "medicina basata sulle prove di efficacia" (*Evidence-Based Medicine*, EBM) (Casolari, Grilli 2004). L'EBM si configura come un approccio alla pratica clinica dove le decisioni risultano dall'integrazione tra l'esperienza del medico e l'utilizzo coscienzioso, esplicito e ragionato delle migliori dimostrazioni e prove scientifiche disponibili, mediate dalle preferenze del paziente (Liberati 2005). Secondo David Sackett, padre spirituale dell'EBM, "le evidenze riguardano l'accuratezza dei test diagnostici (inclusi l'anamnesi e l'esame fisico), la potenza dei fattori prognostici, l'efficacia e sicurezza dei trattamenti preventivi, terapeutici e riabilitativi". I principali strumenti utilizzati per alimentare i processi di apprendimento dell'EBM sono: la ricerca delle informazioni scientifiche, la valutazione delle stesse mediante criteri espliciti e metodologie epidemiologiche e biostatistiche (revisioni della letteratura e meta-analisi) e il trasferimento dei risultati mediante la formazione, l'audit clinico, le linee guida e i percorsi clinico-assistenziali (Gruppo Italiano per la Medicina Basata sulle Evidenze, GIMBE). La medicina basata sulle prove di efficacia ha riscosso un certo successo tra i clinici, reso esplicito il collegamento dell'assistenza con gli esiti della ricerca medico-scientifica e fornito importanti standard di buona pratica assistenziale. La sua applicazione ha evidenziato, però, limiti di tipo organizzativo e l'assenza di un approccio sistematico.

Un'articolazione specifica della più generale questione del rapporto tra clinica, applicazione delle elaborazioni frutto della nuova conoscenza scientifica e capacità dei professionisti di allinearsi ai nuovi standard di cura, può essere individuata nel tema del "governo dell'innovazione" scientifica tecnologica (Casolari, Grilli 2004). Nell'attuale fase storica di evoluzione della sanità, tutte le organizzazioni sanitarie avanzate non possono che trarre grande beneficio dalla corretta adozione nella pratica corrente di tecnologie sanitarie. Il progresso scientifico e la grande penetrazione della tecnologia sono un motore inesauribile della sanità contemporanea. I mezzi della medicina di oggi, impensabili fino a qualche anno fa, hanno dischiuso orizzonti professionali inattesi e dato impulso all'implementazione di infrastrutture rispondenti agli svariati bisogni emergenti. Tuttavia, all'orizzonte hanno anche iniziato a profilarsi minacciose incomprensioni tra medici e pazienti e tangibili discrepanze tra risorse definite e bisogni e desideri spesso illimitati. La ricerca applicata ci insegna che a benefici clinici variabili e talora incerti si associano praticamente sempre incrementi non trascurabili nei costi assistenziali. Per assicurare, dunque, la sostenibilità delle scelte tecnologiche si impone un inevitabile e continuo riesame delle strategie di governo dell'innovazione. La trasferibilità nella pratica clinica e la sostenibilità economica delle innovazioni rappresentano momenti critici nell'agire di un'organizzazione sanitaria, da affrontare promuovendo politiche sanitarie, contesti organizzativi, modelli di integrazione professionale, strategie comunicative e apposite metodologie per valutare sistematicamente la tecnologia e riconoscere le vere innovazioni (Grilli 2004).

Nel completare la descrizione degli approcci alla qualità, è opportuno ricordare che negli ultimi anni, con lo scopo di ottimizzare la gestione dei processi e porre le basi per organizzazioni altamente performanti, si sono diffusi a livello internazionale (e sono stati impiegati anche in alcune aziende sanitarie italiane) nuovi o rivisitati metodi e strumenti di lavoro. Tra questi (una vasta documentazione è reperibile sul sito dell'Institute for Healthcare Improvement, IHI), figurano: il *lean thinking* (una filosofia di lavoro di origine giapponese che enfatizza l'eliminazione degli sprechi e la focalizzazione sulla produzione di valore nella gestione dei processi e nell'erogazione dei servizi), il *six sigma* (una metodologia che si focalizza sulla riduzione delle variabilità nei processi e nelle prestazioni erogate) e i microsistemi clinici (un approccio al miglioramento complessivo della qualità che parte dall'analisi delle unità costitutive del sistema sanitario, ovvero i microsistemi dove si realizza materialmente l'incontro tra pazienti e professionisti).

È evidente che tutti gli approcci fin qui elencati sono accomunati, nei fatti, dallo sviluppo di percorsi di sperimentazione e realizzazione dei cambiamenti fondati sul sempre attuale e intellettualmente stimolante ciclo di Deming o di PDCA (*Plan, Do, Check, Act*, che in italiano si può tradurre come pianifica, fai, controlla, agisci); ovvero lo strumento principe per il miglioramento continuo della qualità di procedure, prodotti e processi applicabile a tutte le attività di organizzazioni e in tutte le situazioni (semplici, complicate o complesse). Qualsivoglia metodologia è efficace solo se interiorizzata dalle persone con gradualità e continuità nel tempo e applicata privilegiando modelli di apprendimento "aperti", orientati alla continua retroazione dei risultati sulle attività che li hanno prodotti.

Peraltro, storicamente gli ambiti di miglioramento e i modelli per la qualità proposti in sanità hanno pagato un'attenzione altalenante sul terreno della politica sanitaria, mostrato limiti nella capacità di assicurare un convincente trasferimento delle conoscenze teoriche nella routine assistenziale ed evidenziato una tendenziale reciproca incomunicabilità. In qualche caso, le barriere e le tensioni dicotomiche sono sfociate pure in forme di rivalità tra componente clinico-professionale (preponderante nell'EBM) e organizzativo-manageriale (spiccatamente presente negli strumenti di qualità nati in ambito industriale) che non hanno certamente giovato all'armonizzazione operativa (Grilli 2004) e all'adozione di un approccio multidimensionale al miglioramento dell'assistenza sanitaria.

1.4
Precursori e principi generali della *clinical governance*

Il concetto di *clinical governance*, così come sviluppato nel contesto italiano dopo l'introduzione nel Regno Unito, ha fatto sintesi, ricomposto alcune divergenze e consolidato orientamenti sui quali, già da qualche tempo, il mondo accademico, gli organi politico-amministrativi, le società scientifiche, gli ordini professionali, le organizzazioni sanitarie, ma anche i singoli professionisti, si erano interrogati e avevano tentato di apportare contributi originali sia di carattere teorico che applicativo.

Facendo un passo indietro, nel Regno Unito e in altri Paesi, tra cui l'Italia, un aspetto percepito come molto critico emerso nel corso degli anni dell'aziendalizzazione era costituito dalla sistematica concentrazione delle azioni di governo su ciò che, per le caratteristiche dei sistemi di misurazione allora esistenti e per le competenze maturate nel settore del management aziendale, era più semplice misurare e valutare per dirigere le organizzazioni e sostenere i processi decisionali: la dimensione economico-finanziaria dei risultati. D'altronde però, cominciava a farsi strada anche l'idea che, in assenza di metodologie idonee per valutare i risultati clinici della gestione, fosse problematico sia decifrare il grado di efficacia del sistema che promuovere politiche di razionale contenimento della spesa sanitaria. Parallelamente, nel mondo medico, era sempre più sentita la necessità di adottare metodologie scientifiche rigorose per sviluppare le dimensioni di efficacia e appropriatezza della pratica clinica a fronte del persistente ricorso a trattamenti inefficaci (e della scarsa diffusione di terapie efficaci e appropriate) (Liberati 2005) e in risposta a un mercato in cui la struttura dell'offerta stava iniziando a rendere ingovernabile la domanda da parte degli utenti.

Nel corso degli anni Novanta la crisi di sfiducia dei cittadini e della società nei confronti delle istituzioni sanitarie e della professione medica ha spinto progressivamente verso l'assunzione della qualità dell'assistenza come aspetto centrale dell'*accountability*, ovvero della responsabilizzazione dei professionisti e dei servizi sanitari nel realizzare il monitoraggio della propria prestazione, garantire l'implementazione di certi standard professionali e rendere conto, in modo trasparente, alle parti interessate (Grilli 2004). La sensibilità sul tema dell'*accountability*, in particolare nel contesto inglese, è emersa anche in risposta a eventi tristemente noti che avevano scosso l'opinione pubblica, mettendo a nudo, in circostanze molto eclatanti, l'inadeguatezza dei meccanismi in uso per garantire qualità e sicurezza. Uno degli esempi che più di altri ha avuto eco anche nella letteratura medico-scientifica internazionale è stato quello della cardiochirurgia pediatrica di Bristol, dove un gruppo di cardiochirurgia aveva potuto per molto tempo continuare a operare con indici di mortalità operatoria elevati, anche a causa dell'assenza dell'azione di organismi e meccanismi di verifica e controllo (Wright, Hill 2005).

Da una parte, infatti, lo scenario generale era dominato da processi di miglioramento eccessivamente sbilanciati sulla componente organizzativo-manageriale, troppo ancorati alle logiche industriali, lontani dalla reale dimensione della performance clinica e animati nell'intento regolatore esterno da una logica efficientistica, che non garantiva una visione sistemica dell'organizzazione sanitaria, né tanto meno riusciva a indirizzare verso prassi cliniche virtuose in risposta ai bisogni di salute individuali e collettivi. D'altro canto, i meccanismi della delega pressoché assoluta alla professione medica della responsabilità sull'attività clinica (con la conseguente necessità di far leva su competenze e abilità del singolo professionista per cercare di dare il massimo al paziente) e le forme di autocontrollo adottate dalle organizzazioni professionali iniziavano inequivocabilmente a evidenziare lacune e una certa inerzia nella capacità di superare l'autoreferenzialità (e la tendenza all'autodifesa) e sostenere realmente la valutazione e il miglioramento della pratica clinica.

La natura settoriale e il basso livello di integrazione degli approcci esistenti non facilitava di certo i professionisti, i servizi sanitari e i decisori politici nel riconoscere la via migliore per attuare un esplicito sistema di *governance* coerente con un approccio complessivo alla gestione di un'organizzazione sanitaria. Ma che cos'è allora esattamente la *clinical governance*? Per *governance* (parafrasando la definizione proposta dal Programma UN-HABITAT delle Nazioni Unite) si intende la somma dei molteplici modi con i quali le parti interessate di un'organizzazione pianificano e gestiscono la vita dell'organizzazione stessa, è il modo in cui attivano politiche, strategie, regole, accordi, processi, procedure e comportamenti individuali e collettivi (Favaretti et al. 2005) per:

- partecipare/contribuire ai processi decisionali (cosa fare, come fare, quando fare, se fare, perché fare);
- rispondere reciprocamente di tali decisioni (*accountability*, il dover rendere conto).

Il concetto di *governance* riconosce che la gestione del "potere" in una struttura complessa avviene dentro e fuori le burocrazie e gerarchie formali e che le decisioni scaturiscono dall'interazione tra le diverse parti interessate, ciascuna portatrice di specifiche esigenze e aspettative, differenti scale di priorità e divergenti capacità di percezione dei risultati ottenuti.

Il termine *clinical governance* è stato coniato dall'Organizzazione Mondiale della Sanità nel 1993 come modalità preferenziale per portare a sintesi le dimensioni della qualità in sanità (Ministero della Salute 2005). Tuttavia, la grande risonanza internazionale e l'ingresso di questo concetto nel linguaggio comune dei professionisti della sanità si sono verificati solo quando l'espressione è stata declinata nella normativa di riferimento del servizio sanitario inglese, nell'ambito del grande processo di modernizzazione e riforma dei servizi sanitari pianificato dal governo e caratterizzato soprattutto dall'impegno all'innalzamento degli standard di qualità delle prestazioni offerte. La pietra miliare nella storia della *clinical governance* è il documento politico (*white paper*) *The new NHS modern, dependable*, risalente alla fine del 1997. All'interno del *National Health Service* (NHS, Servizio Sanitario Nazionale) britannico, la gestione della qualità dei servizi sanitari (nelle fasi di pianificazione, controllo, assicurazione e miglioramento) è stata assunta come un "dovere" istituzionale, condiviso tra i professionisti clinici, quelli organizzativi e i decisori politici. La formulazione del concetto ne è risultata conseguente. Secondo la definizione più usata (Scally, Donaldson 1998), la *clinical governance* è "una cornice per mezzo della quale le organizzazioni del servizio sanitario nazionale rendono conto del continuo miglioramento della qualità dei loro servizi e della salvaguardia di elevati standard assistenziali, attraverso la creazione di un contesto nel quale l'*eccellenza nell'assistenza clinica* deve prosperare" (liberamente tradotto da: A First Class Service, Department of Health, 1998).

L'introduzione della *clinical governance* ha innescato un radicale mutamento dell'architettura dei servizi sanitari del Regno Unito, riguardante sia il livello centrale che l'assetto delle strutture erogatrici dei servizi. Politiche, strategie, assetti organizzativi e programmi dovevano essere sviluppati con organicità e sistematicità.

La garanzia della qualità delle prestazioni offerte non poteva prescindere da specifici organismi e strumenti funzionali ad assicurare una gestione razionale e integrata di tutte le attività di valutazione e miglioramento. Rispetto al livello centrale dell'NHS ciò ha voluto dire la costituzione di strutture specifiche (con compiti di supporto, controllo, valutazione e rendicontazione), come il *National Institute for Clinical Excellence* e il *National Service Frameworks*, ai quali è stato demandato il compito di individuare e sviluppare gli standard nazionali di qualità (Wright, Hill 2005). Nelle strutture sanitarie la *clinical governance* ha comportato, tra l'altro, l'affidamento di responsabilità sull'assicurazione della qualità dei servizi erogati a organismi della direzione, comitati guida sul governo clinico e gruppi di lavoro individuati a livello aziendale e dipartimentale. Diventava obbligatorio, inoltre, avviare programmi generali finalizzati a valutare e migliorare le attività cliniche, attuare una chiara politica di gestione dei rischi e mettere in campo specifiche procedure per identificare e correggere le situazioni di performance sub-ottimale.

La *clinical governance* dell'NHS è stata presto mutuata anche dal nostro Servizio Sanitario Nazionale. Il concetto ha guadagnato rapidamente popolarità e si è subito cercato, in varie forme, di renderne operativi i principi nel contesto culturale, professionale e organizzativo italiano. Tuttavia, non sempre le interpretazioni e il dibattito sono andati nella direzione auspicabile. Ciò già a partire dalla traduzione dell'espressione *clinical governance* in "governo clinico", inteso, a seconda di opportunità e convenienze particolari, come istituzione del controllo dei manager sull'operato dei clinici o un'occasione concessa a questi ultimi per riaffermare le ragioni del proprio primato sulle organizzazioni sanitarie, contro le presunte degenerazioni dell'aziendalizzazione. La ridefinizione di alcune strutture organizzative in un'ottica di distribuzione del "potere" tra direttore generale, direttore sanitario, capi dipartimento e primari, di fronte alla complessità del processo decisionale in sanità, dei meccanismi di partecipazione strutturata di tutti gli attori coinvolti e di rendicontazione alle parti interessate, non sembra essere di certo il punto essenziale e dirimente da affrontare per evitare pericolosi corto circuiti ideologici. La *clinical governance* non è "il governo sui clinici" e neppure il "governo da parte dei clinici", ma è il terreno sul quale i clinici e gli amministratori sono chiamati a mettere a frutto le loro competenze professionali (possibilmente basate sull'EBM) e sviluppare i rispettivi ambiti di autonomia e responsabilità per migliorare i servizi sanitari, nel rispetto del mandato etico e sociale della professione medica. Ridisegnare le relazioni fra clinici, manager e politici in modo da offrire ai responsabili dell'assistenza, medici e non, l'opportunità di contribuire allo sviluppo strategico delle organizzazioni sanitarie, infatti, non corrisponde a nessuna delle due precedenti traduzioni, ma piuttosto a "governo con i clinici", che si avvale di strumenti tecnico-scientifici, epidemiologici e organizzativi e si pone in alleanza con le altre professioni e non in guerra con esse. Forse, ancora più correttamente, la *clinical governance* potrebbe essere intesa come il "governo della qualità clinica" (Ministero della Salute 2005).

Secondo la definizione del Gruppo Italiano per la Medicina Basata sulle Evidenze, la *clinical governance* è una strategia di politica sanitaria che, contestualizzando nelle organizzazioni sanitarie i metodi della medicina basata sulle prove di efficacia, si affida alla componente professionale per definire, mantenere e verificare gli standard di qualità clinica utilizzando sistematicamente gli strumenti e le metodologie disponibili per favorire l'efficacia e l'appropriatezza clinica.

Principio fondamentale della *clinical governance* è che solamente coloro che erogano l'assistenza sono in grado di cambiare il modo in cui la pratica clinica viene concepita, pianificata e realizzata. Ciò presuppone non solo un riassetto organizzativo, ma anche e soprattutto un profondo "cambiamento culturale" da parte di tutti gli attori del servizio sanitario. La *clinical governance* esige la costruzione di un sistema a carattere complessivo con le seguenti caratteristiche (NHS, Clinical Governance Support Team 2004):

- i bisogni di salute dei pazienti sono al centro dell'attenzione dei clinici e degli amministratori, che ne assumono una responsabilità condivisa;
- le informazioni relative alla qualità dei servizi sono rese disponibili ai professionisti, ai pazienti e al pubblico;
- le differenze nell'accesso alle prestazioni, nei processi assistenziali e nei risultati clinici ottenuti vengono misurate e c'è il continuo impegno a ridurle;
- tutte le organizzazioni del sistema collaborano alla qualità dei servizio e al suo continuo miglioramento;
- i professionisti lavorano in team per erogare prestazioni sempre migliori sul piano dei risultati clinici e della sicurezza;
- i rischi e i pericoli per i pazienti sono portati al più basso livello possibile;
- l'assistenza sanitaria è basata su prove di efficacia e su buone pratiche cliniche.

Se la prospettiva della *clinical governance* è quella di una gestione razionale delle risorse e dei servizi, attraverso la responsabilizzazione delle strutture sanitarie e dei professionisti, la cornice di governo dell'organizzazione diventa la "matrice decisionale" per sviluppare, lungo il percorso clinico, organizzativo ed etico, strategie politiche e processi aziendali.

Una costatazione che merita un inciso è che, una volta risolto il dualismo esistente tra componente clinica e manageriale e stabilizzate le prassi di *governance*, il problema da affrontare diventa quello di garantire la forte integrazione anche con tutti gli altri domini della gestione aziendale e con il tessuto sociale e istituzionale di riferimento per l'azienda sanitaria. Conseguentemente, nel contesto del servizio sanitario inglese il dibattito ha puntato direttamente al concetto di "*governance* integrata". L'espressione *integrated governance* è stata introdotta nel 2003 con il documento *Governing the NHS: a guide for NHS Boards* per descrivere la necessità di tenere insieme i diversi sistemi settoriali di *governance* (clinica, finanziaria, gestionale, della ricerca e dell'informazione) ed eliminare le sovrapposizioni esistenti, con l'obiettivo di riallineare tra di loro i diversi processi che ne stanno alla base (Favaretti et al. 2005). La necessità di un approccio integrato parte dal riconoscimento che il lavoro svolto "a canne d'organo" è dispersivo e non più sufficiente: per questo bisogna lavorare a strumenti unificanti che permettano di superare la parcellizzazione delle competenze e aiutino le organizzazioni a gestire in modo integrato la molteplicità delle funzioni aziendali.

1.5
Livelli di implementazione e strategie di *clinical governance*

Le modalità con cui si perviene alla *clinical governance* comportano interventi a cascata, ai diversi livelli del sistema sanitario, che sappiano dare impulso a programmi finalizzati alla promozione di elevati standard di qualità delle prestazioni sanitarie e soprattutto realizzare un esteso e profondo coinvolgimento dei professionisti: il livello *macro* (di governo nazionale, regionale o sub-regionale), *meso* (attinente alle aziende sanitarie o a loro grandi partizioni organizzative, come i presidi ospedalieri, i distretti o i dipartimenti) e *micro* (che generalmente interessa unità operative o gruppi di professionisti). In Italia, seppur in presenza di un limitato investimento rispetto ad altri Paesi in strutture dedicate e iniziative nazionali e a fronte di legami spesso ambigui con i veri ambiti di governo e allocazione delle risorse, il concetto di *clinical governance* è stato fatto proprio e implementato, benché con percorsi attuativi differenziati (a seconda delle realtà regionali e aziendali considerate), dalle istituzioni del Servizio Sanitario Nazionale. Dettati normativi, indicazioni di carattere programmatorio e percorsi di sviluppo della performance professionale hanno reso espliciti: filosofia, approcci clinico-organizzativi e modelli utili a orientare la gestione delle aziende sanitarie e il comportamento dei professionisti.

Il Decreto Legislativo 229 del 1999 ha definito la cornice di indirizzo e regolazione delle funzioni assistenziali necessarie per sviluppare politiche di appropriatezza e migliorare la qualità dell'assistenza sanitaria. Nel decreto sono delineate le principali responsabilità di attuazione della *clinical governance*. Viene, inoltre, affermato il ruolo della struttura dipartimentale nella gestione integrata dei processi sanitari e dell'aggiornamento previsto come obbligo, poi tradotto nel sistema ECM (Educazione Continua in Medicina). Successivamente, con il Decreto del Presidente del Consiglio dei Ministri 29 novembre 2001 vengono definiti i LEA, da garantire su tutto il territorio nazionale, per il rispetto dei quali sono stati anche individuati strumenti di monitoraggio dell'appropriatezza (cfr. Decreto Ministeriale 12 dicembre 2001).

Alcune regioni (in particolare Emilia Romagna e Toscana) hanno emanato, qualche anno fa, leggi regionali contenenti linee di sviluppo per introdurre politiche di *clinical governance*. Il Ministero della Salute e l'Agenzia nazionale per i servizi sanitari regionali, ma anche diverse agenzie sanitarie regionali o specifiche strutture dell'amministrazione regionale, hanno individuato aree sulla *clinical governance*, attive sia sul versante della valutazione della qualità dell'assistenza che sul terreno della ricerca. La scelta del collocamento di queste strutture all'interno dell'apparato tecnico-amministrativo e politico regionale ha avuto il significato di cercare un'intensa collaborazione fra professionisti della sanità e rappresentanti dei cittadini e rendere le informazioni e i risultati delle analisi tecniche il punto di partenza di scelte politiche e gestionali.

Il Ministero della Salute nel recente passato si è fatto promotore dell'individuazione e dello sviluppo di metodologie di applicazione della *clinical governance*. Con il progetto "Mattoni del Servizio Sanitario Nazionale", il Ministero ha provveduto all'individuazione dei centri di riferimento, ovvero presidi a elevata specializzazione, con requisiti di eccellenza, rappresentanti il fulcro di un sistema a rete, in collegamento con le strutture equivalenti per la disciplina a livello regionale e nazionale. La valutazione della referenza include otto dimensioni di valutazione, tra cui anche il "governo clinico". Programmi ministeriali attivati per promuovere la *clinical governance* nelle aziende sanitarie hanno riguardato i dipartimenti, l'aggiornamento professionale e il Sistema Nazionale Linee Guida. Altre attività sono state finalizzate a: realizzare interventi di prevenzione, articolare le modalità organizzative delle cure primarie, incrementare la sicurezza delle prestazioni, diffondere buone pratiche cliniche e favorire iniziative di confronto fra strutture sanitarie. Ad esempio, nell'ambito della valutazione degli esiti, l'Istituto Superiore di Sanità ha prodotto *report card* per alcune procedure chirurgiche maggiori.

L'approccio integrato tipico della *clinical governance*, che pone al centro delle scelte strategiche, della programmazione e della gestione dei servizi sanitari i bisogni dei cittadini e valorizza il ruolo e la responsabilità dei medici e degli altri operatori sanitari nella modernizzazione dei servizi, nel corso degli ultimi anni, pur essendo certamente migliorabile sia come organicità che coerenza rispetto ai sui obiettivi fondamentali, si è consolidato. Organi centrali o regionali del Servizio Sanitario Nazionale, società scientifiche, ordini professionali e aziende sanitarie hanno promosso iniziative di: audit clinico e utilizzo di linee guida, implementazione di indicatori clinici e sistemi di *reporting*, istituzione di banche dati di revisione sistematica della letteratura, attivazione di reti cliniche integrate, attuazione di percorsi clinico-assistenziali e programmi di *disease management*, formazione continua, verifica sull'appropriatezza, accreditamento delle strutture e revisione tra pari, valutazione economica degli interventi sanitari (costo-efficacia, costo-beneficio e costo-utilità), prevenzione e gestione del rischio clinico, costruzione della Carta dei Servizi e realizzazione di partnership con gli utenti, sviluppo del consenso informato, gestione dei reclami e del contenzioso, contenimento dei tempi d'attesa, valutazione della tecnologia sanitaria, ricerca applicata, pianificazione strategica e uso di *balanced scorecard*, miglioramento del clima aziendale, gestione della documentazione clinica ecc. (Ministero della Salute 2005). Attualmente è in discussione in Parlamento il Decreto Legislativo 5107, che prevede la formale introduzione dei principi della *clinical governance* nel Servizio Sanitario Nazionale. Il contesto normativo e programmatico attuale, tuttavia, come evidente, offre già la possibilità di iscrivere a pieno titolo la *clinical governance* nella gestione complessiva delle aziende sanitarie.

Programmi aziendali coerenti con la *clinical governance* si traducono nel pianificare strutture, tecnologie e servizi secondo criteri di efficacia, appropriatezza ed efficienza e nell'individuare "responsabilità" precise rispetto ai processi decisionali da impostare. Tali responsabilità sono in capo ai dipartimenti, alle direzioni sanitarie e ai collegi di direzione, ma anche, in relazione alle modalità organizzative adottate localmente, ad altri organismi collegiali di direzione e partecipazione previsti dalla normativa vigente, piuttosto che a comitati, commissioni, gruppi di lavoro e di miglioramento (ai quali viene affidato il compito di valutare criticamente problematiche, definire obiettivi specifici e avviare azioni mirate utilizzando metodologie e strumenti di qualità) o strutture individuate *ad hoc* dalle aziende.

Le iniziative per la *clinical governance* nelle strutture sanitarie non hanno molto successo se risultano vincolate a schemi rigidi. Al contrario, servono flessibilità e spazi per forme di autoregolazione locali funzionali alla pragmatica risoluzione dei problemi. L'integrazione dei determinanti della *governance*, tra loro interconnessi, complementari e autodiretti, si concretizza attraverso un vasto e stabile coordinamento tra articolazioni organizzative, un'efficace gestione della risorsa umana e l'accesso a fonti informative adeguate a sostenere l'attività di monitoraggio dell'attività clinico-assistenziale. Riuscire a collegare e mettere in rete esperienze, professionalità e competenze di tutti gli attori serve ad alimentare il patrimonio intellettuale su cui costruire la *governance* di un'azienda. La generazione di nuove idee e lo scambio di buone prassi necessita dell'instaurarsi di relazioni formali e informali (che sono spesso le più feconde) sia all'interno dell'organizzazione ospedaliera o territoriale che con altre aziende sanitarie e a livello istituzionale.

Il livello micro di unità operative e servizi richiede invece necessarie strategie organizzative, strumenti e atti professionali centrati sulla logica del team e dominati dal principio dell'eccellenza possibile (Casolari, Grilli 2004). Ciò presuppone la disponibilità di informazioni valide, rilevanti e aggiornate che consentano al medico di "colmare" i gap di conoscenza sui trattamenti clinici e allestire i modelli di erogazione di servizi e prestazioni necessari a conformarsi alle performance desiderate, a partire dall'analisi dei contesti locali, della variabilità della pratica assistenziale (tra interventi e presidi sanitari) e delle preferenze degli utenti. Nel proprio microsistema clinico le persone devono essere consapevoli dell'unitarietà di politiche e strategie dei livelli sovraordinati e della logica della risposta integrata, univoca e coerente, professionale e organizzativa, al problema della qualità dell'assistenza.

La concreta formulazione del "piano di sviluppo" della *clinical governance,* per migliorare il trasferimento dei risultati della ricerca scientifica nelle strategie assistenziali e nella reale pratica clinica passa attraverso lo sviluppo di elementi di struttura (cosa serve ed è disponibile in termini di risorse), di processo (come si può descrivere cosa si sta facendo e come lo si fa) e di esito (cosa si può dire di aver fatto), ma anche di cultura (in che tipo di organizzazione si sta lavorando) e di gestione della conoscenza (entro il contesto organizzativo in esame) (Casolari, Grilli 2004). Quest'ultimo punto risulta essere denso di significati, dato che le aziende sanitarie sono *knowledge intensive* (Biocca 2008). La ragione sta nelle peculiari caratteristiche dei protagonisti che vi operano, depositari di competenze specialistiche spesso implicite, ma molto sofisticate: degli autentici professionisti della conoscenza. Le organizzazioni vanno concepite come ambienti che formano, producono e organizzano le conoscenze. La mappatura e la pianificazione di una *governance* di buon livello comportano la valorizzazione, l'aggiornamento e l'incremento di queste conoscenze, che non si prestano a essere trasferite secondo logiche di imposizione esterna o dettate dalla gerarchia, ma si generano nell'interazione tra la molteplicità delle componenti del sistema in oggetto dotate di dinamica capacità di autorganizzazione e autoapprendimento. Per rendere proficuo il trasferimento di informazioni e creare sinergie tra gli attori che possono mettere a sistema le prassi cliniche e organizzative è indispensabile riconoscere le diverse culture professionali, modulare i ruoli in base alle necessità di volta in volta riscontrate e creare un clima di cooperazione e fiducia favorevole all'utilizzo continuativo e finalistico degli strumenti di *governance*.

L'avvio operativo dei programmi di *clinical governance* richiede una valutazione delle priorità, propedeutica all'individuazione del modello da adottare. Il successivo "percorso di implementazione", specifico di ogni realtà e basato più sulle persone che sulle strutture, deve configurarsi come la trama unitaria di connessione tra processi e risultati. Nel perseguire un obiettivo di *clinical governance*, quanto può essere realizzato sul piano strategico e operativo da un'azienda sanitaria è connesso alla capacità di promuovere:

- un approccio complessivo all'organizzazione;
- l'allineamento dei programmi attivati con la gestione delle attività ordinarie;
- lo sviluppo di tutti i pilastri della *clinical governance*;
- la coerenza delle iniziative attuate con i livelli di *accountability* già esistenti nell'organizzazione;
- il coinvolgimento dell'utente.

1.5.1 Approccio complessivo all'organizzazione

Un'efficace *clinical govenance* implica un orientamento all'organizzazione nel suo complesso ponendo al centro della visione strategica aziendale la qualità e la sicurezza dei processi assistenziali. Può sembrare un'affermazione ovvia e generale ma, proprio per questa ragione, è opportuno ribadirla, in modo da evitare di identificare la *clinical governance* semplicemente con uno strumento di analisi, una tecnica gestionale, un gruppo di lavoro o una modalità di *benchmarking*, che isolatamente non riescono di certo a fare la differenza sul piano della capacità di rispondere ai bisogni di integrazione e responsabilizzazione diffusa nel governo di una struttura sanitaria. La *clinical governance* nasce per dare una risposta d'insieme nel campo della valutazione e del miglioramento dell'assistenza, superando settorialità e parzialità e permettendo l'interazione fra tutte le varie componenti professionali.

Visione e valori complessivi a cui ispirare decisioni e comportamenti devono essere chiari, espliciti e incoraggiare lo sforzo collaborativo. La visione, tracciando il quadro di come vorrebbe essere l'organizzazione e di dove si intenderebbe andare, fornisce la guida unitaria per orientare le decisioni operative (Blanchard 2007). Una visione aziendale centrata sulla *clinical governance* aiuta a compiere scelte intelligenti e fondate su dimostrazioni di efficacia, in quanto assunte alla luce dei risultati di eccellenza clinica auspicabili. La visione si connota in maniera tanto più credibile quanto più è portatrice di una cultura forte e distintiva e permette a tutti di orientarsi autonomamente verso obiettivi comuni, anziché operare in direzioni opposte (Blanchard 2007). I valori che animano le strategie aziendali di *clinical governance* originano da etica, professione e relazioni. Si tratta di riferimenti essenziali e irrinunciabili per una buona condotta clinica e organizzativa. Nelle strutture sanitarie decine, centinaia o migliaia di persone, a seconda della partizione organizzativa considerata, si occupano di innumerevoli processi clinico-assistenziali e tecnico-amministrativi e non è possibile dettare a priori gli specifici comportamenti di ciascuno. Il quadro unitario su cui far convergere l'attenzione e gli sforzi del personale, all'interno della direzione di marcia impostata, va fondato su azioni guida generali, di riferimento per la pratica professionale, valide per l'intera organizzazione, indipendentemente dal contesto nel quale ognuno si trova a operare.

È opportuno che la *clinical governance* sia riconoscibile nell'ossatura del "sistema organizzativo". Pertanto, i suoi principi, contenuti attuativi e meccanismi operativi di funzionamento devono essere centrali rispetto all'atto aziendale, ai regolamenti interni e alle principali direttive. Indipendentemente dall'adozione di un piano aziendale omnicomprensivo di *clinical governance* piuttosto che uno o più programmi settoriali, il modello scelto deve consolidare il necessario collegamento tra gestione e finalità di efficacia e appropriatezza. La chiave di lettura unitaria dell'eccellenza richiede di considerare l'intera organizzazione come un grande processo, al cui interno siano identificabili almeno due macroprocessi (assistenziale e tecnico-amministrativo), costituiti a loro volta da altri tra loro correlati e interagenti in forma di rete. Il fulcro del modello di cambiamento evolve dal management dei macroprocessi a quello delle interfacce e delle interazioni tra essi, nella consapevolezza che i percorsi assistenziali risultano dalla concatenazione di più procedure, una sorta di "rete dei processi" composta da anelli clinici e organizzativi (Favaretti, De Pieri 1998). La qualità delle prestazioni e la performance complessiva in risposta alla globalità dei bisogni della persona sono collegate all'efficacia della gestione dei processi nella presa in carico dei pazienti, che non può essere migliorata attraverso interventi che si limitano ad aggiustare solo la capacità produttiva. L'obiettivo dunque consiste nel programmare, svolgere e riesaminare l'insieme delle attività e dei progetti dell'organizzazione sulla base dei benefici che riescono realmente a produrre per i pazienti (e per le altre parti interessate), superando i confini delle mansioni, dell'organigramma e dei luoghi fisici di erogazione e razionalizzando le iniziative di *governance* via via intraprese.

Conseguire un impegno diffuso dal basso verso l'alto vuol dire modificare i comportamenti professionali. La guida del cambiamento si fonda su una convinzione essenziale: il modo migliore per iniziare, diffondere e sostenere le strategie della *clinical governance* consiste nel realizzare un'estesa partecipazione delle persone, che garantisca la possibilità di influire sulla pianificazione e sul controllo delle attività. Ciò è intimamente connesso al ruolo e alla continuità della leadership direzionale nel dare la rotta e muovere l'organizzazione verso l'eccellenza. Nondimeno, nelle grandi organizzazioni, come le aziende sanitarie, la leadership è una questione che riguarda, oltre al direttore generale o al direttore sanitario, molte altre centinaia di persone: dirigenti di struttura semplice e complessa, posizioni di coordinamento infermieristico, tecnico e amministrativo, professionisti di spicco. Gli strumenti della *clinical governance* e la capacità di stabilire all'interno dei gruppi visione e obiettivi comuni non possono che essere nelle mani di queste persone che costituiscono la "leadership diffusa" e sono le uniche in grado di gestire un cambiamento che può e deve nascere prima di tutto da chi è a contatto con l'operatività quotidiana e con i malati.

I leader efficaci hanno un concetto chiaro del proprio ruolo, desiderano condividerlo con altri e fungere da motivatori. Leadership per l'eccellenza significa sapersi porre al servizio degli altri e agire con rispetto ed equità nei confronti di tutti i collaboratori (Blanchard 2007). Chi guida e si pone da esempio deve saper adottare un linguaggio comprensibile a tutti, plasmare il necessario collante culturale fondato su principi e valori condivisi, mettere le persone nelle condizioni di essere protagoniste e assumere le decisioni più appropriate, ma anche saper fronteggiare il disimpegno dei propri collaboratori, una delle maggiori sfide per la leadership e un punto critico per stabilire un efficace sistema di *governance*. Gli stili di comportamento dei leader devono promuovere l'attitudine all'integrazione multispecialistica e interprofessionale e un coinvolgimento delle persone, per così dire, maieutico. In questo modo, nella collaborazione e nei contesti di team si stabiliscono dinamiche in base alle quali il contributo di ciascuno influenza la performance della squadra e il progredire delle competenze del singolo professionista rafforza la qualità dell'operato dell'intero gruppo di persone (Blanchard 2007). Un buon leader è sempre interessato a migliorarsi in termini di conoscenze e competenze. Forse in sanità ancor più che altrove, smettere di imparare vuol dire cessare di essere leader.

1.5.2
Coerenza tra *clinical governance* e attività ordinarie

È necessario che i programmi di *clinical governance*, in tutte le loro fasi, vengano incorporati nella pianificazione delle attività generali delle aziende sanitarie e siano sviluppati sfruttando al massimo i processi ordinari. Si tratta di un obiettivo primario. Al di là di qualche caso isolato, basato su fortunate coincidenze contingenti, non è verosimile che un'organizzazione sia in grado di fronteggiare contemporaneamente per periodi prolungati nel tempo i processi di "gestione ordinaria" e quelli che, in modo "straordinario", sono introdotti con la *clinical governance* (Favaretti et al. 2005). Oltretutto, questa separazione, quando si manifesta, va a rafforzare l'equivoco pernicioso che la *clinical governance* costituisca un qualcosa di aggiuntivo, collaterale, magari frutto di astrazioni teoriche lontane dalla realtà assistenziale o semplicemente confinato alla dialettica fra direzione aziendale e strutture cliniche.

L'istituzionalizzazione di qualità e sicurezza nella reale pratica assistenziale, intese nell'accezione piena di ricerca del massimo beneficio possibile per ogni paziente in qualsiasi possibile momento di cura e ambiente di trattamento, non può prescindere da una trasformazione dello scenario di lavoro che deve riguardare ciascun professionista e investire, come documentato a più riprese in questo volume, tutti gli snodi decisionali più critici, dall'acquisizione di un'attrezzatura, alle scelte terapeutiche, fino alle strategie aziendali di lungo periodo. Chiunque possieda le competenze cliniche e organizzative necessarie deve sentirsi chiamato a metterle a disposizione dell'organizzazione di appartenenza: la *clinical governance* non dipende dal potere decisionale di pochi membri designati negli organi di riferimento organizzativo formalmente riconosciuti, ma dalle capacità distribuite e coltivate a ogni livello.

Nelle aziende sanitarie la *clinical governance* deve essere assunta come parte integrante dei processi di: definizione delle linee di responsabilità, pianificazione sanitaria fondata su fattori epidemiologici, selezione degli obiettivi di performance e degli indicatori, allestimento dell'infrastruttura gestionale, attuazione delle strategie di supporto, applicazione degli strumenti tecnologici e informativi che presiedono alla periodica e tempestiva valutazione dei risultati dei processi e riesame delle attività svolte.

Se la *clinical governance* è la meta da raggiungere, il "processo di budget" si configura come un primario fattore propulsivo, ormai consolidato in molte strutture sanitarie, per procedere nella giusta direzione. Il budget, in questo senso, può essere inteso come il processo cardine su cui si basa l'allineamento tra programmazione delle attività (cliniche e assistenziali, ma anche formative, di supporto informativo, ricerca, riqualificazione edilizia ecc.) e allocazione delle risorse, attraverso la negoziazione e la condivisione di obiettivi, misure di performance e risultati attesi tra direzione aziendale, dipartimenti e unità operative. Gli obiettivi di budget devono indirizzare l'uso razionale delle risorse disponibili e i comportamenti degli operatori verso scelte diagnostico-terapeutiche efficaci e appropriate. A tutti i livelli organizzativi, devono essere chiari e in numero contenuto, sia che si tratti di obiettivi di struttura che individuali, devono essere comunicati efficacemente (anche illustrando le ragioni alla base delle loro individuazione) e focalizzati sulla sostanza dei processi assistenziali. L'articolazione del budget deve prevedere, fin dalla sua formazione iniziale, tempi e criteri di misurazione e valutazione periodica delle attività svolte in relazione agli obiettivi, attraverso indicatori multidimensionali che ne consentano l'alimentazione con informazioni cliniche e organizzative. Il passaggio decisivo per tutte le organizzazioni che intendono accettare la sfida dell'eccellenza è costituito dal pragmatico e strutturale allineamento tra risorse assegnate e risultati di qualità (erogata e percepita) conseguiti. È evidente che questa rappresenta la chiave di volta per lasciare definitivamente alle spalle una lettura dei fenomeni di natura esclusivamente contabile, le miopi forme di incremento puramente "produttivistico" dell'offerta e la propensione ad anteporre gli interessi degli operatori a quelli dei pazienti. In linea teorica, questo rende possibile rimodellare la gestione delle strutture sull'autentica interpretazione della qualità come un mezzo per portare al centro una pratica clinico-assistenziale più costo-efficace.

La piena operatività dei circuiti di gestione operativa e miglioramento continuo dovrebbe passare, dunque, attraverso un irrobustimento anche nel nostro Paese di politiche pubbliche di assegnazione delle risorse alle strutture sanitarie, commisurata agli obiettivi di salute e alla qualità dell'assistenza garantita: *pay for performance* e, contemporaneamente, *no new money for improvement* (Baker et al. 2006, Petersen et al. 2008). Il tentativo di applicare strumenti per rendere la remunerazione di organizzazioni sanitarie o equipe di professionisti (e a cascata anche dei singoli) fortemente collegata alle dimensioni della performance clinico-assistenziale, per quanto trovare l'equilibrio fra tutti gli elementi tecnici e culturali richiesti non sia cosa semplice, ha trovato negli ultimi anni nuova linfa, anche grazie all'avanzamento delle conoscenze sulla pratica clinica e sull'organizzazione e ai sensibili passi avanti compiuti nell'informatizzazione delle strutture sanitarie. Idealmente, gli strumenti congegnati per forme di remunerazione basate su logiche di qualità dovrebbero essere basati su un set multidimensionale di indicatori (alimentati da flussi informativi in gran parte sanitari), espressione di determinanti oggettivi e significativi nella gestione dei processi di assistenza e degli esiti clinici delle cure erogate (Grilli 2004). La routine delle attività e la normalità delle condizioni operative richieste, rispetto all'asse di riferimento della *clinical governance*, dovrebbe tradursi nel limitare (ferma restando la necessità di disporre di sistemi informativi analitici e omnicomprensivi adeguati) l'erogazione di risorse *ad hoc*, anche perché il rischio è di "esaurire la spinta di miglioramento della *clinical governance*" con la conclusione del progetto finanziato. Congiuntamente, la natura degli incentivi (ricompensa o penalità) dovrebbe promuovere la piena e trasparente valorizzazione delle organizzazioni più virtuose, rendendo sistematicamente disponibili alle stesse le risorse risparmiate a spese della non qualità (errori e complicazioni potenzialmente evitabili, variabilità eccessiva e impropria delle prassi operative e sprechi). Ciò non significa fare cieco affidamento su una competizione fra servizi o, peggio, tra i singoli professionisti, guidata da criteri di valutazione ancora imperfetti, dato che la qualità dell'assistenza notoriamente si basa in gran parte sul lavoro di team e sulla capacità delle strutture di cooperare nell'assistere i malati e innanzi a rischi ben documentati di comportamenti opportunistici a discapito dei pazienti (Grilli 2004). Meccanismi incisivi di remunerazione economica in base alla performance rimandano, al contrario, a incoraggiare un uso misurato, concertato e che tenga conto della variabilità legata ai pazienti e dei contesti organizzativi di infrastrutture gestionali in grado di ricondurre a una visione integrata della stessa e a un'affidabile e non equivoca valutazione complessiva dei processi e degli esiti clinici dell'assistenza. Analizzando le esperienze internazionali che sostengono politiche sanitarie imperniate sull'utilizzo di meccanismi di remunerazione economica per raggiungere risultati di qualità, il giusto equilibrio tra regolamentazione e spinta alla competitività fra strutture sembrerebbe essere la ricetta migliore per minimizzare i processi di selezione dei pazienti e le disparità nelle cure offerte, con un valido compromesso verso forme di equità sociale. Così la *clinical governance* diventa un mandato e non solo un'entusiastica scelta individuale o la bandiera di un gruppo di professionisti illuminati. Ne deriva un'erogazione dei servizi più equa e un incremento del valore creato per gli utenti e per la comunità.

1.5.3
Pilastri della *clinical governance*

I programmi di miglioramento devono assicurare un contesto di politiche aziendali e un sistema di relazioni tra i professionisti nei diversi ambiti di responsabilità costruito sullo sviluppo armonico di tutti i pilastri della *clinical governance*: efficacia clinica, percorsi diagnostico-terapeutici, gestione del rischio clinico, organizzazione dipartimentale, qualità del servizio, sviluppo professionale continuo e ricerca (Wright, Hill 2005; Degeling 2004). È evidente che molti elementi della *clinical governance* che certamente rivoluzionari non sono, sia pur in ordine sparso, spesso sono già presenti all'interno delle organizzazioni. Tuttavia, *governance* vuol dire cercare un'elevata interdipendenza e convergenza, entro il sistema di gestione aziendale, fra tutti i determinanti e le plurime iniziative attuate (che soltanto ai fini descrittivi vanno considerate separatamente). Gli approcci e gli strumenti che sottendono le dimensioni della qualità si configurano come le premesse operative per far sì che, agendo in un sistema organizzato con regole ben precise, forte delle specifiche competenze cliniche esistenti, si riesca a rendere dialogicamente sinergico e trasparente l'operato clinico-assistenziale e organizzativo-manageriale.

L'efficacia della *governance* è condizionata, in primo luogo, dalla capacità della "pratica medica basata sulle prove di efficacia" di permeare tutti i livelli dell'organizzazione sanitaria e rendere i professionisti capaci di: formulare quesiti clinico-assistenziali, ricercare le migliori evidenze disponibili, conoscere i principi del *critical appraisal* (validità interna, rilevanza clinica, applicabilità) e integrare l'EBM nelle decisioni assistenziali (GIMBE). Tra gli strumenti classici della *clinical governance*, l'audit clinico è una metodica di revisione critica della pratica clinica tra pari, strutturata e basata sulle prove di efficacia, che consente ai professionisti di rivedere la propria attività rispetto a standard predefiniti ed eventualmente di modificarla (Wienand et al. 2009). Per essere efficace l'audit richiede un'esplicita definizione delle priorità (ad esempio, elevata variabilità, rischiosità, complessità, o costosità di una prestazione professionale), una supervisione continua e un intenso scambio informativo, sia a livello locale che con l'esterno, per valutare quanto la pratica corrente sia distante dalla *best practice*, definita attraverso la ricerca. In estrema sintesi, il ciclo dell'audit si compone di fasi consequenziali: scelta di obiettivi, criteri (elementi misurabili di qualità dell'assistenza), indicatori (che consentono di descrivere quantitativamente e misurare variazioni in relazione ai criteri definiti) e standard (soglie di accettabilità per gli indicatori di riferimento); osservazione della pratica clinica e raccolta dei dati (generalmente dalla cartella clinica); verifica della conformità delle prestazioni rispetto agli standard individuati (anche con tecniche statistiche) e individuazione delle aree deboli di performance e delle principali barriere da superare; realizzazione degli interventi correttivi (Wienand et al. 2009). L'attività di audit non deve essere elitaria e neppure eccessivamente ambiziosa dal punto di vista scientifico (la finalità principale non è quella di pubblicare i risultati) o degli standard di performance attesi, in quanto ciò frequentemente ne compromette la sostenibilità dell'utilizzo ai fini gestionali. Intorno ai vari problemi la discussione va impostata in maniera critica ed evolutiva, secondo la logica del *problem solving*, e coerente con il ciclo della qualità di Deming, da cui concettualmente deriva.

La contestualizzazione dell'audit in un programma di *clinical governance* comporta l'implementazione congiunta con strumenti quali le "linee guida". La linea guida non vincola l'applicazione ai singoli pazienti, ma diventa una fonte di indicatori rilevanti per la misurazione e la valutazione comparativa della qualità medico-tecnica dei processi assistenziali. Nell'ambito della *governance*, le linee guida trovano le condizioni permissive per l'espressione della loro potenzialità, rispondendo all'esigenza di non ledere l'autonomia dei professionisti, ribadendone però, nel contempo, la responsabilità nei confronti del sistema in cui operano. Negli ultimi anni sono proliferate iniziative di elaborazione di linee guida, frutto di programmi e percorsi metodologi nazionali, come ad esempio il Sistema Nazionale Linee Guida, oppure adottate da società scientifiche e aziende sanitarie. Le competenze cliniche e organizzative presenti nei servizi, nella maggior parte dei casi, dovrebbero misurarsi sull'adozione di linee guida di buona qualità già disponibili da condividere con i destinatari e sullo sviluppo di metodologie di adattamento e aggiornamento locale (Berti, Casolari, Grilli 2004). Il passaggio più difficile risulta essere la reale promozione della loro applicazione a beneficio degli utenti. La documentazione di un efficace utilizzo presuppone di pianificare, condurre e fornire rendiconti delle attività di audit clinico.

Un uso efficace nei contesti di assistenza si materializza attraverso la traduzione delle linee guida in "percorsi diagnostico-terapeutici". È importante che i percorsi siano centrati sui bisogni dei pazienti e sul loro iter assistenziale, risultino basati su prove di efficacia e standard di qualità aderenti ai principi della pratica multiprofessionale e permettano di valutare l'impatto delle raccomandazioni sui comportamenti e sugli esiti clinici. Piani assistenziali integrati e adattati alla realtà locale, che delineano le modalità di presa in carico complessiva per una particolare condizione clinica, includendo anche gli aspetti organizzativi legati al processo di trattamento, assumono i connotati di percorsi clinico-assistenziali.

Le strutture sanitarie sono per definizione ambienti ad alto rischio. La "gestione del rischio clinico" comprende l'insieme degli interventi realizzati per limitare il verificarsi di danni o eventi avversi correlati con le prestazioni sanitarie (Ministero della Salute 2005). L'efficacia delle attività pianificate esige un forte cambiamento culturale nell'interpretazione dell'errore, da fallimento individuale a occasione di apprendimento per l'intera organizzazione. Misure preventive e protettive finalizzate alla riduzione degli errori, tipicamente previste nei programmi di *clinical governance*, includono: mappatura dei rischi, implementazione di documenti di indirizzo clinico, supervisione e formazione, uso di *checklist* su corretti trattamenti o procedure, distribuzione automatizzata dei farmaci, comunicazione tempestiva nello scambio di informazioni, adozione di sistemi di *incident reporting*, analisi delle cause profonde degli errori, gestione dei reclami e del contenzioso ecc. Particolarmente importanti sono l'identificazione e la segnalazione di ogni errore verificatosi, sia causa di eventi avversi che di *near miss*, e l'attivazione di un sistema di *reporting* che veda coinvolti i livelli locale, regionale e nazionale (Commissione Tecnica sul Rischio Clinico 2004). Creando un ambiente favorevole, competenze e impegno vengono reclutati nella prassi lavorativa, il numero delle segnalazioni aumenta notevolmente, il feedback diventa più efficace e le iniziative proattive, anche spontanee, a sostegno dell'implementazione dei piani per la sicurezza dei pazienti proliferano, nel segno dell'autonomia e della responsabilità.

Governance in sanità significa un atteggiamento aperto nei confronti dell'accessibilità, elaborazione e distribuzione delle informazioni biomediche, per mettere tutti in condizioni di assumere decisioni consapevoli. In questo senso, i "sistemi informativi" si prestano a ottimizzare, con le più diverse applicazioni software e hardware di telemedicina, il consueto modo di lavorare dei professionisti, ma anche a semplificare l'accesso alla letteratura scientifica e permettono la gestione di banche dati la cui acquisizione è basilare nell'esercizio della *clinical governance*. La gestione dei dati serve a migliorare l'interazione e la comunicazione tra i diversi livelli informativi aziendali e a sviluppare database clinici, secondo gli standard internazionali di riferimento. L'acquisizione delle informazioni sanitarie a livello istituzionale favorisce l'analisi dell'adeguatezza dell'attività svolta rispetto ai bisogni, la valutazione delle performance assistenziali, la verifica degli impatti clinico ed economico degli interventi clinici e il monitoraggio delle azioni itraprese.

Il patrimonio informativo e conoscitivo può essere incrementato avvalendosi dei sette "strumenti" statistici classici della "qualità" (conosciuti da decenni e basati, per lo più, su numeri e tecniche statistiche come il diagramma di Pareto o la carta di controllo), particolarmente indicati per prendere decisioni basate su dati di fatto. Vi sono, poi, i "nuovi" strumenti della qualità, più orientati ai comportamenti e all'analisi della micro-organizzazione e delle sue criticità che consentano di puntare sugli stili creativi, sulla dimensione emotiva e sulla costante visualizzazione di ciò che si desidererebbe introdurre nella routine lavorativa. Attingendo a fonti informative diverse, dentro e fuori l'organizzazione (anche oltre la sanità), questi strumenti si propongono di applicare con sistematicità il metodo scientifico per migliorare la linearità del "flusso" delle attività e l'efficacia dei processi clinici (Improvement methods IHI).

Un fattore non trascurabile per incrementare il coordinamento delle reti dei processi e dei progetti di *clinical governance* è riconoscibile nell'organizzazione del lavoro. Ciò presuppone il sostegno di prassi lavorative e percorsi decisionali da perseguire in un contesto organizzativo appropriato di saldo legame tra gli uffici di staff (pianificazione e organizzazione, qualità, formazione, accreditamento ecc.) e la linea operativa. I modelli organizzativi fluidi, flessibili e orientati alla gestione per processi essenziali per lo sviluppo della *clinical governance* sono i "dipartimenti". Non è possibile una completa attuazione della *clinical governance* a livello micro, di unità operativa o singolo servizio, se il modello dipartimentale non esiste o non è adeguatamente funzionante (GIMBE 2008). Il dipartimento, attraverso le sue strutture organizzative, favorendo il coordinamento dell'atto medico teso a gestire l'intero percorso di cura, costituisce l'ambito privilegiato nel quale poter contestualizzare le estensioni delle attività di *governance*. In assenza di un modello dipartimentale ben strutturato (ovvero con gestione diretta delle risorse) non sussistono i prerequisiti organizzativi per la compiuta attuazione della *governance*. L'armonizzazione, a garanzia dell'equilibrata formazione dei processi decisionali che interessano l'intera organizzazione, presuppone l'integrazione della *governance* dipartimentale con quella aziendale nel suo complesso. A questo proposito, oltre all'integrazione dell'attività dei vari gruppi di lavoro, è rilevante la costituzione di una rete dipartimentale e aziendale di "facilitatori" o referenti della *clinical governance*, da far crescere e ampliare nel tempo con il coinvolgimento di tutte le unità operative e i servizi (GIMBE 2008). Le reti si dovrebbero articolare come un'infrastruttura operativa a configurazione trasversale, di supporto, ma non dedicata, alle attività di miglioramento. Il ruolo dei facilitatori va, comunque, istituzionalizzato e formalmente riconosciuto.

I comportamenti professionali (da adottare o da cessare) raramente sono condizionati da una mancanza di conoscenza. Traggono, piuttosto, origine e giustificazione da una molteplicità di fattori culturali, ma anche strutturali, organizzativi ed economici, che devono essere analizzati nella loro importanza. Per questa ragione l'ambiente di lavoro e il "clima organizzativo" sono particolarmente importanti nel determinare i livelli di efficacia ed efficienza dell'agire di un'organizzazione e delle persone che ne fanno parte. I programmi scelti, l'entità dei cambiamenti attesi e i supporti a disposizione spesso postulano strategie di supporto da articolare in relazione al contesto locale: ritorno informativo (attraverso lo scambio tra colleghi e l'uso di linee guida), incontri di discussione (ad esempio, sugli interventi di gestione del rischio clinico) e *focus group* di elaborazione del consenso o utilizzo degli *opinion leader* (ad esempio, per definire gli standard di performance attesi) (Berti, Casolari, Grilli 2004). Propizi nella creazione collettiva dei materiali di apprendimento sono periodici momenti di discussione e scambio di idee attorno agli argomenti via via individuati che mettano a diretto confronto persone con diversi livelli di responsabilità e professionisti già protagonisti di esperienze di successo sul tema, magari in altre strutture della stessa organizzazione.

Funzionali all'allestimento di condizioni tecnico-organizzative adatte a orientare attitudini e abitudini delle persone sono naturalmente anche i meccanismi di *pay for performance* di collegamento della remunerazione economica delle persone (di equipe o individuale) a indicatori che documentino la qualità delle prestazioni in relazione a obiettivi di qualità a forme di riconoscimento e incentivazione economica, a livello di gruppo o individuale. La presenza di incentivi economici diventa, naturalmente, un efficace fattore motivazionale e di responsabilizzazione sulla qualità clinica solo se il feedback risultante è collocato in una strategia globale di valorizzazione delle "intelligenze professionali", da ascrivere ad attività di formazione e sviluppo, ma anche ad altri strumenti di riconoscimento delle migliori pratiche. La centralità del professionista passa anche attraverso l'esplicito riconoscimento, nei contratti di lavoro e nei profili di ruolo, delle responsabilità e dei comportamenti attesi contemplati nell'ambito dei piani aziendali per la *clinical governance*. Punto cardine per una gestione delle risorse umane orientata ai risultati, anche se non oggetto in questo Capitolo di specifico approfondimento, è l'assicurazione di coerenza tra valutazione annuale delle prestazioni individuali, crescita professionale e percorsi di carriera. È utile, invece, spendere qualche parola sulle attività formative. La formazione costituisce un percorso educativo che si rigenera e fortifica continuamente in un rapporto stretto fra traiettorie di esperienza e apprendimento individuale, conoscenza scientifica e sviluppo dell'organizzazione. La "formazione continua" è lo strumento insostituibile per mantenere adeguati, ovvero ripensare continuamente, i livelli di conoscenza e di competenza presenti nelle organizzazioni sanitarie, focalizzando l'aggiornamento professionale sugli argomenti periodicamente più rilevanti per realizzare gli obiettivi comuni. L'offerta formativa va articolata con momenti di formazione residenziale e sul campo, interattiva e personalizzabile. Erogare una formazione di buon livello significa anche adottare modalità standardizzate per misurare conoscenze e competenze acquisite e definire i criteri di addestramento e accreditamento professionale. I temi affrontati dovrebbero riguardare, tra l'altro: progettazione e gestione sistemica, fondamenti di sanità pubblica, epidemiologia e statistica, EBM e ciclo dell'audit, sicurezza dei pazienti e capacità di presidiare i punti critici di erogazione delle prestazioni, implementazione dei percorsi clinico-assistenziali, lavoro in equipe, leadership e *coaching*, ma anche umanizzazione e approccio olistico all'assistenza ed etica medica. Alcune specifiche competenze tecnico-specialistiche (ad esempio, di gestione dei flussi informativi) possono essere acquisite da referenti appositamente individuati, mentre quelle generali sulla *clinical governance* e le sue metodologie devono essere il più possibile diffuse.

Una parte sempre più ampia del valore prodotto dai servizi sanitari e dello sviluppo del capitale intellettuale delle organizzazioni deriva dalla gestione della conoscenza che ne sta alla base (Biocca, Grilli, Riboldi 2008). Le aziende alimentano il proprio patrimonio intellettuale pervenendo alla concreta integrazione fra formazione, assistenza e "ricerca". Ricerca e sviluppo sono parte integrante della *clinical governance*: la ricerca è associata al concetto di creazione di nuova conoscenza, mentre lo sviluppo riguarda il trasferimento e l'adozione di pratiche innovative e l'incremento del livello delle prestazioni sanitarie, attraverso l'applicazione delle conoscenze teoriche. Nella diffusione delle innovazioni un aspetto rilevante, con implicazioni concernenti sia i fondamentali organizzativi sia l'implementazione di specifiche competenze di analisi e riesame multidimensionale degli interventi sanitari, è costituito dalla valutazione della tecnologia sanitaria (Fleuren, Wiefferink, Paulussen 2004).

1.5.4
Accountability

I programmi attuativi della *clinical governance* devono essere sinergici con le modalità attraverso cui le strutture sanitarie sono già ordinariamente chiamate a: controllare le attività svolte, responsabilizzare le componenti dell'organizzazione, assicurare trasparenza e tempestività nel "rendere conto" alle parti interessate (interne ed esterne all'organizzazione) e tenere in linea tutti i soggetti interessati al funzionamento aziendale. La rendicontazione, frutto delle modalità di valutazione che vengono adottate, è finalizzata a "rassicurare" le parti interessate, che non sempre dispongono di elementi e competenze per giudicare in modo autonomo materie tecniche e argomenti difficili e specialistici (Favaretti et al. 2005). I meccanismi (obbligatori o volontari) di regolazione dei processi sono molteplici e possono essere attivati sia dall'interno che dall'esterno: entrambi hanno potenziali pregi e difetti. L'importante è che coprano tutte le parti dell'organizzazione. Il controllo interno (audit, linee guida, indicatori clinici, gestione progettuale ecc.) è più dettagliato e costante, ma corre il rischio dell'autoreferenzialità, è più utile per governare i processi e meno per dare garanzie alle parti interessate. Al contrario, il controllo esterno (verifiche tecnico-amministrative, accreditamenti, certificazioni, *benchmarking* ecc.) è più oggettivo, ma spesso è saltuario e rischia di non cogliere aspetti importanti riconoscibili solo dall'interno: è quindi utile per rendicontare alle parti interessate l'attività svolta e dimostrare che quanto si è deciso (azioni da compiere, risorse da utilizzare, tipologia e livello di servizio, risultati da conseguire ecc.) trovi effettivamente riscontro attuativo, ma meno efficace per intervenire sui processi clinici. Ricchezza e potenzialità della rendicontazione stanno anche nella capacità di sostenere esplicitamente la dimensione della relazione con l'utenza. A questo proposito, una forma del tutto particolare di sorveglianza é rappresentata dal controllo condiviso con gli utenti e i cittadini (bilancio sociale, audit civico, profili di salute ecc.) che diverse organizzazioni sanitarie stanno già sperimentando.

Progettare, realizzare, mantenere, riesaminare e fornire rendiconti periodici su un sistema di *governance* necessita di individuare e implementare affidabili e precisi sistemi di misurazione, controllo e *reporting* della performance che consentano di monitorare nel tempo, confrontare e conformare i propri risultati con gli standard e i *bench* esistenti a livello aziendale, regionale, nazionale o internazionale. Spesso, infatti, lodevoli iniziative di miglioramento della qualità incontrano limiti invalicabili nella fase valutativa. Tra gli obiettivi principali che si pone un programma di *clinical governance*, vi è la messa a punto di un "sistema multidimensionale di indicatori" (di struttura, processo ed esito) per esprimere con informazioni sintetiche fenomeni complessi, tradurre le prestazioni in dati oggettivi e comunicare i risultati raggiunti (Morosini 2004). Tendenzialmente, in ambito clinico ciò che si può misurare si può migliorare. Inoltre, la misurazione di quanto realmente conseguito da alcuni professionisti apporta esempi positivi da utilizzare per conquistare il favore degli scettici. Per chiarire su quali elementi prioritari concentrare l'attenzione nell'ambito della misurazione della perfomance, è bene ricordare che gli indicatori devono essere SMART (Specifici, Misurabili, Attendibili, Rilevanti, Traducibili). Specificità vuol dire identificare in quale particolare area ci si aspetta un miglioramento della performance; misurabilità significa scegliere fattori quantificabili e analizzabili con le informazioni disponibili e individuare il livello di rendimento atteso. Un indicatore deve essere attendibile, cioè collegato a una meta ragionevole e realistica, che richieda un certo sforzo, ma non sia impossibile. Per capire il concetto di rilevanza, è utile far riferimento alla regola 80/20, che in sanità funziona quasi sempre, secondo la quale l'80% della prestazione deriva del 20% delle attività che, se misurate perciò, permettono di valutare l'80% della performance (Blanchard 2007). Una volta introdotto un sistema di indicatori collegato al piano di sviluppo della *clinical governance* è indispensabile fornire un costante feedback agli operatori sull'andamento della performance nel tempo.

Promuovere la creazione di una base comune e condivisa di elaborazione dell'informazione tecnico-scientifica a partire dal monitoraggio della performance costituisce la premessa affinché i clinici, i manager e i livelli sovraordinati (subregionali, regionali o nazionali) possano integrare le diverse dimensioni del sapere necessario a formulare valutazioni con cognizione di causa e realizzare attività strutturate di *benchmarking*. Dal sistematico confronto con i migliori, che contraddistingue le attività di *benchmarking*, scaturiscono le opportunità di apprendimento. Attualmente in Italia, anche a causa dell'incerta volontà politico-istituzionale di spingersi in questa direzione, è ancora irrisolta la questione della misurazione e della comparazione dei livelli di performance. Il dibattito nazionale sugli indicatori clinici, seppur a fronte di riconosciute esperienze di successo in alcune aziende sanitarie e validi progetti di respiro regionale o nazionale, è ancora lontano dal poter assicurare un'effettiva, completa e tempestiva rappresentazione della realtà, idonea a un confronto proficuo, anche ai fini operativi, tra organizzazioni sanitarie italiane o a forme di collaborazione con altri paesi nell'analisi comparata dei dati relativi alla qualità delle prestazioni. Qualcosa in più è stato svolto sul tema degli indicatori di tipo organizzativo (efficienza), ma anche in questo caso, nel nostro Paese, si è ancora distanti dalla possibilità di affidare concretamente la valutazione della performance a validi indicatori e a trasparenti forme di *benchmarking* tra strutture similari. La stessa misura della percezione delle diverse parti interessate, nonostante numerose strutture sanitarie abbiano avviato programmi di numerose analisi della soddisfazione, rappresenta un campo ancora da esplorare, non tanto per la componente metodologica, ma quanto piuttosto per la difficoltà di collegamento degli esiti delle indagini svolte con i cambiamenti organizzativi da introdurre e le ancora limitate possibilità di sistematico raffronto tra organizzazioni.

1.5.5
La centralità dell'utente

La prospettiva multidimensionale della *clinical governance* si completa con la dimensione della relazione con pazienti, familiari e cittadini. Una visione olistica non può prescindere dalla piena tutela del diritto di conoscenza e partecipazione degli utenti, dall'alimentare la cultura dell'*empowerment* (processo attraverso il quale si libera il "potere" ovvero il capitale di conoscenza, esperienza e motivazione delle persone) e da uno sforzo continuo di personalizzazione e umanizzazione della pratica assistenziale, secondo i dettati fondamentali e inalienabili del contratto etico e civile con il cittadino.

La cultura sanitaria (conoscenza dei determinanti della salute, medicina come scienza non esatta, percezione dei benefici e dei rischi della medicalizzazione ecc.), l'attitudine nei confronti dei servizi, la natura del rapporto tra medico e paziente e le dinamiche evolutive di promozione e autogestione della salute individuale sono profondamente mutate nel corso degli anni. I rischi insiti in una medicina forte di tecnologie straordinarie, ma percepita come più debole di un tempo sotto il profilo dell'umanità, impongono, oggi più che mai, un'attenzione speciale a gesti, atteggiamenti e parole commisurati ai bisogni dei pazienti. In aggiunta, ci sono buoni motivi per credere che gli sviluppi futuri delle partnership tra professionisti, pazienti e cittadini, anche in virtù dell'incessante diffusione delle tecnologie cliniche (basti pensare agli scenari della medicina predittiva) e dell'esplosiva potenzialità di accesso e capacità di reperire e vagliare qualsiasi informazione (più o meno corretta e opportuna) garantita da internet, condizioneranno non poco (e in misura non ancora decifrabile con certezza) le attese e il grado di protagonismo nei servizi sanitari e nella pratica clinica di un utente sempre più informato ed "empowerizzato".

La centralità dell'utente (una vera e propria dimensione della qualità dell'assistenza) si configura come un fattore indispensabile nell'orientamento di un'organizzazione e di bilanciamento tra: bisogni di salute, innovazione scientifico-tecnologica, efficacia, efficienza ed etica. La mediazione tra attese, bisogni, domande degli utenti e risposte percorribili impone di assumere la medicina basata sulle prove di efficacia come una componente irrinunciabile di qualsiasi politica sanitaria fondata sull'equità e improntata alla sostenibilità del sistema anche nel medio e lungo periodo.

Probabilmente nei prossimi anni anche nel nostro Paese verranno introdotte priorità e vincoli sempre più espliciti nella tutela dei Livelli Essenziali di Assistenza del Servizio Sanitario Nazionale fondati su criteri medico-scientifici. I LEA non individuano, infatti, solo quantità indistinte di prestazioni da garantire a tutti i cittadini, ma pacchetti di attività che si qualificano anche ai fini dell'erogazione per una maggiore efficacia, appropriatezza e sicurezza rispetto ad altre secondo criteri dell'EBM. La remunerazione delle prestazioni erogate, secondo livelli prestabiliti sulla base delle priorità di salute della programmazione sanitaria, risulterà, in un futuro probabilmente non troppo lontano, sempre meno giustificabile al di fuori del perimetro delle "evidenze di efficacia". L'EBM sarà probabilmente applicabile nella realtà clinica per guidare l'erogazione dei servizi sfruttando la potenzialità di sofisticate basi analitiche e meccanismi di supporto decisionale informatizzati. Non si tratta, comunque, di una prospettiva particolarmente rivoluzionaria in linea teorica, se è vero che negli anni Settanta Archibald Cochrane, un noto epidemiologo inglese sosteneva, in un libro che ha lasciato una traccia profonda nella storia della medicina, che i risultati della ricerca avevano un impatto molto limitato sulla pratica clinica e, ben consapevole della limitatezza delle risorse economiche, già allora suggeriva di rendere disponibili gratuitamente a tutti i pazienti solo gli interventi sanitari di documentata efficacia (GIMBE). Questo delicato passaggio di razionalizzazione, in ogni caso, non potrà che essere supportato da modalità esplicite e dirette di partecipazione e coinvolgimento di cittadini esperti nelle analisi delle scelte a più significativo impatto sul sistema. Qualunque giudizio di appropriatezza dovrà prendere in considerazione, oltre che il profilo rischio-beneficio degli interventi sanitari, anche le preferenze e le aspettative del paziente individuale.

Guardando a un futuro dirompente e già iniziato, che vedrà cambiare radicalmente la natura dell'interfaccia tra fornitori e fruitori dei servizi, nei prossimi anni le elaborazioni dell'informazione, rese disponibili attraverso molteplici canali a professionisti e utenti, diventeranno il vero valore aggiunto per la sanità e la salute collettiva. La società vivrà, a tutti gli effetti, nell'epoca dell'*information therapy*. C'è già chi prospetta un nuovo paradigma tecnologico che farà diventare l'informazione tanto preziosa nella tutela della salute quanto i medicamenti, gli esami di radiodiagnostica o gli interventi chirurgici (Mettler, Kemper 2006).

Oggi per i professionisti e i servizi sanitari l'imperativo è quello di favorire una comunicazione di ampia portata e sempre più strutturata con pazienti, familiari e cittadini. In futuro, assumerà sempre maggiore rilevanza, la promozione della partecipazione attiva, se non addirittura "paritaria", degli stessi alla valutazione delle strutture sanitarie e la sistematica attuazione di iniziative di informazione e alfabetizzazione medica e statistica atte a ricondurre le attese alla realtà delle evidenze scientifiche, al fine di accrescere l'autonomia decisionale degli utenti e ridurre il consumismo sanitario (Domenighetti 2008).

1.6 Conclusioni

Quando si cerca di delineare concetti come quello della *clinical governance* il rischio dell'enfasi e della retorica è grande. Per molte persone questo tentativo di enunciazione di che cosa si deve ma, soprattutto, si può realmente fare per realizzare la *clinical governance* può apparire uno sterile esercizio di cultura o in modo più crudo un "libro dei sogni" che puntualmente sparisce al contatto con la difficile realtà operativa. Nella pressoché totalità delle realtà professionali odierne esiste un'indubbia e inevitabile distanza tra la definizione di cosa si è e di come si dovrebbe essere per poter riuscire a mettere concretamente in pratica la *clinical governance*; ciò rappresenta la misura della sfida che si pone dinnanzi ai servizi sanitari (Favaretti, De Pieri 1998). Il problema che tutti i professionisti e le organizzazioni, grandi e piccole, si trovano ad affrontare é come continuare a svolgere bene i propri compiti e, nel contempo, evolvere per diventare sempre più adeguati agli stessi. La molla che determina la necessità di guardare avanti e accettare senza remore la "sfida del cambiamento" è legata al fatto che i bisogni e le aspettative dei pazienti, dei familiari e delle altre parti interessate (personale, committenti istituzionali, partner strategici, fornitori e società nel suo complesso) nei confronti dei medici e delle strutture sanitarie sono in continua evoluzione. Oggi le dinamiche di trasformazione sono molto più rapide di un tempo. Restare fermi, impegnati a eseguire il compito che era stato affidato in precedenza secondo quanto appreso in passato, magari adagiati su logiche autoreferenziali, porta inevitabilmente a rimanere indietro e, in definitiva, a non essere più adeguati neppure allo svolgimento di quanto originariamente stabilito.

Riconoscere la *clinical governance* come caposaldo di una politica sanitaria esplicitamente orientata all'eccellenza clinica consente di incanalare quello sforzo di miglioramento graduale, ma continuo, della professionalità che può rendere il medico parte sempre più attiva e consapevole nella definizione delle priorità del sistema e protagonista del cambiamento necessario per adeguare i comportamenti clinico-professionali, organizzativi e relazionali ai migliori standard di qualità dell'assistenza, da sviluppare in un contesto di massima responsabilizzazione di tutti gli attori e di serena interdisciplinarietà.

La *clinical governance* deve essere assunta come parte integrante delle scelte operate sul piano del governo politico e amministrativo del sistema sanitario, dell'organizzazione dei servizi e dei modelli professionali (Grilli 2004). È opinione diffusa che si tratti di una strada ormai obbligata per tutte le strutture sanitarie, perché i *macrotrend* attraverso la sanità indicano nella visione sistemica e integrata tipica della *clinical governance* l'unica possibilità di gestire con successo un sistema altrimenti destinato alla disintegrazione (Favaretti et al. 2005). Certamente un contesto politico-istituzionale stabile e intenzionato a completare il moto riformista del Servizio Sanitario Nazionale avviato da diversi anni è essenziale per effettuare costantemente, anche in Italia, scelte di politica sanitaria scientificamente impostate. Ciò vuol dire, innanzitutto, rivedere gli schemi di finanziamento e alcuni meccanismi strutturali di funzionamento e meritocrazia nei servizi assistenziali, che oggi, purtroppo, sono ancora lontani dal mettere veramente le organizzazioni nelle condizioni di lavorare secondo criteri di efficacia, efficienza ed equità.

La strada della *clinical governance* che, spesso senza clamori ma con successo, in molti anche in Italia hanno iniziato consapevolmente a percorrere, deve trovare il suo volano nella genuina volontà delle persone e la linfa vitale nella "motivazione dei medici" che intendono aderire a un progetto comune di grande responsabilità professionale. Per riuscire a farlo egregiamente, però, tutti i professionisti e, in particolare, coloro che aspirano a essere dei leader devono padroneggiare nuove competenze strategiche e operative e imparare a guidare processi di miglioramento così da rendere le attività cliniche più sicure, appropriate e centrate sugli utenti.

Nel disegno di cambiamento della *clinical governance* è indubbiamente rilevante la funzione del "mondo accademico", cui spetta incoraggiare un'attenzione continuativa alla sicurezza delle cure e alla qualità dell'assistenza (organizzando in tal senso anche la formazione delle nuove generazioni di medici) e consolidare i legami fra formazione e sviluppo dei servizi all'interno del sistema sanitario.

Tuttavia, l'interlocutore ancora più decisivo nel facilitare (o ostacolare) il successo della *clinical governance* sul piano clinico e organizzativo è costituito dalle "società scientifiche". Esse svolgono un ruolo chiave nell'indicare e disseminare cultura, attitudini, modelli professionali, linee guida, metodologie di lavoro e possono promuovere con incisività conoscenze e competenze richieste per alimentare una rinnovata cultura della valutazione e del miglioramento.

La capacità di tutte le parti interessate di far propri i principi e l'insieme di regole, valori, strutture, processi e comportamenti tipici della *clinical governance* (illustrati a più riprese in questo volume) deve far guardare con ottimismo al cammino che ancora aspetta le organizzazioni per creare al loro interno condizioni che permettano la piena saldatura e il dialogo tra il mondo clinico e quello manageriale, che non sono "in competizione", ma concorrono allo stesso traguardo di bilanciamento al più alto livello possibile delle legittime esigenze e aspettative di tutte le parti interessate (Favaretti et al. 2005).

Nel farlo, naturalmente, non bisogna mai dimenticare che sono i cittadini, sani e malati, a essere al centro del mandato delle organizzazioni sanitarie. Prestare la propria opera di assistenza alle persone è la ragion d'essere delle organizzazioni sanitarie. È lo spirito di "missione" della pratica clinica, forse oggi purtroppo non più richiamato con la stessa intensità di un tempo, che continua ugualmente a spingere le persone a svolgere la propria attività professionale a diretto contatto con la malattia e la morte. Esso costituirà anche in futuro la principale molla motivazione per tutti i medici e a rappresentare la miglior cartina di tornasole per capire che cosa è più importante fare per assistere meglio i malati, accrescere quel rapporto fiduciario con i cittadini che costituisce il grande patrimonio sociale e culturale della medicina e preparare le sfide future dell'ecosistema più complesso e influente sulla vita della società che esista: quello sanitario.

Per saperne di più

- Baker R, MacIntosh-Murray A, Porcellato C et al (2008) High Performing Healthcare Systems: Delivering Quality By Design. Longwood, Toronto
- Berti E, Casolari L, Grilli R (2004) Governo clinico e linee guida. In Grilli R, Taroni F (eds) Governo clinico. Governo delle organizzazioni sanitarie e qualità dell'assistenza. Il Pensiero Scientifico Editore, Roma, 2004, pp. 51-90
- Biocca M, Grilli R, Riboldi B (eds) (2008) La governance nelle organizzazioni sanitarie. Franco Angeli, Milano
- Blanchard K (ed) (2007) La leadership per l'eccellenza. Sperling & Kupfer, Milano
- Cartabellotta A (2003) L'appropriatezza nel mirino. Sanità & Management (suppl. al Sole 24 Ore Sanità). Settembre 2003, pp 24-28
- Casarett D, Karlawish JHT, Sugarman J (2000) Determining when quality improvement initiatives should be considered research. Proposed criteria and potential implications. J Am Med Assoc 283: 2275–2280
- Casolari L, Grilli R (2004) Il Governo Clinico del Sistema Sanitario. In: Cinotti R (ed) La gestione del rischio nelle organizzazioni sanitarie. Il Pensiero Scientifico Editore, Roma, pp 3-14
- Degeling PJ, Maxwell S, Iedema R, Hunter DJ (2004) Making clinical governance work. BMJ 329:679-681
- Domenighetti G (2008) Sostenibilità e durabilità dei sistemi sanitari universali, tra medicalizzazione, crisi di finanziamento, razionamento e discriminazione. Janus, 31
- Donabedian A (1996) Evaluating the quality of medical care. Millbank Memorial Fund 44: 166-206
- Edwards N, Marshall M, McLellan A, Abbasi K (2003) Doctors and managers: a problem without a solution? BMJ 326:818-819
- Favaretti C, De Pieri P (1999) I sistemi di qualità nelle aziende sanitarie. Tendenze Nuove 8:60-63
- Favaretti C, De Pieri P (2003) La promozione della qualità di sistema. In: Delai N (ed) Qualità e salute. Franco Angeli, Milano, pp 11-20
- Favaretti C, De Pieri P, Fontana F et al (2005) Il Programma aziendale di sviluppo strategico come strumento di governance dell'azienda sanitaria di Trento. Dedalo 3: 5-14
- Fleuren M, Wiefferink K, Paulussen T (2004) Determinants of innovation within health care organizations. Literature review and Delphi study. Int J Qual Health Care 16: 107-23

- Grilli R (2004) Governo clinico. Governo clinico: innovazioni e déja vu: In: Grilli R, Taroni F (eds) (2004) Governo clinico. Governo delle organizzazioni sanitarie e qualità dell'assistenza. Il Pensiero scientifico, Roma, pp 1-28
- Institute of Medicine (2001) Crossing the Quality Chasm: A New Health System for the 21st Century. National Academy Press, Washington DC
- Liberati A (ed) 2005) Etica, conoscenza e sanità. Evidence-based medicine tra ragione e passione. Il Pensiero Scientifico Editore, Roma
- Mettler M, Kemper DW (2006) Information therapy: The strategic role of prescribed information in disease self-management. Stud Health Technol Inform 121:373-83
- Muir Gray JA (ed) (2008) Evidence-based healthcare and public health. Churchill Livingstone, London
- Petersen LA, Woodard LD, Urech T et al (2006) Does pay-for-performance improve the quality of health care? Ann Intern Med 145:265-72
- Plsek P, Greenhalgh T (2001) The challenge of complexity in health care. BMJ 323: 625-628
- Romano G (2003) Affrontare le sfide della complessità. Dedalo 1: 3-8
- Sackett DL, Rosenberg WM, Gray JA et al (1996) Evidence-Based Medicine: what it is and what it isn't. BMJ 312:71-72
- Scally G, Donaldson LJ (1998) Clinical governance and the drive for quality improvement in the new NHS in England. BMJ 317:61-65
- Wagner HC, Austin BT, Davis C et al (2001) Improving chronic illness care: Translating evidence into action. Health Aff 20: 64-78
- Wienand U, Ranocchia D, Deriu P et al (2009) Raccomandazioni sull'Audit Clinico. Definizioni: che cosa è l'Audit Clinico. SIQuAS-VRQ, Milano. http://www.siquas.it. Ultimo accesso: novembre 2009
- Wright J, Hill P (2003) Clinical governance. Elsevier Limited, Oxford. Trad. it. a cura di Favaretti C, De Pieri P, Fontana F et al (2005) La governance clinica. McGraw-Hill, Milano
- http://www.iss.it. Pubblicazioni: Rapporti ISTISAN. Ultimo accesso: novembre 2009
- http://www.agenas.it. Ultimo accesso: novembre 2009
- http://www.ihi.org. Ultimo accesso novembre 2009
- http://www.siquas.it. Ultimo accesso: novembre 2009
- http://www.snlg-iss.it. Ultimo accesso: novembre 2009
- http://asr.regione.emilia-romagna.it. Aree del programma: Governo clinico. Ultimo accesso: novembre 2009
- http://www.careonline.it (parola chiave: governo clinico). Ultimo accesso: novembre 2009
- http://www.gimbe.org. Ultimo accesso: novembre 2009
- http://www.ministerosalute.it – Area: Governo clinico, qualità e sicurezza delle cure. Ultimo accesso: novembre 2009

- Agenzia sanitaria regionale dell'Emilia-Romagna (2002) AGREE. Uno strumento per la valutazione della qualità delle linee guida cliniche. Dossier n. 60, Bologna http://asr.regione.emilia-romagna.it . Ultimo accesso: novembre 2009
- Analisi e condivisione delle esperienze di governo clinico (2005). Documento Ministero della Salute, http://www.ministerosalute.it - Area: Governo clinico, qualità e sicurezza delle cure. Ultimo accesso: novembre 2009
- Commissione Tecnica sul Rischio Clinico (2004) Risk management in Sanità. Il problema degli errori. Documento Ministero della Salute, http://www.ministerosalute.it - Area: Governo clinico, qualità e sicurezza delle cure. Ultimo accesso: novembre 2009

- NHS Clinical Governance Support Team (2004) A Vision of High Quality Care http://www.cgsupport.nhs.uk. Ultimo accesso: novembre 2009
- Position Statement GIMBE®: Il Governo Clinico nelle Aziende Sanitarie http://www.gimbe.org/gimbe/statement/ps_gc.htm. Ultimo accesso: novembre 2009
- Tamburrini O, Dalla Palma F (2007) L'Atto Medico Radiologico. Documento SIRM 2007, www.sirm.org. Ultimo accesso: novembre 2009
- UNI EN ISO 9000 (2000) Sistemi di gestione per la qualità. Fondamenti e terminologia

---

- Decreto del Presidente del Consiglio dei Ministri 19 maggio 1995. Schema generale di riferimento della "Carta dei servizi pubblici sanitari". GU 31 maggio 1995, n. 125, SO
- Decreto del Presidente del Consiglio dei Ministri 29 novembre 2001. Definizione dei livelli essenziali di assistenza. GU 8 febbraio 2002, n. 33, SO
- Decreto Legislativo 30 dicembre 1992, n. 502. Riordino della disciplina in materia sanitaria, a norma dell'articolo 1 della legge 23 ottobre 1992, n. 421. GU 30 dicembre 1992, n. 305, SO
- Decreto Legislativo 19 giugno 1999, n. 229. Norme per la razionalizzazione del Servizio Sanitario Nazionale, a norma dell'articolo 1 della L. 30 novembre 1998, n. 419. GU 16 luglio 1999, n. 165, SO
- Legge 23 dicembre 1978, n. 833. Istituzione del servizio sanitario nazionale. GU 28 dicembre 1978, n. 360, SO

Amministratore di sistema RIS/PACS

2

G. Di Nardo, F. Fabbiano, P. Cerini, A. Stecco, A. Carriero

Indice dei contenuti

2.1 Introduzione

L'impetuoso sviluppo tecnologico, l'introduzione di nuove apparecchiature diagnostiche e i progressi della scienza medica hanno indotto un notevole incremento del numero di esami radiologici eseguiti, amplificando le difficoltà dovute al loro trasporto e alla loro archiviazione. Il concetto di "informatizzazione della radiologia" nasce con la finalità di risolvere le problematiche connesse al sistema convenzionale, basato su pellicole e referti cartacei. Infatti l'avvento dei sistemi informativi ha permesso un trattamento dei dati e delle immagini più veloce, efficiente e funzionale alla pratica clinica.

Tre diversi sistemi informativi sono di particolare interesse in ambito radiologico: il Sistema Informativo Ospedaliero (HIS), il Sistema informativo Radiologico (RIS) e il Sistema per l'Archiviazione e la Comunicazione delle Immagini (PACS). Il primo ha la funzione di gestire in modo organico e unitario tutte le informazioni amministrative e sanitarie correlate alle attività ospedaliere. Il RIS si fa carico della prenotazione e dell'accettazione delle prestazioni in ambito radiologico, assiste l'esecuzione e la refertazione degli esami e provvede all'archiviazione dell'informazione non pittorica generata nel corso del processo diagnostico. Invece il PACS è deputato ai processi di acquisizione, visualizzazione, elaborazione e archiviazione delle immagini diagnostiche.

La gestione di questa immensa mole di flussi informatici ha promosso lo sviluppo di un nuovo profilo professionale: l'amministratore di sistema RIS/PACS.

2.2
Competenze dell'amministratore di sistema

L'amministratore di sistema è un professionista che ha rapporti quotidiani con varie figure professionali in differenti ambiti di lavoro. In questa prospettiva, le competenze richieste sono numerose:

- conoscenze in ambito radiologico:
  - conoscenza delle macchine digitali e delle operazioni di recupero delle immagini;
  - conoscenza delle metodiche;
  - conoscenza dei flussi informativi in radiodiagnostica;
  - capacità di verifica della fruibilità delle immagini prodotte;
- conoscenze informatiche:
  - conoscenza e capacità di gestione del sistema RIS/PACS;
  - familiarità con i linguaggi DICOM e HL7;
  - conoscenza delle reti di trasmissione (dati e immagini);
  - capacità di controllo dei flussi informatici;
  - padronanza nella gestione dell'archivio;
  - conoscenza dei sistemi operativi Windows, Linus, Unix e Mac OS;
- conoscenza delle esigenze dei servizi radiologici:
  - capacità di gestione delle agende e delle prestazioni;
  - capacità di controllo delle stazioni di refertazione *in toto* (compresa la refertazione vocale);
  - padronanza nella creazione o nella modifica dei flussi di lavoro;
- conoscenza delle normative vigenti in materia di:
  - privacy e sicurezza dei dati;
  - firma digitale;
  - archiviazione e conservazione sostitutiva;
  - gestione degli archivi informatici contenenti dati sensibili;
- conoscenze di statistica medica per il controllo di qualità e per scopi scientifici ed epidemiologici;
- conoscenze delle esigenze aziendali;
- capacità relazionali.

2.3
Attività dell'amministratore di sistema

Le attività dell'amministratore di sistema RIS/PACS si dividono principalmente in attività tecniche e attività gestionali e organizzative.

Le attività tecniche comprendono:

- il supporto quotidiano all'interno dei dipartimenti di diagnostica per immagini per tutte le criticità connesse ai sistemi RIS/PACS (creazione e modifica degli utenti interni, stampa delle immagini, gestione delle agende di prenotazione);
- il supporto quotidiano ai vari reparti per eventuali difficoltà nella visualizzazione delle immagini radiologiche o nella compilazione delle richieste telematiche;
- la creazione e la modifica degli utenti delle varie unità operative;
- la correzione degli errori all'interno del *work-flow* radiologico;
- l'intervento di primo livello in caso di interruzione dei sistemi RIS/PACS;
- la programmazione e la manutenzione delle apparecchiature con segnalazione di eventuali anomalie alle ditte fornitrici.

Le attività gestionali e amministrative comprendono:

- la gestione di tutti gli aspetti organizzativi legati al RIS (password, client, sezioni ecc.);
- l'analisi e la modifica della distribuzione e della produzione di immagini e referti;
- l'analisi e la modifica delle interfaccia (CUP, Pronto Soccorso, magazzino, farmacia ecc.);
- la consulenza con la direzione sanitaria e il supporto ai direttori di unità operative;
- la definizione dei protocolli operativi di emergenza;
- l'analisi gestionale del *work-flow* radiologico;
- il supporto agli utenti (pianificazione, consulenza, chiamate di assistenza ecc.).

2.4
Conclusioni

L'amministratore di sistema RIS/PACS ricopre un ruolo molto delicato con notevoli responsabilità. È un professionista che parla contemporaneamente il linguaggio del medico, del tecnico, del direttore sanitario e delle aziende fornitrici, rappresentando un ponte di collegamento tra esigenze tecniche e cliniche.

Per saperne di più

- Angeloni A, L'amministratore di sistema. Relazione all'interno del corso di aggiornamento "Responsabilità medico-legali del TSRM nella gestione dei sistemi PACS". www.bolognatsrm.it. Ultimo accesso: aprile 2010
- Canovi L (2005) Nuove competenze per i tecnici sanitari di radiologia medica: la digitalizzazione delle immagini. Il sistema PACS. www.asmn.re.it (Azienda Ospedaliera di Reggio Emilia). Ultimo accesso: aprile 2010
- Caramella D, Bracini G, Falaschi F, Trippi D (1992) Manuale di radiologia informatica. Idelson Gnocchi, Napoli
- Dotta I, Lombardi M, L'attività dell'amministratore di sistema nell'ASL 2 Savonese. Dipartimento di diagnostica per immagini ASL 2 Savonese. www.aitasit.org (Associazione Italiana Tecnici Amministratori di Sistema e Telemedicina). Ultimo accesso: aprile 2010
- Olivetti L, Chiesa A (2000) Vademecum del radiologo. CG Edizioni Medico Scientifiche, Torino

Appropriatezza nel management radiologico

3

F. Martino, I. Di Gesù, F. Toscano, A. Stecco R. Fossaceca, A. Carriero

Indice dei contenuti

3.1 Introduzione

Il ricorso a indagini radiologiche rappresenta un elemento consolidato della prassi medica, giustificato da sicuri vantaggi clinici per i pazienti.

La diagnostica per immagini ha avuto negli ultimi anni un enorme sviluppo grazie soprattutto alla tecnologia informatica e alla rivoluzione dei rilevatori per immagine; tutto ciò ha reso disponibile l'uso di nuove tecnologie, che hanno ampliato le possibilità diagnostiche.

Di conseguenza, si è accresciuta l'offerta delle prestazioni ed è inevitabilmente aumentata la domanda, non sempre totalmente appropriata e giustificata, con conseguenza, tra l'altro, di indebita irradiazione, allungamento dei tempi di attesa, incremento della falsa positività e aumento dei costi.

Ogni anno in Italia vengono eseguite da 36 a 43 milioni di prestazioni radiografiche, in media una per cittadino, bambini esclusi; al pronto soccorso il 35% degli esami è eseguito con apparecchi radiologici tradizionali, mentre nel 10% dei casi si effettuano indagini di Tomografia Computerizzata (TC).

Nella comunità scientifica si è recentemente avvertita la necessità di promuovere l'appropriatezza e l'efficacia degli interventi e l'ottimizzazione delle risorse della diagnostica per immagine.

Nel contesto dell'ottimizzazione delle risorse si fa tanto "rumore" per quanto concerne gli aspetti dei costi economici, trascurando spesso l'aspetto di quelli biologici; si è, infatti, assistito nel corso degli anni a un graduale ammodernamento delle apparecchiature, all'evoluzione nelle tecniche di indagine e alla diffusione di nuove metodiche quali la Tomografia Assiale Computerizzata (TAC), la radiologia interventistica e la tomografia a emissione di positroni (PET), che hanno comportato un'esposizione a valori di radiazione sempre maggiori.

Alcune autorevoli fonti ritengono che il rischio d'insorgenza di un tumore a esito infausto lungo l'arco della vita a seguito di una TC addominale in un adulto sia di circa 1 su 2000, a fronte del rischio di 1 su un milione, nel caso di una radiografia toracica.

Tuttavia, trattandosi di un leggero aumento rispetto al rischio complessivo di cancro (quasi 1 su 3), i vantaggi che derivano da un esame TC se sono di gran lunga sufficienti per giustificare un'indagine necessaria non lo sono altrettanto a giustificare esami inutili. Da quanto esposto è nata l'esigenza di ridurre al minimo il numero degli esami radiologici "inappropriatamente" richiesti ed eseguiti; questa esigenza è ulteriormente giustificata dal tentativo di ridurre le liste d'attesa che hanno subito, negli ultimi anni, un incremento significativo in seguito anche all'accresciuta offerta di prestazioni di diagnostica per immagini con una domanda non sempre del tutto giustificata.

3.2 Giustificazione e ottimizzazione

Recentemente sono stati introdotti i concetti di "giustificazione e ottimizzazione" degli esami radiologici: al fine di ridurre i rischi connessi alle esposizioni in campo medico è infatti fondamentale valutare con attenzione la reale necessità di effettuare l'esame diagnostico (giustificazione) e avviare l'indagine in modo da assicurare che le informazioni prodotte siano ottenute con la dose più bassa possibile compatibile con le esigenze diagnostiche (ottimizzazione) (Tabella 3.1).

Una procedura è definita "giustificata" per un determinato paziente se comporta in concreto un beneficio. Ciò deve avvenire attraverso:

- una prima giustificazione di base per ogni singolo esame diagnostico o procedura interventistica sulla base di linee guida validate e concordate;
- una giustificazione più specifica relativa al singolo paziente attraverso la valutazione del caso clinico, della situazione specifica, della disponibilità tecnologica, dell'esperienza-competenza dell'operatore, del contesto organizzativo e dei risvolti economici.

L'ottimizzazione di un esame diagnostico è un processo che si articola su diversi livelli che comprendono, tra l'altro, la scelta della strumentazione, il monitoraggio del loro funzionamento ottimale, il loro impiego corretto e la formazione adeguata del personale sugli aspetti specifici di radioprotezione.

Affinchè vengano rispettati i criteri di giustificazione e ottimizzazione degli esami radiologici è importante che la richiesta per lo specialista sia formulata in maniera esauriente, in modo tale che il radiologo o il medico nucleare possano scegliere la tecnica o il procedimento migliore possibile per ogni caso specifico. La Direttiva Euratom 97/43 ha espressamente citato il ruolo del prescrivente nella procedura radiologica e ha raccomandato una rigorosa e costante applicazione del principio di giustificazione. Tale raccomandazione è stata recepita nel Decreto Legislativo 187 del 26 maggio 2000, più comunemente noto come il decreto sulla radioprotezione del paziente. In tale decreto si afferma: "(...) l'impiego delle radiazioni ionizzanti in campo medico è consentito solo a seguito di motivata richiesta al medico specialista (...). Il medico specialista, sulla base della richiesta, valuta preliminarmente la possibilità di utilizzare tecniche sostitutive a quelle utilizzanti radiazioni ionizzanti che siano almeno altrettanto efficaci dal punto di vista diagnostico; sceglie le metodologie idonee a ottenere il massimo beneficio clinico con il minimo detrimento sanitario ed economico".

Numerosi lavori scientifici hanno messo in evidenza l'altissima percentuale di incompleta o erronea compilazione della richiesta, soprattutto per:

- mancanza di giustificazione-espressione di ipotesi diagnostica;
- mancanza di qualunque notizia clinica;
- inadeguatezza dell'indagine radiologica, assoluta o relativa.

A tale scopo, prima di prescrivere un accertamento diagnostico con radiazioni, è importante valutare:

- che l'esame che si sta richiedendo sia realmente utile per il paziente;
- che non sia possibile ottenere informazioni da indagini già effettuate dal paziente;
- che non sia possibile effettuare l'esame tenendo conto dell'efficacia, dei vantaggi e dei rischi di tecniche alternative, che si pongono lo stesso obbiettivo, ma non comportano l'esposizione alle radiazioni ionizzanti;
- che l'eventuale ripetizione dell'esame, ad esempio nei casi di monitoraggio dell'evoluzione della malattia, sia compatibile con i tempi di progressione o di risoluzione della stessa e che, quindi, le indagini a questo scopo non siano effettuate con frequenza superiore a quella strettamente necessaria.

Tabella 3.1 Classificazione delle indagini radiologiche in funzione dell'esposizione

Classe	Dose efficace	Esempi
0	0 mSv	Ultrasuoni (US), Risonanza magnetica (RM)
I	<1mSv	Rx torace, Rx arti, Rx cranio, Rx colonna cervicale e dorsale
II	1-5 mSv	Rx addome, Rx colonna lombare, Urografia, Clisma opaco, TC Capo, TC Collo, Scintigrafia scheletrica
III	5-10 mSv	TC Torace, TC Addome, Scintigrafia miocardica
IV	>10 mSv	Alcuni studi di medicina nucleare

Le procedure di radiologia interventistica si possono trovare in classe II, III o IV

3.3 Criteri di appropriatezza

Per limitare il rischio di esposizione e di errore sanitario non solo è necessaria l'applicazione rigorosa dei principi di ottimizzazione e di giustificazione, ma è importante anche che le indagini radiologiche siano prescritte e condotte secondo criteri di appropriatezza.

L'appropriatezza comprende diversi aspetti dell'attività medica: appropriatezza clinica o specifica, appropriatezza organizzativa, appropriatezza scientifica, appropriatezza etica, deontologica e relazionale.

L'appropriatezza clinica (diagnostica o terapeutica) esprime la misura in cui un particolare intervento sia efficace e indicato per la persona che lo riceve. Oggi l'appropriatezza in un procedimento clinico è valutata in relazione ai costi e all'efficacia di una procedura e ai bisogni della popolazione. Alla base dell'organizzazione sanitaria sta infatti la nozione di idea di salute non disgiunta dal concetto intrinseco della persona umana.

L'appropriatezza metodologica è elemento fondamentale dell'attività del medico nei confronti del malato e si basa su:

- osservazioni cliniche e strumentali;
- formulazione di ipotesi investigative e diagnostiche;
- attuazione di una strategia diagnostica razionale;
- correttezza degli interventi terapeutici.

All'appropriatezza metodologica si affianca quella scientifica legata a conoscenze scientifiche e al loro aggiornamento e, quindi, anche a quelle tecniche di indagini strumentali che vengono impiegate nello studio dei pazienti.

Per quanto concerne l'appropriatezza degli esami radiologici, le prestazioni vengono classificate secondo cinque raccomandazioni:

1. *Indagine indicata.* La/le indagine/i sono opportune in quanto contribuiscono con grande probabilità alla diagnosi clinica e alla gestione del paziente. È possibile che l'esame eseguibile sia diverso dall'indagine richiesta dal medico: ad esempio, impiego di ultrasuoni (US) sostitutivi della flebografia, in caso di trombosi venosa profonda.
2. *Indagine specialistica.* Si tratta di indagini complesse o costose che vengono eseguite, di norma, unicamente su richiesta da parte di medici che dispongono dell'esperienza clinica atta a valutare correttamente i risultati e ad agire di conseguenza.
3. *Indagine inizialmente non indicata.* Questa situazione riguarda i casi nei quali l'esperienza dimostra che il problema clinico di solito si risolve con il tempo. Si consiglia, pertanto, di rinviare lo studio e di eseguirlo unicamente qualora permangano i sintomi. I dolori alla spalla sono un tipico esempio di questa situazione.
4. *Indagine non indicata di routine.* Poiché nessuna raccomandazione ha carattere assoluto, la richiesta sarà soddisfatta unicamente qualora il medico la motivi in modo incontrovertibile. Un esempio è quello di un esame radiografico in un paziente con dolori di schiena per i quali i dati clinici lasciano pensare che vi possa essere una patologia diversa da quella degenerativa (per esempio: frattura vertebrale su base osteoporotica).
5. *Indagine non indicata.* Gli esami di questo gruppo sono quelli nei quali manca la

base logica all'esecuzione dell'indagine (per esempio: urografia in caso di ipertensione arteriosa).

3.4 Linee guida per la diagnostica per immagini

La necessità di eseguire indagini radiologiche appropriate e il costante incremento della spesa sanitaria hanno spinto le società a perseguire una politica di contenimento intesa in una riduzione dei costi inutili e inappropriati, individuando una serie di percorsi virtuosi tesi a ottimizzare l'intervento medico.

Sono state pertanto elaborate delle linee guida, ossia raccomandazioni di corretto comportamento clinico-diagnostico formulate in base a studi critici di revisione della letteratura con valutazione dell'efficacia.

Con l'accordo Stato-Regioni del 22 novembre 2001 sono stati demandati alle Regioni i criteri e le modalità per contenere il ricorso e l'erogazione delle prestazioni che non soddisfano il principio di appropriatezza organizzativa e di economicità nell'utilizzo delle risorse.

In base agli indirizzi espressi nella delibera del 19 giugno 2003 della Conferenza Unificata, che individua come uno degli impegni prioritari l'elaborazione di linee guida e organizzative per contenere il ricorso e l'erogazione di prestazioni, l'Agenzia per i Servizi Sanitari Regionali (ASSR) ha costituito un gruppo di lavoro che, seguendo specifiche indicazioni, ha elaborato il testo "Linee guida per la diagnostica per immagini".

Le "Linee guida per la diagnostica per immagini", frutto quindi dell'elaborazione di un'apposita commissione dell'ASSR costituita da rappresentanti delle società scientifiche interessate, dalla FISM (Federazione delle Società Medico-Scientifiche Italiane), dall'Istituto Superiore della Sanità e dal Ministero della Salute, dopo le necessarie verifiche con i tecnici nominati dalle Regioni, sono state approvate dalla Conferenza Stato-Regioni il 28 ottobre 2004.

L'obiettivo primario è la riduzione degli esami radiologici inappropriatamente richiesti ed eseguiti che non aggiungono valore al sospetto clinico né lo correggono e non sono utili a modificare la gestione clinica del paziente. Questi esami comportano solo uno spreco di risorse già limitate, l'allungamento dei tempi di attesa e l'indebita irradiazione del paziente con aumento della dose collettiva alla popolazione.

Tali linee guida si propongono di fornire ai medici che prescrivono l'esame, ai medici radiologi e di medicina nucleare, "uno strumento formativo" per assicurare ai pazienti appropriate e adeguate prestazioni di diagnostica per immagini, senza però essere nel contempo regole inflessibili o uno standard legale di riferimento.

Il grado di evidenza circa le affermazioni riportate in questo lavoro, seguendo la classificazione di riferimento utilizzata a livello europeo nella diagnostica per immagini, è così indicato:

a) studi a controllo random, meta-analisi, rassegne sistematiche;
b) studi sperimentali e osservazionali;
c) altre evidenze per le quali il parere si basa sull'opinione di esperti con l'approvazione di autorità riconosciute.

3.5 Conclusioni

Il miglioramento dell'appropriatezza delle prescrizioni, attraverso l'adozione delle linee guida/percorsi diagnostico-terapeutici, con il determinante contributo dei medici prescriventi e l'adeguata informazione ai cittadini, è destinata a contribuire all'abbattimento dei tempi di attesa per i ricoveri ospedalieri e per l'accesso alle prestazioni specialistiche ambulatoriali. Obiettivo secondario ma non meno importante delle linee guida è quello di contribuire a migliorare e incrementare i contatti tra il medico curante/prescrivente e lo specialista in diagnostica per immagini, nell'ottica dell'ottimizzazione dei percorsi diagnostici e, quindi, di un migliore utilizzo delle risorse. La comunicazione tra medici è infatti alla base di un percorso di diagnosi e di cura di qualità.

La capacità di interloquire con i medici curanti e con gli altri specialisti, nonché di collaborare con le altre figure professionali non mediche, nel reciproco rispetto delle competenze professionali e dei ruoli, rappresenta presupposto irrinunciabile per il radiologo. Questo contesto di interdisciplinarietà favorisce la crescita e il perfezionamento delle reciproche conoscenze, la corretta scelta del percorso diagnostico da seguire, un minor danno al paziente per riduzione a esposizioni inutili, una razionalizzazione delle risorse a disposizione, un miglior risultato diagnostico e, soprattutto, una maggior efficacia delle cure.

Per saperne di più

- Fontana F (2008) Udine, Health Tecnology Assesment: la strategia dell'analisi. Le giornate radiologiche di Montecatini, 6-7 novembre 2008
- Portolano V (2008) Trento, il percorso diagnostico condiviso. Le giornate radiologiche di Montecatini, 6-7 novembre 2008
- Rescazzi R (2008) Esami radiologici tra antico e moderno. Secondo convegno di radiologia pediatrica, dal neonato all'adolescente (0-18) tra salute e malattia, Pordenone, 23 ottobre 2008

- SIRM, Linee guida nazionali di riferimento per la diagnostica per immagini, 28 aprile 2004
- Tamburrini O, Dalla Palma F (2007) L'atto medico radiologico. Documento SIRM 2007

- Accordo Stato-Regioni del 22 novembre 2001. www.governo.it/backoffice/allegati/14675-512.pdf. Ultimo accesso: aprile 2010

- Conferenza Stato-Regioni del 28 ottobre 2004. www.governo.it/backoffice/allegati/23617-2242.pdf. Ultimo accesso: aprile 2010
- Decreto Legislativo n. 187 del 26 maggio 2000. Attuazione della direttiva 97/43/Euratom in materia di protezione sanitaria delle persone contro i pericoli delle radiazioni ionizzanti connesse ad esposizioni mediche. GU del 7 luglio 2000, n. 157
- Delibera della Conferenza Unificata del 19 giugno 2003
- Direttiva Euratom 97/43. Protezione sanitaria delle persone contro i pericoli delle radiazioni ionizzanti connesse a esposizioni mediche. GU del 19 luglio 1997, n. L 180

Atto medico radiologico

4

O. Tamburrini, F. Dalla Palma

Indice dei contenuti

4.1 Introduzione

L'attività del medico radiologo non è semplice e ciò per svariati motivi! Tra i tanti basti citarne solo alcuni: leggi, decreti e circolari che si susseguono e si susseguiranno continuamente, problematiche relative alla radioprotezione, all'urgenza/emergenza, al contenimento della spesa, all'obiettivo di qualità totale, alla relazione con altre figure professionali, all'inderogabile necessità di una corretta comunicazione in e dalla radiologia, all'uso dei mezzi di contrasto, alla formazione e aggiornamento, al "costo".

Viviamo un periodo di cambiamento "epocale" nella medicina: in questo contesto l'attività e la professionalità del medico radiologo hanno subito mutamenti rapidi, determinati e condizionati tanto dal tumultuoso incessante evolversi della tecnologia e del mercato, quanto dalle sostanziali modifiche del percorso formativo del medico radiologo e dei Tecnici Sanitari di Radiologia Medica (TSRM). È peraltro fuor di ogni dubbio che si è assistito e si assiste a un significativo incremento delle prestazioni radiologiche e a un miglioramento delle performance della radiologia in quella che, giustamente, è stata definita "la rivoluzione immaginologica". È un processo irreversibile e inevitabile che ha fatto sì che il medico dell'area radiologica sia dedito a una scienza che incarna uno degli aspetti più tecnicizzati, se non il più tecnicizzato, della medicina moderna. La radiologia ha attraversato

Management in radiologia. Alessandro Carriero, Maurizio Centonze, Tommaso Scarabino (a cura di)

negli ultimi decenni e attraversa una straordinaria evoluzione tecnica, metodologica e applicativa; per tale motivo questa è ritenuta *l'epoca d'oro* del suo sviluppo. L'imaging ha raggiunto un elevato grado di accuratezza con una netta riduzione dell'invasività: i *flussi diagnostico-terapeutici* in ogni settore clinico sono stati modificati con l'obiettivo di diagnosi precoce e accurata e di riduzione dell'invasività e vengono periodicamente aggiornati.

Il momento di sfida è rappresentato senza dubbio alcuno dalla formazione e dall'aggiornamento professionale, che devono essere in grado di assicurare elevata qualità di prestazioni, con interpretazione strettamente correlata alla clinica, tanto da poter affermare che *the modern medicine is image guided.*

Appropriatezza e qualità tecnico-clinica sono la base dell'*atto medico radiologico*. Solo il radiologo clinico potrà confrontarsi in modo paritario con il clinico, assumendo quindi quel "ruolo centrale" che peraltro le normative vigenti già gli assegnano. Ma è bene sottolinearlo sin da ora, ben al di là di leggi, decreti, normative e protocolli di intesa, la verifica è e sarà sempre più quotidianamente "sul campo".

Per quanto sia presente una nuova concezione dell'atto sanitario, come un insieme complesso e articolato di prestazioni, competenze, conoscenze e agire di più professioni, non solo mediche, si precisa che il suo svolgimento si inserisce nell'ambito delle prestazioni sanitarie di equipe, non nel senso della contestualità degli interventi, ma in quello di una serie di atti consequenziali, cioè di un insieme di azioni concorrenti a un fine unitario e svolte da diverse figure professionali. Ma restano comunque assolutamente inalterati il valore e il significato del ruolo del radiologo nello svolgimento dell'atto medico radiologico.

4.2 L'atto medico radiologico

L'*atto medico radiologico* è una prestazione professionale specialistica che ha finalità diagnostiche e/o interventistiche e consta di una serie di momenti strettamente interdipendenti, come di seguito riportati e analizzati.

4.2.1 Motivata richiesta di prestazione del medico prescrivente con quesito clinico

La richiesta di prestazione radiologica, quale che sia la modalità di trasmissione, deve essere formulata in modo accurato, leggibile e completo con quesito clinico preciso e circostanziato e con tutti i dati identificativi e anagrafici. Deve riportare sinteticamente i dati anamnestici che consentano al medico radiologo di fornire la prestazione più appropriata al singolo caso.

L'invio di una richiesta d'esame di Diagnostica Per Immagini (DPI) va intesa come una richiesta di prestazione da parte di uno specialista in DPI. Per quanto sia auspicabile che le richieste siano sempre compilate accuratamente e in modo leggibile, talvolta, al fine della giustificazione dell'indagine e/o per la proposta di tecniche e metodologie diverse, sono auspicabili per i casi più complessi riunioni clinico-radiologiche.

La richiesta di indagine del medico prescrivente ha carattere di proposta e non di prescrizione in modo vincolante. La scelta di metodologie diverse da quelle eventualmente richieste necessiterà di motivazione ben documentata, anche perché va segnalato che nel caso di rifiuto ingiustificato di una prestazione si potrebbe configurare il reato di rifiuto di atti di ufficio: reato grave non solo per le pene previste, ma anche per le conseguenze che può comportare. La meta finale, che probabilmente richiederà ancora tempi lunghi, è quella di giungere a richieste nelle quali sia indicato il quesito clinico assieme a un'accurata anamnesi e il medico radiologo dovrà scegliere tra le numerose metodologie di cui oggi dispone quella più appropriata al singolo caso.

Il corretto uso dell'imaging è una questione complessa e delicata. Alla scelta della metodica appropriata contribuiscono non solo le performance tecnica e diagnostica, ma anche le finalità dell'indagine per ogni singolo paziente.

4.2.2
Inquadramento clinico-anamnestico con valutazione di eventuali esami precedenti

Il medico radiologo, quindi, deve essere a conoscenza degli elementi che gli possano consentire, sulla base della competenza della propria specialità, il più corretto inquadramento del singolo caso clinico. Solo in tal modo, infatti, egli potrà e dovrà, anche in considerazione della valutazione di eventuali esami precedenti e di una relazione diretta con il medico prescrivente e il paziente, procedere al punto successivo, definendo inoltre la più idonea sequenza temporale delle indagini strumentali: aspetto quest'ultimo di primaria importanza!

4.2.3
Giustificazione dell'esame proposto (o non giustificazione motivata con possibile proposta di tecniche e metodologie sostitutive)

È giustificata una procedura per un determinato paziente se comporta in concreto più beneficio che danno, influenzando comunque e significativamente il management del paziente. Questo deve avvenire attraverso una prima giustificazione di base per ogni singolo esame diagnostico o procedura interventistica sulla base di linee guida validate e concordate e una seconda più specifica relativa al singolo paziente attraverso la valutazione del caso clinico, della situazione specifica, della disponibilità tecnologica, dell'esperienza/competenza dell'operatore, del contesto organizzativo e dei risvolti economici.

Per l'ampia variabilità di utilizzo di procedure e interventi sanitari e per la reale impossibilità di aggiornamento del singolo professionista, l'ASSR (Agenzia per i Servizi Sanitari Regionali) in collaborazione con le Società Scientifiche di area radiologica e con il Ministero della Salute in ottemperanza a una direttiva comunitaria, ha pubblicato le "Linee guida nazionali di riferimento in Diagnostica per Immagini", approvate dalla Conferenza Stato-Regioni e pubblicate sulla GU del 2 maggio 2004. Si ribadisce l'esigenza di un periodico e continuo aggiornamento delle linee guida, che vanno intese come "raccomandazioni di comportamento clinico, elaborate mediante un processo di revisione sistematica della letteratura e delle opinioni di esperti, con lo scopo di aiutare i medici e i pazienti a decidere le modalità assistenziali più appropriate in specifiche situazioni cliniche". L'applicazione delle linee guida non deve in alcun modo disabituare il medico all'indispensabile ragionamento clinico. I percorsi diagnostico-terapeutici rappresentano i risultati degli adattamenti delle linee guida alle situazioni locali, con le loro specifiche caratteristiche organizzative e gestionali. Quindi, è legittimo considerare che le stesse linee guida possano trovare modalità di applicazioni diverse a seconda dei differenti contesti regionali e locali. I *protocolli* sono schemi di comportamento predefiniti e vincolanti utilizzati nel corso di sperimentazioni.

L'obiettivo primario dell'utilizzo delle linee guida è una riduzione del numero degli esami radiologici inappropriatamente richiesti ed eseguiti. Il miglioramento dell'appropriatezza delle prescrizioni, attraverso l'adozione di linee guida e percorsi diagnostico-terapeutici, con il determinante contributo dei medici prescriventi e l'adeguata informazione ai cittadini, contribuirà all'abbattimento dei tempi di attesa per i ricoveri ospedalieri e per l'accesso alle prestazioni specialistiche ambulatoriali. Obiettivo secondario, ma non meno importante, è quello di contribuire a migliorare e incrementare i contatti tra il medico curante/prescrivente e lo specialista in DPI nell'ottica dell'ottimizzazione dei percorsi diagnostici e quindi di una migliore utilizzazione delle risorse. La comunicazione tra medici è alla base di un percorso di diagnosi e di cura di qualità.

Allo specialista radiologo viene di fatto conferito il prestigio di responsabile gestore delle prestazioni e non di semplice esecutore delle richieste altrui. Il tutto deve essere svolto in un rapporto di paritaria e serena collaborazione con i medici prescriventi in un contesto di concreta *interdisciplinarietà* assolutamente indispensabile nella medicina moderna. Le linee guida, pertanto, non essendo del carattere cogente, possono anche essere disattese dal sanitario, purchè venga data adeguata giustificazione della decisione presa.

Resta comunque logicamente inteso che per i casi della pratica corrente (ad esempio: esame radiologico del torace, esami radiologici per piccola traumatologia ecc.) il TSRM, in collegamento costante con il medico radiologo, svolge in autonomia professionale la fase tecnica di competenza, sulla base di modalità preventivamente concordate e condivise.

Un particolare aspetto riguarda l'applicazione delle tecnologie telematiche in medicina e quindi anche in radiologia (Teleradiologia): in concreto è in atto un cambiamento delle modalità di erogare sanità! Ma questa evoluzione va vissuta e interpretata in modo razionale e con equilibrio, senza incorrere in "fughe in avanti", pericolose per i professionisti coinvolti e ancor più per l'utenza. L'evoluzione tecnologica infatti, se mal gestita, porta a definire modelli organizzativi e gestionali non corretti in radiologia, considerando che *radiology is a clinical service not a reporting service*. Nel documento SIRM si è definita come attività di (tele)gestione la prestazione affidata al TSRM di UO di radiologia temporaneamente e occasionalmente sprovvista di medico-radiologo e/o richiesta da medico di altra disciplina ad altro medico radiologo in remoto: "teleconsulto preliminare", ai sensi delle normative vigenti, prima dell'esecuzione dell'indagine radiologica al fine della giustificazione e dell'informativa. Si viene a costituire così un procedimento di telegestione con partecipazione diretta e concreta seppure a distanza (*tele-precense* e *tele-indication*), come "virtuale" del medico radiologo durante lo svolgimento dell'atto radiologico. Il procedimento di telegestione dell'atto medico radiologico prevede logicamente l'interscambio tra ambiente clinico e diagnostico mediante una consultazione tra il clinico prescrivente e il medico radiologo, al fine di conseguire la scelta della metodologia più idonea per il singolo paziente, indirizzando nel modo più idoneo l'attività del TSRM. Anche in telegestione è inteso che nella pratica corrente (ad esempio: esame radiologico del torace, esami radiologici per piccola traumatologia ecc.) il TSRM, pur sempre in collegamento costante con il medico radiologo, svolge in autonomia professionale la fase tecnica di sua competenza, sulla base di modalità preventivamente concordate e condivise con il medico radiologo. La telegestione può trovare applicazione in procedure intra-presidio (singolo ospedale) ospedaliero, in procedure intra-aziendali (dove vi sono più presidi) in urgenza indifferibile/emergenza. Per quanto riguarda l'attività in urgenza indifferibile/emergenza, è evidente che una diagnosi tempestiva consente decisioni mirate ed efficaci con ricadute significative e spesso determinanti per la scelta della più appropriata programmazione terapeutica. Resta logicamente inteso che le indagini che prevedono la somministrazione di mezzo di contrasto (mdc) devono essere condotte in presenza del medico radiologo.

Non è condivisibile la telegestione in procedure interaziendali (l'unica oggi prospettabile sembra essere quella relativa all'attività nei programmi di screening).

4.2.4
Informativa per il consenso e consenso

Il Decreto del Ministero della Salute 1 settembre 1995, il Decreto Legislativo 230/95, il Decreto del Ministero della Salute 15 luglio 1997 e il Decreto del Ministero della Salute 18 marzo 1998 (Linee guida di riferimento per l'istituzione e il funzionamento dei comitati etici) contengono precise disposizioni in merito all'acquisizione del consenso, riprese e ribadite peraltro anche nel Codice Deontologico (Capo IV Informazione e consenso). Non sembra lecito affermare, in base alla normativa citata, che il consenso nella comune pratica medica debba essere sempre e categoricamente espresso in forma scritta.

Viene sempre e comunque ribadita l'essenzialità di un consenso adeguatamente informato. È possibile schematizzare le modalità di acquisizione e di espressione del consenso in due principali forme:

- implicito o tacito, per i casi comuni nella pratica corrente, sempre previa informazione;
- esplicito informato e documentato (art. 32 del Capo IV del Codice Deontologico), quando esista un rischio connesso agli atti diagnostico-terapeutici da intraprendere (ad esempio, esami con mdc, radiologia interventistica ecc.). La raccolta di questo tipo di consenso è responsabilità del medico radiologo.

Le esposizioni per ricerca sono possibili solo a seguito di consenso scritto espresso liberamente e consapevolmente.

L'unica deroga al principio della tassatività del consenso all'atto medico è rappresentata dallo stato di necessità, cioè nell'assistenza in urgenza/emergenza. Occorre tuttavia sottolineare che il tipico stato di necessità si realizza quando il paziente versi in gravi condizioni, l'atto medico non possa essere procrastinabile e non presenti soluzioni alternative e il soggetto non sia in grado di esprimere la propria volontà.

Perché il consenso sia valido deve essere libero, competente e informato. Essendo un diritto personalissimo non può che spettare al paziente, non potendo essere validamente sostituito da quello dei congiunti, salvo i casi di rappresentanza/delega previsti dalla legge e dal Codice Deontologico (artt. 33 e 34). L'informazione deve essere completa e adattata alle capacità di comprensione del paziente e deve riguardare i rischi prevedibili e non gli esiti anomali.

Il problema dell'informativa per il consenso coinvolge sia il medico prescrivente che il medico radiologo. L'informativa rappresenta uno dei momenti più delicati e qualificanti nello svolgimento dell'atto medico radiologico e che necessita di una corretta relazione tra medico radiologo e paziente. Non appare possibile inquadrare le modalità di comunicazione e di informazione in regole standardizzate e rigide: anche l'impiego di moduli pre-stampati non esclude in alcun modo l'informativa, tanto da far affermare che "non dovrebbero esserci modelli fotocopia di consenso perché non esistono modelli fotocopia di pazienti". Nel contesto di questa relazione non si deve cadere nell'eccesso opposto, cioè di attribuire al paziente la possibilità di un giudizio, per così dire, "tecnico-professionale" su tutte le opzioni diagnostiche e terapeutiche. Sempre in tema di informativa, da una sentenza (III Sezione civile della Corte Suprema di Cassazione n. 1463804 del 19.4.2004) pare emergere peraltro l'orientamento che debba comprendere anche note sulla situazione tecnologica dell'UO "in modo che il paziente non solo possa decidere e sottoporsi o meno all'intervento, ma anche se farlo in quella struttura ovvero chiedere di trasferirsi ad altra".

Anche sulla base del Documento SIRM-FNCTSRM vale la pena di sottolineare ancora una volta che il dovere di informazione dell'ammalato, pur se compito del medico specialista, grava anche sul TSRM, in relazione alle sue competenze professionali, cioè limitatamente all'aspetto tecnico dell'esame.

Un aspetto particolare riguarda l'informativa per il consenso nell'ambito della *prevenzione secondaria* delle malattie laddove la diagnostica per immagini ha svolto, svolge e svolgerà un ruolo fondamentale. Si viene a creare un nuovo scenario con una relazione diretta medico radiologo/paziente, senza l'intermediazione del medico prescrivente, con significativa responsabilità nella gestione clinica complessiva dell'utenza. Questa può nutrire aspettative irrealistiche e può nascerne un motivo di confusione e di preoccupazione dinnanzi a indagini considerate "panesploranti e totipotenti" come infallibili, piuttosto che un reale processo di acquisizione di conoscenze e di responsabilizzazione. Ancora maggiore, quindi, è l'assoluta necessità di un'informazione documentata, completa e corretta sui vantaggi e limiti, sui rischi e sui costi degli esami di screening.

4.2.5
Esecuzione

Questa fase si compone di molteplici parametri:
- adeguatezza delle attrezzature-ottimizzazione;
- competenza professionale effettiva;
- aspetti tecnici della procedura;
- documentazione iconografica.

Collegato alla giustificazione è il principio dell'*ottimizzazione* secondo il quale ogni esposizione deve essere mantenuta bassa quanto è ragionevolmente possibile (*as low as readily achievable*) e coinvolge logicamente sia il medico specialista radiologo che il TSRM, ai sensi dell'art. 4 co. 1 del Decreto Legislativo 187/2000.

Questo aspetto rientra, oltre che nella scelta della più opportuna metodologia in base al quesito clinico, anche nel problema dell'adeguatezza e delle periodica verifica delle attrezzature che il medico radiologo è tenuto, in collaborazione con altre figure professionali, a verificare con periodicità. Non va taciuto che spesso quella che potrebbe ritenersi una colpa professionale del medico radiologo per imprudenza o negligenza è in realtà l'ultimo evento di una catena di ritardi, omissioni e inadempienze da parte di chi, ai più diversi livelli di governo di strutture assistenziali, dovrebbe adoperarsi (ma non sempre lo fa) per fornire attrezzature e personale adeguati sotto l'aspetto qualitativo e quantitativo, compatibili per un esercizio "sicuro" dell'attività professionale.

Il medico radiologo deve sicuramente possedere valida competenza delle varie metodologie utilizzabili tanto in elezione che in urgenza/emergenza: tale competenza, logicamente, non potrà essere massima per ogni aspetto tecnico-metodologico, ma dovrà essere rappresentata come minimo comun denominatore da quelle capacità almeno di base per poter gestire ogni situazione, magari anche in attesa di un eventuale riscontro successivo da parte di altro collega più specificatamente competente nel particolare aspetto tecnico-metodologico, diagnostico e interventistico, mediante il servizio di pronta disponibilità. È, questo, un aspetto di particolare rilevanza perché, ai sensi dell'art. 2236 del codice civile "il professionista risponde penalmente di colpa grave quando la prestazione comporta la soluzione di problemi di particolare difficoltà e per colpa lieve in tutti gli altri casi". Da ogni professionista, quindi, è esigibile quel tipo di attività che è tipico della categoria o qualifica cui appartiene e a ognuno è rimproverabile di non aver fatto quello che ogni altro della sua categoria e qualifica avrebbe saputo fare. In altre parole, si configurerebbe l'imperizia allorché il comportamento dello specialista sia incompatibile con il livello mimino di cultura ed esperienza indispensabile per l'esercizio della professione. Pare logico poter affermare e ribadire, sin da ora, che nel minimo comun denominatore non debbano essere comprese manovre di radiologia interventistica che va effettuata da medici radiologi con specifica e verificata esperienza nel campo. Va opportunamente precisato che un particolare obbligo di controllo e vigilanza e, quindi, di responsabilità, compete poi per definizione al soggetto che, per la sua particolare posizione giuridica, è chiamato a coordinare le prestazioni. Le competenze oltre che formali necessitano anche di validata esperienza nella procedura: tanto vale in particolare in alcuni settori, quali la radiologica vascolare/inteventistica, l'ecografia ostetrica, la cardio-TC ecc.

L'esecuzione tecnica della procedura rientra nell'ambito della responsabilità clinica per le esposizioni attribuita al medico specialista. Per quanto appaia logico in radiologia interventistica, il giudizio finale sull'idoneità del paziente a essere sottoposto a prestazione radiologica che necessiti di somministrazione di mdc è di competenza del medico radiologo, sulla base dell'inquadramento clinico-anamnestico (ed eventualmente laboratoristico) ritenuto necessario.

In tale concreta e fattiva collaborazione, il medico radiologo specialista indirizza, nel rispetto delle competenze professionali, l'attività svolta dal TSRM concordandola e programmandola con questa figura professionale. Tale aspetto rientra nel principio dell'affidamento ragionevolmente inteso, temperato, relativo, concordato e programmato. Ai sensi dell'art. 5 co. 3 del Decreto Legislativo 26 maggio 2000 "gli aspetti pratici per l'esecuzione della procedura o di parte di essa possono essere delegati dallo specialista al TSRM (...), ciascuno nell'ambito delle proprie competenze professionali". La delega quindi va intesa come logico riconoscimento di qualificazione e di maggiore responsabilità per il TSRM, cui il medico specialista affida "gli aspetti pratici" di competenza, anche con l'obiettivo di promuovere l'efficienza dell'intera organizzazione. Nell'attività multiprofessionale, il principio dell'affidamento risponde all'esigenza di una migliore e più assorbente applicazione che lo specifico ruolo professionale richiede, determinando quindi una sfera di responsabilità civile, penale e disciplinare del singolo professionista partecipante per competenza alla prestazione. L'attività del TSRM è qualificata come professione sanitaria, con spazi professionali rilevanti e ampi. Logica conseguenza è l'assunzione da parte del TSRM di diretta piena responsabilità nello svolgimento degli atti di competenza. Emerge, peraltro, che l'attività del TSRM non sia effettuabile in assenza di prescrizione medica e senza la responsabilità clinica del medico specialista nel processo di giustificazione delle procedure (che, come già sottolineato, non necessariamente è espressa in ogni singolo caso ma, nelle pratiche più comuni, è indicata come protocollo - validato dal responsabile dell'impianto radiologico - di svolgimento del processo - GU 5 giugno 2001, n. 128, SO) e comunque sempre "nel rispetto delle norme di radioprotezione previste dall'Unione Europea". Ciò non vuol significare privare l'uso di ogni iniziativa al TSRM nell'ambito della sua competenza professionale normata, peraltro, anche dal percorso formativo e in collegamento costante col medico radiologo, anche al fine di trasferirgli ogni informazione utile e/o di richiedere eventuali precisazioni operative. La fase esecutivo-tecnologica (ferma restando la partecipazione attiva esecutiva del medico radiologo laddove, per motivazioni clinico-diagnostiche, ne ravveda la necessità) non si identifica con l'atto medico radiologico ma fa parte dello stesso. Non risulta possibile, quindi, ipotizzare una divisione tra l'aspetto clinico da un lato e quello puramente esecutivo e tecnologico dall'altro.

È bene precisare che il TSRM è autorizzato, anzi è tenuto, a esternare la propria opinione soprattutto ai fini radioprotezionistici su ritenute inappropriatezze prescrittive in un atteggiamento di "criticismo produttivo" al medico specialista (e non ai professionisti prescrittori) assumendosene tutta la responsabilità. Comunque, anche per il TSRM logicamente vale il principio che nel caso di rifiuto ingiustificato di una prestazione si potrebbe configurare il reato di rifiuto di atti di ufficio (art. 328 del codice penale).

Nel Documento di indirizzo del 2005, si è precisato che "la valutazione tecnica dell'iconografia compete al TSRM che ne assume la responsabilità. La valutazione dell'utilità diagnostica dell'iconografia, nonchè l'interpretazione clinica e la refertazione delle immagini prodotte competono al medico specialista, il quale ne dispone l'eventuale elaborazione ai fini documentali che viene effettuata dal TSRM, sulla base di protocolli preventivamente definiti, salvo l'intervento diretto del medico specialista ai fini clinici". Il documento d'immagine prodotto per le finalità cliniche rappresenta pertanto il reperto.

L'esecuzione di un'indagine ottimale è un risultato costantemente e doverosamente raggiungibile. L'errore per mancato riconoscimento di un segno risulta sicuramente più grave quando sia conseguenza di carenze negli standard tecnico-metodologici, anche in tema di documentazione.

4.2.6
Interpretazione, refertazione, comunicazione, discussione con il clinico

L'interpretazione e la refertazione rappresentano il momento più significativo e rilevante dell'atto clinico radiologico. Sono i momenti in cui il medico radiologo esprime la sua valutazione di medico, con la semeiologia della propria specialità, al quesito posto dal clinico ed è quindi la sintesi della prestazione intellettuale medico-specialistica. L'interpretazione, specie in casi di urgenza-emergenza, deve essere immediata e tempestiva e, laddove si rilevino elementi di particolare gravità, può essere fornita al clinico anche solo verbalmente in una prima fase, per i più opportuni provvedimenti terapeutici ed eventualmente diagnostici integrativi (vedi Paragrafo 4.3).

Vale la pena sottolineare che la refertazione assume valore di validazione di tutto l'iter radiologico, a partire dalla giustificazione dell'esame, e che l'interpretazione e la refertazione sono obblighi istituzionali per il medico radiologo. La partecipazione di altri professionisti, medici o non, allo svolgimento della prestazione può, ove prevista da accordi locali, essere riportata in testa nel referto che resta, comunque e sempre, di esclusiva competenza del medico radiologo.

Un caso a parte è costituito dall'*attività diagnostica complementare* (ai sensi dell'art. 2 co.1 lett b del Decreto Legislativo 187/2000 trattasi di attività di ausilio diretto al medico chirurgo specialista o all'odontoiatra per lo svolgimento di specifici interventi di carattere strumentale propri della disciplina, purchè contestuali, integrate e indilazionabili, rispetto all'espletamento della procedura specialistica), per la quale un medico specialista di altra disciplina si assume la responsabilità dell'interpretazione clinica del reperto iconografico. Nell'ambito dell'attività diagnostica complementare, la documentazione radiologica prescelta e ritenuta necessaria dallo specialista non radiologo risulta, nella gran parte dei casi, inscindibilmente connessa con il processo integrato dell'intervento. In altre parole, lo specialista in discipline non radiologiche non può rilasciare referti scritti e specifici della prestazione radiologica eseguita come attività complementare, ma deve annotare, in cartella clinica per i pazienti degenti o nella certificazione dell'intervento per i pazienti ambulatoriali, l'apporto dell'esame eseguito. Il referto dell'esame diagnostico complementare, se richiesto, resta di pertinenza del medico specialista di area radiologica. Esiste pertanto una sfera di responsabilità propria, civile e penale, del singolo professionista che effettui per competenza la prestazione complementare. Tale aspetto appare di non semplice definizione nel caso in cui l'attività stessa venga svolta come in equipe: in questi casi ciascun componente risponde delle inosservanze attinenti alla sua competenza specifica. Pur se la norma prevede che, per le proprie competenze, gli aspetti pratici delle procedure radiologiche, comprese quelle connesse all'attività radiodiagnostica complementare, possono essere demandate a diverse figure professionali sanitarie (Decreto Legislativo 187/2000 art. 5 co. 3), il TSRM, per percorso formativo, attitudine e abitudini lavorative e, quindi, competenze, è l'interlocutore privilegiato nei confronti anche degli altri medici specialisti che utilizzano in modo complementare la radiodiagnostica e come professionista di collegamento anche con il responsabile di impianto radiologico, lo specialista di area radiologica e l'esperto di fisica medica (Documento della Commissione congiunta SIRM-FNCTSRM approvato dal CD SIRM in data 10 ottobre 2009).

L'ottimizzazione del referto è obiettivo da perseguire perché, ancora oggi, esiste molta variabilità dovuta a diversi fattori (improprietà di linguaggio, scarsa chiarezza, eccessivo tecnicismo, differenti destinatari, diversa tipologia di utente [esterno, interno]).

La refertazione che prevede vari momenti strettamente correlati (percezione, descrizione, interpretazione, decisione, conclusione/opinione) rappresenta l'opinione di un medico radiologo: è cioè l'interpretazione soggettiva di un elemento obiettivo.

Un aspetto particolare della refertazione, legato all'uso sempre più diffuso delle tecnologie digitali, è quello delle ricostruzioni delle immagini: si tratta di un importante componente dell'atto radiologico, per il processo attivo di interazione con le immagini. In molti casi la ricostruzione delle immagini, secondo piani o parametri diversi da quelli standardizzati, è dettata da esigenze del medico radiologo in fase di refertazione: in effetti l'imaging digitale e il ricorso alle ricostruzioni rende tutte le indagini sempre più operatore-dipendenti. Anche in questo settore va però ricordato che molte delle ricostruzioni sono ormai diventate di prassi e standardizzate: in questo caso la loro esecuzione, preliminarmente già concordata, può essere affidata nella pratica corrente al TSRM.

Il referto dovrebbe comprendere, oltre che logicamente i dati identificativi, il quesito clinico a monte e il riferimento alla tecnica e alla metodologia impiegate, la descrizione dei reperti patologici riscontrati, l'interpretazione e/o l'ipotesi diagnostica, nonché la proposta di ulteriori accertamenti e/o controlli. In tema di elaborazione, si ritiene che il referto debba contenere anche il quesito clinico: in concreto, il referto è la risposta a un quesito, pertanto non vi può essere una riposta (= referto) se non vi è una domanda (= quesito). Le informazioni clinico-anamnestiche, nella richiesta di prestazione, sono indispensabili ma, specie con metodologie panesploranti (ad esempio, Tac MultiDetettore [TCMD]) non possono e non devono limitare le capacità analitiche e critiche e condizionare pertanto il giudizio finale del medico radiologo.

La grande quantità di immagini da valutare (ad esempio, TCMD) rende mandataria la refertazione a monitor, sia per mezzo della seconda consolle dell'apparecchiatura sia tramite stazione PACS (*Picture Archiving and Communication System*).

La refertazione *soft-copy* è un passaggio obbligato per la completa digitalizzazione del processo diagnostico e per l'introduzione nella pratica clinica di tecniche di elaborazione delle immagini e di ausilio alla diagnosi (CAD = *Computer Assisted Diagnosis*). Grande importanza assumono quindi i dispositivi di visualizzazione delle immagini che devono garantire prestazioni di elevata qualità. Le nuove apparecchiature tendono a produrre sempre più dati "volumetrici" difficilmente sintetizzabili in immagini tradizionali. Pertanto si diffondono sempre più nuove metodologie di refertazione per la gestione elettronica dei dati, il che fa perdere senso all'accoppiata testo/immagini (carta/pellicole), fondendole in oggetti della stessa natura, in cui il testo viene sostituito da un "ipertesto". La netta e rigida differenziazione tra reperto (= immagini) e referto (= testo) potrebbe essere superata dall'avvento del referto strutturato. È, questo, l'implementazione di una commistione tra testo referto e immagini correlate e ritenute clinicamente rilevanti per la diagnosi dallo specialista. Al referto, quindi, si può allegare solo una parte dell'iconogafia, quale scelta mirata di quanto descritto, nella logica di soddisfare al meglio le esigenze cliniche: ciò fa parte integrante dell'atto medico radiologico per l'esclusiva capacità professionale di selezione delle immagini. Logicamente, appare indispensabile uno specifico addestramento e aggiornamento dei medici radiologi. Il valore probatorio del referto viene così accresciuto con e per l'aggiunta dell'iconografia di riferimento. Il referto strutturato dovrà seguire la stessa normativa cui sono sottoposti gli attuali referti testuali.

Il referto, per avere dignità giuridica e per ottenere valore legale e probatorio, deve essere sottoscritto dal medico repertante in maniera leggibile, se cartaceo, o con firma qualificata secondo le norme in vigore.

L'obiettivo di rivitalizzare i contatti tra medico curante/prescrivente e medico radiologo è irrinunciabile non solo, come già detto, nel processo di giustificazione, ma anche a valle, cioè nel momento in cui si ritenga opportuno un confronto interdisciplinare sul reperto riscontrato. Riunioni clinico-radiologiche, di gruppo o singole, programmate oppure occasionali, vanno incrementate perché ogni specialista, sulla base delle proprie competenze specifiche, possa e debba apportare un significativo e spesso determinante contributo nel management del paziente. È bene cioè che il medico radiologo partecipi attivamente e paritariamente nel management del paziente, fornendo ai medici curanti/prescriventi informazioni utili su potenzialità, vantaggi, limiti e sequenza temporale di impiego delle varie tecniche e metodologie. È opportuno riportare quanto segnalato nel Documento Teleradiology dell'EAR (www.ear-online.org) *"the clinical contact between the referring clinicians and radiologist is substantially reduced ... it has shown that clinical-radiological discussions result in a change of clinical diagnosis in 50% of the cases and a change of treatment in 60% of the cases discussed..."*

Questo aspetto rientra nel complesso problema della comunicazione in e dalla radiologia, con gli utenti, i colleghi, gli studenti e il pubblico. Ciò è stato tenuto in debito conto, tanto che nell'ordinamento didattico della Scuola di Specializzazione in Radiodiagnostica tra i profili di apprendimento è inserito quello di acquisire la capacità di comunicare con chiarezza e umanità con il paziente e con i familiari, nonché di interloquire con i medici curanti e con gli altri specialisti e di collaborare con le altre figure professionali dell'area radiologica.

Un particolare aspetto è quello della refertazione in teleradiologia (= telediagnosi) intesa come telegestione, già precedentemente definita. È opportuno che il medico radiologo precisi che il referto stesso è stato eseguito su immagini ricevute per via telematica, segnalando inoltre lo/gli esecutore/i dell'indagine, il medico prescrivente e le modalità di trasmissione. Un aspetto importante è rappresentato dal numero delle immagini ricevute per via telematica: nel precisare che il referto assume carattere di prova esclusivamente nei confronti dell'iconografia che si è ricevuta. In teleradiologia è bene che sia riportato esplicitamente il numero delle immagini ricevute e valutate. Non appare essere assolutamente condivisibile l'utilizzazione della telediagnosi limitata alla sola (tele)refertazione, tenuto conto di quelli che sono i momenti interdipendenti dell'atto medico radiologico. Ben diverso è il teleconsulto che può trovare ampia giustificazione e motivazione nei principi etici e deontologici della nostra professione di medici. Tra le esigenze mediche che possono portare all'utilizzo del teleconsulto si segnala la necessità di specifiche competenze in alcuni settori, per una distribuzione non omogenea delle risorse e delle competenze, per un accesso all'eccellenza. Va precisato che nel rispetto delle vigenti disposizioni il paziente deve essere informato delle modalità organizzative e deve esprimere il consenso.

4.2.7
Memorizzazione, archiviazione, conservazione

Sia il reperto che il referto sono soggetti ad archiviazione per legge. È noto come in radiologia tradizionale o analogica le pellicole costituiscono il reperto, unico e non modificabile, e siano conservate negli archivi di reparto o consegnate al paziente assieme al referto, secondo normativa. Analogamente, la copia del referto è conservata quale documento cartaceo a tempo indeterminato.

Con l'introduzione della gestione digitale e dell'obbligatorio mantenimento nel tempo attraverso la conservazione ottica, in tali momenti operativi strettamente interconessi vengono coinvolte varie professionalità: il TSRM nella fase di memorizzazione, il medico radiologo nella fase di archiviazione fino all'invio della stessa alla conservazione. Da questo momento solo il responsabile della conservazione, individuato e nominato, diviene responsabile del mantenimento, a norma, dei referti e delle immagini.

La radiologia digitale, per le sue caratteristiche, configura la necessità di un metodo proprio d'archiviazione e l'archivio digitale, alla luce della normativa vigente, è oggi legalmente riconosciuto ed è pertanto possibile la conservazione in formato esclusivamente elettronico della documentazione radiologica prodotta. Va precisato peraltro che anche le immagini e i documenti analogici possono essere "conservati" in formato digitale riversandoli, ad esempio, mediante scanner, sui supporti ottici. La distruzione di documenti analogici di cui è obbligatoria la conservazione è consentita solo dopo il completamento della procedura di conservazione digitale, che rientra nel più vasto obiettivo della dematerializzazione.

In radiologia digitale, infatti, il reperto è costituito dall'insieme delle immagini in formato digitale, acquisite e ricostruite mediante l'applicazione dei programmi specifici ritenuti più idonei, scelti per ciascun paziente dal radiologo in relazione al quadro e al quesito clinico, e che hanno giustificato l'indagine. Sono le immagini così ottenute che costituiscono il reperto iconografico: sono parte integrante della prestazione professionale e che hanno consentito di formulare le considerazioni e le deduzioni clinico-radiologiche contenute nel referto (= resoconto radiologico), che deve essere comunque conservato a tempo indeterminato, sia esso cartaceo che digitale. Logicamente la conservazione in ambiente digitale richiede un cambiamento significativo di natura organizzativa.

Ne consegue che anche in sede di archiviazione spetta al medico radiologo il giudizio relativo alla qualità globale delle immagini, se coerente o meno a effettuare l'interpretazione e la diagnosi in relazione alle motivazioni cliniche.

Come tale, quindi, il reperto iconografico è costituito dall'insieme delle immagini utilizzate (acquisite, ricostruite, rielaborate) dal medico radiologo per lo scopo clinico dell'indagine eseguita.

Il radiologo può allegare al referto tutte o una parte, quale scelta mirata delle immagini utilizzate, a evidenza di quanto descritto nel referto e a uso del paziente e del curante nella logica di soddisfare al meglio le esigenze cliniche (referto strutturato).

Pertanto, con assoluta evidenza, la necessaria selezione delle immagini da allegare al referto appartiene alla responsabilità e alla competenza del medico radiologo nella specificità dell'atto medico-professionale.

Tali immagini devono essere conservate e archiviate (o consegnate) in formato digitale in maniera non modificabile. Non sussiste comunque l'obbligo di legge di conservazione dell'immagini in formato digitale prodotte e consegnate per un paziente esterno. Ma, nonostante ciò, con la diffusione della gestione digitale in concreto non vi è più senso alcuno nel differenziare fra paziente interno ed esterno. In realtà, si può propendere oggi, con la gestione digitale, per la conservazione legale della documentazione radiologica prodotta per tutti i pazienti afferenti alla struttura, per svariate motivazioni di ordine clinico, organizzativo, tecnologico e medico-legale.

In base alla normativa in vigore, anche ai fini radioprotezionistici, vi è l'obbligo, se non consegnate al paziente, di conservare e archiviare le immagini, analogiche o digitali, ottenute con radiazioni ionizzanti per il tempo previsto dalla normativa, non inferiore ai 10 anni; pertanto, devono essere conservate le immagini prodotte ai fini diagnostici con supporti tradizionali su pellicola o, per le indagini ottenute in maniera digitale, non dei *raw data* (dati grezzi e proprietari) ma delle immagini native, ottenute con i sistemi software proprietari che modificano e processano i dati grezzi, che ne consentono la loro ricostruzione ed elaborazione (formato DICOM).

È opportuno che il medico radiologo definisca l'ambito iconografico sul quale ha compiuto l'atto clinico radiologico e apponga la firma elettronica digitale e la marcatura temporale sul referto e sulle immagini utilizzate per la prestazione professionale in maniera non modificabile.

Solo così la correttezza della prestazione stessa può essere documentata nella realtà del contesto clinico da cui ha avuto origine e nella quale si è sviluppata (Documento SIRM, 2006).

4.3
L'atto medico radiologico in urgenza indifferibile/emergenza

Come già detto, l'atto medico radiologico è una prestazione professionale specialistica che ha finalità diagnostiche e/o interventistiche e consta di una serie di momenti strettamente interdipendenti di seguito riportati. Fermi restando i concetti già espressi in urgenza indifferibile/emergenza, sono necessarie alcune considerazioni e precisazioni in tema di urgenza indifferibile/emergenza.

La reale urgenza radiologica è rappresentata dalla condizione clinica nella quale la prestazione radiologica si dimostra in concreto insostituibile e indilazionabile. E si precisa sin da ora che non è compito del medico radiologo indagare e accertare se vi siano le condizioni per un rapido intervento terapeutico. Basti considerare la possibilità di provvedimenti terapeutici anche provvisori ma idonei a migliorare il quadro clinico oppure a stabilizzarlo in attesa dell'intervento risolutore o anche solo a prevenire peggioramenti del paziente.

Per quanto riguarda la motivata richiesta di prestazione del medico prescrivente con quesito clinico va tenuto in doveroso conto che in situazioni di urgenza indifferibile/emergenza, come ad esempio nel caso di politrauma, tale esigenza può molto spesso non essere del tutto soddisfatta. E anche l'inquadramento clinico-anamnestico, con valutazione di eventuali esami precedenti, necessario in elezione, nel contesto dell'emergenza non appare essere di semplice attuazione.

4.3.1
Giustificazione dell'esame proposto (o non giustificazione motivata con possibile proposta di tecniche e metodologie sostitutive)

Appare molto complesso identificare e proporre criteri validi "in assoluto" al fine di consentire la definizione di un rigido modello comportamentale per il medico radiologo di fronte alla richiesta di esame urgente: in linea di massima, si deve sempre procedere all'evasione della richiesta, purchè accompagnata da circostanziato quesito clinico, fermo restando sempre la competenza del medico radiologo nella scelta della più opportuna metodologia. Quindi l'indicazione di "urgenza" nella richiesta di prestazione radiologica deve considerarsi vincolante, ma solo fino a prova contraria: la richiesta costituisce una mera presunzione suscettibile di motivata smentita, cioè di dimostrazione che l'urgenza non esiste! Va pertanto riconosciuto al medico radiologo il diritto-dovere di smentire il sospetto diagnostico esclusivamente di fronte a un'obiettività clinica ragionevolmente negativa.

È giustificata una procedura per un determinato paziente se essa comporta in concreto più beneficio che danno, influenzando comunque il management del paziente, come già precisato in precedenza. Rappresenta questo momento operativo la massima espressione del ruolo clinico e della professionalità del medico radiologo, nel team multidisciplinare dell'urgenza/emergenza. Ma in urgenza indifferibile/emergenza, è bene precisarlo, tanto la richiesta di prestazione per imaging che l'effettuazione della stessa vengono molto spesso effettuate in un contesto di esasperato atteggiamento di "medicina difensiva".

4.3.2
Informativa per il consenso e consenso

L'unica deroga al principio della tassatività del consenso all'atto medico è rappresentata dallo stato di necessità. Occorre tuttavia sottolineare che il tipico stato di necessità si realizza quando il paziente versi in gravi condizioni, l'atto medico non possa essere procrastinabile e non presenti soluzioni alternative e il soggetto non sia in grado di esprimere la propria volontà.

4.3.3
Esecuzione

Questa fase si compone di molteplici parametri: adeguatezza delle attrezzature, competenza professionale effettiva, aspetti tecnici della procedura, documentazione iconografica.

Collegato alla giustificazione è il principio dell'ottimizzazione secondo il quale ogni esposizione deve essere mantenuta bassa quanto è ragionevolmente possibile e coinvolge sia il medico specialista radiologo che il TSRM, ai sensi dell'art. 4 co. 1 del D. Lgs. 187/2000.

Il medico radiologo deve sicuramente possedere valida competenza delle varie metodologie utilizzabili tanto in elezione che in urgenza-emergenza: tale competenza, come già detto, non potrà essere massima per ogni aspetto tecnico-metodologico, ma dovrà essere rappresentata come minimo comune denominatore da quelle capacità almeno di base per poter gestire ogni situazione anche in urgenza/emergenza.

4.3.4
Interpretazione, refertazione, comunicazione, discussione con il clinico

L'interpretazione, soprattutto nei casi di urgenza indifferibile/emergenza, deve essere immediata e tempestiva e, laddove si rilevino elementi di particolare gravità, può essere fornita al clinico, al limite anche solo verbalmente in una prima fase, per i più opportuni provvedimenti terapeutici ed eventualmente diagnostici integrativi. Se l'interpretazione e la comunicazione, in determinati casi di emergenza, può avvenire anche in modo verbale per ridurre i tempi (comunque seguita immediatamente dalla formale compilazione del referto), non si ritiene assolutamente accettabile il cosiddetto *preliminary report*, laddove la trasmissione degli elementi determinanti ai fini diagnostico-terapeutici (esempio tipico è proprio il paziente politraumatizzato) potrebbe precedere il cosiddetto *final report*. Nelle attuali normative della nostra legislazione tale eventualità non viene contemplata. Il significato clinico-radiologico e medico-legale non risulta definito, né codificato e, pertanto, l'elaborazione e la trasmissione di un referto preliminare, in attesa della stesura di quello definitivo, non è prevista e presenta non pochi "rischi". Logicamente, anche nel caso in cui si effettui un'interpretazione e una comunicazione verbale, cioè immediatamente - per così dire al monitor - per la particolare gravità della situazione, i profili di responsabilità ricadono sempre e comunque sul medico radiologo refertatore.

L'ottimizzazione del referto è, come già detto, obiettivo da perseguire, giacchè ancora oggi esiste molta variabilità dovuta a diversi fattori (improprietà di linguaggio, scarsa chiarezza, eccessivo tecnicismo, destinatari differenti, differente tipologia di utente) e, pertanto, esistono differenze anche sostanziali di lessico, forma e struttura nei referti emessi, non solo fra le diverse strutture ospedaliere, ma anche fra i medici radiologi appartenenti alla stessa equipe.

Il referto dovrebbe comprendere, oltre che i dati identificativi, il quesito clinico a monte e il riferimento alla tecnica e alla metodologia impiegata, compreso l'eventuale utilizzo di mezzi di contrasto (tipo e dose), la descrizione dei reperti patologici riscontrati, l'interpretazione e/o l'ipotesi diagnostica, nonché la proposta di ulteriori accertamenti e/o controlli. In tema di elaborazione si ritiene che il referto debba contenere anche il quesito clinico: in concreto, il referto rappresenta la risposta a un quesito, pertanto non vi può essere una risposta (= referto) se non vi è una domanda (= quesito). E ciò pur considerando, come già detto, che nel contesto dell'emergenza tale requisito non appare essere di semplice attuazione.

L'essenzialità del referto è considerata come elemento di qualità, specie quando è interpretativo più che semplicemente descrittivo: ad esempio, nel politrauma sarebbe auspicabile l'elaborazione di un referto "essenziale" con segnalazione in ordine di priorità clinica degli elementi più significativi per l'applicazione del più idoneo trattamento terapeutico. È buona regola comunque che sempre e ancor maggiormente in ogni situazione clinica non di routine (politrauma), il medico radiologo si assicuri che le sue conclusioni siano recepite dal medico prescrivente/curante in tempo utile, con precisione e chiarezza, per l'adozione del più idoneo trattamento terapeutico.

4.3.5
La teleradiologia nella gestione dell'urgenza indifferibile/emergenza

L'applicazione delle tecnologie telematiche ha determinato un profondo cambiamento nelle modalità di erogare sanità, con significative ricadute da ritenersi complessivamente positive. Se fino a qualche tempo fa il principale utilizzo dell'informatica in sanità era di fatto limitato all'area economico-amministrativa, oggi molto è cambiato in virtù dell'incessante evoluzione tecnologica che consente la trasmissione a distanza, con eccellente qualità, di ogni forma di dato sanitario e, quindi, anche di immagini. Ma, in mancanza attuale di un quadro normativo/legislativo di riferimento, esiste il rischio di modelli organizzativi non corretti per logiche politico-economico-organizzative attraverso l'uso improprio e incontrollato delle tecnologie. L'attenzione sul tema è comunque ampiamente diffusa: che la teleradiologia non possa essere impiegata come strumento di lavoro di routine per ragioni organizzative (ad esempio, carenza di personale) o economiche è stato ribadito ripetutamente. Le normative vigenti non prevedono e non consentono che né il TSRM né il medico prescrivente possano provvedere alla giustificazione dell'indagine radiologica, senza l'attiva determinante partecipazione, seppure in telegestione, da parte del medico radiologo.

Peraltro, in considerazione del nostro obiettivo primario, nell'interesse dell'utenza e cioè di garantire *the right image at right place at right time*, si resta assolutamente convinti che la teleradiologia possa e debba fornire un valore aggiunto alla prestazione radiologica con un miglioramento in termini di qualità, sempre se impiegata in modo corretto e razionale.

La teleradiologia, quindi, al momento non è più un problema tecnico ma piuttosto operativo, essendo di fatto la tecnologia consolidata e affidabile nei suoi procedimenti. Si consideri finanche la teleradiologia mobile, che rappresenta un nuovo campo di applicazione della teleradiologia con interessanti possibilità nel teleconsulto tra radiologi. Le tecnologie in gioco sono rappresentate dai moderni PDA (palmari) e da apparecchi di telefonia mobile (GSM, GPRS, UMTS) equipaggiati con software dedicati. Tale eventualità appare essere molto interessante e promettente. E, inoltre, deve essere segnalato anche il fatto che da recenti valutazioni in tema di riduzione dei costi per il documentato non necessario trasferimento da "piccoli" ospedali a centri di riferimento, segnatamente in ambito neurochirurgico, il ruolo della teleradiologia è stato ulteriormente confermato.

La teleradiologia non rappresenta quindi "né una nuova disciplina né una subspecialità", ma costituisce una procedura che deve "sottostare alle regole e alle norme di svolgimento dell'atto medico radiologico il cui scopo primario è quello di contribuire alla formulazione rapida e accurata della diagnosi, con conseguente ricaduta determinante sulle strategie terapeutiche". Tra le possibilità di impiego della teleradiologia sono compresi il teleconsulto radiologico, il telemanagement (= telegestione) e la telediagnosi.

Molteplici esigenze mediche possono portare alla necessità del teleconsulto e, tra le tante, si segnalano:

- incremento delle richieste di prestazioni in elezione e in urgenza/emergenza;
- necessità di specifiche competenze in alcuni settori, per distribuzione non omogenea delle risorse, con accesso all'eccellenza;
- prevalenza numerica di strutture periferiche di primo livello rispetto ai centri di secondo livello.

Il procedimento di telegestione dell'atto clinico radiologico prevede necessariamente l'interscambio tra ambiente clinico e diagnostico, al fine della scelta della metodologia più idonea per il singolo paziente, indirizzando così l'attività del TSRM.

La telediagnosi radiologica può trovare attualmente giustificazione, per quanto riguarda la gestione del politraumatizzato, in procedure intra-aziendali in urgenza indifferibile/emergenza. Infatti, quando un presidio non può disporre temporaneamente e occasionalmente della presenza di un medico radiologo, è possibile prevedere che le immagini vengano inviate per la refertazione immediata a uno specialista radiologo in altra sede aziendale. È evidente che in urgenza indifferibile/emergenza una diagnosi radiologica tempestiva consente decisioni mirate ed efficaci, con ricadute significative e spesso determinanti sulla scelta della più appropriata programmazione terapeutica. Rimane invariato l'obbligo che le indagini con somministrazione di mdc debbano essere condotte in presenza del medico radiologo.

4.4 Conclusioni

Gli elementi "epocali" che attraversano l'universo dell'assistenza sanitaria e della formazione dei professionisti medici e non medici hanno determinato una trasformazione del modello professionale. Dinnanzi al rischio di spersonalizzazione dell'atto clinico radiologico, la grande sfida ha come obiettivo primario la *clinicizzazione* del medico radiologo, padrone delle tecniche (tutte oggi operatore-dipendente e tanto perché non solo gli ultrasuoni ma anche la Radiologia Tradizionale (RadT), la TCMD e la risonanza magnetica sono esami dinamici), delle metodologie e dell'informatica e conoscitore delle normative vigenti e della più corretta impostazione delle relazioni con gli utenti e con gli altri professionisti sanitari, medici e non. Si resta assolutamente assertori della necessità di formazione e di aggiornamento efficaci, efficienti e dinamici per un sempre maggiore incremento qualitativo delle prestazioni. La capacità di interloquire con l'utenza, con i medici curanti e con gli altri specialisti, nonché di collaborazione con le altre figure professionali non mediche, nel reciproco rispetto delle competenze professionali e dei ruoli, rappresenta presupposto irrinunciabile per tutti gli "attori" coinvolti nella medicina del III millennio: "*technology is better when balanced with human-to-human communication*", con l'invito al medico radiologo di *push button less;talk more*.

Ancora una volta e oggi per il domani, le Istituzioni Universitarie per la formazione, con il concreto determinante supporto delle Strutture Ospedaliere, la Società Scientifica e il Sindacato Nazionale Area Radiologica, in piena comunità di intenti, sono chiamati a un impegno serio e costruttivo nel primario interesse dell'utenza e, quindi, della società tutta, per una sempre maggiore qualificazione del medico radiologo nello svolgimento del suo atto clinico.

Onori ed oneri, quindi, per il medico radiologo del III millennio: se da un lato risente il "peso" dell'eccessiva burocratizzazione e della necessità di aggiornamento normativo, culturale e professionale, dall'altro, in virtù della sua specifica ed esclusiva competenza professionale sulla base ma anche, ben al di là, delle norme, deve assumere un ruolo centrale nella gestione del percorso decisionale, peraltro sempre e comunque in un contesto di piena e serena interdisciplinarietà.

In conclusione, si ribadisce che non è semplice oggi fare il medico radiologo: se questo è vero, è altrettanto vero che è molto impegnativo ma anche estremamente affascinante.

Per saperne di più

- Berlin L (2008) The trojan horse once destroyed a nation, could it destroy the specialty of radiology? Radiology 248:8-11
- Borgstede JP (2008) Radiology: commodity or specialty. Radiology 247:613-616
- Brenner DJ (2007) Computed Tomography - an increasing source of radiation exposure. N Engl J Med 357:2277-2288
- Budhraja V (2009) Radiation exposure from medical imaging procedures. N Engl J Med 361:2290-2291
- Donnelly LF, Strife JL (2006) Establishing a program to promote professionalism and effective communication in radiology. Radiology 238:773
- Fritsche PJ (2005) Communication: the key to improved patient care. Radiology 24:13-14
- Hall FM (2009) The radiology report of the future radiology. Radiology 251:313-318
- Hammad MA, Regasl MA (2009) Is routine spiral CT-Chest chest justified in evaluation of the major blunt trauma patients? Eur J Trauma Emerg Surg 35:31-34
- Langlotz C (2009) Structured radiology report: are we there yet? Radiology 253:23-25
- Lisberg WN (2009) Radiologists are phisicians, not commodities. Radiology 250:603
- Maynard CD (2008) Radiologists: phisicians or expert image interpreters? Radiology 248:333-336
- Olivetti L, Fileni A, De Stefano F et al (2008) La rilevanza medico-legale dell'errore in radiologia. Radiol Med 113:599-608
- Smaltino F, Buccelli C, De Ferrari F, Tamburrini O (eds) (2000) Radiologia forense. Edizioni Mediserve, Napoli
- Tamburrini O (2002) La relazione medico dell'area radiologica/paziente. Radiol Med 5:234-238
- Tamburrini O, Dalla Palma F (2008) L'atto medico radiologico. Radiol Med 113:319-328

- CNIPA Linee guida per la dematerializzazione della documentazione clinica in laboratorio e in diagnostica per immagini - Tavolo Tecnico - Documentazione Sanitaria - Ministero della Salute. www.cnipa.gov.it/Dematerializzazione. Ultimo accesso: aprile 2010
- Dalla Palma F, Tamburrini O (2004) Teleradiologia. Documenti SIRM 2004. www.sirm.org, "Il Radiologo" 1/2004, Ed. Omicron, Genova. Ultimo accesso: aprile 2010
- SIRM (2009) Gruppo di Lavoro lavoro "Radiologia in urgenza-emergenza". Supplemento de "Il Radiologo" Suppl. Vol. 3/2009. Omicron Editrice Genova

Audit e metodi di approccio alla qualità

5

F. Fabbiano, E. Innamorato, C. Stanca, R. Fossaceca, A. Carriero

Indice dei contenuti

5.1 Introduzione

Il termine audit deriva dal latino *audire* (ascoltare). Colui che ascolta è pertanto *qui audit*.

L'audit è una delle principali metodologie di approccio alla verifica e alla revisione della qualità, nata in ambito industriale e successivamente estesa in ambito sanitario.

L'audit clinico può essere definito come "un'iniziativa condotta da clinici che si pone l'obiettivo di migliorare la qualità e gli *outcome* dell'assistenza, attraverso una revisione tra pari strutturata, per mezzo della quale i clinici esaminano la propria attività e i propri risultati in confronto a standard espliciti e li modificano se necessario, sottoponendo gli esiti di tali modifiche a nuove verifiche".

Da questa definizione emergono gli elementi che devono caratterizzare l'audit clinico:

- l'iniziativa è condotta da professionisti che sono coinvolti direttamente o indirettamente nel processo assistenziale;
- l'obiettivo finale è il miglioramento della qualità del processo assistenziale e dei suoi esiti (*outcome*);
- i risultati dell'attività assistenziale vengono confrontati con degli standard

precedentemente definiti (linee guida, protocolli, *outcome* di reparti analoghi con funzionamento ottimale, ecc.);

- è importante individuare lo scostamento dallo standard prescelto e il risultato conseguito in modo da attuare i necessari provvedimenti di miglioramento.

L'audit è distinto in due fondamentali categorie: l'audit di processo e l'audit di esito.

Il primo si focalizza sull'adeguatezza degli interventi clinico-assistenziali. Lo standard di riferimento è pertanto definito da linee guida, protocolli, percorsi assistenziali (*pathway*). L'individuazione della non aderenza allo standard permette il feedback per migliorare le prestazioni assistenziali.

L'audit di esito è incentrato, invece, sull'obiettivo finale dell'assistenza: la salute del paziente e la qualità di vita. I risultati possono essere valutati in base a una serie di indicatori quali la mortalità, la reospedalizzazione, l'autonomia del paziente, ecc.

5.2 Note storiche

La verifica del processo assistenziale e dei suoi risultati si affaccia, nella storia della medicina, solo in epoca recente. I primi esempi sono rappresentati dagli studi di Philipp Semmelweis sulla mortalità puerperale a Vienna (1840) e da quelli di Florence Nightingale sulla mortalità delle truppe inglesi nel periodo della guerra di Crimea (1855).

Questi due esempi, rispetto alle più antiche rilevazioni di mortalità, non si limitano a uno studio descrittivo, ma valutano comparativamente una situazione assistenziale rispetto a un'altra (un reparto ostetrico a confronto con l'altro ecc.). Inoltre si propongono di misurare attraverso un indicatore rigoroso (la mortalità) il risultato del processo assistenziale e di prendere una serie di iniziative finalizzate a migliorare tale processo; a questo modello affiancano la rivalutazione a distanza dell'efficacia dei provvedimenti adottati.

In epoca contemporanea il processo di audit nasce in ambito industriale e amministrativo e ha un primo utilizzo in Inghilterra in campo sanitario per la valutazione del management.

A partire dagli anni Ottanta i cambiamenti in ambito sanitario sono determinati da una maggiore attenzione al tema della qualità delle cure, esaltando la centralità del paziente.

5.3 Metodi di approccio alla qualità

Le indicazioni normative riguardo il controllo della qualità sono poche, approssimative e *in fieri*, mentre le scuole di pensiero e le metodologie di approccio sono svariate e non sempre immediatamente conciliabili tra loro: dalla certificazione ISO 9000 all'accreditamento di "eccellenza" statunitense (JCAHO), inglese (CPA) o olandese (CCKL), dalla verifica e revisione della qualità (WRQ) e dal "miglioramento continuo di qualità" (MCQ) "all'analisi partecipata della qualità" (APQ) e al *Total Quality Management* (TQM).

5.3.1
Quality assurance, verifica e revisione della qualità, miglioramento continuo della qualità

L'audit in ambito sanitario contiene elementi che vengono ripresi dalla *Quality Assurance* (QA) o Verifica e Revisione della Qualità (VRQ), come viene definita in Italia. Nel nostro Paese questo metodo di approccio alla qualità viene introdotto nel 1984 a opera della Società Italiana di VRQ.

Il Decreto Legislativo del 30 dicembre 1992, n. 502 (di seguito, D.Lgs. 502/92) stabilisce l'adozione di un sistema di VRQ come requisito necessario per diventare produttori del Sistema Sanitario Nazionale. Le principali fasi operative di un modello VRQ sono concettualizzate nella cosiddetta "spirale della qualità":

- identificazione dei problemi da sottoporre a valutazione;
- selezione delle priorità;
- selezione del metodo più appropriato per determinare le dimensioni di ogni problema;
- elaborazioni di criteri e standard per misurare e confrontare aspetti della realtà valutata;
- individuazione delle carenze mediante il confronto tra la realtà esistente e i criteri e gli standard precedentemente definiti;
- individuazione delle azioni necessarie per eliminare le carenze;
- rivalutazione a distanza di tempo per verificare l'effettiva correzione delle carenze.

Successivamente il Miglioramento Continuo della Qualità (MCQ) sostituisce i precedenti QA e VRQ.

Con MCQ si indica un insieme di attività finalizzate a controllare e migliorare i processi e i risultati.

Le fasi di un progetto MCQ possono essere sintetizzate nei seguenti punti:

- identificazione dei possibili problemi da affrontare;
- scelta del problema prioritario;
- definizione di criteri, indicatori e soglie di buona qualità;
- progettazione dello studio e individuazione delle possibili cause del problema;
- esecuzione e analisi dello studio;
- progettazione dell'intervento migliorativo;
- applicazione dell'intervento migliorativo;
- valutazione dell'impatto a breve, medio-lungo termine (6 mesi-1 anno) e al termine dell'intervento;
- comunicazione dei risultati.

5.3.2
Linee guida ed *Evidence Based Medicine* (EBM)

Le linee guida e l'EBM fondano i loro presupposti teorici nell'epidemiologia clinica, la quale è indirizzata a rielaborare i risultati della ricerca clinica e a definire gli effetti delle scelte mediche sulla salute.

Le linee guida sono costituite da indicatori riferiti a specifici problemi clinici, elaborati dopo attenta revisione della letteratura esistente, al fine di supportare la decisione medica e ridurre l'alta variabilità della prassi clinica.

La progettazione di una linea guida deve rispettare i seguenti parametri:

- validità, ovvero corretta interpretazione delle evidenze disponibili;
- rapporto costo-efficacia;
- riproducibilità;
- affidabilità: una linea guida è ritenuta affidabile quando nelle stesse condizioni cliniche un altro staff di medici la applica in maniera simile;
- applicabilità clinica;
- flessibilità clinica: le linee guida specificano quali sono le eccezioni rispetto alle raccomandazioni e indicano in quali condizioni devono essere prese in considerazione le preferenze dei pazienti;
- chiarezza;
- documentazione meticolosa;
- tempi di revisione: le linee guida contengono i tempi e le modalità con cui devono essere sottoposte a revisione;
- monitoraggio di utilizzazione.

La critica all'applicazione delle linee guida è sostenuta da una corrente di pensiero che sostiene la loro inapplicabilità nella pratica clinica in base alla considerazione che il malato non è un *unicum*. In questa prospettiva il comportamento medico deve essere variabile e individuale e fondato su un approccio critico alla letteratura medica.

5.3.3
Total Quality Management (TQM)

Il modello della qualità totale si è sviluppato in Giappone, dove è considerato un elemento chiave per il successo di ogni attività produttiva. Sebbene il TQM sia uno stile gestionale maturato in ambito industriale, esso appare adattabile al contesto delle aziende sanitarie. L'attività di miglioramento della qualità secondo questo modello deve avvenire secondo un approccio operativo fondato sul modello FOCUS PDCA (*Find, Organize, Clarify, Understand, Select, Plan, Do, Check e Act*).

Un importante sostegno alla promozione del modello della qualità totale in Europa è fornito dall'EFQM (*European Foundation for Quality Management*). L'EFQM si occupa essenzialmente dell'assistenza alle organizzazioni che operano nella prospettiva del miglioramento continuo di qualità per accelerare la diffusione del TQM.

La valutazione dei progetti di qualità viene effettuata secondo un modello che prende in considerazione in maniera distinta i fattori produttivi e i risultati. I fattori produttivi sono suddivisi in: leadership, politiche e strategie, gestione delle risorse umane, pianificazione, gestione delle risorse materiali, controllo dei processi. I risultati sono suddivisi in: soddisfazione del personale, soddisfazione dei clienti, impatto sulla società, risultati finanziari. Nell'ambito sanitario quest'ultima area riguardante i risultati finanziari è stata ulteriormente suddivisa in: esiti di salute e risultati finanziari.

5.3.4
Certificazione UNI ISO 9000

Le ISO 9000 sono norme di applicazione generale che possono essere adattate a tutti i settori produttivi di beni e servizi e sono utilizzate quando esiste la necessità della dimostrazione della fornitura di un prodotto conforme. I requisiti di tali norme sono finalizzati a fornire una garanzia al cliente non attraverso un controllo sul risultato ma sul rispetto dei processi e delle procedure predefinite. In questo modo si riducono in maniera notevole i rischi di non conformità del prodotto.

Le norme della serie ISO 9000 attualmente (dall'anno 2000 in avanti) sono suddivise in:

- ISO 9000, che descrive le terminologie e i principi essenziali dei sistemi di gestione della qualità e della loro organizzazione;
- ISO 9001, per la definizione dei requisiti dei sistemi di qualità;
- ISO 9004, linea guida per il miglioramento delle prestazioni delle organizzazioni.

Secondo la norma UNI EN ISO 9001:2000, la direzione deve identificare e dichiarare gli obiettivi della struttura e mettere a disposizione le risorse necessarie al loro raggiungimento. Inoltre deve essere redatto un "manuale di qualità" che definisce la struttura organizzativa e riporta le varie procedure per svolgere i processi critici (iter diagnostici/terapeutici), inclusi i processi per il mantenimento del sistema qualità interno. Infine, devono essere attivati i mezzi (carta dei servizi, sito internet, documenti specifici ecc.) per informare gli utenti/pazienti su tutti gli aspetti relativi alle prestazioni fornite, inclusi gli standard di servizio.

Lo sviluppo del sistema di qualità secondo le ISO 9000:2000, si basa sul ciclo PDCA, meglio noto come "ciclo di Deming". Quest'ultimo rappresenta un ciclo dinamico che può essere applicato sia al singolo processo sia all'intera rete di processi. Il ciclo di Deming è strettamente associato alla pianificazione (*plan*), l'attuazione (*do*), il controllo (*check*) e il miglioramento dei processi realizzativi (*act*).

5.3.5
Accreditamento al Servizio Sanitario Nazionale

L'accreditamento va inteso come la volontà di garantire una verifica e un monitoraggio delle strutture sanitarie che erogano prestazioni nell'ambito del Servizio Sanitario Nazionale (SSN).

In Italia il Decreto del Presidente della Repubblica (DPR) del 14 gennaio 1997[1] apre la strada all'accreditamento istituzionale vero e proprio, riportando i requisiti strutturali e organizzativi minimi per l'esercizio delle attività sanitarie da parte delle strutture pubbliche e private; il decreto lascia inoltre alle Regioni la competenza di determinare gli standard di qualità che costituiscono requisiti ulteriori per l'accreditamento di strutture pubbliche e private.

Con il DPR del 1997 sono state fissate due tappe fondamentali:

---

1 Atto di indirizzo e coordinamento in materia di requisiti strutturali, tecnologici e organizzativi minimi per l'esercizio delle attività sanitarie da parte delle strutture pubbliche e private.

- l'autorizzazione, intesa come provvedimento amministrativo che rende lecito l'esercizio delle attività sanitarie da parte di qualsiasi soggetto pubblico o privato in possesso di requisiti minimi prestabiliti e verificati;
- l'accreditamento, che riconosce i fornitori, cioè coloro che possono fornire prestazioni per conto del SSN e che implica il possesso di requisiti ulteriori definiti dalle Regioni.

Secondo il suddetto decreto, spetta alle Regioni classificare le strutture in relazione alla tipologia delle prestazioni contemplate dai livelli di assistenza in:

- strutture che erogano prestazioni in regime di ricovero a ciclo continuativo e/o diurno per acuti;
- strutture che erogano prestazioni di assistenza specialistica in regime ambulatoriale, ivi comprese quelle riabilitative, di diagnostica strumentale e di laboratorio;
- strutture che erogano prestazioni in regime residenziale, a ciclo continuativo e/o diurno.

Nel testo del DPR viene precisato che i requisiti minimi organizzativi generali per l'esercizio delle attività sanitarie sono relativi ai seguenti aspetti:

- politica, obiettivi e attività;
- struttura organizzativa;
- gestione delle risorse umane;
- gestione delle risorse tecnologiche;
- gestione, valutazione e miglioramento della qualità, linee guida e regolamenti interni;
- sistema informativo.

Inoltre il documento definisce i requisiti minimi strutturali e tecnologici che devono essere in possesso di tutti i presidi. Tali requisiti sono previsti dalle vigenti leggi in materia di:

- protezione anti-sismica;
- protezione anti-incendio;
- protezione acustica;
- sicurezza elettrica e continuità elettrica;
- sicurezza anti-infortunistica;
- igiene dei luoghi di lavoro;
- protezione dalle radiazioni ionizzanti;
- eliminazione delle barriere architettoniche;
- smaltimento dei rifiuti;
- condizioni microclimatiche;
- impianti di distribuzione dei gas;
- materiali esplodenti.

Ai sensi del combinato disposto dei commi 4 e 7 dell'articolo 8 del Decreto Legislativo 502/92, le Regioni determinano i requisiti ulteriori per l'accreditamento di strutture sanitarie già in possesso di quelli minimi per l'autorizzazione.

Sempre secondo il DPR suddetto, nella determinazione dei requisiti ulteriori, le Regioni devono attenersi a criteri generali finalizzati ad assicurare:

- "che l'accreditamento della singola struttura sia funzionale alle scelte di programmazione regionale, nell'ambito delle linee di programmazione nazionale;
- che il regime di concorrenzialità tra strutture pubbliche e private sia finalizzato alla qualità delle prestazioni sanitarie e si svolga secondo il criterio dell'uguaglianza di

diritti e doveri delle diverse strutture, quale presupposto per la libera scelta da parte dell'assistito;
- che sia rispettato il livello quantitativo e qualitativo di dotazioni strumentali, tecnologiche e amministrative correlate alla tipologia delle prestazioni erogabili, nonché alla classe di appartenenza della struttura;
- che le strutture richiedenti presentino risultanza positiva rispetto al controllo di qualità anche con riferimento agli indicatori di efficienza e di qualità dei servizi e delle prestazioni previsti dagli artt. 10, co. 3, e 14, co. 1, del Decreto Legislativo 502/92 e successive modificazioni e integrazioni".

Per ottenere l'accreditamento di una struttura sanitaria è necessario seguire un iter che prevede:
- la presentazione dell'istanza di accreditamento da parte della struttura autorizzata alla Regione di appartenenza; la domanda è corredata da autocertificazione di possesso dei requisiti minimi (molte Regioni hanno predisposto software e relativi manuali a disposizione delle aziende richiedenti ai fini della presentazione dell'istanza);
- la fase istruttoria da parte dell'ufficio regionale competente;
- l'analisi documentale e le visite di verifica ispettiva presso l'azienda richiedente da parte del gruppo di accreditamento regionale;
- se l'iter ha avuto esito positivo, viene disposto il decreto di accreditamento della struttura; ricordiamo che l'accreditamento istituzionale è sottoposto a verifiche periodiche (ogni 3 anni);
- in caso di valutazione negativa, possono essere notificate prescrizioni e tempistiche per l'adeguamento; successivamente verrà effettuata una nuova verifica. In genere il tempo previsto per l'adeguamento ai requisiti mancanti va da 1 a 3 mesi.

Con il conseguimento dell'accreditamento la struttura è idonea a effettuare prestazioni sanitarie per conto dell'SSN. Ma, affinché una struttura accreditata possa erogare prestazioni a carico del SSN, sono necessari gli accordi contrattuali. Generalmente si tratta di accordi bilaterali tra le strutture accreditate e le Regioni per l'esecuzione di un certo numero di prestazioni previste nei programmi di attività. Ad esempio, la struttura accreditata potrà ottenere il rimborso dei soli esami di risonanza magnetica (RM) contrattati in anticipo sui volumi di attività. Al contrario, la struttura non verrà rimborsata per quelle prestazioni che è in grado di erogare, ma che non sono state preventivamente concordate.

5.4 Audit in diagnostica per immagini

Le iniziative di audit in radiodiagnostica devono essere rivolte al controllo e alla verifica delle otto fasi fondamentali dell'atto medico radiologico:

1) motivata richiesta di prestazione del medico prescrivente con quesito clinico;
2) inquadramento clinico-anamnestico con valutazione di eventuali esami precedenti;
3) giustificazione dell'esame proposto o non giustificazione motivata con possibile proposta di tecniche e metodologie sostitutive;
4) informativa per il consenso e consenso;

5) esecuzione:
- adeguatezza delle attrezzature;
- competenza professionale effettiva;
- aspetti tecnici della procedura;
- documentazione iconografica;

6) interpretazione-refertazione;
7) comunicazione-discussione con il clinico;
8) archiviazione.

Riguardo alla fase 3, è necessario precisare che l'ASSR (Agenzia per i Servizi Sanitari Regionali) in collaborazione con le società scientifiche di area radiologica e con il Ministero della Salute ha pubblicato le "Linee guida nazionali di riferimento in diagnostica per immagini".

L'obiettivo primario è una riduzione del numero degli esami radiologici inappropriatamente richiesti ed eseguiti. Il miglioramento dell'appropriatezza delle prescrizioni, attraverso l'adozione di linee guida, con l'alleanza dei medici invianti e una corretta informazione ai cittadini, contribuirà alla riduzione dei tempi di attesa per i ricoveri ospedalieri e per l'accesso alle prestazioni specialistiche.

Obiettivo secondario dell'adozione delle linea guida in diagnostica per immagini è quello di potenziare e incrementare i contatti tra il medico prescrivente e lo specialista radiologo, al fine di ottimizzare i percorsi diagnostico-terapeutici e l'utilizzo delle risorse.

In quest'ottica, al medico radiologo viene attribuita la responsabilità della gestione delle prestazioni e non più la mera esecuzione delle richieste altrui.

5.5 Conclusioni

Purtroppo i processi indicati nelle pagine precedenti non sono stati attuati in tante realtà della sanità italiana, anche in ambito radiologico, poiché molte direzioni sanitarie privilegiano esclusivamente la maggiore produttività rispetto alla prospettiva dell'innovazione e del miglioramento della qualità delle cure.

La mancata applicazione di procedure di audit da parte del management sanitario trova giustificazione in alcuni svantaggi, tra i quali ricordiamo:
- la sottrazione di tempo al lavoro clinico da parte degli specialisti;
- la restrizione dell'autonomia professionale;
- la difficoltà ad ammettere comportamenti scorretti.

D'altro canto, senza iniziative di audit nei servizi di radiodiagnostica si continuerà ad assistere a cattive abitudini consolidate. Continueranno a essere prescritte richieste di esami radiologici senza quesito clinico, il radiologo indugerà nel malcostume di non inquadrare il paziente da un punto di vista clinico-anamnestico, non giustificherà l'esame e, in alcuni casi specifici, non potrà indirizzare verso altre eventuali metodiche più appropriate. In questo modo, sarà assente la "clinicizzazione" del radiologo e l'alleanza clinica con i medici prescriventi.

In conclusione, è auspicabile che prosegua il percorso già tracciato dall'Unione Europea sulla strada della qualità e dell'audit per dare risposte più consone alle buone regole della pratica clinica ma, soprattutto, alle richieste del cittadino malato.

Per saperne di più

- Canciani M, L'accreditamento al Servizio Sanitario Nazionale, SSOSA. www.ssosa.com. Ultimo accesso: aprile 2010
- Catalano N (2002) Accreditamento. CARE 4:15-17
- Geddes da Filicaia (2009) Audit clinico. CARE 1:16-18
- Geddes da Filicaia M (ed) (2008) Guida all'audit clinico. Pianificazione, preparazione e conduzione. Il Pensiero Scientifico Editore, Roma
- Gori F, Quintaliani G, Perelli A (2002) Accreditamento istituzionale e certificazione. ANTE 2002, pp 1-4
- Li Pizzi G, Pagnozzi T (eds) (2003) La certificazione UNI EN ISO 9001: 2000 in Sanità, il primo passo della trasformazione da aziende socio-sanitarie ad aziende di servizi. Serapis s.r.l., Milano
- Quintaliani G, Gori F (eds) (2002) I sistemi qualità e l'appropriatezza professionale. Professionale, Azienda Ospedaliera Perugina
- Ranci Ortigosa E (ed) (2000) La valutazione di qualità nei servizi sanitari. Franco Angeli, Milano
- Susat G (ed) (2003) La storia dell'accreditamento. http://www.aio.it/interna.asp?docID=435. Ultimo accesso: aprile 2010

- Tamburrini O, Dalla Palma F (2007) L'atto medico-radiologico. Documento SIRM 2007

- Decreto del Presidente della Repubblica 14 gennaio 1997. Approvazione dell'atto di indirizzo e coordinamento alle regioni e alle province autonome di Trento e di Bolzano, in materia di requisiti strutturali, tecnologici ed organizzativi minimi per l'esercizio delle attività sanitarie da parte delle strutture pubbliche e private. GU 20 febbraio 1997, n. 42 SO
- Decreto legislativo 30 dicembre 1992, n. 502. Riordino della disciplina in materia sanitaria, a norma dell'articolo 1 della L. 23 ottobre 1992, n. 421. GU 30 dicembre 1992, n. 305, SO

Azienda sanitaria

6

P. De Chirico, P. Di Fazio, S. Bambace, F. Salerno

Indice dei contenuti

6.1 Introduzione

Per azienda sanitaria si intende un modello di erogazione assistenziale di beni o servizi per il soddisfacimento dei bisogni di salute dipendente da strutture sovraordinate, quali il Servizio Sanitario Nazionale (SSN) e il Servizio Sanitario Regionale (SSR); ciò ha portato negli anni a un continuo adattamento dell'azienda a mutamenti istituzionali che ne hanno cambiato le caratteristiche gestionali e organizzative e ne hanno influenzato il processo di evoluzione.

Con la Legge 833/78 il funzionamento delle unità sanitarie locali era legato all'architettura istituzionale complessiva con modelli organizzativi omogenei per tutte le sedi della stessa regione o anche per tutte le regioni, senza lasciare discrezionalità a livello locale. Tutto ciò ha fatto nascere l'esigenza di decentrare il potere, dando maggiore autonomia e responsabilità a livello regionale e locale. In quest'ambito si inserisce il processo di riforma che ha avuto origine con il Decreto Legislativo 502/92 e il Decreto Legislativo 517/93. Il processo di riordino dell'SSN, ispirandosi ai principi della regionalizzazione, dell'aziendalizzazione e della responsabilizzazione, ridefinisce gli assetti istituzionale, gestionale e organizzativo; le Regioni diventano responsabili

Management in radiologia. Alessandro Carriero, Maurizio Centonze, Tommaso Scarabino (a cura di)

della definizione degli assetti istituzionali, del modello di organizzazione dei servizi e di erogazione delle prestazioni e dei nuovi criteri di finanziamento.

Con il processo di aziendalizzazione si concentrano autonomia e responsabilità gestionale a livello locale; le aziende sono governate da un direttore generale nominato dalle regioni, hanno autonomia giuridica, patrimoniale, contabile, organizzativa, amministrativa, gestionale e tecnica e sono quindi responsabili del loro operato.

Il Decreto Legislativo 502/1992 individua due tipi di azienda: l'Azienda Sanitaria Locale (ASL) e l'Azienda Ospedaliera. Tale decreto legislativo identifica, inoltre, l'ambito territoriale delle ASL prevedendone per ciascuna uno coincidente di norma con quello della Provincia.

6.2 Organi dell'azienda

Il vertice dell'azienda è costituito da due organi principali:
- direttore generale;
- collegio sindacale.

6.2.1 Direttore generale

Il direttore generale è il rappresentante legale dell'azienda, ha la responsabilità della globalità della gestione e assume gli atti di gestione di rilevanza economica o programmatica e che impegnano l'azienda per più esercizi. I restanti atti sono adottati dai dirigenti ai sensi del Decreto Legislativo 165/2001 secondo le rispettive competenze per materia.

Assume altresì atti relativi agli acquisti sopra la soglia comunitaria, gli atti organizzativi generali, i regolamenti, le convenzioni e, in genere, tutti i provvedimenti che coinvolgono procedimenti di alta rilevanza aziendale. Restano invece riservati alla diretta competenza dei direttori di unità operativa tutti gli atti di ordinaria gestione, nonché i provvedimenti esecutivi degli indirizzi del direttore generale e, comunque, gli atti non discrezionali.

Gli atti del direttore generale avverranno comunque su proposta dei responsabili di unità operativa competente per sfera di responsabilità.

Compete al direttore generale la pianificazione strategica e la verifica dei costi, dei rendimenti e dei risultati al fine di assicurare la corretta ed economica gestione delle risorse attribuite, nonché l'imparzialità e il buon andamento dell'azione amministrativa. A tal fine si avvale dell'organizzazione dell'azienda e, in particolare, della collaborazione del centro di controllo direzionale, del direttore amministrativo e del direttore sanitario.

In caso di persistente squilibrio dei costi e dei risultati dei vari settori, adotta, su proposta degli stessi e dei direttori amministrativo e sanitario, i provvedimenti per riportare in equilibrio la gestione. In caso di ulteriore persistenza o in carenza delle suddette proposte, provvede all'accertamento della responsabilità e alla revoca dell'attribuzione dello status di responsabile di unità operativa e di dipartimento.

6.2.2
Collegio sindacale

È l'organo di controllo interno: inizialmente denominato Collegio dei revisori dei conti venne esplicitamente previsto dall'art. 13 comma 5 della Legge finanziaria 26/4/1982, n. 47; nel corso degli anni ha subito profonde trasformazioni sino al Decreto Legislativo del 19/giugno 1999 n. 229 in cui l'art. 3/ter disciplina l'attività del collegio sindacale:

- verifica l'amministrazione dell'azienda sotto il profilo economico;
- vigila sull'osservanza della legge;
- accerta la regolare tenuta della contabilità e le conformità del bilancio alle risultanze dei libri e delle scritture contabili ed effettua periodicamente verifiche di cassa;
- riferisce almeno trimestralmente alla Regione, anche su richiesta di quest'ultima, sui risultati del riscontro eseguito, denunciando immediatamente i fatti se vi è fondato sospetto di irregolarità; trasmette periodicamente e, comunque con cadenza semestrale, una propria relazione sull'andamento dell'attività dell'azienda alla conferenza dei sindaci o al sindaco del comune capoluogo della provincia dove è situata l'azienda stessa.

Il collegio sindacale dura in carica tre anni ed è composto da cinque membri, di cui due designati dalla Regione, uno dal Ministero dell'Economia e delle Finanze, uno dal Ministero della Salute e uno dalla Conferenza dei sindaci. I componenti del collegio sindacale sono scelti tra gli iscritti all'albo dei revisori contabili, con esperienze pluriennali in precedenza maturate nei settori degli enti pubblici e nelle aziende di imprenditoria privata. Detto organo esercita la propria attività formale mediante decisioni assunte da tutti i componenti in seduta, la cui validità è subordinata alla presenza della maggioranza dei componenti e quindi di almeno tre soggetti.

L'attività di verifica presso i vari uffici e servizi avviene anche a livello individuale, le cui risultanze accertate vengono tuttavia sottoposte alle decisioni formali del collegio stesso. Ciascun verbale del collegio viene tempestivamente trasmesso al direttore generale, alla Regione e ai Ministeri della Salute ed Economia e Finanze.

6.3
Organismi aziendali

Direzione aziendale composta dal direttore generale, direttore amministrativo e direttore sanitario.

- Collegio dei sanitari;
- Coordinatore dei servizi sociali;
- Collegio di direzione;

- Comitati di dipartimento.

Le altre figure della direzione aziendale sono il direttore amministrativo e il direttore sanitario che, insieme al consiglio dei sanitari e al coordinatore dei servizi sociali, coadiuvano il direttore generale.

Il direttore amministrativo e il direttore sanitario sono nominati dal direttore generale con provvedimento motivato e cessano il rapporto di lavoro entro tre mesi dalla nomina del nuovo direttore generale, ma possono essere riconfermati. Possono essere sospesi o dichiarati decaduti dal direttore generale, con atto motivato, qualora sussistano gravi motivi.

6.3.1
Direttore amministrativo

Il direttore amministrativo sovrintende al complesso delle funzioni amministrative e controlla periodicamente le proposte e gli atti emanati dai responsabili delle unità operative per competenza propria stabilita dalla presente normativa. Adotta ogni provvedimento conferitogli dalle vigenti disposizioni di legge, dal presente regolamento e, in particolare:

- fornisce parere obbligatorio al direttore generale sui provvedimenti proposti dalla dirigenza e, in genere, su qualsiasi attività dell'azienda;
- adotta le misure organizzative generali, anche in esecuzione delle decisioni del direttore generale;
- sovrintende al sistema informativo garantendo i necessari collegamenti con il livello regionale;
- promuove e verifica la qualità, l'efficienza e l'efficacia dell'attività svolta dalle unità operative amministrative;
- verifica, avvalendosi del Centro di controllo direzionale, il rapporto costi-benefici, curando il rispetto del budget aziendale e detta le disposizioni per il ripristino dell'equilibrio costi-ricavi nel caso in cui si valuti la formazione di un possibile disavanzo;
- verifica e controlla la rispondenza delle attività delle unità operative amministrative alle decisioni e agli obiettivi fissati dal direttore generale e ha potere sostitutivo, in caso di inerzia, nei confronti delle stesse;
- partecipa alla responsabilità dei dirigenti e operatori delle singole unità operative ove non attivi il potere di indirizzo, sostitutivo ed eventualmente disciplinare nei confronti degli stessi;
- convoca con cadenza quindicinale o inferiore, qualora richiesta dalla situazione organizzativa dell'azienda, la conferenza dei dirigenti delle unità operative amministrative e di staff al fine dell'integrazione delle attività dell'azienda, nonché di una costante verifica collegiale delle informazioni e delle procedure;
- in relazione ai precedenti punti di verifica, controlla la rispondenza delle attribuzioni degli incarichi di direzione delle unità operative ai piani dell'azienda e alle strategie della stessa, proponendo nell'ambito della flessibilità organizzativa le opportune revisioni dell'architettura delle unità operative amministrative;
- promuove la circolazione dell'informazione nell'ambito dell'azienda adottando soluzioni di marketing interno;
- opera in sinergia con il direttore sanitario partecipando alle attività di sostegno in

favore dei dipartimenti delle unità operative che si discostano dagli obiettivi aziendali promuovendo l'integrazione delle attività amministrative e sanitarie nel comune alveo della gestione e il superamento del concetto burocratico di competenza e della tradizionale dicotomia amministrazione-sanità;
- in attuazione degli indirizzi di cui al punto precedente, promuove il superamento della competenza in favore della logica del risultato del procedimento, attribuendo a ciascun segmento del processo la responsabilità dell'esito finale.

6.3.2
Direttore sanitario

Il direttore sanitario è responsabile della gestione integrata dei servizi sanitari e del conseguimento degli obiettivi di salute dalla legge e dai piani triennali aziendali. In particolare:
- fornisce parere obbligatorio al direttore generale sugli atti relativi alle materie di competenza;
- promuove e verifica la qualità e l'appropriatezza delle prestazioni erogate, l'efficacia, l'efficienza degli interventi svolti dalle unità operative sanitarie;
- verifica e controlla la rispondenza delle attività delle unità operative sanitarie alle decisioni e agli obiettivi dal direttore generale e ha potere sostitutivo, in caso di inerzia nei confronti delle stesse. Partecipa alla responsabilità dei dirigenti e operatori delle singole unità operative ove non attivi il potere di indirizzo, sostitutivo ed eventualmente disciplinare nei confronti degli stessi;
- controlla periodicamente il rapporto costi-benefici, nonché il rispetto del budget aziendale e impartisce disposizioni per il ripristino dell'equilibrio costi-ricavi nel caso in cui emerga una situazione di disavanzo. A tal fine si avvale con il Centro di controllo direzionale e collabora con il direttore amministrativo;
- presiede il Consiglio dei sanitari;
- sovrintende la tenuta delle prestazioni specialistiche ambulatoriali, di diagnostica strumentale e di laboratorio e di ricoveri ordinari, curando la corretta tenuta delle liste di attesa e promuovendo ogni iniziativa per il superamento delle stesse;
- collabora insieme al direttore generale e alla dirigenza al fine di predisporre i piani triennali di riassetto delle funzioni dell'ASL, con particolarmente riferimento agli obiettivi di universalità, qualità e ridistribuzione logistica delle prestazioni;
- verifica la rispondenza dell'organizzazione agli indirizzi e ai piani dell'azienda proponendo, nell'ambito della flessibilità, le opportune revisioni dell'architettura delle unità operative sanitarie e dei dipartimenti sanitari;
- promuove la circolazione dell'informazione nell'ambito dell'azienda adottando soluzione di marketing interno;
- opera in sinergia con il direttore amministrativo partecipando alle attività di sostegno in favore dei dipartimenti delle unità operative che si discostano dagli obiettivi aziendali, promuovendo l'integrazione delle attività amministrative e sanitarie nel comune alveo della gestione e il superamento del concetto burocratico di competenza e della tradizionale dicotomia amministrazione-sanità;
- in attuazione degli indirizzi di cui al punto precedente, promuove il superamento

della cultura della competenza in favore della logica del risultato del procedimento attribuendo a ciascun segmento del processo la responsabilità dell'esito finale.

6.3.3 Collegio dei sanitari

Il Consiglio dei sanitari è organismo elettivo dell'azienda sanitaria con funzioni di consulenza tecnico-sanitaria ed è presieduto dal direttore sanitario.

Il Consiglio dei sanitari svolge in generale attività di consulenza tecnica relativamente alle scelte riguardanti il funzionamento dei servizi sanitari.

Il direttore generale può richiedere il parere sulle materie del precedente comma che deve essere espresso entro i 15 giorni dalla richiesta, trascorsi i quali si intende formulato favorevolmente.

Il Consiglio dei sanitari dura in carica cinque anni. Con apposito regolamento emanato da parte dei direttori amministrativo e sanitario vengono disciplinate le modalità di funzionamento del Collegio.

6.3.4 Coordinatore dei servizi sociali

Il coordinatore dei servizi sociali partecipa al processo di pianificazione strategica, esercita le funzioni attribuite alla sua competenza e concorre, con la formulazione di proposte e pareri, alla formazione delle decisioni della direzione generale. Contribuisce alla direzione strategica dell'azienda coadiuvando il direttore generale nella definizione delle linee strategiche e delle politiche aziendali finalizzate al raggiungimento degli obiettivi di salute. Nell'esercizio della funzione di coordinamento dei servizi sociali, in particolare, assicura il supporto tecnico in materia sociale alla Conferenza Territoriale Sociale e Sanitaria, il governo delle politiche sociali dell'azienda e il rispetto degli impegni di pertinenza socio-sanitaria assunti dall'azienda tramite accordi con gli enti locali ed eventuali altri soggetti. Provvede, infine, su delega del direttore generale, all'identificazione e alla nomina dei tutori di minori e interdetti dei quali gli organi giudiziari abbiano affidato l'esercizio della tutela all'azienda. Il direttore delle attività socio-sanitarie presidia, a livello aziendale, la realizzazione delle soluzioni organizzative territoriali finalizzate al raggiungimento della migliore integrazione socio-sanitaria, lo sviluppo degli interventi socio-sanitari anche al fine della necessaria uniformità aziendale.

6.3.5 Collegio di direzione

Il Collegio di direzione ha compiti di elaborazione e di proposta al direttore generale per:

- l'organizzazione e lo sviluppo dei servizi;
- le attività di formazione e di formazione permanente, di ricerca e di innovazione e il regolamento attuativo del relativo programma aziendale, con particolare riguardo a quello di formazione aziendale nell'ambito dell'Educazione Continua in Medicina (ECM);

- la libera professione, inclusa l'individuazione di strumenti e di modalità per il monitoraggio dell'attività libero-professionale intramuraria e per la valutazione dei tempi di attesa;
- il programma aziendale di gestione del rischio;
- la valorizzazione delle risorse umane e professionali degli operatori.

Inoltre, esprime parere sui regolamenti attuativi dell'atto aziendale, su attività aziendali di carattere strategico quali: il piano annuale delle azioni aziendali, il bilancio di missione, la definizione dei criteri per la verifica dei risultati conseguiti rispetto agli obiettivi clinici e organizzativi.

I pareri e le proposte elaborati dal Collegio di direzione sono trasmessi al direttore generale, il quale, in caso di decisioni adottate in dissenso rispetto ai pareri e alle proposte, trasmette al Collegio stesso le motivazioni della decisione difforme.

Il Collegio di direzione è presieduto dal direttore sanitario e rimane in carica per tre anni. È composto da:

- i direttori di tutti i dipartimenti;
- i dirigenti medici responsabili di presidio ospedaliero;
- i direttori di distretto;
- il direttore UO Pianificazione e Coordinamento delle Professioni Sanitarie e di Assistenza Sociale;
- un responsabile della dirigenza sanitaria non medica;
- un responsabile per le professioni sanitarie.

6.3.6 Dipartimenti

Definizione ("Agenzia Servizi Regionali"): il dipartimento rappresenta l'unità organizzativa di base di un'azienda sanitaria che aggrega una pluralità di discipline e di funzioni assistenziali tra loro affini o complementari (unità operative) che perseguono comuni finalità e sono quindi tra loro interdipendenti, pur mantenendo la propria autonomia e responsabilità professionale.

Fu reso obbligatorio in una norma del 1992 quale modello organizzativo necessario per risolvere, sul piano gestionale e culturale, i problemi della sanità.

Le finalità dell'organizzazione dipartimentale sono:

- aumento di efficacia: superamento della frammentazione dell'offerta sanitaria in specialità, con l'obiettivo di fornire una risposta integrata alla domanda di salute, in particolare quella più bisognosa di interventi pluridisciplinari;
- aumento dell'efficienza: raggiungimento di un risparmio nell'utilizzo di risorse sempre più scarse continuando a garantire prestazioni di alta qualità;
- promozione della qualità dell'assistenza, diffusione delle conoscenze e sviluppo delle competenze.

Nella pratica, l'organizzazione dipartimentale è un'importante opportunità. Infatti, unendo unità operative simili o con simili obiettivi, è più semplice risolvere i problemi di integrazione riuscendo a erogare un servizio unitario e omogeneo che veda coinvolti una molteplicità di attori, tutti coordinati e finalizzati verso lo scopo unico di soddisfare un bisogno di natura sanitaria.

Due sono i possibili nemici: le logiche di tipo baronale o corporativo e il mancato coinvolgimento e responsabilizzazione delle risorse umane.

I dipartimenti si distinguono in funzionali (o per obiettivi, costituiti fra divisioni e servizi al fine di coordinare l'azione nella prospettiva di un determinato risultato da raggiungere) e strutturali (formati fra divisioni e servizi omologhi o omogenei sotto il profilo dell'attività e delle risorse umane e tecnologiche impiegate o delle procedure operative) ognuno dei quali prevede, quale strumento di coordinamento e di integrazione organizzativa, un comitato di dipartimento.

Si distinguono dipartimenti di produzione per le funzioni proprie dell'assistenza e prevenzione nel territorio (prevenzione, salute mentale, dipendenze patologiche, farmaceutico), amministrativi, ospedalieri.

I *dipartimenti ospedalieri* sono costituiti dal raggruppamento di una pluralità di strutture ospedaliere (unità complesse, semplici e semplici a valenza dipartimentale), funzionale alla razionalità organizzativa e all'integrazione polispecialistica e multiprofessionale, preposta all'erogazione di prestazioni non erogabili con altrettanta efficacia in ambito territoriale.

Sono strutture organizzative complesse dotate di autonomia tecnico-funzionale e professionale, nonché gestionale nei limiti degli obiettivi e delle risorse attribuite.

Il *comitato di dipartimento* è presieduto dal direttore dello stesso dipartimento. Sono componenti di diritto del comitato di dipartimento: i responsabili delle strutture complesse e semplici a valenza dipartimentale che lo compongono, i rappresentanti dei dirigenti con incarichi professionali, eletti fra gli stessi in misura pari al 50% dei responsabili delle strutture complesse del dipartimento, tre rappresentanti dell'area del comparto eletto tra i dipendenti dei profili professionali presenti nel dipartimento. Il comitato di dipartimento svolge una funzione propositiva, di indirizzo e programmazione delle azioni legate all'organizzazione dipartimentale al fine di ottimizzare le risorse, sperimentare nuovi modelli di gestione, elevare il livello di efficacia ed efficienza delle prestazioni, migliorare gli aspetti qualitativi legati a fruibilità e accessibilità. In particolare: propone alla direzione generale il regolamento aziendale, definisce i modelli di organizzazione del dipartimento, l'utilizzo del personale, l'uso coordinato e ottimizzato delle attrezzature, dei locali, delle risorse economiche, adotta linee guida utili per il corretto indirizzo diagnostico terapeutico, definisce i modelli per la verifica e valutazione della qualità dell'assistenza, propone i piani di aggiornamento e riqualificazione del personale, programma e coordina le attività di didattica, di ricerca scientifica e di educazione sanitaria, stabilisce gli obiettivi da realizzare nel corso dell'anno da proporre alla direzione generale, programma i fabbisogni di risorse umane e strumentali valutandone le priorità, formula proposte per promuovere l'immagine del dipartimento e per diffondere informazioni di interesse per gli utenti.

Il *direttore di dipartimento* è nominato dal direttore generale fra i dirigenti con incarico di direzione delle strutture complesse aggregate nel dipartimento, rimanendo titolare della struttura complessa cui è preposto. Predispone annualmente il piano delle attività e dell'utilizzazione delle risorse disponibili, negoziato con la direzione aziendale nell'ambito della programmazione aziendale. È inoltre membro del collegio di direzione (supporta la direzione generale). Il direttore sanitario si avvale della collaborazione e promuove la partecipazione alle scelte e responsabilità dei direttori di distretto, di dipartimento e dei responsabili delle altre strutture aziendali.

Il direttore di dipartimento convoca almeno 2 volte all'anno un'assemblea che ha carattere consultivo e propositivo.

6.4
Altri organismi aziendali

- Conferenza dei Sindaci;
- Comitato etico.

6.4.1
Conferenza dei Sindaci

Nell'azienda sanitaria il cui ambito territoriale coincide con quello del Comune, il Sindaco, al fine di corrispondere alle esigenze sanitarie della popolazione, provvede alla definizione, nell'ambito della programmazione regionale, delle linee di indirizzo per l'impostazione programmatica dell'attività, esamina il bilancio pluriennale di previsione e quello di esercizio e rimette alla Regione le relative osservazioni, verifica l'andamento generale delle attività e contribuisce alla definizione dei piani programmatici trasmettendo le proprie valutazioni e proposte al direttore generale e alla Regione.

Nelle aziende sanitarie il cui ambito territoriale non coincide con il territorio del Comune, le funzioni del Sindaco sono svolte dalla Conferenza dei Sindaci o dei Presidenti delle circoscrizioni di riferimento territoriale tramite una rappresentanza costituita nel suo seno da non più di cinque componenti nominati dalla stessa Conferenza con modalità di esercizio delle funzioni dettate con normativa regionale.

6.4.2
Comitato etico

Disposizioni ministeriali, secondo le normative europee di buona pratica clinica (GCP), impongono la presenza di tale organismo, come condizione necessaria affinché nelle strutture ospedaliere possano essere attuate le sperimentazioni farmacologiche (Decreto Ministeriale 18 marzo 1998).

Infatti, secondo tale decreto il compito principale del Comitato etico consiste nell'esame della fattibilità delle sperimentazioni nel rispetto dei diritti del malato, ma può essere coinvolto o consultato anche su problematiche mediche e assistenziali che abbiano implicazioni etiche rispetto alle scelte proposte dai sanitari o richieste dalle persone utenti del servizio sanitario.

L'esame delle sperimentazioni, che a tutt'oggi possono essere svolte soltanto in ospedale e/o in strutture riconosciute adeguate e che in un prossimo futuro saranno attuabili anche dai medici di medicina generale (Decreto Ministeriale 10 maggio 2001), e la formazione di pareri hanno assorbito in questi anni la maggior parte dell'attività del comitato. Il controllo sui protocolli sperimentali e sullo svolgimento degli stessi è necessario per tutelare la persona malata che deve essere posta in condizione di esprimere liberamente la sua volontà di partecipare a uno studio, senza subire condizionamenti da parte del medico e senza temere ripercussioni negative in presenza di un eventuale rifiuto.

A garanzia di un tale comportamento, il Comitato etico ha il dovere di valutare sia la validità scientifica del protocollo (che la procedura sia corretta in tutte le parti che la compongono, che il rapporto rischi/benefici sia a favore del singolo paziente, che lo stesso non abbia a patire alcuna differenza negativa rispetto a chi è affetto dalla stessa patologia e non partecipa allo studio), sia la completezza del foglio informativo rivolto al paziente e del testo che ne esprime il consenso.

È evidente che, per fornire alla persona interessata una corretta informazione, il medico deve condurre un colloquio approfondito senza mai dimenticare l'asimmetria del rapporto, che vede nel paziente il soggetto debole, non soltanto perché non possiede il sapere e il saper fare di cui dispone il medico, ma soprattutto perché è emotivamente scosso dall'impatto della malattia nella sua vita. Proprio questa dimensione di esperienza concreta, che per il soggetto malato fa della malattia la sua malattia, obbliga il medico a una modificazione della comunicazione nel momento in cui deve presentare la possibilità/opportunità di una nuova terapia magari più efficace di quella tradizionale o magari no. Tanto più che oggi il paziente è un cittadino informato anche in modo corretto, ma senz'altro enfatizzato nei confronti di una medicina quasi onnipotente, cullato da attese sproporzionate e da un bisogno di salute accentuato.

Questa è una delle tante ragioni di essere del Comitato etico: strumento di valutazione insieme al medico, a sua volta sollecitato da terapie sempre nuove che richiedono necessariamente protocolli di sperimentazione, che l'interesse prioritario dello studio resti il beneficio presente per il singolo paziente e il futuro per la società.

Ma il Comitato etico si presenta anche come strumento di rinnovamento della comunicazione in sanità. Ciò sarà particolarmente significativo quando le sperimentazioni saranno aperte anche ai medici di medicina generale, perché proprio questo nuovo ruolo consentirà al medico di farsi, mediante il colloquio con il suo paziente, informatore/formatore del concetto di nuovo in medicina.

Non a caso uno dei compiti del Comitato etico consiste nell'educazione/formazione degli operatori sanitari della coscienza pubblica e nell'autoeducazione, mediante corsi di aggiornamento, audizione di membri di altri Comitati etici, riflessione su questioni fondamentali emerse nel corso della propria attività.

6.5 Altre componenti dell'ASL

La struttura dell'ASL prevede inoltre:
- il dipartimento di prevenzione;
- il distretto;
- i presidi ospedalieri.

6.5.1
Il dipartimento di prevenzione

Le regioni sono chiamate a istituire all'interno della strutture delle ASL un dipartimento di prevenzione, al quale sono attribuite le funzioni finora svolte dai servizi delle USL. Le attività del dipartimento, elencate nell'art. 20 della Legge 833/1978, sono volte alla prevenzione collettiva e alla tutela della salute della popolazione.

6.5.2
Il distretto

Con il Decreto Legislativo 502/92 (art. 3, comma 5, lett. B) viene confermata l'articolazione delle ASL in distretti; a questi sono attribuite funzioni di significativo rilievo, tanto che essi divengono essenziali nel processo di riordino del Sistema Sanitario, all'interno del quale assurgono a ruolo organizzativo centrale, insieme all'altro polo, quello dell'attività ospedaliera.

Il Distretto Sanitario di Base (DSB) è, infatti, indicato tra le priorità d'intervento nel Piano Sanitario Regionale (PSR) 1994-1996 ed è qui definito come "articolazione organizzativo-funzionale finalizzata a realizzare un elevato livello di integrazione tra i diversi servizi che erogano le prestazioni sanitarie e tra questi e i servizi socio-assistenziali, in modo da consentire una risposta coordinata e continuativa ai bisogni sanitari della popolazione". Esso è l'organismo che gestisce tutte le strutture e i servizi presenti nelle zone in cui è stata suddivisa l'ASL (ogni ASL può avere più distretti), al di fuori di ciò che fa parte dell'assistenza ospedaliera.

L'articolazione dei distretti è regolamentata da leggi regionali, mentre spetta alla dirigenza delle ASL trovare le modalità più consone all'istituzione dei servizi nel rispetto delle singole realtà.

Ai distretti è attribuita autonomia gestionale ed economico-finanziaria con contabilità separata all'interno del bilancio dell'ASL, per lo svolgimento delle funzioni e il conseguimento degli obiettivi aziendali.

Le tipologie di attività che trovano un'ideale collocazione nel DSB sono:

- il supporto all'attività del medico di famiglia;
- l'Assistenza Domiciliare Integrata (ADI) per fornire prestazioni sanitarie e socio-assistenziali evitando il ricovero;
- le attività di ospedalizzazione domiciliare, per evitare il ricovero, erogando comunque a domicilio trattamenti di livello ospedaliero;
- la gestione coordinata degli accessi ai servizi attraverso Centri Unificati di Prenotazione (CUP), uffici decentrati per espletare procedure amministrative, punti di prelievo per indagini chimico-cliniche, sportelli di informazioni.

6.5.3
I presidi ospedalieri

L'art. 4, comma 9, del Decreto Legislativo 502/92 prevede che gli ospedali non costituiti in aziende rimangano come presidi delle ASL e che, ove siano presenti più ospedali, questi possano venire accorpati al fine di favorire una migliore funzionalità.

La struttura direttiva di tali presidi è composta da un dirigente medico, responsabile delle funzioni igienico-organizzative, e da un dirigente amministrativo, responsabile delle funzioni di coordinamento amministrativo.

I presidi conservano comunque autonomia economico-finanaziaria con contabilità separata all'interno del bilancio dell'ASL e seguono le stesse disposizioni applicate per le aziende ospedaliere.

L'art. 4, comma 10, del Decreto Legislativo 502/92, inoltre, attribuisce alle Regioni il compito di riorganizzare tutti i presidi ospedalieri tenendo presente le disposizioni enunciate dalla Legge 412/1991 che, all'art. 4, comma 3 prevede la ristrutturazione della rete ospedaliera, individuando alcuni parametri obiettivi quali:

- l'utilizzazione dei posti letto con tasso annuo non inferiore al 75% in media;
- la dotazione complessiva di posti letto per abitanti, di cui l'1% per riabilitazione e lungodegenza;
- la riconversione degli ospedali che non raggiungono lo standard minimo di 120 posti letto.

6.6
Carta dei servizi

La "carta dei servizi" è, per definizione, il patto tra le strutture del Servizio Sanitario Nazionale e i cittadini secondo i seguenti principi informatori:

- imparzialità nell'erogazione delle prestazioni e uguaglianza del diritto all'accesso ai servizi;
- piena informazione dei cittadini utenti sui servizi offerti e le modalità di erogazione degli stessi;
- definizione di standard e assunzione di impegni da parte dell'Amministrazione locale rispetto alla promozione della qualità del servizio e alla determinazione di modalità di valutazione costante della qualità stessa;
- organizzazione di modalità strutturale per la tutela dei diritti dei cittadini;
- ascolto delle opinioni e dei giudizi, sulla qualità del servizio, espressi dai cittadini direttamente o tramite le associazioni che li rappresentano attraverso modalità e strumenti di partecipazione e coinvolgimento.

Essa è essenzialmente rivolta a facilitare agli utenti l'accesso ai servizi dell'azienda sanitaria e può essere considerata uno strumento a tutela del diritto alla salute, in quanto attribuisce al cittadino-utente la possibilità di un controllo effettivo sui servizi erogati e sulla loro qualità.

Il Decreto Legge 12 maggio 1995, n. 163, convertito in Legge 11 luglio 1995, n. 273, prevede l'adozione, da parte di tutti i soggetti erogatori di servizi pubblici di proprie "carte dei servizi" sulla base di schemi generali di riferimento; per il settore sanitario detto schema di riferimento è stato adottato con Decreto del Presidente del Consiglio dei Ministri del 19 maggio 1995 (GU 31 maggio 1995, n. 65, SO).

Attraverso questo documento (formato cartaceo ed elettronico) l'azienda favorisce comportamenti per migliorare il rapporto tra l'ente pubblico e i cittadini.

Per saperne di più

- Agenzia Sanitaria Regionale (2006) Il clima organizzativo nelle aziende sanitarie: Iconas: cittadini, comunità e servizio sanitario regionale: metodi e strumenti. Agenzia sanitaria regionale, Bologna
- Anessi Pessina E, Cantù E (2005) L'aziendalizzazione del SSN prima parte. Prospettive sociali e sanitarie 6:5-9
- Anessi Pessina E, Cantù E (2005) L'aziendalizzazione del SSN seconda parte. Prospettive sociali e sanitarie 7:3-9
- Anessi Pessina E, Cantù E (2006) L'aziendalizzazione della sanità nel Rapporto OASI 2005. Tendenze nuove: materiali di lavoro su sanità e salute della Fondazione Smith Kline 2:137-173
- Bruno P (ed) (2005) La direzione di struttura complessa. Il Sole 24 Ore, Milano
- De Carlo P (ed) (2005) Gestire il personale nelle aziende sanitarie italiane: contesto, politiche, strumenti. McGraw-Hill, Milano
- Finestres Zubeldia F, Bonomie JM, Cloquell Ale DA et al (2003) The quality in the radiology department. Med Oral 8:311-321
- Gioia V (ed) (2009) Ricerca e innovazione tecnologica in sanità: opportunità e problemi delle forme di collaborazione tra aziende sanitarie e imprenditoria biomedicale. Agenzia sanitaria e sociale regionale, Bologna
- Jommi C (ed) (2004) Il sistema di finanziamento delle aziende sanitarie pubbliche. Egea, Milano
- Kaplan RS (2003) Creating strategy-focused organizations in the health care systems. Pieve di Cento (BO), dicembre 2003
- Kaplan RS, Norton DP (eds) (2004) Strategy maps. Harvard Business School Press, Boston
- Macinati MS (ed) (2007) Le aziende sanitarie pubbliche: la ricerca dell'economicità tra vincoli e margini di azione. Franco Angeli, Milano
- Mele R, Triassi M (eds) (2008) Management e gestione delle aziende sanitarie. Cedam, Padova
- Miriello C (ed) (2009) Le aziende sanitarie pubbliche. Cedam, Padova
- Oronzo S, Petrillo G, D'Intino G (eds) (2007) L'ordinamento e l'organizzazione della sanità. Franco Angeli, Milano
- Pasini E, Pitocchi O, de Luca I, Ferrari R (2002) Quality system Vision 2000. Ital Heart J 3:1198-1203
- Pioggia A (2008) Direzione e dirigenza nelle Aziende Sanitarie: una analisi della distribuzione del potere decisionale alla luce degli atti aziendali. Sanità pubblica e privata 3:5-27
- Rebora G (2005) Profili dei direttori generali nelle aziende sanitarie. Sanità pubblica e privata 1:35-39
- Regione Emilia-Romagna, Agenzia Sanitaria Regionale (2005) Il bilancio di missione per il governo della sanità dell'Emilia-Romagna. Agenzia Sanitaria Regionale, Bologna
- Sanchez E, Letona J, Gonzalez R et al (2006) A descriptive study of the implementation of the EFQM excellence model and underlying tools in the Basque Health Service. Int J Qual Health Care 18:58-65
- Sforza V (ed) (2005) L'economia delle aziende sanitarie pubbliche: logiche di gestione e strumenti di analisi dei risultati aziendali. Cedam, Padova
- van den Heuvel J, Koning L, Bogers AJ et al (2005) An ISO 9001 quality management system in a hospital: bureaucracy or just benefits? Int J Health Care Qual Assur Inc Leadersh Health Serv 18:361-369
- Vanara F (ed) (2008) Il governo dell'azienda sanitaria. Il Mulino, Bologna

- Vendramini E (ed) (2004) Il sistema di budget per le aziende sanitarie pubbliche. McGraw-Hill, Milano
- Vignati E, Bruno P (2001) Il ruolo dei professionisti sanitari nel dipartimento gestionale. Mondo sanitario n. 9, ottobre 2001
- Vignati E, Bruno P (eds) (2004) Tecniche di management sanitario. Franco Angeli, Milano

---

- Carta dei Servizi. Attuazione della carta dei servizi nel servizio sanitario nazionale. Gazzetta Ufficiale n. 108 del 31/08/95. Linee guida n. 2/95
- Decreto del Presidente della Repubblica 1 marzo 1994. Approvazione del Piano Sanitario Nazionale per il triennio 1994-1996. GU 23 luglio 1994, n. 171, SO
- Decreto Legislativo 30 dicembre 1992 n. 502. Riordino della disciplina in materia sanitaria, a norma dell'art. 1 della Legge 23 ottobre 1992 n. 421, così come modificato dal DLgs 7 Dicembre 1993, n. 517. GU 30 dicembre 1992, n. 305, SO
- Decreto Legislativo 30 giugno 1993 n. 266. Riordinamento del Ministero della Sanità a norma dell'art. 1, comma 1, lettera h, della Legge 421, 23 ottobre 1992. GU 3 agosto 1993, n. 180, SO
- Decreto Legislativo 30 giugno 1993 n. 267. Riordinamento dell'Istituto Superiore di Sanità a norma dell'art. 1, comma 1, lettera h, della Legge 421, 23 ottobre 1992. GU 3 agosto 1993, n. 180, SO
- Decreto Legislativo 30 giugno 1993 n. 268 (attuato con DPR 441/1994). Riordinamento dell'Istituto Superiore di Prevenzione e Sicurezza del Lavoro, a norma dell'art. 1, comma 1, lettera h, della Legge 421, 23 ottobre 1992. GU 3 agosto 1993, n. 180 SO
- Decreto Legislativo 30 giugno 1993 n. 269. Riordinamento degli istituti di ricovero e cura a carattere scientifico, a norma dell'art. 1, comma 1, lettera h, della Legge 421, 23 ottobre 1992. GU 3 agosto 1993, n. 180 SO
- Decreto Legislativo 30 giugno 1993 n. 270. Riordinamento degli istituti zooprofilattici sperimentali a norma dell'art. 1, comma 1, lettera h, della Legge 421, 23 ottobre 1992. GU 3 agosto 1993, n. 180 SO
- Decreto Legislativo 19 giugno 1999 n. 229. Norme per la razionalizzazione del Servizio Sanitario Nazionale, a norma dell'art. 1 della Legge 30 Novembre 1998, n. 419. GU 16 luglio 1999, n. 165
- Decreto Ministeriale 15 Aprile 1994. Determinazione dei criteri generali per la fissazione delle tariffe delle prestazioni di assistenza specialistica, riabilitativa ed ospedaliera. GU 10 maggio 1994, n. 107
- Decreto Ministeriale 14 Dicembre 1994. Tariffe delle prestazioni di assistenza ospedaliera. GU 24 dicembre 1994, n. 300
- Decreto Ministeriale 31 luglio 1997. Linee Guida per la stipula dei protocolli d'intesa università regioni. GU 5 agosto 1997, n. 181
- Legge 12 febbraio 1968 n. 132. Enti ospedalieri ed assistenza ospedaliera. GU 12 marzo 1968, n. 68
- Legge 23 dicembre 1978 n. 833. Istituzione del servizio nazionale. GU 28 dicembre 1978, n. 360, SO
- Legge 23 Dicembre 1994 n. 724. Misure di razionalizzazione della finanza pubblica. GU 30 dicembre 1994, n. 304, SO
- Legge 28 dicembre 1995 n. 549. Misure di razionalizzazione della finanza pubblica. GU 29 dicembre 1995, n. 302, SO
- Legge 23 dicembre 1996 n. 662. Misure di razionalizzazione della finanza pubblica. GU 28 dicembre 1996, n. 303

- Legge 16 novembre 2001, n. 405. Interventi urgenti in materia di spesa sanitaria. GU 17 novembre 2001, n. 268
- Ministero della Sanità. Circolare del 12 aprile 1995 Linee di Guida n. 1/1995. Applicazione del DM 14 Dicembre 1994 relativo alle "Tariffe delle prestazioni di assistenza ospedaliera", con riferimento alla riorganizzazione della rete ospedaliera ed alle sue relazioni con i presidi ed i servizi extra-ospedalieri

Budget nelle aziende sanitarie

7

R. Reda

Indice dei contenuti

7.1 Introduzione

Nella gestione d'impresa l'implementazione di un adeguato modello di pianificazione della strategia e di controllo dei risultati è spesso, al giorno d'oggi, elemento imprescindibile per l'esistenza stessa dell'azienda. Infatti, in un contesto spesso caratterizzato da dinamiche in continua e rapida evoluzione, assume fondamentale importanza la capacità di anticipare i cambiamenti e orientare le scelte verso nuovi scenari.

Il sistema di pianificazione e controllo, implementato ormai da tempo nelle aziende private, riveste un ruolo di fondamentale importanza anche nell'azienda sanitaria pubblica, sebbene gli obiettivi e il contesto in cui essa opera siano ben diversi da quelli che caratterizzano un mercato di libera concorrenza, in cui tipicamente le imprese private svolgono la propria attività.

Con la riforma del Servizio Sanitario Nazionale italiano le aziende "informano la propria attività a criteri di efficacia, efficienza ed economicità e sono tenute al rispetto del vincolo di bilancio attraverso l'equilibrio di costi e ricavi" (art. 3, Decreto Legislativo 229/99).

Questi concetti non devono essere interpretati, *sic et simpliciter*, come un taglio

Management in radiologia. Alessandro Carriero, Maurizio Centonze, Tommaso Scarabino (a cura di)

delle spese a discapito della qualità del servizio offerto, quanto piuttosto nella necessità di progettare nuove modalità operative e organizzative al fine di ottimizzare l'uso delle risorse a disposizione in un contesto dominato dalla scarsità delle stesse e, quindi, dalla necessità di rispettare i principi economici propri della cosiddetta efficienza allocativa.

In questo nuovo contesto, l'obiettivo primario di un ospedale o di un'azienda sanitaria locale è quello di fornire il miglior servizio al più basso costo possibile. Di qui l'importanza di uno strumento che, attraverso la definizione delle scelte strategiche, il monitoraggio e l'analisi dei risultati, consenta il raggiungimento degli obiettivi prefissati.

Nell'ambito dei sistemi di pianificazione e controllo di un'organizzazione sanitaria, il *budget* è appunto lo strumento gestionale con cui l'azienda fissa per l'esercizio successivo le attività-prestazioni-servizi che ne costituiscono l'output e le risorse fisico-tecniche e finanziarie che ne costruiscono l'input. Quindi, nel contesto di una gestione pianificata, il budget rappresenta lo strumento attraverso il quale l'azienda assegna annualmente alle singole strutture obiettivi espressi in termini di attività da effettuare, costi massimi da sopportare e risultati da ottenere.

In base alle linee strategiche aziendali, i "titolari" del budget dovranno esprimere dei programmi di attività che interiorizzino, per quanto di propria competenza e nell'ambito della propria autonomia, quelle azioni che concretizzano gli obiettivi aziendali entro il periodo di riferimento.

Il budget, inoltre, riveste un ruolo molto importante, non tanto e non solo come riferimento operativo generale sull'andamento dell'azienda (in confronto a quanto previsto), ma anche perché consente di perseguire altre finalità quali:

- definire le alternative d'azione e la loro fattibilità in termini economici;
- autorizzare e responsabilizzare;
- omogeneizzare comportamenti e modelli organizzativi;
- sviluppare la cultura della programmazione e del controllo.

Il processo di budget si articola nelle fasi della pianificazione, della programmazione e del controllo.

7.2 La pianificazione

Anthony Robert, nel volume "Sistemi di pianificazione e controllo" asserisce: "con il termine pianificazione si indica l'attività volta alla traduzione operativa di politiche aziendali prestabilite per il raggiungimento di determinati obiettivi. La pianificazione è il processo attraverso il quale si formulano e si valutano le strategie in vista del raggiungimento degli obiettivi di fondo della gestione.

La pianificazione, in sintesi, definisce quali sono gli obiettivi dell'azienda e cosa fare per raggiungere gli obiettivi.

Il controllo di gestione è il processo mediante il quale la direzione assicura che le risorse vengano acquisite e impiegate in modo efficace ed efficiente per la realizzazione degli obiettivi, oggetto delle strategie del processo di pianificazione".

7.3
La programmazione

Consiste nella definizione degli obiettivi in cui si concretizza la strategia aziendale e nella quantificazione delle risorse disponibili per il loro perseguimento. Il documento in cui prende corpo l'attività di programmazione è il budget.

Secondo Horngren e collaboratori, "il budget, dunque, nella sua essenza fisica, è il documento formale risultante da un processo di elaborazione che dura alcuni mesi durante il quale:

- si indicano gli obiettivi del periodo (direzione);
- si indicano i limiti (di risorse) da impiegare (direzione);
- si definiscono i programmi e progetti (sintetici) (ciascun responsabile di area aziendale);
- si quantificano i fabbisogni di risorse (ciascun responsabile di area aziendale);
- si elabora una prima stesura del piano generale degli impegni (staff direzione);
- si definiscono le priorità sugli impegni risultanti (direzione);
- si definisce il piano di copertura delle risorse mancanti (responsabili delle risorse);
- si correggono i programmi e i progetti sulla base delle effettive coperture dei fabbisogni (ciascun responsabile di area);
- si elabora una nuova versione del piano degli impegni generale (staff direzione);
- e, se va bene, si produce il budget. Altrimenti si esegue un altro ciclo di correzioni (riprevisioni)".

Il controllo antecedente o *budgeting* si interfaccia con il sistema di pianificazione e si sostanzia nella predisposizione del budget. Attraverso questo strumento gli obiettivi operativi:

- vengono resi misurabili, con la definizione di indicatori e di un target (o traguardo), ossia di un valore che l'indicatore deve assumere per poter dire che l'obiettivo è stato conseguito;
- vengono corredati della previsione delle risorse (umane, finanziarie ecc.) necessarie al loro conseguimento, misurate in termini monetari e, precisamente, di costo;
- vengono assegnati, unitamente alle risorse, agli organi aziendali responsabili del loro conseguimento, che prendono il nome di centri di responsabilità.

Gli indicatori utilizzati per la misurazione del raggiungimento degli obiettivi possono essere:

- di efficacia, quando sono esprimibili come rapporto tra un risultato raggiunto e un obiettivo prestabilito;
- di efficienza, quando sono esprimibili come rapporto tra un risultato raggiunto e le risorse impiegate per raggiungerlo, espresse in termini di costo (quando le risorse sono espresse in termini di quantità materiale si hanno invece indicatori di produttività, di solito considerati non appropriati per il controllo di gestione).

Spesso gli elementi del budget sono stabiliti di comune accordo tra il manager preposto al centro di responsabilità e il vertice aziendale (o il suo manager superiore), secondo la logica del *Management by Objectives* (MbO). In questo modo il budget diviene una sorta di contratto tra il manager preposto al centro di responsabilità e l'azienda, in base al quale il primo s'impegna a raggiungere gli obiettivi pianificati e la seconda a mettergli a disposizione le risorse indicate nel budget.

7.4
Il controllo

In un'azienda il controllo di gestione, detto anche controllo direzionale, è il sistema operativo volto a guidare la gestione verso il conseguimento degli obiettivi stabiliti in sede di pianificazione strategica, rilevando, attraverso un sistema di *reporting* e la misurazione di appositi indicatori, lo scostamento tra obiettivi pianificati e risultati conseguiti e informando di tali scostamenti gli organi responsabili, affinché possano decidere e attuare le opportune azioni correttive.

Introdotto in un primo tempo nelle imprese, ora si sta estendendo anche alle pubbliche amministrazioni dove, secondo la filosofia del *new public management*, sta sostituendo i tradizionali controlli formali di legalità.

Il controllo di gestione ha come obiettivi quelli di:

- misurare la situazione attuale e compararla con il piano generale: questa è una fase importante perché rappresenta un momento di vera e propria verifica sul campo di quanto era stato programmato, in termini di obiettivi da raggiungere e risultati assegnati;
- valutare le cause di scostamento tra quanto programmato e quanto realizzato: in questa fase si vanno operativamente a verificare prima di tutto gli scostamenti e poi a valutare (e analizzare) le possibili cause che hanno portato a tale gap;
- identificare i possibili interventi correttivi sulle azioni o sugli obiettivi: in questa fase l'obiettivo è trovare, dopo aver identificato le cause, le possibili soluzioni e i migliori interventi. Tali interventi possono essere orientati a mettere in atto azioni correttive o a modificare gli obiettivi assegnati (fase di feed-back);
- stimare dove si andrà a finire se le cose continuano così come sono andate fino a quel momento.

Si dà sostanza in questo modo a quello che più correttamente si può definire un effetto *feed-forward* anziché feed-back. L'azione sulla quale si dà l'informazione di ritorno, infatti, non è ancora stata intrapresa, ma si proiettano sul futuro i risultati degli atti sino a quel punto effettuati.

Scopo del controllo di gestione non è quello di sanzionare il comportamento del personale difforme dalle regole quanto, piuttosto, quello di aiutare il personale a indirizzare il proprio comportamento verso il conseguimento degli obiettivi aziendali.

Proprio in quest'ottica il sistema di controllo di gestione dovrebbe essere interrelato con il sistema di valutazione del personale (mediante il nucleo di valutazione) e, quindi, quello incentivante.

Dal punto di vista organizzativo, il sistema di controllo di gestione è normalmente progettato e gestito da un organo posto in staff al vertice aziendale (o al vertice di una divisione aziendale). La persona preposta a questo organo viene a volte qualificata *controller*, con un termine importato dalla pratica aziendale statunitense.

7.5
Conclusioni

Per migliorare ulteriormente i processi di programmazione e controllo di un'organizzazione sanitaria sarebbe necessario un salto di qualità che ci permetta di superare il concetto "sistema premiante uguale euro", di utilizzare razionalmente le risorse economiche assegnate, di abbandonare la logica individualistica, di maturare il concetto di appartenenza all'azienda.

Per saperne di più

- Anthony Robert N (1978) Sistemi di pianificazione e controllo. Etas Libri, Milano
- Baraldi S, De Vecchi C, Teodori C (2008) I sistemi di pianificazione e controllo. In: Bastia P (ed) Sistemi di pianificazione e controllo, Edizione Il Mulino, Bologna
- Horngren CT, Foster G, Datar SM (eds) (1998) Contabilità per la direzione. ISEDI, Torino

---

- Decreto Legislativo 19 giugno 1999, n. 229. Norme per la razionalizzazione del Servizio sanitario nazionale, a norma dell'articolo 1 della legge 30 novembre 1998, n. 419. GU 16 luglio 1999, n. 165, SO

Clinical governance in radiodiagnostica

8

P. De Chirico, P. Di Fazio, S. Bambace, F. Salerno

Indice dei contenuti

8.1 Introduzione

Con il termine di governo clinico si intende un sistema attraverso il quale le organizzazioni sanitarie si rendono responsabili del miglioramento continuo della qualità dei loro servizi e garantiscono elevati standard assistenziali, creando le condizioni ottimali nelle quali viene favorita l'eccellenza clinica. Rappresenta il tentativo di trovare un approccio integrato al problema della qualità dell'assistenza, riconoscendo che non si tratta solo di intervenire nelle singole decisioni clinico-assistenziali per orientarle verso una migliore appropriatezza, ma di fare in modo che i sistemi assistenziali nel loro insieme siano orientati verso questo obiettivo.

Bisogna costruire le condizioni che rendano possibile un agire coordinato e coerente nell'insieme dei determinanti della pratica clinica e, quindi, della qualità di quest'ultima attraverso la formazione dei professionisti (*lifelong learning*), l'apprendimento dell'organizzazione nell'insieme (*learning organization*), il monitoraggio dei processi assistenziali e dei loro risultati (audit clinico), la gestione dei rischi clinici implicati dall'assistenza sanitaria (*risk management*).

Management in radiologia. Alessandro Carriero, Maurizio Centonze, Tommaso Scarabino (a cura di)

8.2
La responsabilità regionale e aziendale

Il governo clinico articolato in una visione complessa di livello regionale e aziendale cerca di integrare la qualità delle prestazioni con un programma organico che operi in feed-back con tutti i settori della struttura sanitaria, in particolare amministrativi, finanziari e gestionali.

Nell'ambito del governo clinico vi è un tendenziale superamento di un approccio frammentato e settoriale alle prestazioni, definendo e sviluppando, pur nell'ambito della sempre riconosciuta autonomia professionale, percorsi e linee guida basate sulle prove di evidenza.

Ciò deve tener conto delle effettive capacità organizzative e professionali locali, delle risorse presenti e disponibili, delle capacità di offerta e di efficace rapporto tra professionisti e il cittadino. Il livello regionale deve sviluppare e definire i documenti di indirizzo e promuovere azioni formative, definire le relazioni e le attività assistenziali di competenza inter- e sovra-aziendali, gli indicatori della misura dell'efficacia delle attività con il monitoraggio di indici assistenziali ed economici.

Il livello aziendale programma la destinazione di risorse professionali ed economiche finalizzate alle attività di governo clinico.

L'organizzazione operativa del governo clinico (momenti, strumenti e persone) è incentrata fondamentalmente sull'unità operativa, sul dipartimento e sul collegio di direzione.

In ambito aziendale il riferimento è a strutture di supporto già costituite (qualità, formazione, sviluppo organizzativo, comunicazione e marketing) che assicurino fra le proprie attività, oltre al supporto alla direzione generale, anche quello a professionisti impegnati nei temi specifici del governo clinico.

8.3
Principi generali e corrispondenti strumenti

Non si può pensare di governare ciò che non si conosce, pertanto la più importante implicazione pratica del governo clinico è rappresentata dalla costruzione delle condizioni clinico-organizzative necessarie a sviluppare, in modo sistematico e continuativo, la sorveglianza e il monitoraggio dei processi assistenziali.

Tuttavia, sarebbe estremamente riduttivo pensare che il governo clinico si traduce semplicemente in politiche orientate a raccogliere in modo sistematico informazioni sui processi assistenziali e sui loro esiti; in realtà si tratta di creare anche le condizioni necessarie a fare in modo che queste informazioni siano effettivamente utilizzate in modo conseguente ai fini del governo e della conduzione dei servizi sanitari.

In questo senso si tratta di operare congiuntamente sul versante organizzativo e su quello culturale. Per realizzare il necessario cambiamento culturale il governo clinico deve fondarsi su principi e valori condivisi:

- condivisione multidisciplinare e transprofessionale: adozione di linee guida e loro

traduzione in percorsi diagnostici condivisi; coordinamento e integrazione tra servizi attraverso le appropriate soluzioni organizzative e le relazioni funzionali;
- *evidence based medicine*: facilità di accesso alle informazioni scientifiche e secondarie sull'efficienza degli interventi sanitari;
- apprendimento dall'esperienza: audit clinico, carte di controllo, gestione del rischio;
- responsabilizzazione: documentazione della qualità delle prestazioni e dei servizi erogati attraverso criteri di valutazione, indicatori e standard di riferimento appropriati;
- sviluppo professionale: formazione orientata a incentivare la conduzione delle attività sopracitate.

Proprio la crescente complessità del sistema è alla base dell'esigenza di elaborare nuovi modelli metodologici e organizzativi che consentano di fornire risposte appropriate ed efficaci ai bisogni di salute. Ad aggravare la situazione concorre la carenza di risorse economiche: servono soluzioni in grado di garantire i migliori standard assistenziali con le limitate risorse a disposizione.

Questo è l'obiettivo del governo clinico, anche se i presupposti teorici sono quelli del "triangolo impossibile": se si vuole dare tutto a tutti non si può darlo di qualità, se si vuole dare tutto di qualità non si può darlo a tutti, infine, se si vuole offrire prestazioni di qualità a tutti non si può dare tutto. Ciò in forza del vincolo posto dal fatto che le risorse a nostra disposizione non sono illimitate. È come logica conseguenza di tale presa di coscienza che il concetto di appropriatezza diviene il tema centrale del governo clinico: è un impegno oneroso, di difficile realizzazione, ma al quale non è possibile sottrarsi.

I motivi di questo appassionato invito devono essere ricercati nelle esperienze quotidiane, laddove si constata quanto la sanità ideale delle parole, delle riviste specialistiche e dei congressi sia lontana da quella reale, fortemente condizionata da personalismi, logiche di potere, interessi economici ecc.

Tornando al governo clinico, anche in area radiologica devono valere i principi ispiratori adeguatamente conformati alle specifiche di contesto:
- priorità a efficacia e appropriatezza;
- attenzione sistematica ed efficienza;
- governo delle innovazioni;
- integrazione tra servizi;
- integrazione fra approcci manageriali e professionali.

Da un punto di vista organizzativo, i dipartimenti sono gli strumenti ideali per la realizzazione del governo clinico in diagnostica per immagini, in quanto rappresentano il livello intermedio tra il vertice aziendale e le strutture complesse dove si fa sanità e pertanto possono assumere un importante ruolo propositivo apportando specifici contributi agli aspetti di seguito elencati:
- creazione e consolidamento di modelli decisionali e operativi basati sulla multidisciplinarietà delle prestazioni sanitarie. Data la rilevanza della presenza di attività radiologiche all'interno dei processi sanitari, tale aspetto potrebbe avere ricadute sul sistema di valenza estremamente positiva. Infatti le attività radiologiche rappresentano un nodo cruciale di tutti i percorsi di salute;
- ricerca e organizzazione delle migliori risorse scientifiche in grado di fornire prove utili alla scelta delle migliori modalità operative;
- elaborazione e verifica di linee guida relative a indagini di diagnostica per immagini e controllo della loro qualità;
- promozione di iniziative di informazione, formazione e organizzazione che,

ricercando l'appropriatezza delle prestazioni, favoriscano il contenimento della domanda di prestazioni radiologiche, unico vero strumento per la riduzione delle liste di attesa;

- analisi reattiva e proattiva delle cause di errore in area radiologica, tenendo in debito conto che l'errore in tale ambito può determinare l'esigenza di dover esporre nuovamente la persona alle radiazioni ionizzanti;
- progettazione dei processi e percorsi radiologici tali da garantire una maggiore integrazione con quelli di salute oppure ospedalieri degli assistiti, anche al fine di garantire la continuità assistenziale;
- individuazione dei bisogni formativi allo scopo di mantenere aggiornate le competenze, soprattutto in funzione delle esigenze avanzate dal mutevole contesto sociale, organizzativo, clinico e tecnologico nel quale si è chiamati a operare; a tal fine particolarmente utile è la definizione di sistemi e strumenti di verifica costante della coerenza tra le competenze fornite dai percorsi formativi e quelle richieste dall'esercizio della professione;
- promozione di progetti di ricerca, soprattutto finalizzati a definire modelli organizzativi che più e meglio riescano a conciliare le esigenze radiologiche della popolazione con le possibilità di risposta dei sistemi sanitari nazionali e regionali;
- conferma e revisione dei livelli essenziali di assistenza relativi alle attività radiologiche;
- realizzazione di progetti di *technology assessment* finalizzati a valutare obiettivamente l'utilità o meno di acquisto, aggiornamento, manutenzione o sostituzione delle tecnologie. Ciò in quanto ben consapevoli che oggigiorno tali scelte sono rese particolarmente difficili, soprattutto dallo scarto sempre più sensibile tra le possibilità d'acquisto e la capacità di valutazione del singolo;
- monitoraggio della distribuzione nel territorio nazionale delle tecnologie di diagnostica per immagini data la loro cronica disomogeneità territoriale. Inoltre, si dovrebbero fornire, anche in funzione delle caratteristiche tecniche delle apparecchiature censite, indicazioni utili a suggerirne un utilizzo appropriato (ad esempio, le nuove tecnologie TC multibanco, molto più costose delle precedenti, ma davvero utili soltanto laddove vengano utilizzate per indagini cardiache);
- territorializzazione e domiciliarizzazione di alcune attività radiologiche.

8.4 Conclusioni

Il termine governo clinico è ormai da qualche tempo entrato nel gergo sanitario di tutte le specialità, anche nell'area radiologica. Solitamente accompagnato dalla contemporanea citazione di "efficacia" e "appropriatezza", appare con frequenza, senza essere meglio specificato, in ogni documento che abbia a che vedere con l'organizzazione dei servizi e con la qualità dell'assistenza.

L'elemento innovativo del governo clinico non sta nella dotazione metodologica, in quanto strumenti come indicatori di performance clinica e di appropriatezza, audit clinico e linee guida sono già ampiamente conosciuti, quanto piuttosto nella consapevolezza che questi strumenti possono essere utili solo se sostenuti da una politica sanitaria che ne incentivi e renda concretamente possibile l'utilizzo.

Proprio in ragione di queste considerazioni la realizzazione concreta del governo clinico richiede interventi su diversi piani decisionali e operativi del sistema, in particolare a livello macro (l'ambito di governo regionale), meso (l'ambito decisionale inter- e intra-aziendale) e micro (il livello decisionale rappresentato dal singolo team di operatori).

Tali interventi devono essere coerentemente funzionali a indirizzare i comportamenti dei diversi "decisori" a un'attenzione sistematica, non occasionale, a una migliore qualità dell'assistenza e, in generale, alla capacità dei servizi di erogare prestazioni efficaci e appropriate.

Per saperne di più

- Armstrong JD 2nd (1999). Morality, ethics, and radiologists' responsibilities. Am J Roentgenol 173:279-284
- Brook RH (1994) Appropriateness: the next frontier. Appropriateness ratings could revolutionise health care. BMJ 308:218-219
- Casagrande I, Perraro F (2002) Clinical governance. Decidere in Medicina 2:2-6
- Casolari L, Grilli R (2004) Il governo clinico del sistema sanitario. In: Cinotti R (ed) La gestione del rischio nelle organizzazioni sanitarie. Il Pensiero Scientifico Editore, Roma
- de Lacey, Godwin R, Manhire A (2000) Clinical governance and revalidation: a practical guide for radiologists. The Royal College of Radiologists, London
- den Heeten GJ, Barneveld Binkhuysen FH (2001) Digitalization of radiological imaging information and consequences for patient care in the hospital. Ned Tijdschr Geneeskd 145:1632-1637
- Duvauferrier R, Badonnel S, Vannoorenberghe Y et al (2002) Process management in a radiology department. Impact on the quality system. J Radiol 83:13-25
- Fellin G, Apolone G, Tampieri A (1995) Appropriateness of hospital use: on overview of Italian studies. Int J Qual Health Care 7:219-225
- Gocke P, Debatin JF, Dürselen LF et al (2002) Process management and controlling in diagnostic radiology in the hospital. Radiologe 42:332-343
- Helsper R, Cesari JG Jr (1997) Developing radiology procedure cost standards. Radiol Manage 19:41-48
- Lagalla R (2001) Telecommunications, health and radiology: potential synergies for the new millennium. Radiol Med 102:14-19
- Lowenstein G (2002) New realities shape future radiology delivery models. Radiol Manage 24:22-25
- Nauert RC (2001) Radiology system evolution in the new millennium. Radiol Manage 23:30-3, 36-40; quiz 42-44
- Pasini E, Opasich C, Scherillo M (1998) ISO 9000: linee guida per un sistema di qualità nel mondo sanitario. G Ital Cardiol 28:397-404
- Schweiger C (1994) L'appropriatezza e i controlli di qualità delle prestazioni mediche. G Ital Cardiol 24:1509-1517
- Steinberg EP (1985) The impact of regulation and payment innovations on acquisition of new imaging technologies. Radiol Clin North Am 23:381-389
- Sterpi S (2005) Governo clinico e vincoli di economicità. Politiche sanitarie 6:175-187
- Tomlinson D, Stapleman K (1998) A new concept in radiology QA in a large setting. Radiol Manage 20:30-37

- Vano E, Fernandez JM, Ten JI et al (2005) Patient dosimetry and image quality in digital radiology from online audit of the X-ray system. Radiat Prot Dosimetry 117:199-203
- Weiler T, Hoffmann R, Strehlau-Schwoll H (2003) Quality management and certification. Optimizing hospital procedures. Unfallchirurg 106:692-697
- Welch D (1999) Radiology integration in a multi-hospital system. Radiol Manage 21:48-53
- Wolbarst AB, Hendee WR (2006) Evolving and experimental technologies in medical imaging. Radiology 238:16-39

- Decreto del Presidente della Repubblica 1 marzo 1994. Approvazione del Piano Sanitario Nazionale per il triennio 1994-1996. GU 23 luglio 1994, n. 171, SO
- Decreto Legislativo 30 giugno 1993 n. 266. Riordinamento del Ministero della Sanità a norma dell'art. 1, comma 1, lettera h, della Legge 421, 23 ottobre 1992. GU 3 agosto 1993, n. 180, SO
- Decreto Legislativo 30 giugno 1993 n. 267. Riordinamento dell'Istituto Superiore di Sanità a norma dell'art. 1, comma 1, lettera h, della Legge 421, 23 ottobre 1992. GU 3 agosto 1993, n. 180, SO
- Decreto Legislativo 30 giugno 1993 n. 268 (attuato con DPR 441/1994). Riordinamento dell'Istituto Superiore di Prevenzione e Sicurezza del Lavoro, a norma dell'art. 1, comma 1, lettera h, della Legge 421, 23 ottobre 1992. GU 3 agosto 1993, n. 180 SO
- Decreto Legislativo 30 giugno 1993 n. 269. Riordinamento degli istituti di ricovero e cura a carattere scientifico, a norma dell'art. 1, comma 1, lettera h, della Legge 421, 23 ottobre 1992. GU 3 agosto 1993, n. 180, SO
- Decreto Legislativo 30 giugno 1993 n. 270. Riordinamento degli istituti zooprofilattici sperimentali a norma dell'art. 1, comma 1, lettera h, della Legge 421, 23 ottobre 1992. GU 3 agosto 1993, n. 180, SO
- Decreto Legislativo 19 giugno 1999 n. 229. Norme per la razionalizzazione del Servizio Sanitario Nazionale, a norma dell'art. 1 della Legge 30 Novembre 1998, n. 419. GU 16 luglio 1999, n. 165
- Decreto Ministeriale 15 Aprile 1994. Determinazione dei criteri generali per la fissazione delle tariffe delle prestazioni di assistenza specialistica, riabilitativa ed ospedaliera. GU 10 maggio 1994, n. 107
- Decreto Ministeriale 14 Dicembre 1994. Tariffe delle prestazioni di assistenza ospedaliera. GU 24 dicembre 1994, n. 300
- Decreto Ministeriale 31 luglio 1997. Linee Guida per la stipula dei protocolli d'intesa università regioni. GU 5 agosto 1997, n. 181
- Legge 12 febbraio 1968 n. 132. Enti ospedalieri ed assistenza ospedaliera. GU 12 marzo 1968, n. 68
- Legge 23 dicembre 1978 n. 833. Istituzione del servizio nazionale. GU 28 dicembre 1978, n. 360, SO
- Legge 30 dicembre 1992 n. 502. Riordino della disciplina in materia sanitaria, a norma dell'art. 1 della Legge 23 ottobre 1992 n. 421, così come modificato dal DLgs 7 Dicembre 1993, n. 517. GU 30 dicembre 1992, n. 305, SO
- Legge 23 Dicembre 1994 n. 724. Misure di razionalizzazione della finanza pubblica. GU 30 dicembre 1994, n. 304, SO
- Legge 28 dicembre 1995 n. 549. Misure di razionalizzazione della finanza pubblica. GU 29 dicembre 1995, n. 302, SO
- Legge 23 dicembre 1996 n. 662. Misure di razionalizzazione della finanza pubblica. GU 28 dicembre 1996, n. 303

- Legge 16 novembre 2001, n. 405. Interventi urgenti in materia di spesa sanitaria. GU 17 novembre 2001, n. 268
- Ministero della Sanità. Circolare del 12 aprile 1995 Linee di Guida n. 1/1995. Applicazione del DM 14 Dicembre 1994 relativo alle "Tariffe delle prestazioni di assistenza ospedaliera", con riferimento alla riorganizzazione della rete ospedaliera ed alle sue relazioni con i presidi ed i servizi extra-ospedalieri

Clinical governance in radioterapia oncologica

9

M. Portaluri

Indice dei contenuti

9.1 Introduzione

Il Governo Clinico (GC) - *clinical governance* - è uno strumento per il miglioramento della qualità delle cure per i pazienti e per lo sviluppo delle capacità complessive e dei capitali del Sistema Sanitario Nazionale (SSN). Per ciò stesso, lo scopo del GC è quello di mantenere standard elevati e migliorare le performance professionali del personale, favorendo lo sviluppo dell'eccellenza clinica. Il GC rappresenta anche l'evoluzione di riflessioni sulla qualità, tema sul quale molte organizzazioni, tra cui l'Organizzazione Mondiale della Sanità, stanno lavorando da anni (*World Health Organization*, 1983).

Il governo clinico in radioterapia oncologica affonda le sue radici in attività di riflessione e di studio, che si collocano alla fine degli anni Sessanta negli Stati uniti e negli anni Ottanta in Europa, orientate prevalentemente ad assicurare omogeneità di comportamenti nei trial clinici. In un secondo momento, l'esigenza di confrontabilità tra le procedure adottate e le dosi erogate si estende anche alla pratica quotidiana. Le motivazioni principali che spingono verso una normazione delle procedure operative e a una loro standardizzazione sono costituite da un lato dall'aumento dell'incidenza di neoplasie e dall'altro dal miglioramento dei risultati terapeutici, con conseguente incremento del numero dei pazienti lungo-sopravviventi sui quali, evidentemente, è più probabile rilevare eventuali effetti collaterali a lungo termine.

9.2 A livello internazionale

Secondo le linee guida dell'*European Organisation for Research and Treatment of Cancer* (EORTC), i programmi di garanzia di qualità (QA) riconoscono due componenti: uno di misure proattive (*dummy run*)[1], generalmente su fantocci, e un altro di monitoraggio e revisione di misure (revisione di singoli casi clinici).

L'*International Atomic Energy Agency* (IAEA) intraprese diverse attività connesse con l'uso pacifico dell'energia atomica e delle radiazioni. La IAEA/*World Health Organization* (WHO), fin dal 1969 ha realizzato audit sui *Thermoluminescence Light Dosimeters* (TLD) spediti per posta a centri di riferimento per verificare i fasci di radiazione. Inoltre, la WHO ha pubblicato nel 1998 un libro sulla *QA in radiation therapy*: si trattava di una guida preparata a seguito di un workshop tenutosi a Schloss Reisensburg (Repubblica Federale Tedesca), dal 3 al 7 Dicembre 1984, organizzato congiuntamente dall'Istituto di *Radiation Hygiene*, *Federal Health Office*, Neuherberg, Repubblica Federale Tedesca e dalla WHO (Ginevra, Svizzera). Preparato da un gruppo di 35 esperti provenienti da tutto il mondo, il libro serve sia come introduzione ai diversi fattori che influenzano una buona prassi radioterapica, sia come guida pratica su specifici argomenti relativi all'assicurazione di qualità. Una particolare attenzione è rivolta, inoltre, all'urgente bisogno di incoraggiare l'uniformità nella qualità della radioterapia e nella consistenza dei risultati terapeutici ottenuti a livello dipartimentale, nazionale e internazionale.

I capitoli sono organizzati per coprire sia gli aspetti operativi fisici e tecnici che le componenti cliniche della *quality assurance*, partendo dall'accurata registrazione fino ad arrivare alla valutazione dei risultati del trattamento.

---

[1] Con il termine *dummy run* si indicano le simulazioni che vengono effettuate per verificare il corretto funzionamento di un sistema meccanico (ad esempio, la corrispondenza fra il tempo di accensione di un acceleratore lineare e la dose erogata) o, più in generale, la correttezza di una procedura.

9.3 Attività in Europa

Fondata nel 1962, l'EORTC ha promosso in Europa un laboratorio di ricerca e di sperimentazione clinica di alta qualità. Il gruppo di radioterapia è stato istituito nel 1975 ed è uno tra i 21 team di ricerca clinica che ora l'EORTC possiede. Già nel 1982, tale gruppo ha avviato uno specifico programma a livello europeo sulla garanzia di qualità (QA) e sull'intercomparazione della dose (Bernier et al, 2002). Il programma fisico e clinico sulla QA coinvolge diverse misure di controllo: l'invio per posta di dosimetri, *dummy run*[2] (dal 1987) e le revisioni del singolo caso (dal 1989) come metodo di QA ancor più orientato al paziente. Questi programmi hanno dimostrato un'effettiva diminuzione delle deviazioni dai valori di riferimento delle tarature degli acceleratori lineari medicali, sia per quanto riguarda la dose erogata con fotoni, che con elettroni, dopo due successivi controlli effettuati presso ciascuna istituzione.

La vasta attività di QA in Europa sarà modificata in un prossimo futuro. La *European Society for Therapeutic Radiology and Oncology* (ESTRO), che si occupa anche della fisica e degli aspetti clinici della QA, ha istituito l'Istituto europeo per la garanzia della qualità in radioterapia (EQART). Gli obiettivi e i servizi di EQART sono i seguenti:

- far avanzare la garanzia e le procedure di controllo di qualità;
- appoggiare le procedure interne di *Quality Control* (QC) al bisogno, con consigli, metodologia o attrezzature;
- offrire consulenza/assistenza per l'attuazione di procedure QA *in vivo*, quali la dosimetria.

ESTRO ha anche recentemente istituito una rete di QA (EQUAL) per verificare la dose usata nelle condizioni di riferimento e non nella radioterapia esterna. Gli audit esterni coperti dalla rete sono basati su misurazioni effettuate; 102 centri sono stati controllati, corrispondenti a 235 fasci (28 di raggi gamma (Co-60) e 207 fasci di raggi X) con domini di primo livello spediti durante il programma EQUAL nel 1998. Di questi, circa il 3% dei risultati in condizioni di riferimento ha mostrato deviazioni al di fuori del livello di tolleranza (>5%). I risultati del programma EQUAL dimostrano l'importanza di una rete di QA in radioterapia. Il Gruppo EORTC RT probabilmente promuoverà il più ampio progetto europeo che sarà avviato dall'ESTRO. Uno specifico protocollo di procedure di controllo della qualità, quali questionari, analisi del singolo caso e procedure correnti su fantoccio, continueranno a essere effettuate, in particolare indagando sulle più moderne tecniche di terapia radiante.

[2] In questo caso il termine indica la simulazione di un trattamento radioterapico, dalla presa in carico di un paziente "virtuale" al trattamento, effettuata da più centri di radioterapia coordinati in un unico progetto. Il *dummy run* prevede che i centri coinvolti utilizzino i loro protocolli operativi per raggiungere l'obiettivo (la prestazione terapeutica) in maniera da poter analizzare retrospettivamente il *modus operandi* ed evidenziare differenze ed errori nelle varie metodiche.

9.4
Attività negli Stati Uniti

Il Centro di fisica radiologica (RPC) è stato finanziato continuamente dal *National Cancer Institute* (NCI) a partire dal 1968 per fornire il controllo di qualità delle pratiche di dosimetria presso le istituzioni che partecipano a sperimentazioni cliniche cooperative dell'NCI, e viene costantemente consigliato e sostenuto dal *Radiation Therapy Committee* (RPC) della Associazione americana dei fisici in medicina (AAPM).

Ospitato presso l'MD *Anderson Cancer Center* sin dal suo inizio, la responsabilità primaria dell'RPC è di assicurare alla NCI e ai gruppi cooperativi che effettuano studi clinici, che tutti gli istituti partecipanti abbiano le attrezzature, il personale e le procedure necessarie per somministrare radiazioni in dosi pari e clinicamente paragonabili. Gli strumenti di monitoraggio utilizzati includono controlli di dosimetria *on site*, mentre i dispositivi di controllo remoto comprendono TLD, fantocci antropomorfi, controlli di riferimento e un effettivo protocollo di trattamento del paziente.

Nel 1969 vi erano tre gruppi cooperativi, ciascuno con un protocollo che interessava una terapia radiante. Trentacinque strutture hanno partecipato alla terapia a megavoltaggio[3] e l'RPC era l'unico gruppo individuato dall'NCI per il controllo di qualità.

Nel 1974, quando 20 gruppi cooperativi multidisciplinari con più di 200 istituzioni hanno partecipato alla terapia, l'NCI istituì sei centri di fisica radiologica (CRPs) per monitorare l'estensione della moderna diagnosi e radioterapia agli ospedali. L'attività del gruppo cooperativo cambiò così tanto che entro il 1996 ci furono nove gruppi cooperativi, quattro uffici di garanzia della qualità (QAOs) e più di 1050 strutture di radioterapia partecipanti. Vi è stato un netto miglioramento nella dosimetria delle radiazioni nel corso degli ultimi tre decenni, in parte attraverso il monitoraggio da RPC e i suoi strumenti di controllo. Tra il 1970 e il 1980, il tasso di conformità del +3%[4] è aumentato dal 70 circa al 90% e attualmente è migliorato, vicino al 98%, per le tarature sia dei fotoni che degli elettroni. Nel 2001 vi sono stati otto gruppi cooperativi e altri tre QAOs e quasi 1300 strutture di controllo da parte dell'RPC. Il *SouthWest Oncology Group* (SWOG) e gli altri gruppi rappresentativi di studi clinici hanno ora le loro misure di QA indipendenti. Inoltre, il gruppo di lavoro Proton e il 3-D QA Center sono stati istituiti per controllare gli studi ad alta tecnologia. Il Centro di radioterapia guidata da immagini di St Louis, MO, e il Centro risorse per le tecnologie emergenti (RCET) a Gainesville, FL, sono finanziati per stabilire un database di trattamenti di radioterapia immagine-guidata per gruppi cooperativi e di rendere i dati disponibili per la valutazione.

Il *Radiation Therapy Oncology Group* (RTOG) è stato organizzato nel 1967 sotto

---

[3] Le energie fotoniche impiegate nella pratica radioterapica sono espresse in multipli di Volt. Il Volt è l'unità di misura della tensione elettrica (voltaggio) applicata per accelerare le particelle all'interno dell'acceleratore, prima della produzione di fotoni X. Megavolt = 1 milione di Volt.

[4] Un fascio di fotoni e/o elettroni si definisce uniforme su tutta l'area di irraggiamento quando i valori di dose presi al centro del fascio e sui bordi differiscono per meno del 3%.

gli auspici del Comitato per i *Radiation Therapy Studies*, un comitato consultivo per la leadership dell'NCI. Insieme con l'RPC, il RTOG dal 1978 e il *Quality Assurance Review Center* (QARC) dal 1980, sono stati attivi nella QA come controllo delle prestazioni nella radioterapia clinica. Lo stato attuale e i futuri piani di ricerca dell'RTOG sono riassunti nell'*International Journal of Radiation Oncology, Biology and Physics*, 2001. Lo SWOG ha condotto uno studio randomizzato sull'applicazione di basse dosi di radiazioni dopo chemioterapia della malattia di Hodgkin in stadio avanzato. Ciò ha dimostrato che il 56% dei pazienti recidivanti ha subito un'importante violazione del protocollo di radiazioni, mentre il 12,5% un'inosservanza minore (Fabian e coll. 1994). A una violazione minore corrisponde il miglioramento dei risultati clinici.

9.5 *Quality assurance in radiotherapy: milestone* dell'attività di QA in Europa e in Italia

Nel 1995 l'ESTRO e l'*Oncology Advisory Report* alla Commissione dell'Unione Europea per il Programma "Europa contro il Cancro" pubblicano un documento approvato dalle società scientifiche di radioterapia di tutti i paesi europei, intitolato *Quality Assurance in Radiotherapy*.

"Si è stimato che poco meno della metà dei pazienti affetti da cancro vengono curati dalla loro malattia. Su cento malati di tumore circa 22 saranno curati con la chirurgia, 18 con la radioterapia - da sola o combinata con altre modalità ma con la radioterapia come agente preminente - e 5 dalla chemioterapia - sola o più spesso combinata con altre modalità. Ciò mostra che la maggior parte dei tumori è curata con modalità locoregionali piuttosto che sistemiche. Con gli sforzi crescenti per l'attuazione degli screening e per la diagnosi precoce ci si deve aspettare che un numero crescente di pazienti si presenterà con tumori che possono essere curati con metodiche locoregionali. All'epoca della diagnosi il 70% dei pazienti si presenta senza evidenziabili metastasi a distanza e gli sarà somministrata una terapia locoregionale nella quale la radioterapia avrà un ruolo preminente

Un crescente ruolo della radioterapia nella cura dei tumori si spiega oltre che con la diagnosi precoce, che porta all'osservazione di tumori molto limitati, anche con lo sviluppo di chirurgie conservative che richiedono l'applicazione della radioterapia (tumori della testa e del collo, sarcomi delle parti molli) o anche per le esigenze di quei casi di neoplasia che pur trattate chirurgicamente sono ad alto rischio di recidiva (tumori della mammella e del colon retto) e richiedono una radioterapia".

Il documento formula sei standard per impiantare, sviluppare e mantenere un sistema di qualità all'interno di un'organizzazione, seguendo l'approccio di uno studio olandese (Leer e coll. 1995) e utilizzati come base di un sistema di qualità per la radioterapia. Essi corrispondono a una chiara definizione e documentazione dei seguenti punti:

- scopi dell'organizzazione;
- struttura dell'organizzazione: responsabilità della qualità, relazioni all'interno dell'organizzazione, infrastrutture del dipartimento: qualificazione dello staff, apparecchiature e infrastrutture;

- procedure per ottenere e manutenere strumenti e materiali: raccomandazioni nazionali e internazionali, sicurezza e buon funzionamento per l'uso clinico, documentazione e registrazione, sostituzione e sviluppo della tecnologia, audit di qualità, controlli di qualità per i fasci esterni, sui simulatori e su altri apparechhi che forniscono dati anatomici e sui sistemi di pianificazione del trattamento, sistemi di calcolo, brachiterapia, apparecchi costruiti in casa;
- controlli di processo di tutte le più rilevanti attività: dati del paziente, protocolli di trattamento, prescrizione e pianificazione, somministrazione, verifica del trattamento e riassunto del trattamento e follow-up, informazioni di flusso, audit di qualità interni ed esterni;
- istruzione e training (conoscenza e abilità);
- strumenti per mezzo dei quali lo stesso sistema di qualità viene controllato.

9.6 Attività in Italia

L'Associazione Italiana di Radioterapia Oncologica (AIRO) e l'Associazione Italiana di Fisica Biomedica[5] (AIFB) hanno sottoscritto il documento sull'Assicurazione di Qualità in Radioterapia preparato dall'ESTRO. Per sviluppare il tema, le due società hanno costituito un gruppo di lavoro. L'Istituto Superiore di Sanità, in quanto referente del Ministero della Sanità per questa materia (ai sensi del Decreto Legislativo 230/95), ha istituito il gruppo Assicurazione di Qualità in Radioterapia, che ha incluso quello delle due associazioni scientifiche anzidette, redigendo un documento che è estensione di quello europeo e del quale condivide la filosofia. Così il gruppo ha identificato "gli aspetti sui quali sviluppare raccomandazioni e regole applicabili alla situazione italiana".

Il recepimento della direttiva europea sulla radioprotezione del paziente e le preesistenti indicazioni nazionali e internazionali prevedono che debbano esistere, per ogni centro di radioterapia, programmi di garanzia di qualità, non limitati ai soli controlli di qualità per le strumentazioni, ma che comprendano anche le attività con i pazienti (diagnosi, indicazione e scelta del trattamento, esecuzione del trattamento, follow-up ecc.).

Proprio per fornire un aiuto concreto all'attuazione di tali programmi è stato proposto e approvato nell'aprile 1999 (divenuto operativo nel dicembre dello stesso anno) il Progetto di Ricerca dell'Istituto Superiore di Sanità (ISS), relativo all'art. 12 del Decreto Legislativo 509/1992 modificato dall'art. 14 del Decreto Legislativo 517/1993: "Miglioramento continuo di qualità in radioterapia: sviluppo di metodologie e loro applicazione sul territorio nazionale". Tale progetto prevede il coinvolgimento di alcuni centri italiani di radioterapia, e corrispondenti servizi di fisica sanitaria, nelle diverse figure professionali principalmente coinvolte nel processo radioterapico e, precisamente, medici oncologi radioterapisti, esperti in fisica medica e tecnici sanitari di radiologia medica.

Quest'attenzione del mondo radioterapico (fisico e medico) trova un riscontro

[5] Attualmente confluita nella Associazione Italiana di Fisica Medica (AIFM).

positivo nell'interesse generale espresso sul rischio clinico dal Piano Sanitario Nazionale (PSN) 2006-2008, che qui riportiamo in una parte essenziale sull'argomento:

"Il rischio clinico è la probabilità che un paziente sia vittima di un evento avverso, cioè subisca un qualsiasi danno o disagio imputabile, anche se in modo involontario, alle cure mediche prestate, che causa un peggioramento delle condizioni di salute o la morte.

Una gestione efficace del rischio clinico presuppone che tutto il personale sia consapevole del problema, che sia incoraggiata la segnalazione degli eventi e che si presti attenzione ai reclami e al punto di vista dei pazienti. Le strategie di gestione del rischio clinico devono utilizzare un approccio pro-attivo, multi-disciplinare, di sistema e devono prevedere attività di formazione e monitoraggio degli eventi avversi.

La formazione, che deve prevedere un livello nazionale, regionale e aziendale, deve consentire a tutti gli operatori di acquisire la consapevolezza del problema del rischio clinico, per favorire la cultura della sicurezza che considera l'errore come fonte di apprendimento e come fenomeno organizzativo, evitando la colpevolizzazione del singolo.

Le attività di monitoraggio devono essere condotte secondo un criterio graduato di gravità di eventi, prevedendo che i tre livelli, nazionale, regionale e aziendale possano promuovere le rispettive azioni, secondo un disegno coerente e praticabile. Deve essere attivato un monitoraggio degli eventi sentinella, cioè quegli eventi avversi di particolare gravità, indicativi di un serio malfunzionamento del sistema, che causano morte o gravi danni al paziente e che determinano una perdita di fiducia dei cittadini nei confronti del servizio sanitario. L'efficace gestione del rischio clinico porterà oltre a importanti risultati di carattere sanitario anche rilevanti risvolti economici."

Il gruppo di lavoro dell'Istituto Superiore di Sanità sull'Assicurazione di Qualità ha prodotto negli anni dal 1996 al 2007 ben 15 documenti.

9.7 Le linee guida

Il Piano Sanitario Nazionale 2006-2008 recita: "La necessità di istituire il Sistema Nazionale delle Linee Guida (SNLG) è nata dalla consapevolezza sempre più presente della necessità di erogare cure di buona qualità ed *evidence based* in un contesto di risorse limitato. In questo contesto assumono particolare rilevanza le Linee Guida (LG), i Protocolli Diagnostico-Terapeutici e i Percorsi di Cura, strumenti che, nel loro insieme, rappresentano l'elaborazione sistematica di indicazioni basate sulle evidenze disponibili, secondo standard raccomandati, nel rispetto del principio di appropriatezza, con l'obiettivo di assistere i clinici e i pazienti nel prendere decisioni, migliorare la qualità delle cure sanitarie e ridurre la variabilità nella pratica clinica e negli *outcome*".

L'SNLG ha prodotto sinora linee guida di interesse oncologico relativamente allo screening diagnosi precoce e trattamento multidisciplinare del cancro del colon retto (2002), diagnostica per immagini (2004), carcinoma prostatico (2005).

L'AIRO ha istituito numerosi gruppi di studio per patologia o per tecnica speciale. Finora sono state rilasciate linee guida per i tumori della mammella e del distretto testa-collo. Molti centri di radioterapia fanno riferimento alle linee guida del *National Comprehensive Cancer Network* (NCCN) che riunisce alcune importanti istituzioni statunitensi e che hanno il pregio di essere rapidamente aggiornate in base alle evidenze scientifiche.

9.8 Le alte tecnologie

Queste attività fanno a pieno titolo parte di un'attività di governo clinico. Lo stabilisce anche il Piano Sanitario Nazionale 2006-2008: "Le politiche pubbliche di investimento del Servizio Sanitario Nazionale, finanziate con il programma straordinario di interventi in edilizia e tecnologie sanitarie, di cui all'art. 20 della Legge 11 marzo 1988, n. 67, hanno avuto e hanno il compito di traghettare il patrimonio strutturale e tecnologico dell'SSN attualizzandolo rispetto ai nuovi principi di assistenza pubblica: riqualificazione dell'offerta attraverso la definizione di una rete differenziata di strutture, dall'alta specialità all'ospedale di comunità, assistenza sul territorio, potenziamento del parco tecnologico".

Il PSN ci ricorda che anche in questo settore vanno rispettati gli impegni assunti congiuntamente dallo Stato e dalle Regioni il 23 marzo 2005, in cui è previsto di destinare almeno una quota pari al 15% del finanziamento per l'ammodernamento tecnologico. In tale ambito, un discorso a parte merita lo sviluppo dei sistemi informativi. Il primo punto che è opportuno sottolineare è che i sistemi informativi delle aziende sanitarie assolvono una duplice funzione:

- supportare i processi (amministrativi e sanitari) aumentandone il più possibile efficienza e qualità;
- registrare i dati fondamentali relativi ai processi stessi.

Una specialità come la radioterapia, con un così importante impatto di tecnologia "pesante", ha bisogno di una rigorosa attività di *health technology assessment* che il PSN così definisce: "La valutazione delle tecnologie sanitarie - *Health Technology Assessment* (HTA) - ha l'obiettivo di informare coloro che devono prendere le decisioni sulla scelta di tecnologie, usando le migliori evidenze scientifiche sull'impatto e le implicazioni mediche, sociali, economiche ed etiche degli investimenti in sanità. Tali metodologie sono indispensabili nella valutazione delle alte tecnologie, per gli alti costi e la difficile gestione connessi, al fine di consentirne una distribuzione razionale sul territorio, per evitare inutili sprechi (doppioni) o gravi carenze".

9.9 Raccolta e analisi degli errori

Gli errori in radioterapia (RT) non sono infrequenti, anche in Paesi con i più alti livelli di risorse per cure sanitarie; tuttavia la loro occorrenza è minore rispetto agli altri errori medici. Infatti in RT sono stimati 1500 per milione di trattamenti, mentre i ricoveri per eventi avversi a farmaci sarebbero circa 65 000 per milione. Gli errori anche in RT si distinguono in umani e di sistema. Quelli umani sono di tre tipi: di distrazione, per erronea applicazioni di regole note o applicazione di regole sbagliate e, infine, basati sulla conoscenza che si deve mettere in campo in occasione di circostanze del tutto nuove o per le quali non vi è sufficiente esperienza. Gli errori di sistema sono legati invece a deficit di progettazione, di supervisione e del management. Questi ultimi sono quelli maggiormente implicati nell'origine degli errori.

Sebbene la raccolta degli errori e degli incidenti non consenta di rilevare tutti gli sbagli che accadono normalmente nella erogazione della RT, un sistema di analisi in un clima collaborativo e sicuro permette di intercettare deviazioni che potrebbero trasformarsi in gravi incidenti.

9.10 Effetti a lungo termine sui tessuti non tumorali

Con il miglioramento dei risultati terapeutici e la diagnosi precoce aumenta la popolazione di pazienti che ricevono RT durante il loro percorso terapeutico e che sopravvivono per più di cinque anni dalla diagnosi. Questi pazienti presentano un rischio non trascurabile di sviluppare tumori radioindotti, quanto più giovane è l'età di esposizione, e un rischio apprezzabile di patologia cardiovascolare (infarto del miocardio, cardiopatia congestizia, valvulopatie, pericadiopatie), quando è il cuore a ricevere dosi anche di alcuni Sv, e vasculopatie carotidee e stroke quando sono irradiati il collo o la regione sovraclaveare. Anche per queste ragioni è crescente l'interesse per l'impiego dei protoni in RT, radiazioni che hanno la medesima equivalenza biologica dei fotoni e degli elettroni, ma che si depositano nel volume di interesse con elevato gradiente di dose.

9.11 Conclusioni

La *Clinical governance* in RT si compone di molteplici aspetti che vanno dalla perfetta taratura delle apparecchiature alla verifica continua delle procedure, all'aggiornamento delle linee guida cliniche. Si tratta di un'attività permanente che ha necessità di un sostegno amministrativo continuo e che vede interagire specialisti di diversa estrazione (fisica, clinica, ingegneristica e gestionale).

L'integrazione e la continuità di queste attività consentono una corretta gestione del rischio clinico e un miglioramento della qualità.

Per saperne di più

- RAPPORTI ISTISAN 04/40. Progetto dell'uso dei protoni in terapia oncologica. Istituto Superiore di Sanità, Roma
- Abayomi, Olubumni K (2004) Neck irradiation, carotid injury and its consequences. Oral Oncol 40:872-878
- Amichetti M, Aristei C, Cazzaniga LF et al (2005) Rapporti ISTISAN 05/19. Sperimentazione clinica con radioterapia: profilo etico, radioprotezionistico e specialistico Gruppo di Studio Istituto Superiore di Sanità "Problematiche etiche della sperimentazione clinica in radioterapia". Istituto Superiore di Sanità, Roma
- Andreucci L, Aristei C, Banci Buonamici F et al (2002) Rapporti ISTISAN 02/39. Linee guida per la garanzia di qualità nell'irradiazione corporea totale. Istituto Superiore di Sanità, Roma
- Andreucci L, Aristei C, Banci Buonamici F et al (2005) Rapporti ISTISAN 05/47. Guidelines for quality assurance in total body irradiation. English version edited by Maria Antonella Tabocchini and Vincenza Viti. Istituto Superiore di Sanità, Roma
- Andreucci L, Benassi M, Begnozzi L et al (1999) Rapporti ISTISAN 99/4. Assicurazione di qualità in brachiterapia: proposta di linee guida in relazione agli aspetti clinici, tecnologici e fisico-dosimetrici. Istituto Superiore di Sanità, Roma
- Andreucci L, Benassi M, Begnozzi L et al (1999) Rapporti ISTISAN 99/6. Controlli di qualità essenziali in radioterapia con fasci esterni. Istituto Superiore di Sanità, Roma
- Andreucci L, Benassi M, Bovini A et al (1996) Rapporti ISTISAN 96/39. Assicurazione di qualità in radioterapia. Proposta di linee guida in relazione agli aspetti clinici e tecnologici. Istituto Superiore di Sanità, Roma
- Arcangeli G, Bignardi M, Calandrino R et al (2004) Rapporti ISTISAN 04/27 Indicatori generali di valutazione per radioterapia alla luce di un primo audit clinico. Istituto Superiore di Sanità, Roma
- Begnozzi L, Benassi M, Bertanelli M et al (2004) Rapporti ISTISAN 04/34 Indicazioni per l'assicurazione di qualità nella radioterapia conformazionale. A cura del Gruppo di Studio Istituto Superiore di Sanità "Assicurazione di Qualità in Radioterapia". Istituto Superiore di Sanità, Roma
- Belli M, Caccia B, Grandolfo M et al (2004) Rapporti ISTISAN 04/40. Progetto Sviluppo dell'uso di protoni in terapia oncologica. Relazione sulle ricerche di biofisica, radiobiologia, dosimetria e sviluppo dei piani di trattamento e degli strumenti informatici. Istituto Superiore di Sanità, Roma
- Benassi M, Bertanelli M, Bovini A et al (2002) Rapporti ISTISAN 02/20. Garanzia di qualità in radioterapia. Linee guida in relazione agli aspetti clinici e tecnologici. Gruppo di studio Istituto Superiore di Sanità "Assicurazione di Qualità in Radioterapia". Istituto Superiore di Sanità, Roma
- Benassi M, Bertanelli M, Bovini A et al (2002) Rapporti ISTISAN 02/40. Indicazioni per l'elaborazione di un manuale di qualità per radioterapia e connesse attività di fisica sanitaria. Istituto Superiore di Sanità, Roma
- Bernier J, Horiot JC, Poortmans P (2002) Quality assurance in radiotherapy: from radiation physics to patient- and trial-oriented control procedures. Eur J Cancer 38:155-158
- Biti G, Bucciolini M, Cellai E et al (2004) Rapporti ISTISAN 04/7. Garanzia di qualità in radioterapia: la pianificazione del trattamento. Dalle esperienze del secondo corso-dibattito sulla Garanzia di Qualità in Radioterapia Firenze, 4-5 dicembre 2000 e 2-4 aprile 2001. Istituto Superiore di Sanità, Roma
- Bolla T, Bartelink H, Garavaglia G et al (1995) EORTC guidelines for writing protocols for clinical trials of radiotherapy. Radiother Oncol 36:1-8

- Bucciolini M, Cellai E, Gabriele P et al (2007) Rapporti ISTISAN 07/29. Garanzia di qualità in radioterapia: la pianificazione del trattamento 3D. Dalle esperienze del quarto corso-dibattito sulla Garanzia di Qualità in Radioterapia, Candiolo (Torino), 14-16 aprile 2005 e 6-8 aprile 2006. Istituto Superiore di Sanità, Roma
- Budach V, Zurlo A, Horiot JC (2002) EORTC Radiotherapy Group: achievements and future projects. Eur J Cancer 38:134-137
- Carmody BJ, Arora S, Avena R et al (1999) Accelerated carotid artery disease after high-dose head and neck radiotherapy: is there a role for routine carotid duplex surveillance? J Vasc Surg 30:1045-1051
- Cheng MS, Ting AL, Ho P et al (2004) Accelerated progression of carotid stenosis in patients with previous extermnal neck irradiation. J Vasc Surg february 39:409-415
- Cheng SW, Wu LL, Ting AC et al (1999) Irradiation-induced extracranial carotid stenosis in patients with head and neck malignancies. Am J Surg 178:323-328
- Cionini L, Gardani G, Magri S et al (2005) Rapporti ISTISAN 05/43. General evaluation indicators for radiotherapy after a first clinical audit. English version edited by the Working Group Continuous Quality Improvement in Radiotherapy. Istituto Superiore di Sanità, Roma
- Clarke M, Collins R, Darby S et al (2005) Effects of radiotherapy and of differences in the extent of surgery for early breast cancer on local recurrence and 15-year survival: an overview of the randomised trials. Lancet 366:2087-2106
- Correa CR, Das IJ, Litt HI et al (2008) Association between tangential beam treatment parameters and cardiac abnormalities after definitive radiation treatment for left-sided breast cancer. Int J Radiat Oncol Biol Phys 72:508-516
- Fabian CJ, Mansfield CM, Dahlberg S et al (1994) Low-dose involved field radiation after chemotherapy in advanced Hodgkin disease: a Southwest Oncology Group study. Ann Intern Med 120:903-912
- Ferreira IH, Dutreix A, Bridier A et al (2000) The ESTRO - quality assurance network (EQUAL). Radiother Oncol 55:273-284
- Ferreira IH, Dutreix A, Bridier A et al (2001) Radiotherapy dosimetry audit: a European programme to improve quality and safety in radiation treatments. In: Proceedings: radiological protection of patients in diagnostic and interventional radiology, nuclear medicine and radiotherapy, Malaga, Spain. Vienna, IAEA
- Giordano SH, Kuo YF, Freeman JL et al (2005) Risk of cardiac death after adjuvant radiotherapy for breast cancer. J Natl Cancer Inst 97:419-424
- Holmberg O, McClean B (2002) Preventing treatment errors in radiotherapy by identifying and evaluating near misses and actual incidents. J Radiother Pract 3:13-25
- International Atomic Energy Agency (1998) Design and implementation of a radiotherapy programme: clinical, medical physics, radiation protection;and safety aspects. IAEA, Vienna
- Izewska J, Andreo P (2000) The IAEA/WHO TLD postal programme for radiotherapy hospitals. Radiother Oncol 54:65-72
- Jurado JA, Bashir R, Burket MW (2008) Radiation-induced peripheral artery disease. Catheter Cardiovasc Interv 72:563-568
- Leer JW, Corver R, Togt J, Buruma OJ (1995) A quality assurance system based on ISO standards. Experience in a radiotherapy department. Radiother Oncol 35:85-91
- Mazzei F, Teunen D, Bonomo L et al (1999) Rapporti ISTISAN 99/7. La Direttiva Euratom 97/43: nuovi orientamenti per la radioprotezione nella pratica clinica, nella ricerca e nel quadro normativo. Istituto Superiore di Sanità, Roma
- Meunier F, van Oosterom AT (2002) 40 years of the EORTC: the evolution towards a unique network to develop new standards of cancer care. Eur J Cancer 38:3-13
- Portaluri M, Fucilli FI, Bambace S et al (2009) Incidents analysis in radiotherapy: application of human factors analysis and classification system. Ann Ist Super Sanita 45:128-133

Clinical governance in radioterapia oncologica

- Radiation Therapy Oncology Group (2001) Research Plan 2002-2006. Int J Radiat Oncol Biol Phys 51:(3 suppl 2)1-154
- Radiological Physics Center. http://rpc.mdanderson.org. May 15, 2002. Ultimo accesso: aprile 2010
- Radioterapisti e fisici medici, Ambesi Impiombato F, Aragno D et al (2003) Rapporti ISTISAN 03/1 IT. Linee guida per la garanzia di qualità nella radioterapia intraoperatoria. Istituto Superiore di Sanità, Roma
- Reason J (ed) (1990) Human Error. Cambridge University Press, Cambridge
- Rosi A, Viti V (2002) Rapporti ISTISAN 02/2. Selezione e definizione di indicatori di autovalutazione per radioterapia. Istituto Superiore di Sanità, Roma
- Scalliet P (2006) Risk, society and system failure. Radiother Oncol 80:275-281
- Shafiq J, Barton M, Noble D et al (2009) An international review of patient safety measures in radiotherapy practice. Radiother Oncol doi:10.1016/j.radonc.2009.03.007
- Shariat M, Alias NA, Biswal BM (2008). Radiation effects on the intima media thickness of the common carotid artery in post-radioterapy patients with head and neck malignancy. Postgrad Med J 84:609-612
- Thawaites D, Scalliet P, Leer JW, Overgaard J (1995) Quality assurance in radiotherapy. Radiother Oncol 35:61-73
- Williams MV (2007) Improving patient safety in radiotherapy by learning from near misses, incidents and errors. Br J Radiol 80:297-301
- World Health Organization (1983) The principles of quality assurance, Geneva
- World Health Organization (1988) Quality Assurance in Radiotherapy. Geneva
- World Health Organization (WHO) (2009) Radiotherapy risk profile: technical manual. Geneva, http://www/who.int/patientsafety/activities/technical/radiotheraphy/en/index.html. Ultimo accesso: 2 febbraio 2009
- www.assr.it. Ultimo accesso: aprile 2010
- www.nccn.org. Ultimo accesso: aprile 2010
- www.radioterapiaitalia.it. Ultimo accesso: aprile 2010

- Decreto del Presidente della Repubblica 14 gennaio 1997. Approvazione dell'atto di indirizzo e coordinamento alle regioni e alle province autonome di Trento, di Bolzano, in materia di requisiti strutturali, tecnologici e organizzati minimi per l'esercizio delle attività sanitarie da parte delle strutture pubbliche e private. GU 20 febbraio 1997, n. 42
- Decreto Legislativo 26 maggio 2000, n. 187. Attuazione della direttiva 97/43/EURATOM in materia di protezione sanitaria delle persone contro i pericoli delle radiazioni ionizzanti connesse ad esposizioni mediche. GU 7 luglio 2000, n. 157
- EURATOM. Council Directive 97/43/EURATOM of 30 June 1997. On health protection of individuals against the dangers of ionizing radiation in relation to medical exposure, and repealing. Directive 84/466 EURATOM
- Ministero della Salute (2006) Piano Sanitario Nazionale 2006-2008, approvato con Decreto del Presidente della Repubblica 7 luglio 2006

Contratti di lavoro e relazioni sindacali

10

E. Tarantini

Indice dei contenuti

10.1 Introduzione

Il rapporto di lavoro pubblico rientra nella categoria dei rapporti di lavoro speciali, trattandosi di una relazione che intercorre tra lo Stato o un Ente Pubblico non economico e un soggetto privato. La specialità del rapporto ha la sua origine storica nella connessione tra prestazione lavorativa del pubblico dipendente e cura dell'interesse generale, da cui conseguivano in passato obblighi accessori di fedeltà, diligenza, comportamenti corretti anche nella vita privata.

Nella figura del dipendente pubblico era ravvisato un duplice profilo, quello di funzionario dello Stato e quello di lavoratore subordinato.

La peculiarità del pubblico impiego trova fondamento nella Carta Costituzionale che dedica numerose norme a questo rapporto, le più importanti delle quali sono quelle contenute nell'art. 54, che stabilisce il dovere per i cittadini cui sono affidate pubbliche funzioni, di adempierle con disciplina e onore; nell'art. 97 che fissa, tra l'altro, la regola del pubblico concorso per accedere al lavoro pubblico; nell'art .98

che sancisce che i pubblici impiegati sono al servizio della Nazione, consacrando in tal modo la funzione del rapporto di lavoro del pubblico dipendente alle esigenze e alle finalità dell'amministrazione.

La predetta peculiarità si rifletteva nella normativa ordinaria speciale che risale al Decreto Del Presidente della Repubblica 30 giugno 1957, n. 3, il Testo Unico sugli impiegati civili dello Stato, che sanciva notevoli differenze rispetto al rapporto di lavoro privato, le più importanti delle quali erano la costituzione del rapporto con atto unilaterale della pubblica amministrazione, il decreto di nomina, la competenza esclusiva del giudice amministrativo (TAR - Consiglio di Stato) per le controversie attinenti al rapporto di lavoro, in luogo del giudice ordinario, la regolazione di tutte le fasi del rapporto di lavoro e non solo dell'organizzazione degli uffici, attraverso atti unilaterali e autoritativi della pubblica amministrazione: fondamentalmente atti di imperio.

Il riordino della disciplina della dirigenza pubblica rappresenta uno dei punti cardine di quella che è stata definita la rivoluzione del lavoro pubblico, per "accrescere l'efficienza delle amministrazioni" e "realizzare la migliore utilizzazione delle risorse umane", così come recita l'art. 1 del Decreto Legislativo 165/2001, nel rispetto dell'art. 97, comma 1, della Costituzione.

I capisaldi di questa riforma si ritrovano nei Decreti Legislativi 29 del 1993, 51 e 80 del 1998, 165 del 2001, nelle norme del giusto procedimento e del diritto di accesso agli atti del procedimento amministrativo e ai documenti pubblici sanciti dalla Legge 241 del 1990 e ribaditi nel Decreto del Presidente della Repubblica 445 del 2000 e nella Legge 15 del 2005. Attraverso questi interventi legislativi si è realizzata una vera e propria rivoluzione culturale oltre che giuridica, che si è trasfusa nei nuovi contratti collettivi, e un autentico processo di democraticizzazione ha attraversato il mondo del pubblico impiego.

Tale processo, iniziato negli anni Novanta e non ancora definitivamente concluso, mira a equilibrare una serie di principi costituzionalmente tutelati con un nuovo assetto della dirigenza pubblica. La riforma viene avviata con la Legge delega 421/92 che come obiettivo principale aveva quello di ricondurre al diritto civile il rapporto di lavoro e di impiego dei dipendenti pubblici e di regolarli con contratti di diritto privato. Essa si inseriva in un più vasto programma di risanamento finanziario attuato attraverso la riforma del sistema pensionistico, di quello sanitario e della finanza locale. Si fanno strada nella riforma concetti mutuati dal mondo aziendalistico quali quelli dell'efficienza e dell'efficacia dell'azione amministrativa, cioè si delinea sempre più la crisi della cosiddetta "burocrazia", intesa nell'accezione negativa del termine e cioè come regole inutilmente pedanti che, di fatto, non garantiscono più l'imparzialità dell'attività amministrativa ma "ingessano" l'apparato pubblico al punto da renderlo incapace di adattarsi per tempo all'evoluzione continua e frenetica della società. Le motivazioni economiche, in realtà, sono state l'occasione per superare nella pubblica amministrazione un modello organizzativo ormai obsoleto, quale era appunto quello burocratico, in favore di uno nuovo improntato all'efficienza, ai risultati, tale insomma da renderla più vicina ai cittadini, capace di programmarsi, di operare per obiettivi e di prestare attenzione non solo alle procedure ma anche e soprattutto ai risultati. Il Decreto Legislativo 29/93 concretizza queste esigenze e realizza quella che è stata definita la "prima privatizzazione" del pubblico impiego mediante l'assoggettamento, tranne alcune eccezioni, dei pubblici impiegati alla disciplina del lavoro privato, alla contrattazione collettiva e alla giurisdizione del giudice ordinario. La riforma, tuttavia non del tutto completa, prosegue con le trasformazioni introdotte nel 1997 dalle "leggi Bassanini" che investono tutti i settori della pubblica amministrazione: funzioni, organizzazione, semplificazione, organizzazione, personale, procedimenti, contabilità, in una parola si attua la cosiddetta "seconda privatizzazione" con l'emanazione dei Decreti Legislativi 396/97 e 80/99. Con il primo viene riordinata e potenziata l'ARAN (Agenzia per la rappresentanza negoziale delle pubbliche amministrazioni), vengono riviste le procedure di consultazione delle Organizzazioni Sindacali (OOSS) e modificate le forme e i contenuti della contrattazione collettiva, nonché ridefiniti i criteri di rappresentatività sindacale sia a livello nazionale che decentrato. Il Decreto Legislativo 80/99, invece, completa la privatizzazione rendendo operativo il passaggio del rapporto di lavoro pubblico al codice civile e alle norme che lo disciplinano nelle imprese e, quindi, allo statuto dei lavoratori e prevedendo il definitivo passaggio, già disciplinato dal Decreto Legislativo 29/93, della giurisdizione relativa alle controversie concernenti il rapporto di lavoro dal giudice amministrativo al giudice ordinario. In particolare, tale normativa, prevedendo una più netta distinzione tra fonti pubblicistiche (relative all'organizzazione degli uffici) e fonti privatistiche (relative al rapporto di lavoro), valorizzando sempre più il ruolo della contrattazione collettiva nella disciplina in via esclusiva del trattamento retributivo, detta le nuove regole per la riforma della dirigenza pubblica e per l'accesso ai pubblici impieghi presso le pubbliche amministrazioni. La riforma prosegue con il Decreto Legislativo 387/98 che definisce nuovi criteri per l'accesso alla dirigenza dello Stato e degli Enti Pubblici non economici. Infine, il quadro normativo si conclude con l'emanazione del Decreto Legislativo 165/2001, una sorta di "testo unico" del rapporto di lavoro privatizzato alle dipendenze delle pubbliche amministrazioni, che recepisce tutte le normative precedenti, sostituendo integralmente il Decreto Legislativo 29/93. Il Decreto Legislativo 165/2001, infatti, non introduce alcuna norma sostanziale, né innova l'ordinamento del lavoro alle dipendenze della pubblica amministrazione, ma si limita a mettere "a regime", per il settore pubblico, un impianto normativo in cui fonte legale e fonte contrattuale concorrono nella disciplina del rapporto di lavoro e delle relazioni sindacali.

Successivamente, sul Decreto Legislativo 165/2001 si inserisce la Legge 145/2002 in materia di dirigenza con cui vengono introdotti meccanismi atti a favorire la mobilità tra pubblico e privato e apportate modifiche alla disciplina degli incarichi dirigenziali, prevedendo anche un'area della vicedirigenza.

10.2 Contrattazione collettiva e relazioni sindacali

Il processo di avvicinamento del pubblico impiego al rapporto di lavoro privato ha trovato la sua massima espressione e realizzazione nella disciplina della contrattazione collettiva.

La contrattazione collettiva è oggi la fonte primaria di regolamentazione del rapporto di pubblico impiego.

L'art. 4 del Decreto Legislativo 165/2001 stabilisce che la contrattazione collettiva si svolge su tutte le materie attinenti al rapporto di lavoro e alle relazioni sindacali e si sviluppa su due livelli, i contratti nazionali collettivi di comparto e i contratti integrativi.

La contrattazione nazionale si fonda in via principale sui contratti di comparto, per settori omogenei o affini, determinati mediante appositi accordi tra l'ARAN e le confederazioni e le organizzazioni sindacali maggiormente rappresentative.

La contrattazione collettiva disciplina la durata dei contratti nazionali e di quelli integrativi, la struttura centrale, i rapporti tra i diversi livelli, il trattamento economico.

Il procedimento della contrattazione è regolato dall'art. 47 del Decreto Legislativo 165/2001. Prima di ogni rinnovo contrattuale i comitati di settore deliberano gli indirizzi per l'ARAN che, sulla base di essi, dà l'avvio alle trattative. Raggiunta l'ipotesi di accordo, l'ARAN trasmette il testo contrattuale al comitato di settore che, per le amministrazioni dello stato è la Presidenza del Consiglio dei Ministri, per acquisire il parere che deve essere espresso in cinque giorni. Se il parere è negativo si riaprono le trattative.

Ottenuto il parere positivo, l'ARAN trasmette la quantificazione dei costi contrattuali alla Corte dei Conti che si deve esprimere sulla compatibilità del contratto con i vincoli di bilancio entro 15 giorni. In caso di parere positivo o dopo che sono trascorsi i 15 giorni dalla richiesta, l'ARAN sottoscrive l'accordo. In caso di esito negativo devono essere assunte tutte le opportune iniziative volte a riportare gli oneri contrattuali nei vincoli di bilancio e, in caso estremo, riaprire le procedure negoziali.

Il contratto collettivo ha efficacia *erga omnes* che per la Corte Costituzionale risiede nelle specifiche disposizioni del Decreto Legislativo 165/2001, nell'art. 46 che individua nell'ARAN il soggetto investito *ex lege* della rappresentanza negoziale della pubblica amministrazione; nell'art.40 che stabilisce che le pubbliche amministrazioni devono adempiere agli obblighi assunti con i contratti collettivi, nazionali e integrativi, dalla data della loro sottoscrizione definitiva; nell'art. 45 che obbliga le predette amministrazioni a garantire parità di trattamento contrattuale o, comunque, trattamenti non inferiori a quelli previsti dai contratti collettivi. Risiede, altresì, nel principio della rappresentatività sindacale, generalizzata per categorie di lavoratori e non per singoli dipendenti.

Nei singoli contratti individuali stipulati con i dipendenti pubblici, è sempre presente un clausola di rinvio al contratto collettivo.

Il Decreto Legislativo 27 ottobre 2009, n. 150 apporta delle innovazioni alla contrattazione collettiva, a quella integrativa e quindi al sistema delle relazioni sindacali che in breve di seguito si riportano:

- *ARAN (articoli 56 e 58).* Si prevede che gli atti di indirizzo all'ARAN e le altre competenze relative alla contrattazione collettiva vengano esercitate da comitati di settore. Per tutte le amministrazioni centrali opera, come comitato di settore, il Presidente del Consiglio dei Ministri tramite il ministro per la pubblica amministrazione e l'innovazione, di concerto con il ministro dell'economia, nel rispetto delle specificità dei singoli comparti. Vengono promosse, poi, forme di coinvolgimento delle varie istanze rappresentative che operano nei diversi settori della pubblica amministrazione. Per le amministrazioni regionali e il Servizio Sanitario Nazionale, nonché per gli enti locali e i segretari comunali e provinciali, viene costituito un secondo comitato di settore. Rappresentanti designati dai comitati di settore possono assistere l'ARAN nello svolgimento delle trattative. L'ARAN stessa viene poi rafforzata prevedendo che il presidente sia nominato con Decreto del Presidente della Repubblica, previo favorevole parere delle competenti commissioni parlamentari.

- *Contrattazione collettiva (articoli 53, 54, 57, 59, 60, 61, 63, 65 e 66).* La contrattazione collettiva determina i diritti e gli obblighi direttamente pertinenti al rapporto di lavoro e alle relazioni sindacali e disciplina, in coerenza col settore privato, la struttura contrattuale, i rapporti tra i diversi livelli e la durata dei contratti nazionali e integrativi, che viene stabilita in modo che vi sia coincidenza tra disciplina giuridica ed economica. Sempre alla contrattazione collettiva è rimessa la definizione dei trattamenti economici accessori collegati: alla performance individuale, organizzativa e all'effettivo svolgimento di attività particolarmente disagiate ovvero dannose o pericolose per la salute. E in accordo con il principio di delega sulla riduzione del numero dei comparti e delle aree di contrattazione, ferma restando la competenza della contrattazione collettiva per l'individuazione della relativa composizione, il Decreto fissa a 4 il numero dei comparti di contrattazione, cui corrispondono 4 separate aree per la dirigenza. Un'apposita sezione contrattuale di un'area dirigenziale riguarda la dirigenza del ruolo sanitario del Servizio Sanitario Nazionale. In attesa della costituzione delle macroaree contrattuali, si dispone la proroga degli organismi di rappresentanza del personale (RSU), anche se le relative elezioni siano state già indette (come nel caso della scuola). Le elezioni relative al rinnovo dei predetti organismi di rappresentanza si svolgeranno, con riferimento ai nuovi comparti di contrattazione, entro il 30 novembre 2010. Nell'ambito dei comparti di contrattazione possono essere costituite apposite sezioni contrattuali per specifiche professionalità. Per migliorare, inoltre, l'efficienza e l'efficacia delle procedure della contrattazione collettiva, si segnala la facoltà delle amministrazioni, al fine di incentivare la conclusione tempestiva degli accordi e di tutelare il profilo retributivo dei dipendenti in caso di mancato accordo, di erogare, in via provvisoria, ai dipendenti le somme stanziate dalla Legge Finanziaria per i rinnovi contrattuali (per le sole voci stipendiali). Come pure, in alternativa a questa, la copertura economica del periodo di vacanza contrattuale secondo misure e modalità stabilite dalla contrattazione nazionale e, comunque, nei limiti previsti dalla Legge Finanziaria in sede di definizione delle risorse contrattuali. Viene disposto, poi, che ogni accordo decentrato sia accompagnato da una relazione tecnica e da una illustrativa, entrambe rese accessibili tanto agli organi di controllo quanto al pubblico. L'ultima, in particolare, deve essere redatta in modo tale da consentire al pubblico di valutare quanto la contrattazione decentrata sia effettivamente improntata al principio di premiare la produttività e l'efficienza nell'offerta di servizi pubblici. Si prevede, per alcune amministrazioni pubbliche, che gli oneri derivanti dalla contrattazione collettiva nazionale siano posti a carico dei rispettivi bilanci. Qualora, invece, sorgano controversie sull'interpretazione dei contratti collettivi, le parti che li hanno sottoscritti si incontrano per definire consensualmente il significato del punto in discussione. Sono, inoltre, contemplati un particolare regime per i procedimenti negoziali per il personale a ordinamento pubblicistico e l'abrogazione di una serie di norme superate dal presente decreto.
- *Contrattazione integrativa (articoli 55 e 64).* Essa viene sottoposta a vincoli di

spesa cogenti, definiti dalla contrattazione nazionale sulla base degli obiettivi e delle compatibilità di finanza pubblica. Per le amministrazioni delle autonomie locali sono previsti vincoli di approvazione preventiva meno stringenti che per le amministrazioni centrali, ma comunque nel rispetto dei patti di stabilità e dei limiti fissati dai bilanci pluriennali. Le amministrazioni locali, peraltro, possono eventualmente aggiungere risorse proprie a quelle definite dalla contrattazione nazionale a favore della contrattazione integrativa, sempre nel rispetto dei limiti indicati. Viene potenziato, poi, il sistema dei controlli sulla spesa, che richiede alle amministrazioni centrali di inviare annualmente e pubblicare sul proprio sito informazioni certificate sul costo degli accordi integrativi al Ministero dell'Economia, e da questo alla Corte dei Conti. Qualora non si raggiunga l'accordo per la stipulazione di un contratto collettivo integrativo, l'amministrazione interessata può provvedere, in via provvisoria, sulle materie oggetto del mancato accordo, fino alla successiva sottoscrizione. Viene chiarito anche che i soggetti e le procedure della contrattazione collettiva integrativa sono disciplinati dai contratti collettivi nazionali, fermo restando quanto previsto per gli organismi di rappresentanza unitaria del personale. Entro il 31 dicembre 2010, infine, le parti dovranno adeguare i contratti collettivi integrativi vigenti alla data di entrata in vigore del presente decreto. In difetto, i contratti vigenti cesseranno d'efficacia dal 1° gennaio 2011 e non saranno ulteriormente applicati.

10.3 Accesso nella pubblica amministrazione e flessibilità dei rapporti di lavoro

Nonostante l'avvicinamento del rapporto di lavoro pubblico a quello privato e l'assoggettamento alle norme del codice civile e della contrattazione collettiva, l'accesso al lavoro pubblico conserva tratti di specialità collegati alla natura pubblica del datore di lavoro.

Così, in conformità al dettato dell'art. 97 della Costituzione, l'art. 35 del Decreto Legislativo 165/2001 stabilisce che l'assunzione nella pubblica amministrazione avviene mediante procedure selettive volte all'accertamento della professionalità richiesta, che devono garantire, altresì, in misura adeguata l'accesso dall'esterno; mediante l'avviamento degli iscritti nelle liste di collocamento per le qualifiche e i profili per i quali è richiesto il solo requisito della scuola dell'obbligo, recependo la disciplina della Legge 56 del 1987; mediante l'assunzione obbligatoria dei soggetti appartenenti a categorie protette, ai sensi della Legge 68 del 1999 che ha come finalità specifica la promozione dell'inserimento e dell'integrazione nel mondo del lavoro delle persone disabili, legge integrata dal Decreto del Presidente del Consiglio dei Ministri 13 gennaio 2000. In proposito, appare utile un inciso per osservare che mentre il concorso pubblico realizza in pieno il principio dell'uguaglianza formale di cui al 1° comma dell'art. 3 della Costituzione, con le specifiche riserve di legge si realizza invece l'uguaglianza sostanziale di cui al 2° comma dello stesso articolo, che si concretizza in trattamenti differenziati per tipologia di soggetti diversi, meritevoli di particolari tutele, al fine di garantire a tutti pari opportunità.

Allo scopo di conformare l'assunzione di personale alle effettive esigenze di servizio e introdurre elementi di contenimento del costo del lavoro e della spesa pubblica, è previsto che ogni amministrazione subordini l'avvio delle procedure concorsuali a una programmazione annuale e triennale e, nel caso delle amministrazioni dello Stato, anche a una preventiva autorizzazione della funzione pubblica.

Il rapporto di lavoro pubblico attualmente si costituisce con la sottoscrizione di un contratto individuale e non è più previsto il giuramento di fedeltà allo Stato.

La disciplina civilistica è stata solo in parte recepita nel pubblico impiego, al quale si applicano le disposizioni dell'art. 52 del Decreto Legislativo 165/2001.

Accanto al contratto di lavoro a tempo pieno, il Decreto Legislativo 165/2001 riconosce anche alle pubbliche amministrazioni la facoltà di avvalersi di forme contrattuali flessibili di assunzioni e di impiego del personale, proprie del rapporto di lavoro privato.

L'art. 36 del citato Decreto fa riferimento, in particolare, al contratto a tempo determinato, al contratto di formazione e lavoro, al lavoro temporaneo, al telelavoro, al lavoro a tempo parziale.

Diversamente dal privato, nel lavoro pubblico questi rapporti flessibili non possono essere mai convertiti autonomamente in rapporti di lavoro a tempo indeterminato, in omaggio al principio appena ricordato che nel lavoro pubblico si accede attraverso procedure selettive. Sono fatti salvi tutti gli altri diritti riconosciuti ai lavoratori a tempo pieno.

Al personale che fruisce di contratti a tempo determinato si applica lo stesso trattamento giuridico ed economico del personale a tempo indeterminato.

10.4
La dirigenza pubblica

Il processo di privatizzazione del lavoro pubblico ha interessato anche la dirigenza. In un primo momento il rapporto di lavoro dei dirigenti era stato escluso dal predetto processo, sulla base del convincimento che soltanto un regime rigorosamente pubblicistico avrebbe potuto garantire il principio dell'imparzialità e del buon andamento della pubblica amministrazione, secondo il dettato dell'art. 97 della Costituzione. Solo a seguito di alcuni importanti interventi della Corte Costituzionale, volti a dare una lettura più estensiva del disposto dell'art. 97, le regole della privatizzazione sono state riconosciute anche al rapporto di lavoro dei dirigenti (Corte Costituzionale, sentenze n. 313 del 1996 e 309 del 1997).

La disciplina della dirigenza pubblica ha così conosciuto un'incessante opera di riforma, realizzata in una prospettiva di managerialità e di efficienza dell'azione amministrativa. La normativa è contenuta negli articoli che vanno dal 13 al 29 del Decreto Legislativo 165/2001 e nella Legge 145 del 2002 (Disposizioni per il riordino della dirigenza statale e per favorire lo scambio di esperienze e l'integrazione tra pubblico e privato).

Ai dirigenti pubblici, per effetto della privatizzazione, spettano funzioni e poteri prima sconosciuti, cui corrisponde l'assunzione di responsabilità strettamente correlate al raggiungimento di risultati certi e verificabili. Alla base della nuova figura del dirigente pubblico c'è la netta distinzione di competenze, già operata dal citato Decreto Legislativo 29/93 tra gli organi di indirizzo (politici) e gli organi di gestione (dirigenti). Proprio il principio della separazione tra politica e amministrazione ha fatto sì che il dirigente pubblico perdesse la veste del "burocrate puro" per indossare quella del "manager" cioè di un amministratore con autonomia decisionale, cui è conferito un incarico dirigenziale a tempo determinato, con un proprio budget, che gestisce risorse umane e strumentali e con specifiche responsabilità sia giuridiche che di risultato. In fondo il manager pubblico agisce, o dovrebbe farlo, secondo la logica del privato datore di lavoro, cioè avendo come criteri guida quelli dell'efficienza e del risultato. Determinante è stata, poi, l'introduzione con il Decreto Legislativo 80/93 di un rapporto fiduciario tra l'organo di indirizzo politico e il dirigente, rapporto fiduciario che segna il passaggio dal modello gerarchico a quello di direzione. In tale modello l'organo di direzione politica non impartisce più ordini ma direttive, cioè indica gli obiettivi da raggiungere lasciando al dirigente ampia libertà di azione circa le modalità per perseguire gli stessi. Espressione nonché conseguenza inevitabile del rapporto fiduciario è la stipulazione del contratto individuale di lavoro. Infatti, il provvedimento di conferimento dell'incarico (che conserva la sua natura pubblicistica) assume un ruolo centrale in quanto, tenendo conto delle attitudini, delle capacità professionali e dei risultati precedentemente conseguiti dal dirigente, in relazione alla natura e alle caratteristiche dell'incarico da conferire, delinea il contenuto dei compiti assegnati al dirigente in relazione a quelli che sono gli scopi fissati negli atti di indirizzo politico-amministrativo, gli obiettivi da conseguire, l'oggetto e la durata dell'incarico medesimo; il contratto individuale definisce, invece, il relativo trattamento economico. Si modifica anche l'attività di controllo esercitata sul dirigente: non si attua più un controllo puntuale sui singoli atti, ma una verifica complessiva e gestionale sull'attività e, soprattutto, sui risultati raggiunti. Emerge, quindi, chiaramente come le riforme amministrative degli anni Novanta abbiano evidenziato una stretta connessione tra la ridefinizione del ruolo del dirigente pubblico e il sistema dei controlli interni. Tale ultimo sistema è stato introdotto nella pubblica amministrazione con il Decreto Legislativo 286/99. Anche tale norma, come quelle relative alla cosiddetta privatizzazione del pubblico impiego, si fonda sul principio della distinzione dei compiti di direzione e controllo, affidati alla politica, e quelli di natura gestionale, assegnati all'amministrazione. In particolare, con tale testo normativo sono stati introdotti nella pubblica amministrazione nuovi strumenti e strutture, si è affermata la cultura del controllo di gestione e della misurazione dei risultati, sono stati avviati articolati sistemi di valutazione dei dirigenti, è stata superata la portata meramente repressiva dell'ispezione amministrativa, per lasciare il posto a un sistema di audit aziendale.

In questo contesto appare evidente come l'azione del dirigente pubblico non sia più solo quella di porre in essere atti conformi alla legge, ma debba essere finalizzata a realizzare risultati concreti e misurabili. Cioè si passa dal concetto di imparzialità dell'amministrazione (che il dirigente deve sempre garantire) a quello dell'efficienza dell'amministrazione medesima. In altre parole, diviene determinante nell'agire del dirigente pubblico il passaggio dalla logica dell'adempimento (cioè rispettare "alla lettera" le disposizioni normative) alla logica dell'efficienza (ovvero puntare al risultato dell'attività posta in essere) che, conseguentemente, muta anche la sua *mission* che non è più solo quella di esercitare i poteri connessi alle competenze riconosciutegli, ma di proporsi degli obiettivi e raggiungerli. A base di tale mutamento c'è anche la consapevolezza che l'ente pubblico non esiste per se stesso, ma perché deve fornire servizi ai cittadini: servizi individuali (ad esempio, un intervento chirurgico) la cui somma si trasforma in servizi alla collettività (la tutela della salute).

In tale nuova prospettiva diviene importante valutare, quindi, anche l'apporto che il dirigente fornisce all'organizzazione. Tale contributo non può essere visto solo in termini di risultati conseguiti, ma deve essere valutato anche in termini di modalità seguite per il raggiungimento di quei risultati. Cioè diviene importante non solo valutare e verificare i risultati, ma anche vagliare il modo con cui il dirigente li ha raggiunti. È il modo che caratterizza la qualità dell'apporto personale dato dal dirigente al conseguimento dei risultati della struttura che dirige. In tale prospettiva acquistano rilievo non solo le conoscenze possedute, ma anche le capacità relazionali, intellettive e operative che, insieme alle prime, concorrono a formare le competenze del dirigente, che poi si traducono nei comportamenti organizzativi adottati che sono determinanti perché garantiscono la continuità nel tempo dei risultati, in quanto legati stabilmente al dirigente. I comportamenti organizzativi, scaturiti dalle competenze del dirigente, influenzano fortemente il clima organizzativo e, quindi, anche la sfera motivazionale dei collaboratori che, a sua volta, incide fortemente sui livelli di performance e sul raggiungimento o meno dei risultati. Al nuovo dirigente pubblico o, meglio, al manager pubblico non sono più chieste solo competenze di tipo amministrativo, ma anche gestionali e negoziali di non scarso rilievo. Proprio per questi motivi, i processi di riforma sopra evidenziati hanno puntato molto anche sulla formazione del personale dirigenziale, nel senso che il dirigente deve sviluppare competenze strategiche non solo all'interno dell'amministrazione in cui opera, ma anche all'esterno (riuscire a cogliere e gestire le esigenze del contesto che lo circonda in modo da contribuire fortemente alla pianificazione strategica).

È evidente che in tale veste i dirigenti sono essi stessi i primi responsabili di ogni processo di cambiamento che si vuole attuare nella pubblica amministrazione, nel senso che devono improntare l'attività delle strutture da loro dirette a criteri di efficienza, efficacia e qualità e, quindi, sostituire la vecchia logica dell'adempimento con quella del risultato. Tale cambiamento però, a mio modesto avviso, non può attuarsi solo con l'emanazione di nuove disposizioni di legge, ma è necessario che sia accompagnato da adeguati interventi culturali tali da incidere sui modelli di comportamento dei dirigenti pubblici. Cioè il cambiamento non può essere fatto per legge: le norme, anche quelle più innovative, non devono essere considerate come l'ulteriore ordine cui attenersi, ma devono essere interpretate dal dirigente in modo da orientarle, sempre nel rispetto della legalità, alle esigenze del singolo e, quindi, anche della collettività.

Il Decreto Legislativo 150/2009 prevede sostanziali modifiche al regime della dirigenza pubblica al fine di migliorare l'organizzazione del lavoro e la qualità delle prestazioni erogate al pubblico, oltre a realizzare adeguati livelli di produttività, favorendo il riconoscimento di meriti e demeriti. Tra le novità in arrivo: un ampliamento delle competenze sia nei processi di valutazione del personale ai fini della progressione economica e tra le aree e della corresponsione di indennità e premi incentivanti, sia nelle procedure di mobilità con riguardo al personale appartenente a ruoli che presentano situazioni di esubero, al fine di promuovere il riequilibrio e il più efficiente impiego delle risorse umane. È previsto anche un riordino della disciplina del conferimento e della revoca degli incarichi dirigenziali, regolando il rapporto tra organi di vertice e dirigenti titolari di incarichi apicali, in modo da garantire la piena e coerente attuazione dell'indirizzo politico degli organi di governo in ambito amministrativo. In particolare, viene promossa la mobilità, sia nazionale che internazionale, dei dirigenti e si prevede che i periodi lavorativi svolti saranno valorizzati ai fini del conferimento degli incarichi dirigenziali. Giro di vite, poi, sulle sanzioni in caso di mancato raggiungimento degli obiettivi: oltre alla responsabilità disciplinare, si sancisce l'impossibilità di rinnovo dell'incarico dirigenziale, fino ad arrivare, nei casi più gravi, alla revoca e al licenziamento. Qualora, invece, abbia omesso di vigilare sul rispetto da parte del proprio personale degli standard di qualità e quantità fissati dall'amministrazione, gli viene decurtata la retribuzione di risultato, fino all'80%. Rischia, poi, l'accusa di danno erariale il dirigente che non individua le eccedenze di personale.

10.5 La dirigenza sanitaria e le modalità di accesso

Questo processo di trasformazione e di evoluzione nelle funzioni e nelle competenze del manager pubblico non ha lasciato indenne il mondo della sanità, anzi. Già la Legge 833/78 ha dettato alcune norme specifiche per il personale dell'SSN disponendo, altresì, l'applicabilità dei principi propri del pubblico impiego. In attuazione della delega contenuta nella Legge 833/78 fu emanato il Decreto del Presidente della Repubblica 761/79 che conteneva una disciplina specifica relativa allo stato giuridico del personale delle aziende USL. Ovviamente, questo impianto normativo ha subito una profonda trasformazione per effetto della privatizzazione del pubblico impiego, di cui si è ampiamente parlato in precedenza, per effetto della quale anche i rapporti di lavoro del personale dipendente dall'SSN è disciplinato dalle disposizioni di cui al capo I, titolo II del libro V del codice civile e dalle leggi sul rapporto di lavoro subordinato nell'impresa, mentre i rapporti individuali sono regolati contrattualmente. Tale disciplina trova applicazione nei confronti di tutto il personale dell'SSN, sia di comparto che della dirigenza. In particolare, per quanto attiene la disciplina della dirigenza, bisogna dire che nell'SSN questa è distinta in due grandi aree di contrattazione: l'area della dirigenza medica e veterinaria e l'area della dirigenza sanitaria, professionale, tecnica e amministrativa. L'accesso alla dirigenza del ruolo professionale tecnico e amministrativo è regolato dall'art. 26 del Decreto Legislativo 165/2001, mentre un discorso a parte va fatto per la dirigenza del ruolo sanitario medico, non medico e veterinario. Per poter comprendere il ruolo e la funzione del dirigente sanitario è necessario analizzare le caratteristiche del contesto in cui operano le aziende sanitarie e il loro sviluppo.

Anche le aziende sanitarie intorno agli anni Novanta sono state investite da un processo di riforma (cambiamento istituzionale, mutamento del quadro normativo di riferimento, modifiche socio-economiche, progresso scientifico e tecnologico ecc.), che ha profondamente inciso sulle loro caratteristiche gestionali e organizzative. Il processo di riforma inizia con la Legge 833/78 con cui il legislatore progetta un nuovo sistema, costituendo le Unità Sanitarie Locali e dettando una serie di norme di organizzazione improntate al modello "legale-burocratico" in cui, come detto in precedenza, l'eliminazione di elementi di soggettività era sinonimo di garanzia di un funzionamento ottimale. Si riteneva, cioè, che in tal modo si garantisse un servizio uguale a tutti, senza alcuna differenziazione su tutto il territorio nazionale e pertanto i modelli organizzativi, le funzioni e le competenze venivano definiti a priori dall'alto. Conseguentemente, la dirigenza sia sanitaria che amministrativa non aveva alcuna discrezionalità gestionale e, pertanto, non rispondeva dei risultati indotti dalle proprie scelte e dai propri comportamenti in termini quali-quantitativi di erogazione di servizi e di utilizzazione di risorse. In tale contesto, le Unità Sanitarie Locali seguivano un'architettura omogenea su tutto il territorio regionale e nazionale e, quindi, nessuno spazio e margine discrezionale era lasciato e/o solo previsto a livello locale. Ciò determinava anche una scarsa attenzione alla previsione di strutture organizzative adeguate alle singole realtà, magari caratterizzate anche da un'elevata complessità tecnico-scientifica. L'attenzione, inoltre, era tutta rivolta a porre in essere strutture formali molto garantiste, orientate al controllo sugli atti, con una netta distinzione tra potere e ruolo decisionale, in cui le leve di azione erano praticamente pari allo zero. L'esperienza concreta ha evidenziato l'incapacità di tale modello di governare il sistema, per cui si è fatta sempre più strada l'esigenza di decentrare maggiore autonomia e responsabilità a livello regionale e locale, in modo da porre in essere strutture organizzative più vicine e rispondenti ai bisogni locali. In tale contesto storico politico si inserisce la riforma del sistema sanitario che si è attuata con il Decreto Legislativo 502/92 prima e 517/93 poi. I principi ispiratori del processo di riforma sono stati la regionalizzazione, l'aziendalizzazione e la responsabilizzazione dei dirigenti. Ne è emerso un modello organizzativo sicuramente più complesso e articolato rispetto al precedente, fortemente improntato a collegare risultati conseguiti dal sistema all'autonomia decisionale e all'assunzione di responsabilità a tutti i livelli. L'aziendalizzazione ha anche determinato il riconoscimento delle USL e di alcuni ospedali in aziende, governate da un direttore generale nominato dalla Regione e con autonomia giuridica, patrimoniale, contabile, amministrativa, organizzativa, gestionale e tecnica, in una parola responsabili del loro operato. Il processo di riforma subisce un'ulteriore accelerata con il Decreto Legislativo 229/99, i cui punti più incisivi sono:

- il rafforzamento della natura aziendale delle aziende sanitarie che da un lato devono garantire le prestazioni istituzionali e dall'altro entrano nel mercato delle prestazioni a pagamento;
- l'introduzione del concetto di "autonomia imprenditoriale" delle USL e degli ospedali che disciplinano la loro organizzazione e il loro funzionamento con un atto di diritto privato, quale è l'atto aziendale;
- il rafforzamento dei sistemi di responsabilizzazione sui risultati, per cui il potere organizzativo viene strettamente collegato al principio della responsabilità dei risultati e non più o, per lo meno, non solo a quello della responsabilità per gli atti;
- la creazione del ruolo unico dei dirigenti sanitari che consente di articolare meglio le responsabilità professionali e gestionali, in modo da dare l'opportunità di creare percorsi di carriera sicuramente più flessibili dinamici per l'azienda.

Infatti, l'art. 15 del Decreto legislativo 502/92 prevedeva due livelli per la dirigenza sanitaria e cioè il I livello (ex assistenti e aiuti) con compiti di supporto, collaborazione e corresponsabilità e il II livello (ex primari) con funzioni di direzione e organizzazione della struttura. Il Decreto Legislativo 229/99, invece, modifica l'art. 15 e colloca la dirigenza sanitaria in un unico ruolo, distinto per profili professionali e in un solo livello "articolato in relazione alle diverse responsabilità professionali e gestionali".

Il legislatore nazionale ha affidato al settore dirigenziale del Servizio Sanitario Nazionale un ruolo importante che ruota attorno alla figura del direttore generale, del direttore amministrativo e di quello sanitario nella nuova accezione clinico-manageriale.

Oggi la dirigenza che opera nel Servizio Sanitario Nazionale è così organizzata:

1. dirigenza medica, disciplinata dal Decreto Legislativo 502/92, modificato e integrato dalle disposizioni del Decreto Legislativo 229/99;
2. dirigenza dei ruoli professionale, tecnico, amministrativo, disciplinata dall'art. 26 del Decreto Legislativo 165/01;
3. area del cosiddetto top management, in cui trovano collocazione il direttore generale, il direttore sanitario e il direttore amministrativo.

Nell'ambito della dirigenza medica si rinvengono quattro categorie[1]:

- dirigenti con incarico di struttura complessa;
- dirigenti con incarico di struttura semplice;
- dirigenti con incarichi di natura professionale anche di alta specializzazione, di consulenza, di studio e di ricerca, di ispezione, di verifica e di controllo;
- dirigenti con meno di 5 anni di attività (neoassunti) con incarico di natura professionale.

---

[1] Le diverse tipologie di incarichi dirigenziali per i medici sono elencate nell'art. 27 del contratto collettivo nazionale di lavoro, quadriennio 1998-2001 dell'area relativa alla dirigenza medica e veterinaria del Servizio Sanitario Nazionale, stipulato tra le organizzazioni sindacali e l'ARAN l'8 giugno 2000 che traghetta la configurazione organizzativa delle articolazioni sanitarie disegnata dal Decreto Legislativo 502 del 1992 verso le definizioni aziendalistiche attribuite ai vari segmenti in cui si sviluppa il Servizio Sanitario Nazionale dopo il Decreto Legislativo 229/99. Ai dirigenti neoassunti, al fine di consentire loro di partecipare a un programma di crescita professionale, che si sviluppa anche attraverso un percorso formativo obbligatorio, è richiesto un impegno professionale di esclusiva natura clinico-diagnostica, essendo esentati dalla dimostrazione di possedere capacità manageriali, posto che a costoro non è consentito, sino al compimento del quarto anno di esperienza professionale alle dipendenze della struttura sanitaria, di assumere incarichi di struttura semplice e neanche di consulenza, studio e ricerca, ispettive, di verifica e di controllo, con conseguente perimetrazione dell'ambito dell'oggetto di verifica dell'attività svolta. (Toschei, 2003, pp 557)
Per Ravera, la circostanza che ai dirigenti medici neoassunti non siano affidati compiti di natura gestionale confliggerebbe, in linea di principi, con le direttive tracciate in via generale per l'area dirigenziale dal Decreto Legislativo 29 del 1993; tuttavia tale eccezione sarebbe giustificata dalla peculiarità delle mansioni mediche e dalla necessità che in un settore particolarmente delicato come quello della cura della salute pubblica i medici con mansioni dirigenziali siano "in numero inferiore rispetto a quelli che svolgono esclusivamente mansioni di diagnosi e terapia". (Ravera, 2000, pp 85)

Ai soggetti sopra elencati il legislatore ha affidato non solo l'articolazione del sistema sanitario, in relazione ai compiti professionali dell'arte medica, ma anche e soprattutto l'efficacia e l'efficienza delle strutture operative dotate di autonomia gestionale e soggette a rendicontazione analitica che ciascuna ASL, con atto aziendale di diritto privato, deve individuare la proprio interno.

A differenza di quanto avveniva in riferimento alle norme previste dal Decreto del Presidente della Repubblica 128/69 (attribuzioni primariati), la dirigenza medica ha visto la riduzione dei compiti prettamente sanitari rimessi alle figure dei dirigenti sanitari di secondo livello, con l'implementazione delle funzioni manageriali, in relazione all'esigenza di modellare i singoli plessi sanitari sulla falsariga delle amministrazioni centrali dello Stato. In tal modo si è verificata un'osmosi tra capacità e conoscenze gestionali e abilità tecniche proprie della dirigenza sanitaria.

L'obiettivo del legislatore delegato del 1992 è stato quello di istituire una superdirigenza sanitaria che, accanto alle conoscenze e capacità proprie degli uffici e all'utilizzo di elementi appartenenti alla figura del datore di lavoro privato, fosse in grado di garantire una profonda padronanza delle competenze cliniche in modo da poter coniugare le esigenze proprie di un centro di costo, quale è l'Azienda Sanitaria Locale (con assegnazione di un budget di spesa), con le necessità operative delle strutture che a livello territoriale pongono in essere l'intervento sanitario. La vera riforma nell'ambito delle norme sulla dirigenza sanitaria dell'SSN, è avvenuta con il Decreto Legislativo 229/99 che ha definito con esatti contorni il processo il privatizzazione delle strutture sanitarie e ha reso ancor più indissolubile il collegamento tra attività clinica e manageriale per quel che concerne la componente dirigenziale del personale sanitario. In tale ottica di riforma ha assunto principale rilievo la previsione di affidare i compiti prettamente gestionali e direzionali degli uffici ai dirigenti sanitari, che in passato erano definiti dirigenti di "secondo livello" e che, in seguito alla riforma, hanno acquisito la denominazione di responsabili di struttura complessa.

10.6
Rapporto di lavoro della dirigenza sanitaria

Al rapporto di lavoro della dirigenza sanitaria si applicano le disposizioni di cui al Decreto Legislativo 165/2001; le modalità di accesso alla dirigenza si differenziano a seconda che riguardino l'accesso agli incarichi dirigenziali di natura professionale o a quelli di direzione di struttura complessa[2]. Nel primo caso, l'accesso avviene

[2] Art. 26 Decreto Legislativo 165/01 "[1] Alla qualifica di dirigente dei ruoli professionale, tecnico e amministrativo del Servizio Sanitario Nazionale si accede mediante concorso pubblico per titoli ed esami, al quale sono ammessi candidati in possesso del relativo diploma di laurea, con cinque anni di servizio effettivo corrispondente alla medesima professionalità prestata in Enti del Servizio Sanitario Nazionale nelle posizioni funzionali di settimo e ottavo livello, ovvero in qualifiche funzionali di settimo, ottavo e nono livello di altre pubbliche amministrazioni. Relativamente al personale del ruolo tecnico e professionale, l'ammissione è altresì consentita ai candidati in possesso di esperienze lavorative con il→

mediante concorso per titoli ed esami secondo le disposizioni di cui al Decreto del Presidente della Repubblica 483/97 in cui requisito specifico è il possesso della specializzazione nella disciplina oggetto del concorso o in disciplina equipollente o affine; nel secondo caso, invece, mediante una procedura comparativa per titoli e colloquio nel rispetto delle norme di cui al Decreto del Presidente della Repubblica 484/97 dove acquista particolare rilievo l'attività professionale acquisita, l'esperienza maturata, la formazione manageriale e così via. La riforma sanitaria *ter*, infatti, ha puntato molto sulla formazione professionale e manageriale del dirigente sanitario ritenendola, a ragione, elemento qualificante sia per rendere più efficiente il funzionamento delle strutture sanitarie, sia per migliorare la qualità dell'assistenza e, quindi, dell'erogazione delle prestazioni. Alla dirigenza sanitaria si può accedere anche con la stipulazione di contratti ai sensi dell'art. 15 *septies* del Decreto Legislativo 502/92. In particolare, tale disposizione normativa prevede la possibilità di stipulare contratti a tempo determinato e con rapporto esclusivo per l'espletamento di funzioni di particolare rilevanza e interesse strategico con laureati in possesso di una "particolare e comprovata qualificazione professionale", che abbiano maturato una qualificata esperienza professionale in funzioni apicali e che abbiano conseguito una "particolare specializzazione professionale, culturale e scientifica". Emerge, quindi, chiaramente come per la dirigenza del ruolo sanitario abbia sempre maggiore rilevanza la specificità della professionalità acquisita e formata in relazione a quelli che sono gli obiettivi e poi i risultati da conseguire. Altra novità introdotta dalla riforma *ter* è l'esclusività del rapporto dei dirigenti sanitari che determina, conseguentemente, la completa disponibilità dl dirigente a svolgere le funzioni attribuitegli dall'azienda, nel rispetto ovviamente della posizione ricoperta e della disciplina di appartenenza, nell'ambito dell'impegno orario contrattualmente definito. Il Decreto Legislativo 502/92 riconosce, comunque, ai dirigenti sanitari la possibilità di svolgere attività libero-professionale individuale, compatibilmente all'esclusività del rapporto di lavoro, purchè al di fuori dell'orario di servizio, sia all'interno che all'esterno delle strutture sanitarie. Ciò con la condizione che l'attività libero-professionale non comporti un volume di prestazioni superiore a quello assicurato per l'attività professionale: a questo proposito la stessa contrattazione collettiva stabilisce che i compiti istituzionali devono essere prevalenti rispetto alla libera professione, che non può mai compromettere le esigenze del servizio.

→ rapporto di lavoro libero-professionale o di attività coordinata e continuata presso enti o pubbliche amministrazioni, ovvero di attività documentate presso studi professionali privati, società o istituti di ricerca, aventi contenuto analogo a quello previsto per corrispondenti profili del ruolo medesimo [2]. Nell'attribuzione degli incarichi determinanti in relazione alla struttura organizzativa derivante dalle leggi regionali di cui all'art. 3 del Decreto Legislativo 30 dicembre 1992 n. 502, si deve tener conto della posizione funzionale posseduta da relativo personale all'atto dell'inquadramento nella qualifica di dirigente. È assicurata la corrispondenza di funzioni, a parità di struttura organizzativa, dei dirigenti di più elevato livello dei ruoli di cui al comma 1 con i dirigenti di secondo livello del ruolo sanitario. [3] Fino alla ridefinizione delle piante organiche non può essere disposto alcun incremento delle dotazioni organiche per ciascuna delle attuali posizioni funzionali dirigenziali del ruolo sanitario, professionale, tecnico e amministrativo".

Dall'analisi degli aspetti caratterizzanti il rapporto dei dirigenti sanitari emerge chiaramente che le aziende sanitarie possono essere considerate delle organizzazioni professionali, nel senso che al loro interno opera personale altamente qualificato e dotato di elevati livelli di autonomia professionale. L'autonomia dei medici e dei sanitari è il dato centrale che caratterizza la funzione dirigenziale sanitaria, a causa dell'intensità di specializzazione presente nelle aziende sanitarie. Questa caratteristica si riflette sul ruolo e sulla funzione del dirigente sanitario che, in quanto professionista dotato di autonomia professionale, in un certo senso è scevro da sovra-ordinazioni di natura gerarchica, nel senso che le competenze professionali e i conseguenti atti posti in essere possono essere giudicati solo dagli stessi pari, mentre all'azienda resta solo la possibilità di giudicare i comportamenti organizzativi e gestionali. In un eventuale scontro tra professionista e gestore, quest'ultimo difficilmente ne verrà fuori indenne perché se non passa la linea voluta dal professionista il sistema rischia di paralizzarsi. La "debolezza" dell'azienda a valutare le capacità tecnico-professionali del dirigente emerge chiaramente dal Decreto Legislativo 502/92 e dai CCNL (Contratti Collettivi Nazionali del Lavoro) che prevedono, per tale valutazione, la costituzione di un apposito organismo: il collegio tecnico formato dal capodipartimento e da dirigenti appartenenti alla stessa disciplina del valutato. In tal modo si è voluto assicurare che la valutazione delle capacità tecnico-professionali sia attuata da un dirigente della stessa disciplina. È il caso di sottolineare che il CCNL dell'SSN è l'unico contratto che prevede tale collegio, a ulteriore dimostrazione della rilevanza delle competenze professionali e della forza dell'appartenenza disciplinare dei professionisti. Questa peculiarità, dunque, del dirigente sanitario emerge chiaramente dalla lettura del terzo comma dell'art. 15 del Decreto Legislativo 502/92 dove si sottolinea appunto l'autonomia tecnico-professionale che caratterizza l'attività del dirigente sanitario e che può ricondursi al concetto più ampio di autonomia clinica. Cioè il dirigente sanitario è chiamato a operare per rispondere ai bisogni degli utenti con un'ampia libertà di azione: deve poter lavorare come un professionista indipendente, libero di diagnosticare, curare e formulare prognosi. Tale autonomia però non è immune da regole e/o vincoli, dal momento che se l'azienda da un lato deve garantirla dall'altro deve porre in essere tutta una serie di azioni volte a favorire il coordinamento e la collaborazione multiprofessionale, al fine di favorire l'equilibrio economico, il corretto utilizzo delle risorse, nonché l'erogazione di prestazioni appropriate e di qualità. Quindi, per il dirigente sanitario la responsabilità si estrinseca in due diversi e complementari aspetti: responsabilità sanitaria o clinica e responsabilità gestionale e organizzativa. La responsabilità clinica è strettamente connessa all'autonomia clinica, all'attività connessa al caso trattato e, quindi, all'efficacia delle prestazioni erogate e al livello di efficienza nell'impiego di risorse definite. La responsabilità gestionale attiene, sempre nei limiti dell'autonomia clinica, alla compatibilità degli obiettivi con l'impiego delle risorse assegnate e, quindi, alla definizione delle modalità di distribuzione delle risorse comuni, del personale, delle tecnologie e anche all'individuazione di regole comuni e condivise di comportamento.

Recita poi testualmente l'art. 15: "In sede di contrattazione collettiva nazionale sono previsti, in conformità ai principi e alle disposizioni del presente decreto, criteri generali per la graduazione delle funzioni dirigenziali nonché per l'assegnazione, valutazione e verifica degli incarichi dirigenziali e per l'attribuzione del relativo trattamento economico accessorio correlato alle funzioni attribuite e alle connesse responsabilità del risultato." È evidente che la graduazione delle funzioni dirigenziali e il sistema degli incarichi rappresentano gli elementi che caratterizzano la figura del dirigente sanitario e gli ambiti e livelli di responsabilità. Il dirigente ha dunque un rapporto di lavoro a tempo indeterminato, ma ciò che caratterizza il suo peso e la sua funzione all'interno dell'azienda è l'incarico che gli viene assegnato per un periodo di tempo determinato e a cui è legata la corresponsione di un'apposita indennità. Di conseguenza, l'organizzazione delle aziende sanitarie ha dovuto rivedere tutta la struttura organizzativa individuando e graduando le funzioni, assegnando gli incarichi e, conseguentemente, istituendo processi di valutazione per conferire gli incarichi medesimi, per confermarli o revocarli. Quindi, è la graduazione delle funzioni che permette di differenziare gli incarichi in termini di responsabilità, complessità, professionalità e competenze richieste al singolo professionista. Intanto possiamo distinguere gli incarichi in due grandi categorie: di struttura e professionali. Gli incarichi di struttura (complessa o semplice) sono a prevalente contenuto gestionale, mentre quelli professionali (di base, per i dirigenti con meno di cinque anni di servizio, e di alta specializzazione) non attengono alla struttura delle responsabilità aziendali e sono a prevalente contenuto clinico-professionale anche altamente qualitativo, esperienziale e connesso a precise capacità specialistiche.

Il sistema di graduazione delle funzioni, così come è stato delineato dal Decreto Legislativo 502/92 e dai CCNL 05/12/1996, 08/06/2000 e 03/11/2005, permette al dirigente sanitario una progressione economica e di carriera che non necessita più di un riconoscimento formale lungo la gerarchia gestionale-organizzativa.

Infatti, ciò trova riscontro nei recenti ultimi CCNL, in cui è facilmente rinvenibile una sostanziale sovrapposizione delle indennità economiche previste per gli incarichi gestionali e per quelli professionali. Ciò significa che in un'organizzazione professionale, quale è una azienda sanitaria, che deve rispondere in termini di efficienza, efficacia e appropriatezza, sono si importanti le figure dotate di forti capacità manageriali, ma lo sono altrettanto i *professional*, cioè quei professionisti in grado di porre in essere prestazioni di alta e altissima qualità senza gestire direttamente l'organizzazione del lavoro. Conseguentemente ciò che differenzia gli incarichi è il peso della struttura, se si tratta di incarichi gestionali, o della professionalità richiesta, nel caso di incarichi professionali. Ulteriore conseguenza è che non tutte le strutture complesse e semplici hanno uguale peso di gestione, perché questo è determinato dalla sommatoria di una serie di fattori di tipo strutturale, produttivo, economico, strategico, come pure non tutti gli incarichi professionali sono sullo stesso livello per quanto attiene all'esperienza e alla capacità richieste. Ciò può determinare, ad esempio, che il *professional* si trovi a un livello di inquadramento più alto rispetto al responsabile di struttura, grazie alle competenze tecnico-specialistiche a cui possono non corrispondere incarichi di tipo organizzativo. Tuttavia, il sistema della graduazione degli incarichi non ha trovato uguale applicazione nelle aziende sanitarie; il più delle volte ci si è limitati ad adottare un sistema formale che ha scarsamente influito sull'organizzazione dell'azienda medesima, limitandosi a ottemperare in maniera minimale alle novità introdotte dai CCNL. Tutti sono dirigenti, per la loro elevata e autonoma professionalità, anche a prescindere dal concreto esercizio di funzioni dirigenziali, ma l'apporto che ciascuno fornisce all'azienda dipende dall'incarico conferitogli. Inoltre, in un sistema dinamico quale è quello delle aziende sanitarie, sarebbe opportuno, al fine di favorire la crescita professionale, ricorrere alla rotazione del personale anche sanitario e medico. Le rotazioni devono essere ovviamente pianificate, programmate e negoziate, cioè condivise e se da un lato si potrebbe perdere qualche grado di specializzazione e competenza specifica acquisita, dall'altro si guadagna in flessibilità professionale.

Tutto il sistema di affidamento e revoca degli incarichi che è stato delineato ne è la sostanziale dimostrazione. Infatti, al dirigente di prima assunzione (cioè con meno di cinque anni di servizio) vengono assegnati incarichi professionali "di base", che richiedono una "competenza specialistico-funzionale di base" (ove previsto) nella disciplina o professionalità di appartenenza (art. 27 co. 9 CCNL 08/06/2000). Ciò significa che tale dirigente svolge per lo più funzioni di collaborazione e corresponsabilità nella gestione dei programmi di attività assegnatigli dal direttore della struttura, allo scopo di raggiungere gli obiettivi assegnati, nonché migliorare le competenze professionali e gestionali. Man mano che il dirigente acquisisce anzianità di servizio (cinque anni di attività) e abbia conseguito valutazioni positive, in relazione alla natura e alle caratteristiche dei programmi da realizzare, nonché tenendo conto delle attitudini e capacità professionali, sono conferiti incarichi sempre professionali ma di alta specializzazione, di consulenza, studio, ricerca, ispettivi, di verifica e di controllo strettamente connessi "alla presenza di elevate competenze tecnico-professionali che producono prestazioni quali-quantitative complesse..." (art. 27 co. 8 CCNL 08/06/2000). Allo stesso dirigente possono essere attribuiti incarichi di direzione di strutture semplici, che possono essere sia articolazioni della struttura complessa che strutture a valenza dipartimentale o distrettuale e che sono caratterizzate da responsabilità e autonomia gestionale. Il direttore di struttura complessa, invece, accanto alle funzioni inerenti le specifiche competenze professionali svolge le funzioni connesse alla direzione e all'organizzazione della struttura nell'ambito degli indirizzi operativi e gestionali del dipartimento di appartenenza, emana direttive a tutto il personale, nonché adotta i provvedimenti necessari per il corretto espletamento del servizio. È anche responsabile dell'efficace ed efficiente gestione delle risorse attribuite.

Gli incarichi vengono conferiti dal direttore generale, compatibilmente con le risorse finanziarie e nei limiti delle strutture definite dall'atto aziendale, tenuto conto degli esiti della valutazione annuale, triennale e al termine dell'incarico, effettuate dai competenti organismi di verifica. Alla verifica e valutazione dei dirigenti il CCNL 03/11/2005 dedica l'intero capo IV, il che sta a significare l'importanza che il raggiungimento degli obiettivi assegnati e il livello di professionalità espressa hanno sul loro rapporto di lavoro. Dall'analisi degli articoli 25-32 del CCNL 03/11/2005 emerge che la valutazione individuale del dirigente sanitario, riferita all'operato del professionista nel periodo oggetto di valutazione, è diretta alla verifica dei risultati conseguiti rispetto agli obiettivi assegnati, ai comportamenti organizzativi effettivamente posti in essere rispetto a quelli attesi e alle competenze professionali e tecniche maturate. I risultati finali del processo di valutazione sono riportati nel fascicolo personale e concorrono a costituire elemento di valutazione da parte della direzione generale per la conferma, modifica o revoca di qualsiasi tipo di incarico dirigenziale. Dall'impianto normativo richiamato in precedenza emerge che il sistema di valutazione dei dirigenti sanitari si articola in funzione dell'incarico conferito, per cui da un lato abbiamo i direttori di struttura complessa e i responsabili di struttura semplice e dall'altro i dirigenti *professional*, che svolgono incarichi di alta specializzazione o di base. Indipendentemente dall'incarico, tutti i dirigenti sono soggetti a una valutazione di tipo professionale/comportamentale che è di competenza del Collegio Tecnico e ha cadenza quinquennale. Accanto alla valutazione professionale vi è una valutazione di tipo gestionale/manageriale che nei confronti dei dirigenti di struttura complessa o semplice è diretta a verificare l'efficiente ed efficace gestione delle risorse attribuite in relazione agli obiettivi concordati e ai risultati ottenuti, mentre nei riguardi dei dirigenti *professional* è diretta a valutare la coerenza dell'impegno profuso ai fini del conseguimento degli obiettivi non solo dell'equipe, rispetto alla disponibilità dichiarata, ma anche dell'incarico attribuito. Tale valutazione è di competenza del Nucleo di Valutazione e ha cadenza annuale. In entrambi i casi il processo di valutazione si svolge su due istanze distinte e separate (prima e seconda istanza). La proposta di valutazione di prima istanza è effettuata, in contraddittorio con il dirigente valutato, dal dirigente posto in posizione funzionale direttamente superiore, in quanto è a diretta conoscenza dell'attività del valutato primo, ed è differenziata in relazione all'incarico assegnato al dirigente.

Quindi il conferimento degli incarichi non è automatico ma tiene conto di una serie di fattori. Innanzitutto si tiene conto delle attitudini e delle capacità professionali del dirigente valutato, anche in considerazione dei risultati conseguiti rispetto agli obiettivi assegnati e concordati e alle direttive impartite. Diviene determinante rilevare il riflesso che il sistema di valutazione ha sul rapporto di lavoro dei dirigenti e sulle loro funzioni. In particolare, l'esito positivo della valutazione annuale del Nucleo di Valutazione determina non solo l'attribuzione della retribuzione di risultato, ma è anche condizione necessaria per la conferma o il conferimento di incarichi di maggior rilievo. Al contrario, l'esito negativo implica il venir meno dell'attribuzione della retribuzione di risultato e, in relazione alla gravità del caso, la revoca anticipata dell'incarico e l'affidamento di un incarico di valore economico inferiore, il mancato rinnovo dell'incarico alla scadenza o, infine, il recesso dal rapporto di lavoro. Invece, la valutazione professionale/comportamentale è lo strumento a disposizione delle aziende per conoscere meglio le capacità, le inclinazioni e i limiti dei dirigenti allo scopo di poterne non solo indirizzare la carriera, ma di orientarne i comportamenti per perseguire i fini aziendali. Quanto agli effetti l'esito positivo della valutazione del Collegio Tecnico determina:

- per i dirigenti di struttura complessa e semplice la condizione per la conferma dell'incarico già assegnato o per il conferimento di altro della medesima tipologia ma di valore gestionale ed economico superiore;
- per i dirigenti neoassunti l'attribuzione di incarichi professionali di alta specializzazione o di direzione di strutture semplici, il passaggio alla fascia superiore dell'indennità di esclusività e la rideterminazione della retribuzione di posizione minima contrattuale;
- per i dirigenti con più di 5 anni di servizio, infine, oltre la condizione per la conferma o il conferimento di un incarico di maggior rilievo professionale ed economico o di struttura semplice, anche il passaggio alla fascia superiore dell'indennità di esclusività.

L'esito negativo comporta, invece, per i dirigenti di struttura complessa la mancata riconferma dell'incarico e l'assegnazione di un incarico di minor rilievo tra quelli di cui all'art. 7 lett. b) o c) del CCNL 08/06/2000, la perdita dell'indennità di struttura complessa e l'attribuzione della fascia inferiore dell'indennità di esclusività. Per tutti gli altri dirigenti, l'esito negativo determina la non conferma dell'incarico e l'affidamento di un incarico professionale di minor rilievo economico tra quelli ricompresi nell'art. 27 lett. c), nonché il ritardo di un anno nell'attribuzione della fascia superiore dell'indennità di esclusività. Per i dirigenti con meno di cinque anni l'esito negativo determina il ritardo di un anno nell'attribuzione di un nuovo incarico tra quelli di cui all'art. 27 lett. c) o b) del CCNL 08/06/2000.

Emerge quindi chiaramente il profondo intreccio che intercorre, anche per il dirigente sanitario, tra processo di valutazione e responsabilità dirigenziale. Intanto il processo di valutazione del dirigente sanitario è finalizzato a evidenziare i punti di forza e di debolezza del singolo professionista, in modo da aiutarlo a orientare i comportamenti da un lato e dall'altro a migliorare il rapporto tra azienda e valutato, tra valutatore e valutato. Il sistema di valutazione delineato dal Decreto Legislativo 502/92 e dai CCNL successivi è fondamentalmente basato sulla diversità delle responsabilità gestionali rispetto a quelle professionali, nel senso che l'azienda chiede al dirigente che dirige una struttura una complessità di contributi che non si esauriscono nel mero raggiungimento degli obiettivi negoziati e assegnati all'unità operativa medesima. Certo il raggiungimento degli obiettivi è importante per l'azienda, ma è anche molto importante come quegli obiettivi sono stati raggiunti, quali modelli organizzativi e quali comportamenti il dirigente ha posto in essere, quali apporti ha fornito al raggiungimento degli obiettivi generali assegnati al direttore generale. In sostanza, il processo di valutazione dei dirigenti sanitari, sia con incarichi professionali che gestionali, si articola su tre livelli che sono:

1. risultati raggiunti: questo tipo di valutazione può essere effettuata a livello di unità operativa, senza considerare l'apporto del singolo al raggiungimento dei risultati, oppure in modo da far emergere l'apporto individuale;
2. comportamenti organizzativi posti in essere dal dirigente: in tale livello l'attenzione si sposta dai risultati ai comportamenti posti in essere dal dirigente nel contesto del ruolo ricoperto;
3. competenze professionali e tecniche maturate: è un livello molto delicato dove si tiene in considerazione il grado di autonomia e di specializzazione acquisito dal dirigente nell'ambito dell'attività posta in essere nella disciplina di appartenenza.

Si tratta certamente di livelli che interessano tutti i dirigenti, anche se il primo è più gestionale, il terzo più professionale e il secondo riguarda entrambi. Nelle organizzazioni professionali, come sono le aziende sanitarie, la professionalità è l'elemento fondante e determinante della performance e va tutelata, anche se è molto difficile da gestire e valutare. Tuttavia, per il dirigente di struttura il raggiungimento degli obiettivi di budget costituisce una parte essenziale delle proprie responsabilità tanto da farne un manager. Infatti, deve acquisire e sviluppare competenze gestionali che certamente non si esauriscono nelle conoscenze tecnico-professionali acquisite nella disciplina di appartenenza. Deve disporre di logiche e strumenti per negoziare con l'azienda le risorse correlate ai risultati attesi, per fare programmazione e controllo interno, per rivedere i processi produttivi, per gestire il personale, per la comunicazione interna ed esterna ecc. Il dirigente di struttura deve da un lato mantenere il proprio ruolo professionale e specialistico e dall'altro focalizzarsi sulle competenze gestionali: infatti, per tale figura vengono a concentrarsi le due forme di responsabilità di cui si è parlato in precedenza e cioè quella professionale/clinica da un lato e quella squisitamente gestionale/manageriale dall'altro lato, tant'è che la stessa procedura di reclutamento dei direttori di struttura complessa (Decreto del Presidente della Repubblica 484/97) risponde proprio a questa duplice esigenza, atteso che la commissione di esperti nominata per valutare il curricula e i colloqui dei candidati deve tener conto, nell'esprimere il giudizio di idoneità della specificità del posto da conferire, della tipologia della struttura presso la quale il candidato ha svolto la sua attività e del tipo di prestazioni erogate; della posizione funzionale rivestita dal candidato nella struttura di provenienza, delle sue competenze, degli specifici ambiti di autonomia professionali e direzionali, nonché della tipologia quantitativa e qualitativa delle prestazioni effettuate; della continuità dell'attività lavorativa svolta presso la medesima struttura. Per il dirigente di struttura, dunque, si è costretti sempre più a spostare la focalizzazione dalla dimensione professionale a quella gestionale.

Quindi diviene fondamentale, nel momento in cui si valuta un dirigente in generale e uno sanitario in particolare, tener conto di cosa viene esaminato (competenze, risultati, entrambi); di chi valuta (il dirigente sovraordinato, i portatori di interesse); di chi è valutato (il dirigente); di come si valuta e soprattutto del perché si valuta (per premiare, per sviluppare, per formare, per promuovere ecc.). Inoltre, nella valutazione del dirigente deve prevalere il principio di responsabilità nell'assunzione delle decisioni.

10.7
Conclusioni

Il dirigente sanitario, in conclusione, assomma in sé due diverse competenze: professionali e gestionali, cui corrispondono due diversi, ma confluenti, sistemi di valutazione. Il dirigente sanitario, soprattutto quello di struttura, sta sempre più assumendo il ruolo di manager a scapito di quello clinico, in quanto gli vengono sempre maggiormente richieste, per effetto dell'aziendalizzazione, competenze mutuate dal mondo delle aziende private: deve sviluppare uno stile di direzione con cui posizionarsi rispetto alla propria equipe, partecipa alla negoziazione del budget, gestisce risorse, deve indirizzare la propria attività professionale e quella dei suoi collaboratori al perseguimento dei risultati, al conseguimento di obiettivi di qualità e di comunicazione, deve cioè essere competitivo nel rispetto comunque dei principi di imparzialità e buon andamento.

In tale ottica si inseriscono le innovazioni introdotte dal Decreto Legislativo 150/2009 in relazione alla valorizzazione del merito che, per completezza espositiva si ritiene opportuno riportare.

La valutazione sarà effettuata dagli organismi indipendenti di valutazione (artt. 14 e 30, co. 2) che dovranno sorgere (gratuitamente ed entro il 30 aprile 2010) all'interno di ogni amministrazione, sostituendo, di volta in volta, i servizi di controllo interno. Sono nominati per 3 anni dall'organo di indirizzo politico-amministrativo e l'incarico è rinnovabile per una sola volta. Ogni organismo è costituito da 3 componenti e ha il compito, tra l'altro, di garantire la correttezza dei processi di misurazione e valutazione, anche al fine di corrispondere i premi.

Il merito (artt. 17-19 e art. 31) sarà valorizzato con sistemi premianti (denaro e carriera) e con logiche meritocratiche. Stop, quindi, agli incentivi "a pioggia", come pure alla distribuzione dei premi collegati alla performance in assenza di verifiche e attestazioni sui sistemi di misurazione e valutazione. L'organismo indipendente compila una graduatoria delle valutazioni di tutto personale pubblico: il 25% è collocato nella fascia di merito alta, il 50% va nella fascia intermedia (che portano a casa il 50% delle risorse destinate al trattamento economico accessorio collegato alla performance individuale) e il restante 25% viene collocato nella fascia di merito bassa, alla quale non corrisponde l'attribuzione di alcun trattamento accessorio. La contrattazione collettiva integrativa può prevedere deroghe alla fascia alta: non più di 5 punti percentuali in aumento o in diminuzione. Importante precisazione: le novità sul sistema premiante non si applicano al personale dipendente se il numero dei dipendenti in servizio nell'amministrazione non è superiore a 8 e, ai dirigenti, se il numero dei dirigenti in servizio nell'amministrazione non è superiore a 5. Per Regioni, Enti Locali e SSN, nell'esercizio delle rispettive potestà normative si prevede, invece, che una quota prevalente delle risorse destinate al trattamento economico accessorio collegato alla performance individuale venga attribuita al personale dipendente e dirigente che si colloca nella fascia di merito alta e che le fasce di merito siano comunque non inferiori a 3.

Per conseguire tali obiettivi occorrono all'interno delle pubbliche amministrazioni nuove forme di organizzazione del lavoro in sinergia, la valorizzazione del lavoro di gruppo, una maggiore collaborazione tra dirigenti e dipendenti, la promozione di percorsi di formazione specialistica continua da svolgere presso primarie istituzioni e centri di ricerca in Italia e all'estero, superando la miope politica dei tagli alle risorse per la cultura e la ricerca. I dipendenti pubblici e i funzionari in particolare devono essere all'altezza dei nuovi ruoli e sviluppare la capacità di colloquiare con i settori economici e istituzionali, nazionali e internazionali.

Scaturisce, quindi, il limite della privatizzazione degli anni Novanta che ha riguardato l'oggetto del rapporto e non il soggetto, cioè ha investito il rapporto di lavoro e non il datore di lavoro che è rimasto pubblico e pertanto vincolato ai fini pubblici costituzionalmente sanciti e cioè, primi fra tutti, quelli dell'imparzialità e del buon andamento. Ciò è ancora più evidente quando ci si sposta in ambito sanitario dove, nonostante le innovazioni intervenute, non si possono in alcun modo equiparare le aziende sanitarie a quelle private. Infatti, la natura di istituzione pubblica che persegue fini pubblici propria delle aziende dell'SSN impone che le scelte effettuate siano caratterizzate da un elevato grado di trasparenza, in modo da consentire all'opinione pubblica di valutare come le risorse vengono utilizzate, ma ciò inevitabilmente si riflette sulla competitività delle aziende stesse.

Per saperne di più

- Caringella F (2005) Il nuovo ruolo della G.A. Convegno su Giustizia Amministrativa e Sviluppo Economico, Tribunale Amministrativo Regionale, Lecce il 30 settembre, 1 ottobre
- Caringella F (ed) (2002) Diritto Amministrativo, 3rd edn. Nuovi Percorsi Monografici. Edizioni Giuridiche Simone, Napoli
- Caringella F, De Nicolis R, Garofali R et al (eds) (2004) Il riparto di giurisdizione tra giudice amministrativo e giudice ordinario. Giuffrè Editore, Busto Arsizio (VA)
- Caringella F, Delpino L, Del Giudice F (eds) (2004) Diritto Amministrativo. Edizioni Giuridiche Simone, Napoli
- Del Giudice F, Mariani F, Izzo F (eds) Diritto del Lavoro, 20th edn. Edizioni Giuridiche Simone, Napoli
- European Commission Luxembourg (2002) Eurostat Labour Force Survey Results 2002. Aggiornamento 2
- Il sistema disciplinare nel lavoro pubblico - Gestione delle risorse umane - Strumenti ed orientamenti. Formez. Centro di formazione studi Area Editoria e Documentazione, 2004
- Lavoro pubblico e flessibilità. Manuale operativo Formez. Centro di formazione studi Area Editoria e Documentazione, 2004
- Lezioni sul nuovo ordinamento amministrativo italiano. Formez. Centro di formazione studi Area Editoria e Documentazione, 2002
- Novello G, Sordi P, Tenore V et al (1999) Le nuove controversie sul Pubblico Impiego Privatizzato e gli Uffici del contenzioso. Giuffrè Editore, Milano
- Pozzi A (Consigliere di Stato) (2006) Giurisdizione amministrativa e lavoro pubblico. http://www.giustizia-amministrativa.it. Ultimo accesso: febbraio 2010
- Ravera E (ed) (2000) La dirigenza medica dopo il D. Lgs. 19 giugno 1999, n. 229, (cosiddetto decreto Bindi) in LPA, Giuffrè Editore, Milano
- Toschei S (ed) (2003) L'impiego pubblico. Commenti a prima lettura coordinati da Vittorio Italia. Giuffrè Editore, Busto Arsizio (VA)

- CCNQ1998. Modalità di utilizzo dei distacchi, aspettative e permessi nonché delle altre prerogative sindacali
- Decreto del Ministro della Funzione Pubblica 28 novembre 2000. Codice di comportamento dei dipendenti delle pubbliche amministrazioni. GU 10 aprile 2001, n. 84
- Decreto del Presidente del Consiglio dei Ministri 7 febbraio 1994 n. 174. Regolamento recante norme sull'accesso dei cittadini degli stati membri dell'unione europea ai posti di lavoro presso le amministrazioni pubbliche. GU 15 marzo 1994, n.61
- Decreto del Presidente della Repubblica 30 giugno 1957, n. 3. TU: impiegati civili dello Stato. GU 25 gennaio 1957, n. 22
- Decreto del Presidente della Repubblica 9 maggio 1994, n. 487. Regolamento recante norme sull'accesso agli impieghi nelle pubbliche amministrazioni e le modalità di svolgimento dei concorsi, dei concorsi unici e delle altre forme di assunzione nei pubblici impieghi. GU 9 agosto 1994, n. 185, SO
- Decreto Legislativo 12 febbraio 1993, n. 39. Norme in materia di sistemi informativi automatizzati delle amministrazioni pubbliche, a norma dell'art. 2, comma 1, lettera mm), della legge 23 ottobre 1992, n.421. GU 20 febbraio 1993, n.42
- Decreto Legislativo 19 febbraio 1998, n. 51. Norme in materia di istituzione del giudice unico di primo grado. GU 20 marzo 1998, n. 66, SO (Rettifica GU 1 ottobre 1998, n. 229)
- Decreto Legislativo 26 marzo 2001, n. 151. Testo unico delle disposizioni legislative in materia di tutela e sostegno della maternità e della paternità, a norma dell'articolo 15 della legge

8 marzo 2000, n. 53. GU 26 aprile 2001, n. 96, SO

- Decreto legislativo 27 ottobre 2009, n. 150. Attuazione della legge 4 marzo 2009, n. 15, in materia di ottimizzazione della produttività del lavoro pubblico e di efficienza e trasparenza delle pubbliche amministrazioni. (09G0164). GU 31 ottobre 2009, n. 254, SO
- Decreto Legislativo 3 febbraio 1993 n. 29. Razionalizzazione dell'organizzazione delle amministrazioni pubbliche e revisione della disciplina in materia di pubblico impiego, a norma dell'articolo 2 della legge 23 ottobre 1992, n. 421. GU 6 febbraio 1993, n. 30, SO
- Decreto Legislativo 30 giugno 2003 n. 196. Codice in materia di protezione dei dati personali. GU 29 luglio 2003, n. 174, SO
- Decreto Legislativo 30 luglio 1999, n. 286. Riordino e potenziamento dei meccanismi e strumenti di monitoraggio e valutazione dei costi, dei rendimenti e dei risultati dell'attività svolta dalle amministrazioni pubbliche, a norma dell'articolo 11 della legge 15 marzo 1997, n. 59. GU 18 agosto 1999, n. 193
- Decreto Legislativo 30 luglio 1999, n. 300. Riforma dell'organizzazione del Governo, a norma dell'articolo 11 della legge 15 marzo 1997, n. 59. GU 30 agosto 1999, n. 203, SO
- Decreto Legislativo 30 marzo 2001, n. 165. Norme generali sull'ordinamento del lavoro alle dipendenze delle amministrazioni pubbliche. GU 9 maggio 2001, n. 106, SO (Rettifica GU 16 ottobre 2001, n. 241
- Decreto Legislativo 31 marzo 1998 n. 80. Nuove disposizioni in materia di organizzazione e di rapporti di lavoro nelle amministrazioni pubbliche, di giurisdizione nelle controversie di lavoro e di giurisdizione amministrativa, emanate in attuazione dell'articolo 11, comma 4, della legge 15 marzo 1997, n. 59. GU 8 aprile 1998, n. 82, SO (Rettifiche GU 18 aprile 1998, n. 90 e GU 22 maggio 1998, n. 117)
- Decreto del Presidente della Repubblica 9 maggio 1994 n. 487. Regolamento recante norme sull'accesso agli impieghi nelle pubbliche amministrazioni e le modalità di svolgimento dei concorsi, dei concorsi unici e delle altre forme di assunzione nei pubblici impieghi. GU 9 agosto 1994, n. 185, SO
- Decreto del Presidente della Repubblica 28 dicembre 2000, n. 445. Disposizioni legislative in materia di documentazione amministrativa. (Testo A). GU 20 febbraio 2001, n. 42, SO
- Legge 10 aprile 1995 n. 125. Azioni positive per la realizzazione della parità uomo-donna nel lavoro. GU 15 Aprile 1991, n.88
- Legge 11 aprile 2000, n. 83. Diritto di sciopero nei servizi pubblici essenziali. GU 11 aprile 2000, n. 85
- Legge 11 febbraio 2005, n. 15. Modifiche ed integrazioni alla legge 7 agosto 1990, n. 241, concernenti norme generali sull'azione amministrativa. GU 21 febbraio 2005, n. 42
- Legge 12 giugno 1990, n. 146. Norme sull'esercizio del diritto di sciopero nei servizi pubblici essenziali e sulla salvaguardia dei diritti della persona costituzionalmente tutelati. Istituzione della Commissione di garanzia dell'attuazione della legge. GU 14 giugno 1990, n. 137
- Legge 12 marzo 1999 n. 68, integrata dal Decreto del Presidente dei Ministri 13.1.2000. Norme per il diritto al lavoro dei disabili. 23 marzo 1999, n. 57
- Legge 14 gennaio 1994, n. 20. Disposizioni in materia di giurisdizione e controllo della Corte dei conti. GU 14 gennaio 1994, n. 10
- Legge 15 luglio 2002, n. 145. Disposizioni per il riordino della dirigenza statale e per favorire lo scambio di esperienze e l'interazione tra pubblico e privato. GU 24 luglio 2002, N. 172
- Legge 15 maggio 1997 n. 127. Misure urgenti per lo snellimento dell'attività amministrativa e dei procedimenti di decisione e di controllo. GU 17 maggio 1997, n. 113, SO
- Legge 16 giugno 1998, n. 191. Modifiche ed integrazioni alle leggi 15 marzo 1997, n. 59 e 15 maggio 1997, n. 127, nonché norme in materia di formazione del personale dipendente e di lavoro a distanza nelle pubbliche amministrazioni. Disposizioni in materia di edilizia

scolastica GU 20 giugno 1998, n. 142 SO

- Legge 20 giugno 1955, n. 519. Modificazioni all'ordinamento dell'Avvocatura dello Stato1. GU 1 luglio 1955, n. 149
- Legge 20 maggio 1970, n. 300. Norme sulla tutela della libertà e dignità dei lavoratori, della libertà sindacale e nell'attività sindacale nei luoghi di lavoro e norme sul collocamento. GU 27 maggio, n. 131 1970
- Legge 23 dicembre 1996, n. 662. Misure di razionalizzazione della finanza pubblica. GU 28 dicembre 1996, n. 303
- Legge 23 dicembre 1999, n.488. Disposizioni per la formazione del bilancio annuale e pluriennale dello Stato (legge finanziaria 2000). GU 27 dicembre 1999, n. 302, SO
- Legge 23 ottobre 1992, n. 421. Delega al governo per la razionalizzazione e la revisione delle discipline in materia di sanità, di pubblico impiego, di previdenza e di finanza territoriale. GU 31 ottobre 1992, n. 257
- Legge 24 novembre 2000, n. 340. Disposizioni per la delegificazione di norme e per la semplificazione di procedimenti amministrativi - Legge di semplificazione 1999. GU 24 novembre 2000, n. 275
- Legge 28 febbraio 1987, n. 56. Norme sull'organizzazione del mercato del lavoro. GU 3 marzo 1987, n. 51, SO
- Legge 31 marzo 2005, n. 43. Conversione in legge, con modificazioni, del decreto-legge 31 gennaio 2005, n. 7, recante disposizioni urgenti per l'università e la ricerca, per i beni e le attività culturali, per il completamento di grandi opere strategiche, per la mobilità dei pubblici dipendenti, nonché per semplificare gli adempimenti relativi a imposte di bollo e tasse di concessione. Sanatoria degli effetti dell'articolo 4, comma 1, del decreto-legge 29 novembre 2004, n. 280. GU 1 aprile 2005, n. 75
- Legge 5 febbraio 1992, n. 104 Legge-quadro per l'assistenza, l'integrazione sociale e i diritti delle persone handicappate. GU 17 febbraio 1992, n. 39, SO
- Legge 7 agosto 1990 n. 241. Nuove norme in materia di procedimento amministrativo e di diritto di accesso ai documenti amministrativi. GU 18 agosto 1990, n. 192
- Legge 8 marzo 2000 n. 53. Disposizioni per il sostegno della maternità e della paternità, per il diritto alla cura e alla formazione e per il coordinamento dei tempi delle città. GU 13 marzo 2000, n. 60
- Legge Quadro 29 marzo 1983, n. 93. Legge quadro sul pubblico impiego. GU 06 aprile 1983, n. 93

Domanda e offerta

11

R. Merla, S. Ciolfi, F. Marini, S. Crespi, R. Fossaceca, A. Carriero

Indice dei contenuti

11.1 Introduzione

Un'azienda è un sistema costituito da un insieme di unità operative interconnesse tra loro e interfacciate con il mercato, che si propongono di realizzare determinati obiettivi. Le diverse unità operative si attivano per realizzare un processo produttivo; quanto più questo processo è efficiente, efficace, flessibile e tempestivo, tanto più la risposta al mercato è adeguata. Perciò l'azienda può essere pensata come un organismo capace di interagire continuamente con gli stimoli che le derivano dalla variabilità del mercato.

La radiologia, intesa quindi come unità operativa costituente l'azienda sanitaria, è chiamata a rispondere a una "domanda" formulata dai medici referenti e deve farlo in modo soddisfacente, proponendo un'offerta qualitativamente valida rivolta sia ai pazienti che ai medici richiedenti.

In quest'ottica il servizio di diagnostica per immagini deve essere strutturato tenendo conto che deve negoziare un giusto compromesso tra esigenze diverse: (quelle del medico referente e quelle del paziente) e che deve rimodellarsi continuamente adattandosi al mercato sanitario, proponendo ai fruitori del servizio un'offerta adeguata.

Management in radiologia. Alessandro Carriero, Maurizio Centonze, Tommaso Scarabino (a cura di)

11.2
Domanda e offerta

Negli ultimi anni si è assistito a un considerevole cambiamento nel mercato sanitario che si è tradotto in un aumento sia della domanda che dell'offerta di prestazioni mediche.

Il sistema sanitario è chiamato a gestire entrambe le condizioni:

- rispondere a una domanda sempre crescente di prestazioni, sia in termini di quantità che di qualità;
- saper gestire un'offerta adeguata alle esigenze degli "utenti". Analizziamo meglio quest'ultimo punto.

11.2.1
Offerta

Si può definire offerta una "quantità aggregata di beni o servizi forniti da un monopolio, da un oligopolio o da molti produttori, disponibile in un dato periodo di tempo in un mercato".

Per quanto riguarda il sistema sanitario e, nello specifico, i dipartimenti di diagnostica per immagini capillarizzati sul territorio nazionale, molti sono stati negli ultimi anni i fattori che hanno contribuito al rimodellamento dell'offerta in termini sia quantitativi che qualitativi:

- innanzitutto sia in Italia che negli altri Paesi Industrializzati si è assistito a un processo tecnologico in ambito radiologico in costante divenire: negli ultimi trent'anni sono state introdotte nuove tecnologie, che hanno pian piano soppiantato le vecchie metodiche di diagnostica per immagini. Un esempio da questo punto di vista è stata la diffusione su larga scala della risonanza magnetica nucleare, che ormai non è più unicamente appannaggio dei grossi centri specializzati, ma si è diffusa capillarmente anche nei centri ospedalieri "minori";
- con l'introduzione di macchinari di nuova concezione tecnologica si è reso necessario un aggiornamento continuo del personale radiologico sia medico che tecnico: ciò per consentire una corretta utilizzazione dei macchinari e per condurre a un adeguato giudizio clinico delle immagini acquisite. Di conseguenza, sono state quindi investite molte risorse sia nell'acquisto di nuovi macchinari, sia nella formazione del personale che deve utilizzarli;
- per ottimizzare il compromesso tra gli investimenti verso macchinari sempre più prestanti e la gestione delle risorse tecniche già presenti nei vari reparti di diagnostica per immagini, l'utilizzo delle risorse andrebbe bilanciato tra l'acquisto di attrezzature di nuova e vecchia concezione tecnologica, come macchine per la radiografia tradizionale, la mammografia e la tomografia assiale computerizzata, che ancora rappresentano una gran fetta di tutta l'offerta radiologica del panorama sanitario nazionale (Fig. 11.1);
- in una metanalisi che risale al 2000 in Italia era presente un cospicuo numero di macchinari in uso da più di 10 anni: era il caso di macchine come il mammografo o la tomografia assiale computerizzata con numero esiguo di detettori.
  Considerando quindi che a tutt'oggi la radiologia tradizionale occupa ancora una

gran fetta dell'offerta dei servizi radiologici, si rende palese come questi macchinari di vecchia concezione siano ancora di attuale importanza.

Nel 2000 il numero degli apparecchi che superava i dieci anni di età era particolarmente elevato e solo il 30% delle apparecchiature installate era di recente acquisizione (Tabella 11.1).

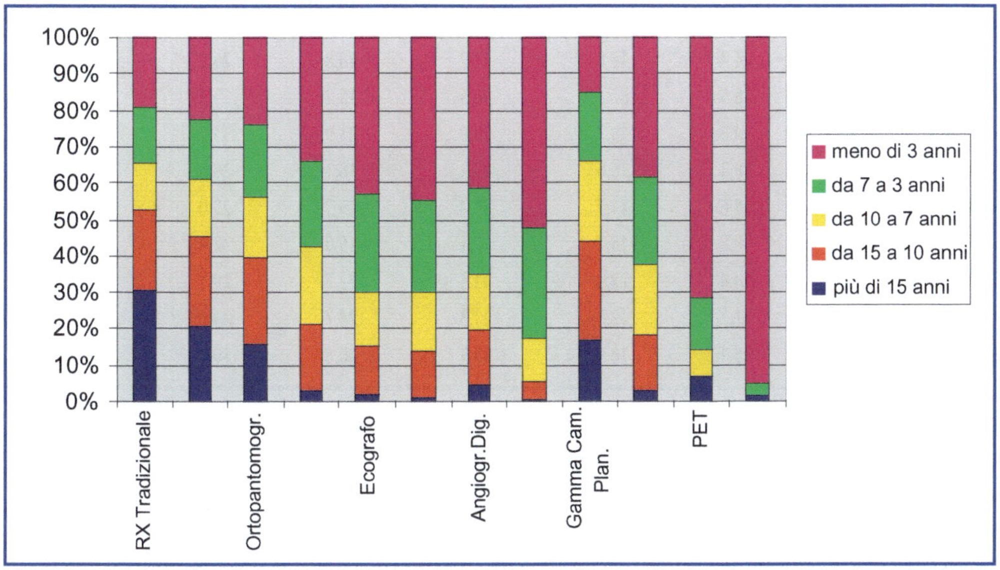

Fig. 11.1 Distribuzione percentuale delle apparecchiature secondo la loro vetustà e la tipologia (anno 2000). Riprodotta da: Ministero della Salute (2002) Indagine sui servizi di diagnostica per immagini presenti nelle strutture di ricovero e cura pubbliche e private accreditate, anno 2000. Ministero della Salute-Ufficio di Statistica, Roma

Tabella 11.1 Distribuzione percentuale delle apparecchiature secondo la loro vetustà (anno 2000). Riprodotta da: Ministero della Salute (2002) Indagine sui servizi di diagnostica per immagini presenti nelle strutture di ricovero e cura pubbliche e private accreditate, anno 2000. Ministero della Salute-Ufficio di Statistica, Roma

Regione	Più di 15 anni	Da 15 a 10 anni	Da 10 a 7 anni	Da 7 a 3 anni	Meno di 3 anni	Totale
Piemonte	6,5	20,7	13,7	23,5	35,7	100,0
Valle d'Aosta	3,6	0,0	14,3	25,0	57,1	100,0
Lombardia	13,9	18,0	12,7	20,5	34,8	100,0
Provincia Autonoma Bolzano	5,3	13,2	30,0	23,7	27,9	100,0
Provincia Autonoma Trento	14,5	19,8	25,2	16,0	24,4	100,0
Veneto	15,9	20,8	9,6	20,3	33,3	100,0
Friuli Venezia Giulia	16,0	19,4	22,6	24,8	17,2	100,0
Liguria	16,4	27,8	16,1	16,4	23,4	100,0
Emilia Romagna	16,6	17,3	15,3	22,5	28,3	100,0

(Cont. →)

(continua)

Regione	Più di 15 anni	Da 15 a 10 anni	Da 10 a 7 anni	Da 7 a 3 anni	Meno di 3 anni	Totale
Toscana	14,2	20,9	14,2	17,9	32,7	100,0
Umbria	11,8	22,7	15,3	23,6	26,6	100,0
Marche	20,9	18,9	11,0	22,6	26,6	100,0
Lazio	14,6	15,6	19,5	17,9	32,4	100,0
Abruzzo	24,4	17,8	13,2	18,8	25,9	100,0
Molise	18,5	8,7	18,5	15,2	39,1	100,0
Campania	14,3	15,7	13,0	23,9	33,1	100,0
Puglia	18,3	16,6	19,1	18,1	28,0	100,0
Basilicata	18,6	11,7	21,4	19,3	29,0	100,0
Calabria	18,8	15,7	17,1	16,0	32,4	100,0
Sicilia	14,4	22,9	11,3	22,2	29,1	100,0
Sardegna	17,7	12,3	21,3	24,7	24,0	100,0
Italia	15,1	18,9	15,1	20,8	30,1	100,0

Ottimizzando il "nuovo" e il "vecchio" si evitano inutili sprechi e si riesce a fronteggiare una domanda in crescita costante anche dal punto di vista della radiologia tradizionale.

- Nella pratica comune è stato introdotto l'utilizzo di sistemi informatici per la refertazione e l'archivio di immagini, il sistema RIS (*Radiological Information System*) e PACS (*Picture Archiving and Communication System*). Il PACS è un sistema computerizzato per l'archiviazione digitale delle immagini radiologiche e la loro trasmissione e visualizzazione su *workstation* dedicate, collegate mediante rete informatica. Il PACS si integra con il sistema informativo radiologico RIS per l'immissione dei dati del paziente. In questo modo è consentita una miglior organizzazione che si articola su tutti i processi a cui il paziente va incontro e cioè dalla prenotazione alla refertazione passando per l'accettazione. Questi sistemi informatizzati permettono inoltre di conservare un miniarchivio di dati di ogni singolo paziente, che risulta molto utile per effettuare confronti con esami precedenti e per approfondire la sua storia clinica. Si sta lavorando (e questo è il punto su cui si stanno unendo gli sforzi tecnologici ed economici) per fare in modo che questi dati possano essere conservati non solo nella rete informatica di un singolo ospedale, ma che venga creata un'unica rete nazionale che contenga informazioni riguardanti ogni cittadino; ciò consentirebbe la possibilità di consultare referti e immagini che sono state acquisite in sedi ospedaliere diverse dalla nostra. Progetto ancora più ambizioso sarebbe la costituzione di una gigantesca rete informatica che raccolga i dati provenienti da tutti i centri ospedalieri a livello internazionale e mondiale.

Tutto ciò fa parte dell'offerta dell'azienda sanitaria italiana che, come abbiamo visto, ha subito un notevole cambiamento soprattutto negli ultimi vent'anni.

Quindi, ricapitolando, ciò che ha contribuito negli ultimi anni all'adattamento al mercato dell'azienda sanitaria e, nello specifico l'unità operativa radiologia, in termini di offerta è stato:

- capillarizzazione dei centri diagnostici;
- aumento del numero dei nuovi macchinari anche nei centri "minori";
- ottimizzazione delle risorse economiche e umane del sistema radiologia;
- miglioramento tecnologico-informatico.

11.2.2
Domanda

Abbiamo analizzato sino a ora quali sono i punti che hanno permesso negli ultimi anni un costante aumento da parte dell'unità operativa radiologia, intesa come parte integrante dell'azienda sanitaria nazionale, dell'offerta rivolta al mercato sanitario.

Analizziamo ora la seconda componente del mercato sanitario: la domanda.

Anche la domanda è cambiata molto negli ultimi anni, grazie anche a una maggiore educazione sanitaria che si è tradotta in una superiore domanda da parte della popolazione. La domanda si orienta sempre di più non solo al bisogno di salute, ma all'ottenimento del benessere psicologico e sociale. Si ricorre, inoltre, sempre più a una medicina di tipo preventivo e al raggiungimento della diagnosi precoce attraverso lo screening di massa. Tutto ciò ha condotto quindi a un vertiginoso aumento del numero di richieste che pervengono agli istituti di diagnostica per immagini. Analizzando i dati, si evince che il numero di esami è in aumento, con un tasso annuo del 5-11% in tutti i Paesi Sviluppati, e che la richiesta sembra infinita.

Un'altra causa dell'aumento del numero delle prestazioni è la recente tendenza di sostituire l'anamnesi e soprattutto l'esame obiettivo con le immagini e la richiesta di esecuzione di esami inutili.

Un importante obiettivo dei servizi di radiologia è infatti quello di erogare prestazioni necessarie, appropriate e di qualità (tecnica e diagnostica).

L'abuso delle prestazioni radiologiche può essere imputato anche alla mancata coscienza del paziente del costo effettivo della prestazione; analizzando i dati in nostro possesso e diffusi dal Ministero della Salute nel 2002, si rileva che il 60% della popolazione è esente e consuma l'80% delle prestazioni; la restante parte, pagante, ne consuma solo il 20%. In questo modo si crea un costante squilibrio tra una domanda infinita e un'offerta che risulta essere sempre e comunque limitata.

Il sistema sanitario pubblico si basa sull'equità, che può essere ricondotta sia alla domanda che all'offerta:

- domanda (uguale trattamento per uguali bisogni);
- offerta (uguale opportunità di accesso alle prestazioni per uguali bisogni).

In quest'ottica, l'equità dell'offerta porta inesorabilmente a un conflitto con l'efficienza e la qualità dei servizi.

È chiaro che bisogna rispondere all'aumento della domanda di prestazioni e questo può essere espletato nel breve periodo con un aumento delle ore di lavoro (incrementando le ore di lavoro del personale già in uso o, meglio ancora, assumendo nuovo organico), un uso più intensivo degli impianti, delle attrezzature e degli spazi disponibili. Nel breve periodo, infatti, questi ultimi non possono essere variati in alcun modo. Nel lungo periodo, invece, il servizio deve ricorrere a un aumento della sua dotazione strumentale e all'acquisto di nuovi spazi.

Vanno comunque realizzati dei provvedimenti in fase di programmazione politica economica atti a risolvere situazioni in cui la domanda di un bene o servizio risulta eccessiva rispetto a un'offerta gestibile; deve essere quindi programmato un razionamento delle risorse.

Le misure atte a contenere questo continuo aumento della domanda di prestazioni radiologiche consistono sia nell'elencazione tassativa dei servizi che rientrano nell'assistenza pubblica con esclusione degli altri (LEA, Livelli Essenziali di Assistenza), sia nell'accollamento di parte del costo degli stessi al paziente (ticket).

Il ticket è uno strumento efficace per razionalizzare la spesa sanitaria e per responsabilizzare i cittadini a un consumo consapevole di prestazioni, abbandonando l'abitudine all'abuso/spreco di queste ultime.

Per contenere la domanda è indispensabile quindi razionalizzare le risorse a disposizione ed evitare l'esecuzione di esami superflui o non indicati.

11.3 Dati nazionali

Il Ministero della Salute ha fornito dati (relativi a un censimento del 2000) diretti sui servizi e sulle prestazioni fornite in diagnostica per immagini effettuando un'analisi di 1419 strutture ospedaliere, 882 ospedali pubblici e 537 case di cura private accreditate.

A livello nazionale il 72% di queste strutture, pari a un numero di 1017, ha comunicato l'esistenza di un servizio di diagnostica per immagine; la variabilità a livello territoriale dei servizi censiti è, comunque, molto elevata (Tabella 11.2).

L'indagine ha raccolto informazioni riguardanti anche il volume di prestazioni effettuate. Dalla rilevazione risulta che sono state effettuate nelle strutture ospedaliere coinvolte nell'indagine 36 600 192 prestazioni globali di diagnostica per immagine (Tabella 11.3).

Tabella 11.2 Distribuzione regionale delle strutture coinvolte nella rilevazione (anno 2000). Riprodotta da: Ministero della Salute, 2002

Regione	Strutture interessate all'indagine	Strutture che hanno comunicato l'esistenza di un servizio di diagnostica per immagini	
		Valore assoluto	%
Piemonte	83	79	95%
Valle d'Aosta	1	1	100%
Lombardia	214	181	85%
Provincia Autononoma Bolzano	12	12	100%
Provincia Autonoma Trento	18	9	50%
Veneto	95	44	46%

(Cont. →)

(continua)

Regione	Strutture interessate all'indagine	Strutture che hanno comunicato l'esistenza di un servizio di diagnostica per immagini	
		Valore assoluto	%
Friuli Venezia Giulia	24	21	88%
Liguria	29	24	83%
Emilia Romagna	86	66	77%
Toscana	72	46	64%
Umbria	16	12	75%
Marche	52	21	40%
Lazio	180	101	56%
Abruzzo	36	22	61%
Molise	9	9	100%
Campania	140	89	64%
Puglia	99	62	63%
Basilicata	12	10	83%
Calabria	75	62	83%
Sicilia	120	105	88%
Sardegna	46	41	89%
Italia	1.419	1.017	72%

Tabella 11.3 Prestazioni effettuate dai servizi di diagnostica per immagini (anno 2000). Riprodotta da: Ministero della Salute, 2002

Regione	Prestazioni rilevate		Prestazioni stimate	
	Prestazioni globali		Prestazioni globali	
	(sono comprese le prestazioni in Pronto Soccorso)	% Prestazioni ambulatoriali sul totale	(sono comprese le prestazioni in Pronto Soccorso)	Prestazioni per abitante
Piemonte	3 561 059	65,3	3 685 692	0,86
Valle d'Aosta	73 021	54,1	73 021	0,61
Lombardia	8 425 440	62,8	8 554 672	0,94
Provincia Autonoma Bolzano	648 541	76,0	673 485	1,46
Provincia Autonoma Trento	421 746	75,0	544 649	1,15
Veneto	2 047 571	71,2	3 158 167	0,70
Friuli Venezia Giulia	1 000 326	70,4	1 069 975	0,90
Liguria	1 179 318	49,2	1 443 167	0,89
Emilia Romagna	2 854 786	66,6	3 200 258	0,80
Toscana	2 402 402	64,7	3 031 686	0,86

(Cont. →)

(continua)

Regione	Prestazioni rilevate Prestazioni globali		Prestazioni stimate Prestazioni globali	
	(sono comprese le prestazioni in Pronto Soccorso)	% Prestazioni ambulatoriali sul totale	(sono comprese le prestazioni in Pronto Soccorso)	Prestazioni per abitante
Umbria	704 276	49,3	777 030	0,93
Marche	907 390	64,7	1 287 980	0,88
Lazio	2 591 426	52,2	3 785 473	0,72
Abruzzo	786 635	48,7	1 083 021	0,85
Molise	292 897	43,2	292 897	0,89
Campania	1 840 594	31,6	2 553 851	0,44
Puglia	2 058 564	44,6	2 691 249	0,66
Basilicata	368 431	46,2	434 108	0,72
Calabria	1 246 133	48,3	1 473 236	0,72
Sicilia	2 156 766	29,9	2 713 068	0,53
Sardegna	1 032 870	45,5	1 257 937	0,76
Italia	36 600 192	56,9	43 784 620	0,76

Tabella 11.4 Prestazioni effettuate in ambito ospedaliero e territoriale (anno 2000). Riprodotta da: Ministero della Salute, 2002

Ripartizione territoriale	Prestazioni rilevate	Prestazioni stimate		
	Prestazioni ospedaliere globali	Prestazioni ospedaliere globali	Prestazioni ospedaliere per abitante	% di prestazioni effettuate da strutture territoriali sul totale delle prestazioni
Nord Occidentale	13 238 838	13 756 551	0,91	13%
Nord Orientale	6 972 970	8 646 534	0,81	12%
Centro	6 605 494	8 882 169	0,80	18%
Sud	6 593 254	8 528 362	0,60	30%
Isole	3 189 636	3 971 004	0,59	28%
Totale	36 600 192	43 784 620	0,76	20%

A livello nazionale, sono state stimate quasi 44 milioni di prestazioni effettuate in ambito ospedaliero, circa 0,8% per ogni abitante; il 20% delle prestazioni totali di diagnostica per immagine è erogato da strutture ambulatoriali extraospedaliere.

A livello territoriale, si registra al Nord un maggior ricorso ai servizi di diagnostica per immagine ospedalieri (più dell'85% delle prestazioni totali), mentre al Sud e nelle Isole circa un terzo delle prestazioni è erogato dalle strutture territoriali (Tabella 11.4).

11.4
La nostra esperienza

Nel nostro Istituto di Radiodiagnostica dell'Ospedale Maggiore della Carità di Novara negli ultimi anni si è verificato un cospicuo incremento del numero di prestazioni erogate: solo nell'anno 2006 sono state effettuate 156 766 prestazioni, abbattendo considerevolmente le liste di attesa in molte metodiche (Tabella 11.5, Fig. 11.2).

Analizzando il *trend* statistico negli ultimi anni presso l'Istituto di Radiodiagnostica dell'Ospedale Maggiore di Novara si è potuta fare una previsione per i prossimi anni delle prestazioni erogate dal servizio. Secondo i dati, al termine del quinquennio 2006-2011 è previsto un incremento del 20% dell'offerta in termini di prestazioni, passando dalle 159 766 del 2006 alle 191 719 del 2011 (Tabella 11.6, Fig. 11.3). Tali dati statistici offrono un chiaro quadro della situazione dei servizi di diagnostica per immagini presenti nel nostro Paese negli ultimi anni e forniscono la percezione di quella che è la reale offerta che il Servizio Sanitario Nazionale garantisce al bacino d'utenza in termini di prestazioni sanitarie radiologiche.

Tabella 11.5 Numero di prestazioni presso l'Istituto di Radiodiagnostica dell'Ospedale Maggiore di Novara (anno 2006)

Periodo	RM	RX	Eco	Angio	TC	Totale per quadrimestre
I Quadrimestre 2006	3113	37 769	7921	806	4616	54 225
II Quadrimestre2006	3169	36 394	7779	804	4662	52 808
III Quadrimestre 2006	2804	36 900	7597	827	4605	52 733
Totale anno per metodica	9086	111 063	23 297	2437	13 883	
Totale 12 mesi	159766					

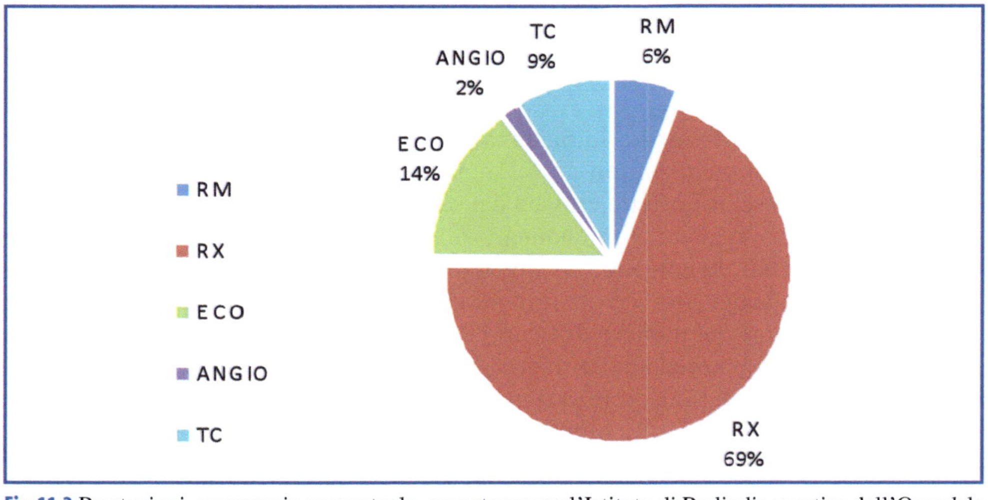

Fig. 11.2 Prestazioni, espresse in percentuale, erogate presso l'Istituto di Radiodiagnostica dell'Ospedale Maggiore della Carità di Novara (anno 2006), ufficio di coordinamento RIS e PACS

Tabella 11.6 Numero di prestazioni presso l'Istituto di Radiodiagnostica dell'Ospedale Maggiore di Novara previste per il 2011 rispetto a quelle del 2006

Periodo	RM	Eco	Angio	TC	RX	MX	DEA
Anno 2006	9086	16 545	2437	10 265	42 882	14 079	64 472
Anno 2011	10 903	19 854	2924	12 318	51 458	16 895	77 366

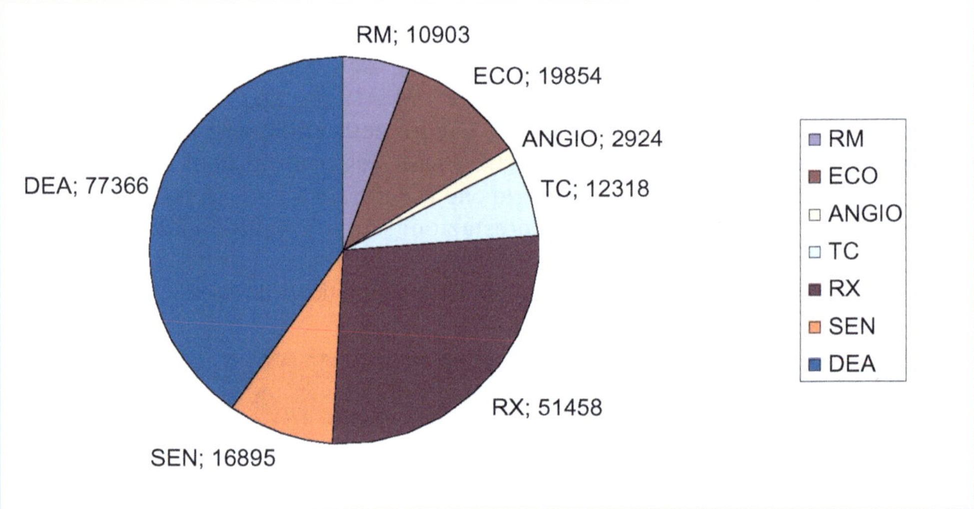

Fig. 11.3 Prestazioni, espresse in percentuale, previste presso l'Istituto di Radiodiagnostica dell'Ospedale Maggiore della Carità di Novara per il 2011 rispetto a quelle del 2006, ufficio di coordinamento RIS e PACS

11.5 Conclusioni

Nel complesso mercato sanitario nazionale, domanda e offerta sono strettamente correlate tra di loro; negli ultimi anni l'aumento della domanda si è tradotto, ove possibile, nella crescente offerta erogata dai servizi di diagnostica per immagini presenti sul territorio nazionale, limitatamente alle risorse economiche disponibili. Potenzialmente, quindi, la domanda risulta essere infinita e l'offerta limitata.

Per equiparare le due entità e per migliorare le aspettative future, sarà importante ottenere la riduzione del numero di esami impropriamente richiesti ed eseguiti, che inducono un maggior spreco delle risorse, l'allungamento dei tempi d'attesa e l'incremento della dose di radiazioni assunta dal paziente.

Per fare un paragone, si può immaginare di equiparare il mercato della domanda e dell'offerta sanitaria, in particolar modo per ciò che concerne la diagnostica, a una bilancia: su un piatto pesa la costante e crescente richiesta da parte dei pazienti e, quindi, dei loro medici referenti di prestazioni mediche e sull'altro piatto un continuo adeguamento delle strutture sanitarie nell'organizzazione di un'offerta quanto più esaustiva possibile alle richieste.

In questo altalenarsi, il perno fondamentale è rappresentato dal "filtro" dei medici di medicina generale che occupano un ruolo fondamentale, per la loro posizione nelle gerarchie e nei percorsi della "via della salute" che conducono il paziente a essere inquadrato, seguito e trattato.

Ci si auspica quindi che nel prossimo futuro si possa raggiungere un giusto equilibrio tra la domanda e l'offerta e che quest'ultima possa essere all'avanguardia in risposta a un mercato sempre più esigente e in continuo rimodellamento. Ciò potrà avvenire solo se tutte le componenti del mercato sanitario, ossia chi richiede prestazioni, chi "filtra" le richieste e chi ha il compito di soddisfare le richieste, si dirigeranno verso obiettivi comuni: innanzitutto la salute e la sicurezza dei pazienti, ma allo stesso tempo il risparmio delle risorse umane ed economiche.

Per saperne di più

- Mazzacurati P (ed) (2000) TSRM customer satisfaction. Sorbona, Milano
- Montesi A (ed) (1995) Teoria della direzione in radiologia. Idelson Gnocchi, Napoli
- Ruta C (ed) (1993) Sanità e management. Razionalizzazione strutturale e produttiva, controllo dei costi e del finanziamento, umanizzazione e qualità totale. Etas, Milano

---

- Ministero della Salute (2002) Indagine sui servizi di diagnostica per immagini presenti nelle strutture di ricovero e cura pubbliche e private accreditate, anno 2000. Ministero della Salute-Ufficio di Statistica, Roma

---

- Decreto Ministeriale 14 dicembre 1994. Tariffe delle prestazioni di assistenza ospedaliera. GU 24 dicembre 1994, n. 300

Etica in radiologia

12

A. Fileni, N. Magnavita

Indice dei contenuti

12.1 Introduzione

L'etica è quella branca della filosofia che studia i fondamenti oggettivi e razionali che permettono di assegnare ai comportamenti umani uno *status deontico* ovvero di distinguerli in buoni, giusti o moralmente leciti, rispetto a comportamenti ritenuti cattivi o moralmente inappropriati.

Può essere anche definita come la ricerca di uno o più criteri che consentano all'individuo di gestire adeguatamente la propria libertà nel rispetto degli altri.

Quando l'etica si occupa dei problemi morali inerenti gli interventi sull'uomo e sulla biosfera e, quindi, anche nell'attività assistenziale medica e nella ricerca biomedica, si parla di *bioetica*.

Tutte le professioni presentano problemi etici, ma questi sono più sentiti in ambito medico ove al professionista è affidato un bene assai importante come la salute di un essere umano. Infatti al medico spetta la vera responsabilità per la diagnosi e la terapia del paziente.

Per tutti i medici gli ideali etici costituiscono una parte importante della propria immagine professionale ed essere costretti a lavorare in modo da non aderire a questi ideali si ripercuote, consciamente o inconsciamente, nella psiche di ognuno riducendo la soddisfazione tratta dal lavoro e portando a uno stato di stress.

Nell'ambito dei comportamenti etici verso il paziente possiamo distinguere problematiche generali e specifiche di ogni specializzazione medica.

Tratteremo dei principali problemi etici che deve affrontare lo specialista radiologo nella sua attività lavorativa.

12.2
Etica della gestione delle risorse

È il problema che investe il radiologo in ogni Unità Operativa Radiologica che, a fronte di risorse (macchinari, materiale, TSRM, radiologi) definite, si trova a far fronte a richieste di esami apparentemente illimitate.

Il problema del consumismo sanitario è particolarmente presente in diagnostica per immagini, ove il numero di indagini, nei Paesi Sviluppati, aumenta con un tasso annuo del 5/10%, con aumento delle liste di attesa delle richieste.

Non riuscendo a razionalizzare numero, frequenza e qualità delle richieste dei medici prescrittori, viene invece coinvolta la figura del radiologo che si trova a operare con risorse, tecnologie e personale limitato.

Anche se molti fattori sono responsabili di questa tendenza, come l'abbandono della visita clinica a favore delle indagini strumentali, lo sviluppo di nuove tecnologie, l'uso di sistemi di rimborso a "prestazione" e l'avvallo alle autoprescrizioni da parte dei medici di medicina generale, si ritiene che la medicina e la radiologia difensiva abbiano un ruolo importante sull'aumento delle richieste.

Senza la documentazione iconografica negativa pare che nessuno osi rinviare il paziente con la sola visita; inoltre, i pazienti percepiscono la possibilità di accesso a tutte le metodiche, anche le più costose, come un "atto dovuto" e il radiologo deve bilanciare tali richieste con le possibilità di esecuzione, ma privilegiando nelle liste di attesa la gravità delle patologie.

Il problema etico di privilegiare le richieste per patologie più gravi e urgenti attanaglia i radiologi subissati da interessi personali dei pazienti di altro tipo meno nobile.

Anche la normativa di salvaguardia della popolazione dall'esposizione alle radiazioni ionizzanti è perlopiù ignorata sia dai medici prescrittori che dai pazienti, in quanto il rischio percepito di possibile mancata diagnosi supera la paura del rischio stocastico delle radiazioni.

Sulla razionalizzazione per l'accesso alle tecnologie intervengono sia le legislazioni dei vari paesi (ma in Italia, a differenza dei paesi anglosassoni, il diritto costituzionale personale alle cure supera qualunque contingentamento previsto dagli ordinamenti), sia l'etica comportamentale dei singoli.

Il radiologo deve affrontare costantemente il problema etico dell'appropriatezza e della priorità degli esami. Inoltre, può esercitare tale prerogativa ormai solo nei confronti dei pazienti degenti, stanti i processi automatizzati e centralizzati di prenotazione degli esami radiologici ambulatoriali. Ciò è causa di conflitti consci o inconsci con i principi etici personali e con quelli appresi durante la propria formazione professionale.

12.3
Etica di comportamento nell'errore individuale

È uno dei problemi etici e comportamentali più difficili per il radiologo. Ha risvolti diversi se si tratta di propri errori o di scoperta di errori di altri colleghi.

L'esasperato clima di sfiducia nell'operato della classe medica, inglobato nel termine "malasanità", e l'aggressione mediatica e legale risarcitoria da parte del paziente hanno seriamente compromesso il rapporto medico-paziente.

Nessuno ricorda che in ogni attività umana l'errore è inevitabile anche se prevedibile e prevenibile.

Il radiologo si trova ad affrontare il problema etico della gestione dell'errore medico verso pazienti che non accettano la possibilità dell'errore e che sono indotti, dai massmedia agli avvocati, a richiedere punizioni per i colpevoli e lauto ristoro economico del danno subito, anche se utilizzano il Sistema Sanitario Nazionale pubblico.

La tipologia dell'errore del medico radiologo può essere di due tipi: commissiva o omissiva.

La prima, possibile in ogni esame interventistico o invasivo, ha caratteristiche comuni a tutte le specialità chirurgiche. L'errore omissivo, di gran lunga più frequente, rappresenta la tipica responsabilità del diagnosta per immagini.

L'attività del radiologo integra due momenti distinti, anche se fortemente integrati: l'identificazione completa di tutte le anomalie dell'immagine radiologica (o di quelle che crea con le metodiche digitali) e la loro corretta interpretazione in relazione ai dati clinici riferiti.

L'errore percettivo, che porta a una mancata diagnosi, è il più frequentemente denunciato, specie in diagnostica osteo-articolare, senologica e toracica. In queste ultime è più grave in quanto la mancata diagnosi viene poi effettuata solo in tempi successivi tardivi con gravità o prognosi peggiore.

L'errore percettivo è ineliminabile ed è dovuto alle circostanze del momento e dell'operatore. Non è infrequente il caso che a una seconda rilettura lo stesso radiologo si accorga immediatamente della presenza di un reperto patologico non "visto" in precedenza. Pertanto, la frequenza degli errori percettivi, unita al fatto che ai pazienti viene data disponibilità piena di tutte le immagini rivalutabili a distanza da altri operatori, fa sì che la radiologia sia esposta a un rischio medico-legale più elevato di altre specialità mediche.

Un altro problema è rappresentato dal ridotto, se non assente, contatto radiologo-paziente, che in moltissimi casi avviene solo con il referto radiologico. Questo difetto di comunicazione è fonte di errore e di contenzioso verso una figura medica, come il radiologo, spesso "sconosciuta" dal paziente. La spersonalizzazione dell'atto radiologico comporta, quindi, difetto di comunicazione con maggiore facilità all'apertura di contenzioso civile o penale.

Torniamo all'aspetto etico dell'errore e alle sue conseguenze. Sul piano individuale il medico che ha commesso un errore è responsabile verso il paziente e se l'errore ha causato un danno vi è un obbligo morale, se non legale come negli USA, a rivelarlo al paziente.

Naturalmente sui comportamenti incidono profondamente le legislazioni dei vari Paesi; infatti nei Paesi Anglosassoni, ove la responsabilità dell'errore viene assunta dalla struttura ospedaliera, è più facile la comunicazione dell'errore.

Nel nostro sistema, in cui il medico è chiamato in sede penale a rispondere degli errori che causano lesioni o morte al paziente, tale rivelazione è ostacolata.

Consci di questa realtà rimane di fondo il principio etico di dover rivelare l'errore. Sicuramente un'adeguata e previdente assicurazione di responsabilità civile personale, unita alla sicurezza di ulteriore assicurazione della struttura ove si opera, consente con maggiore tranquillità di adeguarsi a tale principio etico.

12.4 Etica di comportamento nell'errore di colleghi

Il riconoscimento di errore di colleghi è un problema etico e deontologico. Sul secondo rimandiamo al Codice Deontologico della Federazione degli Ordini dei Medici.

Per quanto attiene al problema etico ci troviamo, come nel paragrafo precedente, a dover rivelare al paziente, pur con le dovute cautele, che possiamo trovarci di fronte a una mancata diagnosi o a un'interpretazione non corretta in un esame precedente o portato in visione.

Mentre nei Paesi Anglosassoni vi è un obbligo, etico e disciplinare, del medico di intervenire per segnalare l'errore di un collega, nei Paesi Latini tale imperativo etico è meno sentito.

Sicuramente un comportamento eticamente corretto prevede la consultazione con il collega, per valutare *ex ante* come l'errore sia stato commesso e tutte le circostanze che vi hanno concorso, al fine di una comunicazione corretta al paziente.

Per le eventuali azioni di tutela valgono le considerazioni riportate nel punto precedente.

12.5 Etica in radiologia interventistica palliativa

Il limite tra cure estreme e accanimento terapeutico è uno degli argomenti più delicati in un momento nel quale le problematiche di fine vita sono le più dibattute.

In ambito radiologico sono coinvolti i radiologi interventisti nelle richieste di interventi palliativi, generalmente nelle ostruzioni neoplastiche (vie urinarie, biliari, esofago ecc.). In questi casi vanno valutate, con i medici curanti, le indicazioni e le reali percentuali di sopravvivenza post-trattamento, ma soprattutto la qualità della vita residua.

Prolungare di qualche giorno o mese la sopravvivenza ha senso etico solo in presenza della chiara volontà del paziente e di reali miglioramenti della fase terminale della vita e non per prolungarne le sofferenze. Solo in presenza di tali scopi si evita, come anche previsto nel Codice Deontologico, il rischio di improduttivo accanimento terapeutico.

12.6 Conclusioni

Quando si tratta di etica non esistono ricette semplici e indolori da applicare automaticamente. Risolvere i problemi etici significa star bene con se stessi, dare una serenità alla propria attività professionale e al senso della missione medica verso i pazienti.

Il nostro sistema sanitario non favorisce le scelte etiche di comportamento verso la razionalizzazione delle risorse e l'appropriatezza delle indagini. Fino a quando il sistema e le amministrazioni valuteranno i radiologi solo sul numero delle prestazioni e sulla riduzione delle liste di attesa sarà difficile applicare comportamenti etici cogenti in tema di contenimento e gestione delle risorse.

Per quanto attiene allo specifico della professione tutti sanno che il medico, anche quando agisce in piena scienza e coscienza, come ogni essere umano può sbagliare. In particolare, il medico radiologo, quando compie un errore percettivo sulle cui cause intervengono così tanti fattori che si ritiene ineliminabile.

Eticamente non si può nascondere l'errore e bisogna alleviare le conseguenze dello stesso come ci impone il principio di correttezza e beneficità delle attività mediche, ciò sia per propri che per altrui errori.

Anche il comportamento etico verso la qualità della vita residua deve essere applicato, ferma restando la volontà del paziente, nelle pratiche interventistiche palliative.

Per saperne di più

- De Fanti CA (ed) (2007) Soglie. Medicina e fine vita. Collana: Nuova cultura. Bollanti Boringhieri, Torino
- Frati P (ed) (1998) Diritto sanitario, deontologia generale e bioetica applicata. Collana: Collana di scienze infermieristiche. Elsevier, Philadelphia
- Magnavita N, Magnavita G, Fileni A, Bergamaschi A (2009) Problemi etici in radiologia: il consumismo radiologico e l'errore medico e la rivelazione dell'errore. Radiol Med 114:1173-1181 e 1345-1355
- Russo G (ed) (2009) Bioetica medica. Per medici e professionisti sanitari. Collana: Le nuove sfide dell'etica. Elledici, Rivoli (TO)
- Sgreccia E (ed) (2007) Manuale di Bioetica. Vita e Pensiero, Milano

Formazione

13

M. Maiorano, S. Pollice, A. Maggialetti, T. Scarabino

Indice dei contenuti

13.1 Introduzione

Negli ultimi anni il Servizio Sanitario Nazionale (SSN) è oggetto di un importante processo di ammodernamento mediante un approccio integrato che pone al centro della programmazione e gestione dei servizi sanitari i bisogni dei cittadini e valorizza il ruolo e la responsabilità dei medici e degli altri operatori per la promozione della qualità, dell'efficienza, dell'assistenza, della sicurezza. Per questo motivo si sta cercando di sviluppare sempre di più la qualità di servizi sanitari attraverso un patto tra amministratori, cittadini e professionisti definito "governo clinico", in cui tutte le parti interessate sono coinvolte nel perseguire congiuntamente la "missione aziendale" che è quella di fornire una risposta razionale ed equa al sempre più diffuso bisogno di salute, a fronte della continua crescita della domanda di prestazioni sanitarie e della progressiva limitazione delle risorse.

Il "governo clinico" è un sistema dinamico che deve essere capace di produrre cambiamenti efficaci per migliorare la qualità dell'assistenza. Per raggiungere tale scopo è importante il ruolo della formazione, della ricerca, dell'innovazione e della sperimentazione.

Il rapido e continuo sviluppo della medicina e, in generale, delle conoscenze

Management in radiologia. Alessandro Carriero, Maurizio Centonze, Tommaso Scarabino (a cura di)

biomediche, nonché l'accrescersi continuo delle innovazioni sia tecnologiche che organizzative, richiedono infatti professionalità da parte degli operatori sanitari, che devono mantenersi aggiornati e competenti in termini di conoscenze teoriche (il sapere), abilità tecniche (il fare), capacità comunicativa (l'essere). L'aumento delle conoscenze teoriche è utile e necessario, ma non sufficiente, se non è accompagnato da un saper fare pratica secondo specificità tipiche del sistema sanitario in cui ci si trova a operare. La formazione sul campo deve rappresentare quindi una parte importante della formazione.

L'attività educativa che serve a mantenere, sviluppare e incrementare le conoscenze, le competenze e le performance degli operatori sanitari viene denominata Educazione Continua in Medicina (ECM) ed è stata introdotta in Italia con l'art. 16 bis e seguenti del Decreto Legislativo 229/99.

13.2 ECM

L'ECM si esplica con programmi definiti dal Ministero della Salute, soggetti a formule applicative locali a opera della Conferenza Stato-Regioni. Tali programmi comprendono l'insieme organizzato e controllato di tutte quelle attività formative, teoriche e pratiche, promosse da società scientifiche, aziende ospedaliere, attraverso corsi e congressi con lo scopo appunto di mantenere elevata e al passo con i tempi la professionalità degli operatori della sanità.

La regola nazionale prevede l'obbligo formativo e continuo per tutti gli operatori sanitari, compresi i medici, operanti con il SSN. La formazione continua non può essere quindi un'attività sporadica, opportunistica o finalizzata all'acquisizione dei crediti, ma deve diventare realmente continua e integrata nei processi assistenziali, negli obiettivi di sistema e nelle strategie di *governance* dell'organizzazione sanitaria.

Le direttive ministeriali attribuiscono alla formazione un valore essenziale per la corretta gestione delle risorse umane, delle iniziative di reclutamento e della mobilità e dell'introduzione dei sistemi valutativi e premianti.

La progettazione e la gestione delle attività formative deve seguire principi fondamentali e cioè:

- la programmazione delle attività formative deve essere il risultato dell'analisi dei fabbisogni;
- la formazione permanente deve essere garantita a tutti i dipendenti;
- ogni dirigente è responsabile per la formazione delle risorse umane che gli sono affidate;
- il processo formativo necessita di valutazione attraverso un'accurata analisi costo-benefici che miri anche ad accertare il rispetto di standard di efficacia, efficienza e qualità.

13.2.1 Vecchia ECM

Secondo l'accordo del primo quinquennio sperimentale 2002-2006, successivamente prorogato al 2007, gli ordini professionali rivestivano il ruolo di garante della formazione continua attraverso il controllo dell'appropriatezza dei contenuti mediante i patrocini; collaboravano, inoltre, con il Ministero della Salute e con le aziende sanitarie al controllo della applicazione delle regole attraverso la COGEAPS (Consorzio Gestione Anagrafica delle Professioni Sanitarie), un consorzio di ordini, colleghi e associazioni professionali nazionali, il cui compito è stato quello di attivare e gestire un'anagrafe dei crediti acquisiti dagli operatori sanitari nel corso dei 5 anni; gli ordini stessi ed i colleghi hanno potuto rivestire anche la funzione di produttori di formazione continua, limitatamente però agli aggiornamenti su etica, deontologia e legislazione.

Con lo stesso accordo veniva inoltre istituita la figura del *provider*, ossia di gruppi strutturati (aziende sanitarie, università, agenzie regionali, IRCCS, ISPESL, ISS, società scientifiche, società private, case editrici, ordini e collegi professionali) capaci di fornire formazione medica, autorizzati dal Ministero della Salute sulla base di requisiti specifici; venivano infine stabilite le formule di formazione a distanza detta FAD (costituita da pacchetti formativi erogabili mediante supporti video, informatici ed elettronici in luoghi e tempi differenti), formazione residenziale, formazione sul campo.

La misura dell'impegno e del tempo che ogni operatore della sanità deve dedicare annualmente all'aggiornamento e al miglioramento del livello qualitativo della propria professionalità è data dai "crediti formativi". A tal proposito i programmi formativi prevedevano la seguente scaletta di crediti/anno: 10 per il 2002, 20 per il 2003, 30 per il 2004, 40 per il 2005 e 50 per il 2006, per un totale di 150 crediti in 5 anni.

Il sistema ECM, seppur con i suoi limiti (alti costi per i destinatari, sovrapposizione frequente di iniziative parallele, conflitto di interesse), ha contribuito a mantenere alto l'interesse dei professionisti sulla formazione continua (12 milioni di partecipanti in 5 anni) con una spinta che veniva proprio dal basso, in considerazione della reale possibilità di incidere positivamente sugli *outcome* di qualità e gli indicatori di esito.

Tutto ciò ha comportato la volontà istituzionale di confermare tale sistema, rivedendone le regole.

13.3 Nuova ECM

Recentemente nel corso della "Conferenza Nazionale sulla Formazione Continua in Medicina (ECM)" (Cernobbio, settembre 2009) è stato presentato il nuovo sistema di formazione professionale dei medici italiani, che rivoluziona il sistema formativo permanente migliorandone la sua *governance*. Tutte le novità presentate hanno ottenuto il via libera definitivo dalla Conferenza Stato-Regioni il 5 novembre 2009, per poi essere approvate il 13 gennaio 2010 dalla Commissione Nazionale per la Formazione Continua.

La nuova ECM identifica tre categorie di obiettivi che devono armonizzarsi nel piano formativo individuale e di equipe:

- obiettivi tecnico-professionali finalizzati all'acquisizione di conoscenze e competenze specifiche di ciascuna professione e disciplina;
- obiettivi di processo per professionisti ed equipe che intervengono in un determinato "segmento di produzione";
- obiettivi di sistema per tutti i professionisti.

Gli obiettivi di processo e di sistema sono la vera innovazione fortemente orientata alla *clinical governance*. Tali obiettivi richiedono ai professionisti di acquisire strumenti e competenze per misurare la qualità dell'assistenza sanitaria in termini di sicurezza, efficacia, appropriatezza, efficienza, perfettamente in linea con gli obiettivi del governo clinico.

13.3.1
Accreditamento

L'idea cardine del nuovo ordine ECM è rappresentato dal passaggio dell'accreditamento dei singoli eventi direttamente ai *provider*, cioè agli organizzatori e produttori degli eventi ECM, che pertanto diventano responsabili diretti del prodotto formativo attribuendone autonomamente i crediti. Si tratta di un passaggio prioritario e doveroso in considerazione della necessaria imputazione di responsabilità a soggetti che fondano l'attività di formazione continua su un'organizzazione amministrativa, un comitato scientifico, il tutto sostenuto da un sistema di qualità delle procedure. Un passaggio "epocale" rispetto al sistema precedente che si limitava a valutare il singolo evento formativo e che, nei casi più gravi, ne sospendeva l'erogazione.

Potranno accedere all'accreditamento i soggetti pubblici e privati, erogatori di prestazioni sanitarie o operanti nel campo della formazione.

I requisiti richiesti, per l'accreditamento dei *provider*, riguardano le caratteristiche del soggetto da accreditare, la sua organizzazione, il rigore qualitativo nell'offerta formativa proposta e l'indipendenza da interessi commerciali, tutti requisiti necessari a garantire un'attività formativa efficiente, efficace e indipendente.

L'accreditamento dei *provider* sarà affidato alla Commissione Nazionale o alle Regioni e Provincie Autonome, in rapporto all'ambito di attività del *provider* medesimo. Lo stesso ente accreditante verificherà nel tempo la persistenza dei requisiti di accreditamento, con particolare riferimento anche alla qualità della formazione erogata. Il *provider* dovrà inoltre presentare un piano annuale contenente l'offerta formativa che intende erogare, da cui partiranno le verifiche.

In tal modo, vi è una semplificazione significativa dell'azione di controllo e di verifica di qualità (dalla registrazione di circa 16 000 eventi l'anno si dovrebbe passare alla selezione e controllo di circa 1500 operatori a livello nazionale).

Sono stati istituiti due canali per l'accreditamento: uno nazionale e l'altro regionale, per dare spazio alle esigenze formative poste dalle istituzioni locali.

13.3.2
Offerta formativa

Importante novità è rappresentata dall'offerta formativa articolata su tutte le tipologie di formazione utili all'aggiornamento continuo. Non più solo la formazione residenziale, ma anche quella a distanza (FAD) attraverso l'autoapprendimento (con o senza tutoraggio), quella sul campo (FSC), docenza e tutoraggio in attività ECM, presentazioni a convegni.

La FAD è uno strumento importantissimo, tenuto conto dell'enorme numero di professionisti che ogni anno deve aggiornarsi. Consente infatti di erogare contenuti formativi per un numero molto elevato di professionisti senza imporre spostamenti né vincoli di orari o giornate.

In passato poteva essere acquisito solo un numero limitato di crediti. Oggi, invece, la FAD viene potenziata (soprattutto attraverso internet), rivalutata, valorizzandone l'accessibilità, la persistenza dei materiali didattici utilizzati e, non ultimo, l'economicità con l'abbattimento significativo dei costi ECM a carico dei partecipanti.

Lo scopo è quindi di puntare sui moderni mezzi dell'interattività per accrescere, attraverso sistemi relativamente poco costosi, il bagaglio di conoscenze e di preparazione del singolo operatore. Da ora in avanti potrà rappresentare anche la totalità della formazione acquisita.

Tuttavia, in quanto tale la FAD non esaurisce il bisogno formativo che per il professionista si traduce in attività pratiche, confronti con altri colleghi, condivisioni e superamenti di criticità.

La FSC resta infatti irrinunciabile per il professionista. A tal fine sarà promossa la ricerca di nuove metodologie formative attraverso l'avvio di bandi di concorso per progetti e sperimentazioni. In questo modo si spera di disporre di un serbatoio di novità, sia di contenuti che di tipologie formative.

Circa i fondi per finanziare tale sperimentazione, la nuova ECM li produrrà da sé, attraverso il contributo alle spese versato dai *provider* per gli eventi accreditati, che permette peraltro di far funzionare tutto il sistema (la logistica, l'informatica, la rete).

13.3.3
Sponsor

Altra novità riguarda la sponsorizzazione che deve avvenire secondo i concetti di "trasparenza" ed "efficacia".

La trasparenza è garantita attraverso un sistema di dichiarazione esplicita di conflitto di interesse. Se nel precedente sistema docenti e formatori dovevano fornire un'autocertificazione sull'assenza di conflitto di interessi, ora dovranno preliminarmente dichiarare il loro conflitto in modo esplicito, fornendo documentazione sulle fonti di finanziamento degli ultimi 24 mesi.

L'efficacia è garantita attraverso un sistema di misurazione con indicatori che daranno concrete indicazioni in merito alla ricaduta dell'apporto formativo acquisito. L'utilizzo di indicatori darà al *provider* un valore aggiunto in termini di qualità dell'offerta formativa.

Per evitare il conflitto di interessi, nessuna pubblicazione di prodotti prescrivibili potrà essere inserita negli eventi o nei corsi FAD e per la pubblicità istituzionale delle aziende dovranno essere indicati spazi precisi e separati. Inoltre, il contratto con gli sponsor deve essere depositato agli atti degli eventi interessati, reso disponibile e preventivamente dichiarato all'ente accreditante.

13.3.4 Controlli di qualità e sanzioni

Un ulteriore elemento riguarda le "garanzie" introdotte al fine di vigilare sull'applicazione di tali regole. Ci sarà infatti l'Osservatorio nazionale per la qualità della formazione continua che deve monitorare l'offerta formativa attraverso una rete di osservatori regionali e *auditing in loco* per verificare direttamente l'attività, e il Comitato di garanzia per l'indipendenza del contenuto formativo degli sponsor, attraverso la verifica del 25% dei *provider* accreditati dalla Commissione Nazionale per la Formazione Continua (CNFC).

Col nuovo sistema ECM si intende quindi impedire finalmente che il ruolo di accreditatore/valutatore e di *provider* ECM sia attribuito al medesimo soggetto, evitando in particolare che chiunque possa influenzare un evento formativo non dichiarando un conflitto di interessi e che coloro che attivamente sostengono un'attività formativa con leciti intenti e funzioni di sponsorizzazione possano alterare i contenuti della formazione.

Con le nuove norme sono state previste sanzioni per gli operatori della sanità che non si aggiornano secondo quanto indicato dai nuovi parametri.

Tale regolamento dovrà comunque passare attraverso una fase di sperimentazione prima di essere definitivamente applicato. In questa fase di passaggio al nuovo regime verrà mantenuto il sistema attuale di accreditamento degli eventi.

Sotto l'aspetto della concretezza pratica, cioè dei crediti formativi da acquisire, si segnala che nel periodo di transizione (2008-2010) ogni operatore sanitario dovrà aver acquisito 150 crediti formativi secondo la seguente ripartizione: 50 crediti/anno (minimo 30 e massimo 70). In particolare, dei 150 crediti formativi del triennio 2008-2010, almeno 90 dovranno essere nuovi crediti, mentre fino a 60 potranno derivare dal riconoscimento di crediti formativi acquisiti negli anni della sperimentazione a partire dall'anno 2004 fino al 2007.

13.4 Piani formativi aziendali

La formazione deve avere una funzione strategica in grado di rispondere a nuove logiche operative e organizzative, adeguate ai tempi, e deve sviluppare una nuova cultura professionale. Da qui la definizione di Piani Formativi Aziendali (PFA) che sono lo strumento principale di programmazione delle attività formative dell'azienda, collegati alle strategie aziendali ed elaborati sulla base di obiettivi formativi

nazionali e regionali. Per compiere questo è necessario un processo formativo che segua diverse fasi:
- individuazione dei destinatari della formazione e delle loro esigenze con il coinvolgimento di tutte le unità operative;
- raccolta dei fabbisogni formativi per aree dipartimentali e distrettuali;
- progettazione degli interventi di formazione continua e individuazione dei responsabili scientifici;
- stesura dei programmi con definizione degli obiettivi (generali e specifici) e dei contenuti, selezione dei servizi formativi e dei soggetti formatori, monitoraggio e valutazione mediante indicatori di verifica.

Accanto alla valutazione della qualità dei crediti accumulati da ciascuno e dell'offerta formativa, è essenziale quindi sviluppare anche una valutazione dei risultati ottenuti (in termini di qualità e appropriatezza dei servizi resi).

Un ruolo importante all'interno del processo formativo aziendale è svolto dai "responsabili scientifici" nominati nel contesto di ogni dipartimento. Il loro coinvolgimento è garanzia di corretta organizzazione e svolgimento dei progetti.

Essenziale anche il ruolo del "comitato tecnico-scientifico" costituito da personalità ed esperti di documentata capacità ed esperienza nel campo della formazione. A esso viene affidata la responsabilità dell'individuazione dei bisogni formativi dei dipendenti, dei programmi e dei contenuti delle attività formative, delle analisi di efficienza formativa e di efficacia, dell'implementazione delle attività educazionali.

La formazione aziendale ha dei risvolti importanti sulle strutture organizzative. Rende infatti partecipi tutti i dipendenti rispetto alle strategie di lavoro, tende a favorire il processo di integrazione, crea consenso organizzativo, aiuta il management a individuare e supportare in modo ottimale le azioni necessarie per raggiungere gli obiettivi aziendali.

L'efficacia di tutti gli strumenti di governo clinico è fortemente condizionata dallo sviluppo di un articolato piano formativo aziendale capace di integrare formazione residenziale e sul campo, sviluppo continuo professionale e FAD, con il fine ultimo di modificare i comportamenti aziendali.

13.5 Formazione per i ruoli apicali

Tali programmi di formazione devono coinvolgere anche il personale sanitario con responsabilità direzionale, il cui ruolo sta radicalmente cambiando con lo sviluppo, a fianco delle tradizionali competenze di tipo clinico-assistenziale, di nuove pertinenze relazionali e tecnico-gestionali. Il direttore di unità operativa complessa, infatti, oltre alla professione medica, è chiamato a svolgere mansioni di *budgeting*, organizzative, gestionali e a operare scelte cliniche sempre più interconnesse a conoscenze e mansioni tecniche, con lo scopo di migliorare la qualità contenendo le spese.

La leadership è quindi sempre più collegata al riconoscimento guadagnato sul campo, piuttosto che alla posizione ricoperta all'interno dell'organigramma aziendale o all'anzianità di servizio.

In un simile contesto si afferma con forza il bisogno di sviluppare una formazione specifica di tipo manageriale per il direttore di struttura complessa, che si esprime secondo le seguenti direttrici:

- responsabilità di funzione: direzione di struttura organizzativa complessa o semplice, orientata alla specializzazione tecnica;
- responsabilità di processo: supervisione complessiva del percorso di cura, attenta all'esito finale della prestazione sanitaria e al grado di soddisfazione del paziente/cliente;
- responsabilità di progetto: attività proiettata all'innovazione attraverso il raggiungimento di nuovi obiettivi con tempi e costi definiti.

"L'organizzazione che non riflette e non concettualizza quello che fa, ma si limita a incoraggiare l'azione, diventerà quello che chiamo organizzazione istericamente iperattiva, caratterizzata da comportamenti stagni, giochi politici e mancanza di aggregazione e di strutturazione delle conoscenze. La frustrazione e il cinismo prenderanno piede e la leadership perderà la sua legittimazione" (Norman, 2002).

I programmi di formazione servono pertanto se associati agli obiettivi del governo clinico e quindi indissolubilmente legati all'organizzazione dei servizi e alle relazioni interdisciplinari e interprofessionali. Da qui la crescente importanza data alla metodologia formativa (eventi, formazione a distanza e sul campo, *e-learning*) orientata all'operatività e allo sviluppo organizzativo e ai livelli istituzionali responsabili dell'organizzazione dei servizi.

13.6 Conclusioni

Poiché la nuova ECM è fortemente orientata all'attuazione del governo clinico, le organizzazioni sanitarie, oltre a predisporre adeguate leve motivazionali per valorizzare il capitale umano, devono progressivamente identificarsi come *learning organization*, riconoscendo nella formazione continua e nel miglioramento delle competenze professionali le determinanti fondamentali per migliorare e mantenere la qualità dell'assistenza sanitaria, sino a raggiungere l'eccellenza. Le attività formative nelle loro varie espressioni devono quindi produrre un impatto positivo che tenga in considerazione 3 aspetti: esigenze e aspirazioni di crescita professionale, bisogni dell'organizzazione relativi al raggiungimento degli obiettivi istituzionali e di quelle delle singole strutture, miglioramento della qualità dei servizi prestati ai cittadini.

Per saperne di più

- Dobson F (ed) (1998) A first class service: quality in the new NHS. Great Britain National Health Service
- Degeling PJ, Maxwell S, Iedema R, Hunter DJ (2004) Making clinical governance work. BMJ 329:679-681
- Norman R (ed) (2002) Ridisegnare l'impresa. Quando la mappa cambia il paesaggio. ETAS, Milano
- http://www.managementinradiologia.org. Ultimo accesso: febbraio 2010
- http://www.ministerosalute.it. Ultimo accesso: febbraio 2010

- Conferenza Nazionale sulla Formazione Continua in Medicina (ECM), Cernobbio, settembre 2009

- Accordo 5 novembre 2009: Nuovo sistema di formazione continua in Medicina: accreditamento dei Provider ECM, formazione a distanza, obiettivi formativi, valutazione delle qualità del sistema formativo sanitario, attività formative realizzate all'estero, liberi professionisti. GU 11 dicembre 2009, n. 288, SO
- Decreto Legislativo 19 giugno 1999, n. 229. Norme per la razionalizzazione del Servizio sanitario nazionale, a norma dell'articolo 1 della legge 30 novembre 1998, n. 419. GU 16 luglio 1999, n. 165, SO

Gestione strategica aziendale

14

P. De Chirico, P. Di Fazio, S. Bambace, F. Salerno

Indice dei contenuti

14.1 Introduzione

Pur essendo stato riconosciuto alle aziende sanitarie un importante ruolo attraverso l'attribuzione di nuovi criteri di finanziamento, maggiore competitività all'interno del settore e obbligatorietà della realizzazione di piani pluriennali, le stesse non hanno dimostrato di dare vita a una reale gestione strategica. Infatti la definizione del programma gestionale viene ancora lasciata a un approccio intuitivo o strettamente legata all'applicazione delle normative regionali senza che si proceda all'individuazione di appropriati metodi e strumenti necessari alla realizzazione di specifici obiettivi nell'ambito del territorio di appartenenza.

14.2 Lo scenario di riferimento

Sono trascorsi ormai 18 anni dall'approvazione della Legge 421 del 23 ottobre 1992, con la quale il Parlamento delegava il Governo a emanare uno o più decreti legislativi

Management in radiologia. Alessandro Carriero, Maurizio Centonze, Tommaso Scarabino (a cura di)

con cui apportare modifiche strutturali a quattro settori cruciali della pubblica amministrazione: la sanità, il pubblico impiego, la previdenza e la finanza territoriale.

La profonda trasformazione dell'amministrazione pubblica, di cui la Legge delega 421 delineava le direttrici portanti, rispondeva all'esigenza di riportare sotto controllo l'andamento di una spesa pubblica che agli inizi degli anni Novanta risultava assolutamente incompatibile con gli impegni internazionali che l'Italia aveva assunto sottoscrivendo il trattato di Maastricht il 7 febbraio dell'anno 1992.

Con il Decreto Legislativo 502 del 30 dicembre 1992 veniva successivamente delineato il quadro normativo di riferimento per il riordino del Servizio Sanitario Nazionale, che fu da alcuni definito riforma della riforma (rispetto alla Legge 833 del 23 dicembre 1978, che più che legge di riforma del Servizio Sanitario Nazionale è da ritenersi a tutti gli effetti la legge istitutiva dell'SSN), quadro normativo che facendo salvi i principi portanti della Legge 833 (il diritto alla tutela della salute, l'unitarietà e la continuità dell'intervento sanitario, dalla prevenzione alla cura e alla riabilitazione, l'universalità nell'accesso alle prestazioni sanitarie) ridisegnava il quadro complessivo delle funzioni e delle responsabilità dei diversi livelli istituzionali di governo del sistema sanitario e introduceva criteri e strumenti di gestione di carattere aziendale.

Il Decreto Legislativo 502, successivamente modificato dal Decreto Legislativo 517 del 23 dicembre 1993 e dal Decreto Legislativo 229 del 19 giugno 1999, segnava di fatto l'innesco di un processo di trasformazione del Servizio Sanitario Nazionale, riduttivamente definito di aziendalizzazione, che assumeva a fondamento alcune direttrici portanti:

- la trasformazione delle unità sanitarie locali (che la Legge 833 definiva quali enti strumentali dei comuni sostanzialmente privi di personalità giuridica propria, attribuendone la responsabilità della gestione a un organo collegiale politico emanazione dei comuni dei quali l'unità sanitaria locale era espressione) in aziende pubbliche di servizi, dotate di personalità giuridica propria, di autonomia organizzativa, patrimoniale, amministrativa e tecnica, e la gestione delle quali era attribuita a un organo monocratico dotato di adeguate e comprovate competenze tecniche;
- lo scorporo dalle unità sanitarie locali degli ospedali di maggiori dimensioni e complessità e la trasformazione degli stessi in aziende strutturalmente analoghe alle prime;
- la riduzione del numero delle unità sanitarie locali, le cui dimensioni dovevano tendenzialmente coincidere con quelle della provincia;
- la modifica dei criteri e dei meccanismi di finanziamento del sistema, che doveva progressivamente sostituire il finanziamento basato sulla spesa storica con uno che per le aziende unità sanitarie locali doveva essere commisurato alla popolazione assistita, sulla base di una quota capitaria opportunamente pesata secondo indicatori demografici (struttura della popolazione per età e per sesso) ed epidemiologici (mortalità, incidenza e prevalenza di condizioni morbose potenzialmente rilevanti ai fini della domanda di prestazioni sanitarie), e per le aziende ospedaliere doveva essere commisurato alle prestazioni erogate (valorizzate secondo tariffe stabilite dalle Regioni, adottando criteri e metodologie fissati a livello nazionale in modo da assicurare coerenza rispetto ai costi effettivi di produzione);

- la libertà di scelta del cittadino della struttura pubblica o privata alla quale rivolgersi per ottenere la prestazione sanitaria prescritta dal medico, purché in possesso di requisiti fissati dalla normativa nazionale e regionale in termini di standard organizzativi e tecnologici e accreditate a erogare prestazioni a carico del Servizio Sanitario Nazionale sulla base di ulteriori requisiti di carattere tecnico professionale, anch'essi definiti sulla base di norme nazionali e regionali;
- l'introduzione di meccanismi operativi e strumenti amministrativo-contabili tipici delle aziende, quali, in particolare, la contabilità economico-patrimoniale e il bilancio di esercizio, tenuti secondo norme conformi con il codice civile e con i principi contabili, la contabilità analitica per centri di costo e il budget;
- la perentorietà del vincolo del pareggio di bilancio, che una norma introdotta dalla Legge 27 dicembre 1997 n. 449 (Legge finanziaria 1998) precisava dovesse intendersi riferita non solo alle aziende sanitarie nel loro complesso, ma anche ai presidi ospedalieri dalle stesse direttamente gestiti;
- la responsabilizzazione delle Regioni sui livelli di spesa, precisando in modo perentorio che queste avrebbero dovuto far fronte con risorse proprie a eventuali disavanzi di gestione dovuti all'erogazione di livelli assistenziali superiori a quelli fissati in modo uniforme su tutto il territorio nazionale;
- l'introduzione nel rapporto di lavoro del personale del Servizio Sanitario Nazionale di istituti contrattuali di tipo privatistico, in particolare attraverso l'introduzione della temporaneità dell'incarico dirigenziale, subordinandone il rinnovo alla valutazione dei risultati conseguiti rispetto agli obiettivi assegnati.

Il processo di trasformazione avviato con l'emanazione del Decreto Legislativo 502/92 si è progressivamente realizzato sulla base di una serie di provvedimenti attuativi, integrativi e modificativi adottati a livello nazionale e regionale, attraverso i quali si sono introdotti strumenti e modalità coerenti con i principi fondanti il disegno normativo.

14.3 La pianificazione strategica nelle aziende sanitarie

Le difficoltà crescenti del Servizio Sanitario Nazionale hanno alimentato una tensione negativa nei confronti del modello aziendalistico, ritenuto da taluni inadeguato a gestire la complessità e la peculiarità dei processi di produzione in ambito sanitario.

A questa tensione negativa è stata autorevolmente contrapposta l'evidenza assiomatica che il modello aziendale è un mero strumento, potenzialmente molto efficace, per conseguire l'obiettivo di assicurare il più razionale utilizzo possibile delle risorse disponibili per il raggiungimento dei fini che costituiscono la ragion d'essere (*mission*) di una qualsiasi azienda, ma intrinsecamente neutro rispetto a quei fini. In altri termini, i risultati conseguiti non dipendono dal modello in sé, ma dalle modalità di utilizzo dello stesso e, in larga misura, dalle capacità e dai valori delle persone alle quali, per il ruolo a queste attribuito, è affidata la gestione aziendale.

Nel nuovo contesto di riferimento in cui si trovano oggi le aziende sanitarie, appare sempre più necessario dotarsi di un approccio strategico che:

- inglobi l'osservazione dei cambiamenti ambientali, riconoscendone la natura strutturale o congiunturale;
- imposti l'attività aziendale sulla base di obiettivi e piani;
- crei le necessarie condizioni aziendali (organizzative, finanziarie, di comunicazione e marketing) per la realizzazione delle politiche strategiche;
- controlli il profilo e la validità dei risultati nel tempo.

Per pianificazione strategica si intende l'insieme dei processi logici (sostenuti da metodi e strumenti), sistematici (ripetuti nel tempo), ampi (considerano più variabili) e organici (esaminano l'azienda e il suo ambiente) utilizzati in un'azienda per comprendere e interpretare l'evoluzione del contesto di riferimento e sviluppare solide e coerenti linee guida di azione, definite per l'appunto strategiche, per l'azienda stessa.

Lo scopo principale di un approccio strategico è la ricerca della *coerenza strategica*, ovvero l'individuazione di soluzioni che consentono un'adeguata compatibilità tra obiettivi strategici e valori aziendali, tra scelte aziendali e ambiente di riferimento, tra decisioni strategiche e risorse, tra politiche strategiche, strutture organizzative e sistemi di gestione.

Perché una strategia risulti efficace, non deve contrastare con la storia e le finalità precipue dell'azienda; deve cogliere o, meglio ancora, anticipare i cambiamenti rilevanti del proprio ambiente; deve far leva su risorse umane, finanziarie, tecnologiche adeguate in termini di tipologia e quantità, considerando gli impegni di lungo periodo che una strategia comporta; deve essere supportata da una struttura organizzativa capace di sostenere l'implementazione della strategia.

Il *processo di pianificazione strategica* sanitario riguarda, pertanto, la ricerca di linee strategiche unificanti per l'intera azienda sanitaria, in grado di chiarire la missione nei confronti della Regione, quale proprietaria delle strutture pubbliche, e la visione sulle finalità istituzionali e sulla collocazione futura dell'azienda.

La realizzazione di un efficace processo di pianificazione strategica deve prevedere obbligatoriamente il forte coinvolgimento della parte medica, in quanto unica a possedere le informazioni sulle tendenze in atto, sul mutamento dei bisogni sanitari della popolazione e sulle innovazioni tecnologiche.

Prevede il pieno coinvolgimento del vertice aziendale, che deve essere in grado di sintetizzare le *vision* dipartimentali, talora in contrasto tra loro, ricomponendole in modo unitario all'interno di una visione strategica condivisa.

Le aziende sanitarie orientate dalla strategia devono ricorrere all'utilizzo di un processo a circuito doppio, integrando l'attività manageriale inerente il processo di *budgeting* con quella relativa allo sviluppo della pianificazione strategica.

In tal modo, il processo di budget correlato a quello di gestione della strategia consentono di:

- monitorare i risultati aziendali in rapporto non solo alle risorse assegnate (budget), ma soprattutto in relazione alle opzioni strategiche individuate;
- lavorare col senso di squadra a livello di management (direzione aziendale e direzioni di dipartimento);
- elaborare sempre nuovi obiettivi di tipo strategico;
- aggiornare continuamente le misure degli obiettivi;
- elaborare una strategia aziendale e dipartimentale.

14.4
Mission e *vision*

Il processo di revisione organizzativa che conduce alla definizione degli obiettivi inizia dalla riformulazione della *missione* e della *visione* aziendale in termini concreti e comprensibili a tutti i membri dell'organizzazione sanitaria.

Solo dopo questa fase è possibile andare a definire le missioni e le visioni dei singoli dipartimenti dalle quali scaturiscono gli obiettivi dei vari livelli manageriali.

La fase di definizione degli obiettivi varia a seconda della tipologia di azienda sanitaria in questione (azienda ospedaliera, azienda sanitaria locale, IRCCS, azienda privata accreditata ecc.), delle sue finalità istituzionali (profit/no profit) e del tipo di servizio erogato.

In una prima fase, la direzione aziendale stabilisce la missione e la visione valide per tutta l'organizzazione sanitaria.

In una seconda fase, il management intermedio, rappresentato dai direttori di dipartimento, dai direttori di struttura complessa e dai responsabili di struttura semplice, procede all'individuazione d'indicatori specifici per ogni area di responsabilità e allo sviluppo di un piano d'implementazione che si realizzi tramite un effetto a cascata verso i livelli operativi aziendali.

L'azienda sanitaria risponde a una missione istituzionale che consiste nell'organizzare e gestire i servizi e le prestazioni finalizzati a promuovere, mantenere e sviluppare il benessere fisico, psichico e sociale della popolazione residente nel territorio di competenza, attraverso l'erogazione ai propri assistiti dei cosiddetti livelli essenziali e uniformi di assistenza.

Il principio ispiratore dell'azione dell'azienda socio-sanitaria si fonda sulla centralità della persona e della comunità locale.

I documenti di riferimento sono:

- il Piano Sanitario Nazionale e il Piano Socio-Sanitario Regionale che rappresentano le principali linee di indirizzo generali entro cui pianificare le attività annuali;
- il Documento di Programmazione Economica Finanziaria (DPEF) del Governo che ha fissato le risorse destinate alle Regioni per il SSN, individuando contestualmente i criteri e le risorse disponibili per ogni azienda; il rispetto del vincolo di bilancio insieme agli altri obiettivi specifici assegnati ai direttori generali, rappresentano anch'essi un vincolo di mandato ben preciso per la definizione delle linee di azione aziendale.

I principi ispiratori e i valori di riferimento, ovvero la *vision*, dell'azienda sanitaria sottolineano e rafforzano la centralità della persona, promuovendo il benessere e l'autonomia del cittadino e della sua famiglia attraverso la risposta ai suoi bisogni sanitari, socio-sanitari e sociali.

La progettualità si sviluppa secondo una logica di integrazione con tutti i soggetti coinvolti nella rete assistenziale del territorio, con particolare riguardo allo sviluppo di iniziative di miglioramento dell'appropriatezza, per favorire un corretto ricorso all'ospedale e un conseguente rafforzamento dell'assistenza sul territorio, ricercando e favorendo la collaborazione, tramite convenzioni e accordi, con tutti gli enti pubblici, in particolare con le altre aziende sanitarie.

A questi principi dovrebbero essere connesse tutte le scelte strategiche della direzione aziendale, adottando logiche del miglioramento continuo e della progettualità evolutiva come strumenti di lavoro del sistema dell'offerta dei servizi.

Da un punto di vista prettamente applicativo, la missione e la visione costituiscono, pertanto, i punti cardinali delle politiche aziendali e, in sintesi, si può affermare che la strategia aziendale può essere ricondotta a quattro parametri essenziali costituiti da:

- i *valori*: i principi guida e la cultura aziendale che si sono consolidati nel tempo fino a essere parte integrante dell'organizzazione; in Italia, i valori più comunemente richiamati dalle aziende sanitarie si riferiscono all'innovazione tecnologica e organizzativa, alla qualità, alla ricerca scientifica;
- la *missione*, che costituisce il profilo attuale dell'organizzazione in termini di "scopo distintivo e ragione di essere": deve individuare la tipologia dei pazienti che l'organizzazione intende servire, i mercati nei quali operare, l'estensione geografica del proprio bacino d'utenza, la filosofia organizzativa in termini di valori, aspirazioni e priorità e, infine, la definizione dell'immagine aziendale;
- gli *obiettivi*, che rappresentano le "tappe di avvicinamento", i punti di riferimento a breve periodo per la realizzazione della visione. Devono essere espressi in termini chiari, preferibilmente quantitativi, per monitorare e misurare la performance aziendale, prevedere i singoli programmi di attività, individuare i responsabili di progetto e le unità operative coinvolte e, infine, indicare i tempi di realizzazione e i volumi di investimenti;
- la *visione* è ciò che l'organizzazione aspira a essere in futuro e riflette le aspettative dei portatori di interesse quando la missione sarà stata realizzata.

La distinzione tra missione e visione è spiegabile con la concretezza della prima e l'astrattezza e la genericità della seconda, che funge da aspettativa ambiziosa, da "obiettivo stimolante" (*stretching goal*) verso cui si indirizzano tutte le energie dell'azienda.

14.5 Conclusioni

Nella prospettiva presentata, possiamo definire le suddette strategie come il filo conduttore che congiunge il passato (valori), il presente (missione), il futuro prossimo (obiettivi), il futuro di lungo periodo (visione) e consolida la ricerca della coerenza strategica. Misurare l'efficacia di queste strategie significa valutare la loro capacità di:

- consolidare e comunicare all'esterno la visione che ha il vertice aziendale sul futuro dell'azienda;
- tracciare il percorso che tutti i membri dell'organizzazione devono seguire;
- trasmettere una cultura e un'identità aziendale che motivino il personale ad agire efficacemente;
- aiutare l'organizzazione sanitaria a prepararsi al futuro;
- ricercare il consenso anche all'esterno dell'azienda.

I piani strategici delle aziende sanitarie italiane presentano, quindi, delle connotazioni precise che li configurano a volte come piani organizzativi, altre invece come piani finanziari d'investimento o di risanamento. La configurazione sembra dipendere sia da precise indicazioni normative regionali, che tentano di omogenizzare i diversi contributi con l'intento di far convergere i disegni strategici aziendali su prestabilite priorità di sistema, sia dalla volontà del top management di spingere verso una determinata direzione e di definire a sua volta delle priorità generali d'azienda.

I piani strategici perdono così la loro principale funzione di raccordo e sintesi delle diverse strategie e possono essere soltanto scarsamente utilizzati con finalità di esplicitazione dell'orientamento strategico e di ricerca del consenso interno ed esterno. Questo approccio è da considerarsi abbastanza riduttivo, anche se è legittimo adottare un'impostazione su precise priorità che di volta in volta possono essere di tipo finanziario oppure organizzativo (considerando che questi due aspetti costituiscono ancora le principali necessità delle aziende sanitarie italiane), perché porta a esplicitare le proprie strategie "deliberate" con una visione non complessiva delle molteplici e correlate direzioni del corso strategico aziendale.

Per saperne di più

- Andrews KR (ed) (1971) The concept of corporate strategy. Irwin, Homewood
- Ansoff HI (ed) (1968) Strategia aziendale. Etas Libri, Milano
- Anthony RN, Young DW (eds) (1992) Controllo di gestione per gli enti pubblici e le organizzazioni non profit. McGraw-Hill, Milano
- Borgonovi E, Meneguzzo M (eds) (1985) Processi di cambiamento e di programmazione nelle Unità Sanitarie Locali. Giuffrè, Milano
- Bryson JM (ed) (1998) Strategic planning for public and non-profit organizations, a guide to strengthening and sustaining organizational achievement. Jossey-Bass, San Francisco
- Bryson JM, Alston FK (eds) (1995) Creating and implementing your strategic plan: a workbook for public and nonprofit organizations. Jossey-Bass, San Francisco
- Casati G (ed) (1996) Manuale di contabilità direzionale per le Aziende Sanitarie. EGEA, Milano
- Chandler AD (ed) (1976) Strategia e struttura: storia della grande impresa americana. Franco Angeli, Milano
- Cherubini S (ed) (2000) Esperienze di marketing sanitario. Franco Angeli, Milano
- Coda V (ed) (1992) L'orientamento strategico dell'impresa. Utet, Torino
- Duncan WJ, Ginter PM, Swayne LE (eds) (1992) Strategic issues in Health Care Management. Point and counterpoint. PWS-Kent Publishing Company, Boston
- Duncan WJ, Ginter PM, Swayne LE (eds) (1992) Strategic management of Health Care Organizations. PWS-Kent Publishing Company, Boston
- Duncan WJ, Ginter PM, Swayne LE (eds) (1995) Strategic management of Health Care Organizations. Blackwell Publishers, Cambridge
- Dyson G (ed) (1992) Strategic planning and analytical tecniques. John Wiley and Sons, London
- Eminente G (ed) (1986) Pianificazione e gestione strategica dell'impresa. Il Mulino, Bologna
- Grant R (ed) (1994) L'analisi strategica nella gestione aziendale. Il Mulino, Bologna
- Hax AC, Majluf NS (eds) (1991) La gestione strategica dell'impresa. Edizioni Scientifiche Italiane, Napoli
- Henderson BD (1989) The origin of strategy. Harv Bus Rev 67:39-143

- Jorio E (2009) Il sistema dei controlli di gestione nel Servizio Sanitario Nazionale: sovrapposizioni e incertezze. Sanità pubblica e privata 1:45-58
- Koteen J (ed) (1991) Strategic management in public and non-profit organizations. Praeger Publishers, Santa Barbara, CA
- Longo F (ed) (1999) ASL, distretto, medico di base. Logiche e strumenti manageriali. EGEA, Milano
- Lorange P (ed) (1990) Pianificazione strategica. McGraw-Hill, Milano
- Meneguzzo M (1994) L'introduzione di logiche concorrenziali tra le aziende ospedaliere pubbliche. In: France G (ed) Concorrenza e servizi sanitari. ISR-CNR, Roma
- Meneguzzo M (ed) (1996) Strategie e gestione delle reti di aziende sanitarie. EGEA, Milano
- Mintzberg H (ed) (1996) Ascesa e declino della pianificazione strategica. ISEDI, Torino
- Normann R (ed) (1979) Le condizioni di sviluppo dell'impresa. ETAS Libri, Milano
- Nutt PC, Backoff RW (eds) (1992) Strategic management of public and third sector organizations: a handbook for leaders. Jossey-Bass Publishers, San Francisco
- Pascarella G (2007) Il bilancio delle aziende sanitarie locali: un modello di riclassificazione del conto economico. Tendenze nuove 6:637-663
- Pettigrew A, Ferlie E, McKee L (eds) (1992) Shaping strategic change: the case of the NHS. Sage Publications, Thousand Oaks, CA
- Piggot SC (ed) (1996) Business planning for NHS management. Kogan Page, London
- Porter ME (ed) (1982) La strategia competitiva. Analisi per le decisioni. Edizioni della Tipografia Compositori, Bologna
- Porter ME (ed) (1987) Il vantaggio competitivo. Edizioni di Comunità, Milano
- Quinn JB (1980) Strategies for change. Irwin, Homewood
- Rathwell T (ed) (1987) Strategic planning in the health care sector. Croom Helm, London
- Rebora G, Meneguzzo M (eds) (1990) Strategia delle amministrazioni pubbliche. Utet, Torino
- Simyar F, Lloyd-Jones J (eds) (1988) Strategic management in health care sector towards the year 2000. Prentice Hall, Englewood Cliffs, NJ
- Vecchi V (2008) Il Project finance e gli impatti sul profilo di rischio generale dell`azienda sanitaria. Mecosan 65:139-154

- Decreto Legislativo 30 dicembre 1992 n. 502. Riordino della disciplina in materia sanitaria, a norma dell'art. 1 della Legge 23 ottobre 1992 n. 421, così come modificato dal DLgs 7 Dicembre 1993, n. 517. GU 30 dicembre 1992, n. 305, SO
- Decreto Legislativo 7 dicembre 1993, n. 517. Modificazioni al decreto legislativo 30 dicembre 1992, n. 502, recante riordino della disciplina in materia sanitaria, a norma dell'articolo 1 della legge 23 ottobre 1992, n. 421. GU 15 dicembre, n. 293, SO
- Decreto Legislativo 19 giugno 1999 n. 229. Norme per la razionalizzazione del Servizio Sanitario Nazionale, a norma dell'art. 1 della Legge 30 Novembre 1998, n. 419. GU 16 luglio 1999, n. 165
- Legge 23 dicembre 1978 n. 833. Istituzione del servizio nazionale. GU 28 dicembre 1978, n. 360, SO
- Legge 23 ottobre 1992, n. 421 Delega al governo per la razionalizzazione e la revisione delle discipline in materia di sanità, di pubblico impiego, di previdenza e di finanza territoriale. GU 31 ottobre 1992, n. 257, SO
- Legge 27 dicembre 1997, n. 449. Misure per la stabilizzazione della finanza pubblica. GU 30 dicembre 1997, n. 302, SO

Health Technology Assessment 15

M. Recla, L. Ventura, M. Centonze, E. Torri, P. Peterlongo

Indice dei contenuti

15.1 Introduzione

Secondo la Carta di Trento sulla Valutazione delle Tecnologie Sanitarie, l'*Health Technology Assessment* (HTA) è la "complessiva e sistematica valutazione multidisciplinare delle conseguenze assistenziali, economiche, sociali ed etiche provocate in modo diretto e indiretto, nel breve e nel lungo periodo, dalle tecnologie sanitarie esistenti e da quelle di nuova introduzione. Tradizionalmente, essa rappresenta il ponte tra il mondo tecnico-scientifico e quello dei decisori".

L'HTA è inoltre strettamente legato al problema dell'appropriatezza, fornendo gli strumenti per passare da un'efficacia teorica a una contestualizzata delle tecnologie oggetto della valutazione. Appropriatezza che riguarda diversi ambiti: *safety*, *efficacy* ed *effectiveness*, ma anche le implicazioni etiche e sociali, economiche e organizzative derivanti dall'adozione o meno di una data tecnologia.

Tale processo genera un rapporto di valutazione che deve contenere indicazioni utili per l'assunzione delle decisioni. Ciò assume particolare importanza in un periodo storico nel quale, a fronte di continue nuove opportunità di cura derivanti dallo sviluppo tecnico e tecnologico, ci troviamo in un contesto di limitatezza delle risorse che impone che qualsiasi intervento assistenziale debba essere valutato sulla base di: efficacia dell'intervento (capacità di risoluzione del problema), efficienza dell'intervento (rapporto tra risultato raggiunto e risorse utilizzate) ed equità dell'intervento (possibilità di favorire l'accesso al servizio alla maggior parte di persone in grado di ottenerne beneficio indipendentemente dalle condizioni personali, sociali, politiche e culturali).

Le tecnologie vanno intese in un'accezione ampia e flessibile e sono da intendersi come insieme di dispositivi medici, attrezzature sanitarie, farmaci, sistemi diagnostici, procedure mediche e chirurgiche, percorsi assistenziali e assetti strutturali e organizzativi.

15.2 Storia

L'HTA nacque alla fine degli anni Sessanta negli Stati Uniti con lo scopo di valutare, oltre agli aspetti tecnici, anche quelli etici, sociali, economici, organizzativi che facilitassero/supportassero le decisioni dei *policy maker*.

Tra gli anni Ottanta e Novanta sono nate nel mondo numerose agenzie di HTA, in particolare in USA, Canada ed Europa, finanziate principalmente con risorse pubbliche dai governi centrali o regionali, sviluppando diversi modelli di applicazione.

Le prime applicazioni istituzionali dell'approccio di HTA in sanità si vedono in Francia. Nel 1982 viene istituito il *Comité d'Evaluation et de Diffusion des Innovations Technologiques* (CEDIT), organo la cui missione è formulare consigli per il direttore generale della rete ospedaliera pubblica di Parigi relativamente a decisioni inerenti le tecnologie sanitarie e l'innovazione organizzativa. Ben presto in Europa e Nord America nascono agenzie a livello nazionale (Svezia, Canada, Regno Unito) o regionale (ad esempio, Catalogna, Spagna) dedicate all'HTA. Nel 1985 nasce una società scientifica (l'*International Society of Technology Assessment in Healthcare*, ISTAHC), che promuove la diffusione dell'approccio nel resto del mondo. Tra le attività dell'ISTACH si rileva l'organizzazione annuale di un importante convegno internazionale.

Con il passare degli anni, nell'ambito del miglioramento dell'efficacia complessiva dei sistemi sanitari è emersa progressivamente l'esigenza di decentralizzare l'HTA, favorita anche dalle numerose riforme sanitarie volte ad aumentare il controllo sulle singole aziende erogatrici (in Italia con i processi di "aziendalizzazione" avviati dal Decreto Legislativo 502/92 e successive modifiche).

Parallelamente all'ISTACH, viene fondato nel 1993 l'INAHTA (*International Network of Agencies for Health Technology Assessment*), un network internazionale di agenzie e istituzioni, con lo scopo di coordinare l'attività internazionale di HTA e di supportare i membri nella definizione di metodiche di valutazione comuni e condivise.

In Europa la Commissione Europea ha più volte riconosciuto l'importanza della valutazione delle tecnologie sanitarie, attraverso il finanziamento del progetto EunetHTA (*European network for Health Technology Assessment*), che coordina al momento 35 organizzazioni europee.

15.3
HTA in Italia

In Italia, al momento, non esiste un'organizzazione centrale finalizzata agli studi di HTA. Benché a metà degli anni Ottanta ci sia stata un'intensa attività di collaborazione tra gli epidemiologi torinesi e l'italo-canadese Renaldo Batista (uno dei padri fondatori dell'*Health Technology Assessment*), solo nei primi anni Novanta l'attività di HTA ha iniziato a diffondersi in Italia.

Malgrado la riforma avviata dal Decreto Legislativo 502/92 e successive modifiche considerasse tra gli obiettivi regionali il controllo della spesa aggregata e il monitoraggio di misure per promuovere efficienza, efficacia e soddisfazione dei pazienti-cittadini, la diffusione delle singole tecnologie sanitarie è avvenuta in modo spontaneo e non coordinato in molte regioni italiane.

Le attività di valutazione proprie dell'HTA sono distribuite fra una moltitudine di attori anziché essere concentrate in un organismo dedicato come avviene in molte realtà internazionali.

Con la Legge finanziaria del 2003 (Legge 289/2002, art. 57,) è stato effettuato un primo tentativo di valutazione dei dispositivi, con l'istituzione della Commissione unica dei dispositivi medici, che ha lasciato il posto, nel 2005, alla Commissione Nazionale per la Valutazione delle Tecnologie Sanitarie.

Nel 2003 il Ministero della Salute ha finanziato il Progetto Sanitario Nazionale triennale "Promozione di un network di collaborazione per la diffusione delle metodologie di *Health Technology Assessment* per la gestione delle tecnologie nelle aziende sanitarie" ed è stato così costituito il Network Italiano di *Health Technology Assessment* (NI-HTA).

Nel gennaio 2006 è stato organizzato il I Forum Italiano per la valutazione delle tecnologie sanitarie, tenutosi a Trento, nel quale i partecipanti al NI-HTA, dopo un processo di consultazione, hanno formulato la "Carta di Trento" in cui sono stati definiti i principi fondamentali relativi all'HTA. In sintesi, le organizzazioni aderenti al NI-HTA, pur nella consapevolezza dell'enorme impegno necessario per governare il tema delle tecnologie in sanità, auspicano che tali principi possano essere diffusi tra tutti coloro che nutrono interessi nell'assistenza sanitaria e che il network diventi lo strumento per collegare tra di loro le diverse esperienze maturate in Italia.

Nel gennaio 2007 (in occasione del II Forum italiano di HTA tenutosi sempre a Trento), nasce la *Società Italiana di Health Tecnology Assessment* (SIHTA) che, basandosi sui principi definiti nella Carta di Trento, ha come fine la diffusione della cultura e della pratica dell'HTA, nei comportamenti e nelle scelte di tutti coloro che in Italia nutrono interessi nell'assistenza sanitaria. La SIHTA si propone di favorire la condivisione delle migliori pratiche di HTA e la collaborazione tra gli organismi del Servizio Sanitario Nazionale, le Regioni e le istituzioni nazionali e internazionali che hanno gli stessi interessi scientifici e professionali.

Cinque sono le aziende sanitarie italiane che per prime hanno sviluppato e applicato il metodo dell'HTA facendo da apripista per la realtà italiana (IRCCS Casa Sollievo della Sofferenza di S. Giovanni Rotondo (FG); Policlinico Universitario A. Gemelli di Roma; Azienda Ospedaliera Universitaria di Padova; IRCCS Policlinico S. Matteo di Pavia; Azienda Provinciale per i Servizi Sanitari della Provincia Autonoma di Trento). Bisogna inoltre considerare che, sebbene l'HTA sia nata come funzione centralizzata (livello macro) per supportare l'adeguatezza delle pratiche cliniche e il *policy making*, svolta da agenzie specializzate a livello nazionale o regionale, sta diventando sempre più un'attività decentrata per supportare in modo più incisivo l'efficacia e l'efficienza aziendale, la riduzione della variabilità nella pratica clinica e la promozione dello sviluppo organizzativo (processi, strutture, competenze ecc.).

15.4 Principi

L'assistenza sanitaria è il risultato sinergico di molte tecnologie sanitarie, che possono essere materiali e immateriali.

Tra le tecnologie sanitarie materiali vanno considerati le strutture edilizie (gli ospedali, gli ambulatori, i domicili dei pazienti ecc.), le grandi e le piccole attrezzature, gli impianti tecnologici e i variegati mondi dei dispositivi medici e delle sostanze chimiche (i farmaci, i vaccini, i sistemi diagnostici ecc.).

Tra le tecnologie sanitarie immateriali si annoverano i modelli organizzativi e assistenziali (pubblico-privato, assistenza ospedaliera-assistenza domiciliare, dipartimenti-servizi, degenza ordinaria-day hospital ecc.), i documenti di indirizzo clinico (procedure, linee guida, percorsi assistenziali, modelli di appropriatezza ecc.) e i sistemi regolatori (nomenclatori delle prestazioni, sistemi tariffari, procedure di autorizzazione e accreditamento ecc.).

Tutte queste tecnologie sanitarie non sono efficaci di per se stesse, ma sono strumenti in mano alle persone, in primo luogo ai professionisti clinici e organizzativi che danno forma e vita alle strutture sanitarie.

L'assistenza sanitaria organizzata è il frutto di scelte che avvengono a diversi livelli decisionali.

C'è un primo livello generale (macro), costituito dalle scelte legislative e dalle decisioni degli organismi di regolazione nazionale e regionale come, per esempio, il Ministero della salute, l'Agenzia Italiana per il Farmaco, l'Agenzia per i Servizi Sanitari Regionali, l'Istituto Superiore di Sanità, gli assessorati regionali alla salute e le corrispondenti agenzie regionali. Queste scelte riguardano soprattutto l'accessibilità alle prestazioni, gli assetti organizzativi generali, i sistemi tariffari, la collocazione delle grandi apparecchiature e la presenza delle tecnologie nel mercato.

A livello intermedio (meso) si collocano le scelte gestionali proprie del management delle singole strutture sanitarie: acquisire o meno una certa attrezzatura, strutturare i percorsi assistenziali, adottare specifici assetti organizzativi, erogare o meno una prestazione assistenziale ecc.

A livello professionale (micro) ci sono infine le scelte compiute dai singoli nella pratica assistenziale quotidiana: la scelta di un esame diagnostico, l'indicazione di un farmaco, la richiesta di una consulenza specialistica, la gestione di un piano di assistenza ecc.

Le parti interessate sono le persone o i gruppi che hanno un interesse nelle prestazioni o nel successo di qualsiasi organizzazione (*stakeholder*), pubblica e privata, e vengono normalmente classificate in 5 categorie: i clienti, il personale, i proprietari/finanziatori, i fornitori e la società.

Le parti interessate all'assistenza sanitaria sono numerose: i malati e le loro famiglie, i professionisti e le loro organizzazioni scientifiche e sindacali, i rappresentanti dei cittadini ai vari livelli istituzionali e i contribuenti, le strutture sanitarie e socio-sanitarie, i partner commerciali e no profit che forniscono beni e servizi, l'industria, l'università, le associazioni di volontariato e numerosi altri soggetti ancora.

Le esigenze e le aspettative delle parti interessate all'assistenza sanitaria si combinano in modo diverso lungo le tre dimensioni fondamentali dell'assistenza: professionale, organizzativa e relazionale. Su alcuni temi hanno esigenze e aspettative comuni: ad esempio, l'efficacia, l'appropriatezza e la sicurezza delle prestazioni. In altri, invece, le esigenze e aspettative delle parti interessate divergono: ad esempio, i costi, la diffusione delle attrezzature e gli assetti organizzativi. Infine, le parti interessate hanno diverse capacità di percepire le esigenze e aspettative complessive e attribuiscono loro valori che dipendono dai rispettivi universi simbolici di riferimento.

La valutazione delle tecnologie sanitarie è un'occasione strutturata di incontro tra le diverse esigenze e aspettative delle parti interessate, che ne consente il successivo bilanciamento su criteri espliciti e condivisi tra le parti stesse.

15.5 Metodo

I sistemi sanitari e le strutture che ne fanno parte sono complessi, basati su una rete di processi assistenziali e tecnico-amministrativi lungo la quale i professionisti clinici e organizzativi e i cittadini si muovono con competenze, autonomie, responsabilità e percezioni diverse.

La valutazione delle tecnologie sanitarie è uno di questi processi ed è necessario che essa si snodi in modo coerente con gli altri: ad esempio, con la gestione della sicurezza dei pazienti e dei lavoratori, con l'erogazione delle prestazioni, con il ciclo di vita delle attrezzature, con l'apertura o la chiusura delle attività assistenziali. Un elemento chiave è dato dalla formazione delle parti interessate, che deve coinvolgere non solo i professionisti, ma anche i responsabili delle organizzazioni sanitarie e i rappresentanti dei cittadini.

La valutazione delle tecnologie sanitarie è quindi uno degli aspetti della gestione per la qualità dei sistemi sanitari e delle strutture che ne fanno parte, per accrescere la loro capacità di soddisfare le esigenze e le aspettative delle parti interessate.

Elementi essenziali per la credibilità delle valutazioni e per la loro sostenibilità di fronte alla parti interessate sono il coinvolgimento delle parti stesse, la piena adesione al metodo scientifico, l'approccio multidisciplinare e il rispetto dei principi di equità e trasparenza.

Sulla base delle premesse citate, le organizzazioni aderenti al NI-HTA, al termine di un processo di consultazione che ha coinvolto i partecipanti al "I Forum italiano per la valutazione delle tecnologie sanitarie" organizzato a Trento dal 19 al 21 gennaio 2006 dall'Azienda Provinciale per i Servizi Sanitari di Trento, dall'Università di Trento e dal Network Italiano di *Health Technology Assessment*, concordano sui principi enunciati di seguito.

Chi: la valutazione delle tecnologie sanitarie deve coinvolgere tutte le parti interessate all'assistenza sanitaria.

Cosa: la valutazione delle tecnologie sanitarie deve riguardare tutti gli elementi che concorrono all'assistenza sanitaria.

Dove: la valutazione delle tecnologie sanitarie deve riguardare tutti i livelli gestionali dei sistemi sanitari e delle strutture che ne fanno parte.

Quando: la valutazione delle tecnologie sanitarie deve essere un'attività continua da condurre prima della loro introduzione e durante l'intero ciclo di vita. La valutazione deve riguardare l'impatto complessivo provocato delle tecnologie sanitarie. Normalmente, la valutazione dell'impatto di una nuova tecnologia deve essere effettuata prima della sua introduzione nella pratica quotidiana, ma anche durante il normale periodo di utilizzo, per dare assicurazione alle parti interessate che l'impatto reale sulle diverse dimensioni considerate continua a essere coerente con quanto previsto, anche a fronte degli inevitabili cambiamenti scientifici, tecnici, organizzativi, epidemiologici e di scenario.

Perché: la valutazione delle tecnologie sanitarie è una necessità e un'opportunità per la *governance* integrata dei sistemi sanitari e delle strutture che ne fanno parte.

La sostenibilità complessiva dell'assistenza sanitaria organizzata e la responsabilità di assicurare servizi efficaci sul piano professionale, efficienti su quello organizzativo, equi e rispettosi nei confronti dei cittadini impone che le tecnologie sanitarie vengano scelte attraverso un processo partecipato.

La valutazione delle tecnologie sanitarie è anche un'opportunità per le strutture sanitarie perché l'esame multidimensionale dell'impatto provocato da queste crea i presupposti per superare l'autoreferenzialità e l'isolamento nelle scelte, soprattutto in quelle che hanno conseguenze sui versanti etico e sociale. Inoltre, la condivisione delle valutazioni svolte dalle singole strutture rappresenta un arricchimento per il sistema sanitario nel suo complesso.

Anche sul versante interno, la valutazione delle tecnologie rappresenta un'opportunità per le strutture sanitarie, perché integra in un disegno unitario le diverse professionalità presenti (i clinici, i tecnici, gli amministratori, gli organizzatori) e consente di governare fin dall'inizio la curva di adozione delle tecnologie.

Come: la valutazione delle tecnologie sanitarie è un processo multidisciplinare che deve svolgersi in modo coerente con gli altri processi assistenziali e tecnico-amministrativi dei sistemi sanitari e delle strutture che ne fanno parte.

15.6 Aspettative

I risultati attesi al termine del progetto sono quindi rappresentati da:

- implementazione del livello di diffusione dei principi e delle metodologie dell'HTA per la gestione delle tecnologie sanitarie nelle organizzazioni sanitarie nell'SSN;
- integrazione dell'approccio metodologico con quello organizzativo, che si configura nell'implementazione di un assetto strutturale e professionalmente competente, in grado di coordinare e gestire tutte le attività sanitarie e tecnico/economiche

pertinenti le tecnologie biomediche;
- realizzazione di un meta-modello per corsi di formazione professionale accreditabili ECM (Educazione Continua in Medicina) adottabile da parte delle aziende sanitarie per operatori impegnati nell'attività di valutazione delle tecnologie in modo da favorire la diffusione scientificamente corretta dei principi e degli strumenti di HTA nell'SSN.

In sostanza, si vorrebbe avviare un percorso finalizzato all'introduzione delle logiche di valutazione all'interno delle strutture centrali e periferiche del Servizio Sanitario Nazionale che non si fermi poi al termine del progetto stesso, ma continui secondo le logiche del miglioramento continuo della qualità.

15.7 Applicazioni pratiche

Il Dipartimento Strutturale di Radiodiagnostica dell'Azienda Provinciale per i Servizi Sanitari di Trento può vantare un'esperienza consolidata nei processi d'acquisto di tecnologie e farmaci secondo i principi dell'HTA.

Si riporta di seguito una sintesi di alcune procedure come esempio.

Proposta di acquisizione di un sistema PACS per l'Azienda Provinciale per i Servizi Sanitari della Provincia Autonoma di Trento

Nelle realtà più avanzate il PACS (*Picture Archiving and Communication System*) è strettamente legato a un profondo rinnovamento della gestione dei servizi di radiologia, che modifica i fondamenti e le modalità di organizzazione, con ampi effetti su quanti hanno rapporti con essi. Attraverso la gestione delle informazioni radiologiche con tecnologie informatiche si perseguono pertanto alcuni obiettivi principali:
- nuova organizzazione dei flussi di lavoro; con conseguente riduzione degli step necessari e degli operatori coinvolti in ciascuna procedura diagnostica, dal momento della proposta dell'esame a quello della consegna del referto. Questa nuova organizzazione si avvale dell'utilizzo di modalità software intelligenti che gestiscono le attività relative alle immagini diagnostiche interoperando con i sistemi HIS (Sistema Informativo Ospedaliero, anche detto SIO per quanto riguarda l'APSS di Trento) e RIS (sistema informativo radiologico);
- aumento della produttività dei servizi: per i medici radiologi un aumento della produttività si ottiene con la refertazione a monitor a scapito di quella classica *film-based*, aspirando, qualora tutte le condizioni necessarie possano essere soddisfatte, alla produzione del referto in tempo reale. Per i tecnici di radiologia l'aumento della produttività si traduce nell'accorciamento dei tempi di trattamento delle immagini, la cui archiviazione PACS richiede pochi secondi (la produzione delle immagini su film richiede dai 10 ai 20 minuti). Per i clinici, l'aumento della produttività è dato dalla riduzione dei tempi diagnostici, con più rapido avvio dei programmi terapeutici con la possibilità di ridurre il tempo del ricovero. La fruibilità dei dati di radiodiagnostica riduce, inoltre, l'inopportuna ripetizione di indagini diagnostiche;
- opportunità di visualizzare immagini in siti logisticamente distanti tra loro con

conseguente possibilità di attivare la refertazione a distanza e operare consulti interdisciplinari;
- drastica riduzione dell'utilizzo dei supporti tradizionali di gestione delle immagini radiologiche (diagnostica per immagini *filmless*), adottando ove necessario supporti più moderni ed economici (CD, carta);

Perché un PACS nell'Azienda Provinciale per i Servizi Sanitari?
- dagli anni Novanta in azienda sono disponibili sistemi di digitalizzazione delle immagini radiologiche convenzionali. Tuttavia, i sistemi di trasmissione delle immagini digitali sono lenti, con conseguente scarsa prospettiva di sviluppo organizzativo-tecnologico riguardo alla gestione delle immagini fra unità operative. L'implementazione con PACS aziendale permetterebbe di superare questo ostacolo;
- la naturale carenza nel dipartimento di operatori esperti in alcuni settori diagnostici di particolare complessità (TC, RM), ma anche nicchie della radiologia convenzionale, determina il ricorso alla mobilità degli operatori esperti verso le strutture carenti oppure dei pazienti verso i servizi che garantiscono maggiore affidabilità delle prestazioni. Il sistema PACS agevola il superamento di tali carenze attraverso la facile movimentazione delle immagini radiologiche, con significativo incremento dell'efficacia diagnostica e, quindi, della qualità percepita da parte dell'utente;
- il PACS agevola la riorganizzazione del servizio di radiodiagnostica aziendale secondo il modello dipartimentale, con conseguente possibilità di ottimizzare la distribuzione delle risorse umane, tecnologiche e dei carichi di lavoro.

Le fasi di acquisizione e implementazione del sistema PACS aziendale si esplicano come indicato di seguito:
- prima fase: completamento digitalizzazione diretta o indiretta delle immagini prodotte e adeguamento del RIS;
- seconda fase: estensione del sistema PACS in ciascuna unità operativa afferente al dipartimento di radiodiagnostica. Tali tecnologie devono essere composte da archivi delle immagini digitali e da stazioni di trattamento delle immagini e di refertazione messe tra loro in rete e con gli archivi digitali e connesse con il RIS;
- terza fase: messa in rete delle unità operative interessate alla realizzazione del PACS aziendale;
- quarta fase: espansione del sistema PACS aziendale all'interno e all'esterno dell'azienda stessa con distribuzione dei dati (immagini e referti) verso tutti gli utenti, sia ospedalieri che del territorio (medici di medicina generale, altri ospedali).

15.7.1
Selezione dei mezzi di contrasto organo-iodati e per risonanza magnetica

In questo secondo esempio si riporta l'esperienza di un gruppo di lavoro multidisciplinare composto da quattro radiologi, un cardiologo-emodinamista, quattro farmacisti e un nefrologo dell'Azienda Provinciale per i Servizi Sanitari di Trento, che nel periodo 2006/2007 ha elaborato un documento di consenso condiviso tra i professionisti, successivamente presentato per la ratifica finale alla Commissione Terapeutica Aziendale, che ha portato alla definizione di un capitolato per la gara d'acquisto aziendale dei mezzi di contrasto con inclusione di lotti in equivalenza, allo scopo di aumentare la concorrenza e garantire i prodotti migliori nelle diverse situazioni cliniche.

15.7.2
Elaborazione di una scheda per la raccolta delle richieste di acquisizione di nuove apparecchiature per radiodiagnostica (Tabella 15.1)

Tabella 15.1 Scheda di richiesta acquisto attrezzature sanitarie

Richiesta acquisto attrezzature sanitarie
Richiedente Nome e Cognome Struttura di appartenenza (NB: in caso di sostituzione compilare dal punto 1; in caso di nuovo acquisto compilare dal punto 3)
1. Apparecchio o sistema da sostituire
Descrizione N° di inventario Produttore Modello Anno di acquisto Utilizzatori
2. Motivo della sostituzione
fuori uso ☐ fuori norma ☐ obsoleto ☐ costi di gestione elevati ☐ fuori manutenzione ☐ altro ☐
3. Descrizione apparecchiatura o sistema richiesto (chiavi in mano e completo di accessori)
Descrizione Tipologia di prestazioni previste Volume di prestazioni nei primi tre anni di esercizio Anni di vita presunta n.
4. Benefici attesi
Clinici: ☐ bisogno di salute da soddisfare (specificare ....) ☐ aumento appropriatezza ☐ aumento efficacia ☐ minore invasività ☐ altro *Gestionali:* ☐ minor impiego di personale ☐ riduzione tempi diagnostici ☐ riduzione tempi di assistenza ☐ riduzione di altre prestazioni (specificare ....) ☐ altro (specificare ....) *Strutturali:* ☐ requisiti minimi DPR 14/1/97 ☐ altro (specificare ....) *Sicurezza:* ☐ riduzione rischi pazienti ☐ riduzione rischi operatori ☐ altro (specificare ....)
5. Possibilità di integrazione
☐ con altre apparecchiature/sistemi ☐ con il sistema informativo aziendale ☐ con altre unità operative

(Cont. →)

(continua)

6. Presupposti clinici
Bibliografia di riferimento (allegare tre articoli) Esistenza di linee guida per l'impiego dell'apparecchiatura (allegare una)
7. Fabbisogni
Risorse umane: richiede risorse aggiuntive: no ☐ si ☐ (quantificare ore uomo per settimana) richiede formazione specifica/specialistica: no ☐ sì ☐ (specificare ....) *Risorse strutturali:* richiede interventi edilizi: no ☐ sì ☐ (indicare quali) richiede interventi sugli impianti: idrico ☐ gas medicali ☐ elettrico ☐ condizionamento ☐ telefonico ☐ richiede richiede infrastrutture informatiche: no ☐ si ☐ (indicare quali) *Beni:* materiale di consumo: no ☐ sì ☐ (indicare tipo, costo indicativo e quantità anno)
8. Costo presunto in euro (IVA esclusa)
9. Alternative
Indicare altre eventuali alternative tecnologiche per soddisfare la stessa funzione

15.8 Conclusioni

L'*Health Technology Assessment* rappresenta senza dubbio una grande opportunità di miglioramento: nell'organizzazione del lavoro, nella razionalizzazione e oggettivazione delle necessità, nell'attenzione che la metodologia richiede alle esigenze di tutti gli attori coinvolti nel processo decisionale e, non da ultimo, nella possibilità di incidere sui costi sanitari attraverso l'ottimizzazione delle risorse esistenti e la riduzione dei costi unitari di acquisto.

La costituzione e la formalizzazione delle Unità di Valutazione Tecnologiche (UVT) e la diffusione delle pratiche di HTA nelle aziende sanitarie, compatibilmente con le dimensioni e con le risorse disponibili, possono:

- supportare i processi oggi spesso non governati o comunque affrontati secondo una logica "politica" e poco "razionale";
- contribuire a fornire legittimazione, sistematicità, riproducibilità;
- accumulare direttamente competenze ed esperienze in tema di valutazione;
- supportare l'integrazione e il coordinamento permanente interdisciplinare e interfunzionale delle attività di valutazione;
- catalizzare le competenze multidisciplinari con una visione a 360° che superi la frammentazione dei processi di decisione e di adozione;
- stabilizzare una configurazione minimale di base come fulcro di configurazioni più complesse e/o temporanee (ad esempio, team di progetto per valutazioni e adozioni di tecnologie di notevole impatto clinico, strutturale e organizzativo).

Alla luce di queste considerazioni l'HTA si allarga ai fenomeni interconnessi con l'impiego delle tecnologie coprendo l'intero orizzonte di vita della tecnologia (dalla programmazione della sua acquisizione alla sua sostituzione).

Va ricordato che non esiste una un'unica via maestra nell'organizzazione delle attività di valutazione delle tecnologie sanitarie a livello aziendale e che le scelte organizzative dipendono dalle differenti combinazioni di risorse, competenze e obiettivi, che possono altresì cambiare nel tempo.

Gli ospedali che intendano sperimentare l'HTA a livello aziendale possono pertanto procedere a piccoli passi, incrementando gradualmente e utilizzando la prospettiva processuale della Carta di Trento per le Tecnologie Sanitarie come fonte di ispirazione.

Per saperne di più

- Cicchetti A (2009) Passato, presente e futuro dell'Health Tecnhology Assessment. Care 2:21-23
- Favaretti C, Cicchetti A, Guarrera G et al (2009) Health Technology Assessment in Italy. Int J Technol Assess Health Care 25:127-133
- Francesconi A (ed) (2007) Innovazione organizzativa e tecnologica in sanità. Franco Angeli Editore, Milano
- Marchetti M (2004) Il Network Italiano in Health Technology Assessment: le origini, il progetto e i possibili sviluppi. Workshop Castel Ivano 2004 Valutazione della Tecnologia Sanitaria
- Pedrini P (2007) La commissione Health Technology Assessment (HTA). Strumento di pianificazioni e programmazione attrezzature sanitarie. Le fasi di sviluppo: gli attori, le origini, la sperimentazione, i primi risultati, l'evoluzione. Scuola di Amministrazione Aziendale 2007
- Recla M, Biondetti PR (2000) Pianificazione del rinnovo delle apparecchiature. In: Olivetti L, Chiesa A (eds) Vademecum del Radiologo. CG Edizioni Medico Scientifiche, Torino
- Recla M, Biondetti PR (2004) Health Technology Assessment: il punto di vista del radiologo. Workshop Castel Ivano 2004 Valutazione della Tecnologia Sanitaria
- Ventura L, Campomori A, Recla M, Peterlongo P et al (2007) Selection criteria for organic iodinate contrast media and for MRI contrast media. A research and development project carried out by an interdisciplinary working team of the Provincial health authority of Trento, Italy. Pisa takes a stand for responsibility in healthcare and medical tecnhonolgy 6th Annual HTCM Conference, Pisa Italy
- Wright J, Hill P (eds) (2005) La governance clinica. Curatori dell'edizione italiana: Favaretti C, De Pieri P, Fontana F et al. McGraw-Hill, Milano
- La Carta di Trento sulla valutazione delle tecnologie sanitarie in Italia. www.apss.tn.it. Ultimo accesso: aprile 2010
- www.agenas.it. Ultimo accesso: aprile 2010

- Decreto Legislativo 30 dicembre 1992, n. 502 Riordino della disciplina in materia sanitaria, a norma dell'articolo 1 della L. 23 ottobre 1992, n. 421. GU 30 dicembre 1992, n. 305, SO

Informatizzazione in radiologia 16

T. Scarabino, F. Spinelli, R. Stanzione, A. Maggialetti

Indice dei contenuti

16.1 Introduzione

In un'organizzazione complessa, quale è un ospedale, un sistema informativo ha il fine di coordinare la raccolta, la gestione, la presentazione e lo scambio di informazioni utili per comprendere lo stato di funzionamento dell'organizzazione stessa. La componente automatizzata della struttura informativa è rappresentata dal sistema informatico.

All'interno dell'ospedale, la radiologia è sicuramente il reparto nel quale si fa maggiore uso di tecnologie avanzate. Tra queste, occupa un posto di primo piano l'informatica che ha rivoluzionato l'intero processo produttivo, con particolare modifica degli elementi costitutivi di tale infrastruttura e, quindi, delle modalità di interazione degli attori coinvolti. Tutto ciò rende necessario provvedere a che il sistema migliori le precedenti potenzialità operative e ne fornisca altre nuove ed efficaci progettando un layout sempre più ergonomico.

All'interno di una radiologia digitalizzata sono essenziali le seguenti funzionalità:

- acquisizione in formato digitale delle immagini e dei dati a esse associati;
- elaborazione e archiviazione di informazioni relative ai diversi momenti della storia clinica del paziente mediante hardware e software dedicati;

Management in radiologia. Alessandro Carriero, Maurizio Centonze, Tommaso Scarabino (a cura di)

- condivisione in rete di tutte le informazioni di utilità clinica e amministrativa.

  Per tale scopo sono necessari:
- apparecchiature diagnostiche digitali collegate in rete;
- adeguamento strutturale degli ambienti con spazi dedicati;
- nuove figure professionali (quali gli amministratori di sistema);
- training specifico per ogni categoria di utenti che si relazionano con il sistema (medici, tecnici di radiologia, infermieri, caposala/capotecnico, amministrativi, amministratori di sistema).

  Attualmente esistono tre sistemi informativi sanitari:
- Sistema informativo ospedaliero (*Hospital Information System*, HIS);
- Sistema informativo radiologico (*Radiological Information System*, RIS);
- Sistema per l'archiviazione e la comunicazione delle immagini (*Picture Archiving and Comunication System*, PACS).

  Tra questi tre distinti sistemi vi sono diverse forme di collegamento:
- HIS, RIS e PACS, pur del tutto indipendenti tra loro, sono anche in grado di scambiarsi alcuni tipi di dati;
- il RIS è un sottosistema dell'HIS, mentre il PACS, per la sua vocazione prevalente alla gestione delle immagini, è un sistema indipendente (anche se esiste comunque un interscambio di dati con il RIS);
- il RIS-PACS è integrato all'interno dell'HIS.

16.2 Sistema informativo ospedaliero (HIS)

L'HIS comprende l'insieme integrato di strumenti informatici utilizzati in ambito sanitario al fine di gestire e regolare i flussi amministrativi e clinici di un ospedale relativi ai singoli pazienti.

L'integrazione tra il sistema informativo e le attrezzature biomediche non è semplice per evidenti problemi di interoperabilità dovuti alla coesistenza di molti software dedicati, alla non uniformità dei dati raccolti, alla loro difficile (se non impossibile) completa integrazione. Da qui la necessità di ideare standard di linguaggi di interoperabilità anche nei sistemi informativi sanitari. È il caso degli standard DICOM (*Digital Imaging and COmmunication in Medicine*), che definisce criteri per la comunicazione, la visualizzazione, l'archiviazione e la stampa di informazioni di tipo biomedico, e HL7 (*Health Level 7*) che probabilmente è lo standard per la comunicazione di messaggi più diffuso al mondo. Per sviluppare l'integrazione tra i diversi sistemi informativi sanitari che gestiscono i dati anagrafici e clinici del paziente e le bioimmagini diagnostiche è nata un'iniziativa: la IHE (*Integrating the Healthcare Enterprise*) il cui obiettivo è quello di assicurare, attraverso un linguaggio univoco, la correttezza e la facile reperibilità di tutte le informazioni richieste per le decisioni cliniche da parte delle varie figure professionali coinvolte. Tale integrazione si realizza tramite i cosiddetti "profili di integrazione" XDS, XDS-I (*Cross-enterprise Document Sharing* e *Cross-enterprise Image Document Sharing*) che introducono concetti e modalità operative tali da rendere possibile la realizzazione di archivi interconnessi su base geografica, annullando i problemi insiti nei collegamenti tra archivi basati sul protocollo DICOM. Ogni anno i risultati elaborati nell'ambito di un comitato IHE vengono pubblicati nel *IHE Technical Framework* che viene regolarmente aggiornato. In questo documento sono definite specifiche implementazioni degli standard esistenti in determinate aree, allo scopo di ottenere adeguate condivisioni delle informazioni mediche.

I benefici di un progetto HIS riguardano:

- il cittadino/paziente, grazie ad accesso semplificato alle prestazioni e alla documentazione sanitaria, accettazione diretta in reparto, servizio diagnostico e terapeutico efficiente e appropriato, miglioramento delle procedure per garantire la continuità assistenziale;
- l'operatore sanitario, grazie a informazioni cliniche complete, leggibili e di elevato livello qualitativo, condivisione in tempo reale dei dati clinici, migliore consultazione degli archivi e diffusione delle informazioni utili, ottimizzazione e razionalizzazione dei flussi di lavoro, riduzione del rischio clinico;
- l'azienda sanitaria, grazie all'ottimizzazione delle risorse umane e tecnologiche, alla creazione di un archivio referti unico e sicuro, alla disponibilità dei dati statistici ed epidemiologici, al migliore utilizzo delle strutture e delle risorse umane e tecnologiche.

16.3 Sistema informativo radiologico (RIS)

Il RIS è un sottoinsieme dell'HIS, dato che ha il compito di gestire le informazioni generate nel reparto di radiologia (immagini, note anamnestiche, note cliniche, informazioni anagrafiche ecc.) ubicato all'interno della struttura ospedaliera, dati necessari per la corretta stesura dei referti da parte del medico radiologo.

Una sua importante caratteristica è quella di essere capillarmente distribuito nel reparto, con una serie di stazioni di lavoro in rete alle quali hanno accesso tutte le figure professionali presenti. In tal modo il RIS consente di seguire il paziente lungo tutto l'iter diagnostico, dalla prenotazione fino all'archiviazione, svolgendo anche efficacemente e velocemente operazioni amministrative e gestionali.

Interviene quindi nelle varie fasi del ciclo operativo radiologico, di seguito specificate.

16.3.1 Richiesta d'esame

L'arrivo in radiologia della richiesta d'esame attiva i processi del RIS, in particolare la raccolta di una serie di informazioni amministrative (anagrafica, tipo di prestazione da eseguire, operatore e sala, eventuali vincoli temporali all'effettuazione dell'esame) e di interesse clinico (quesito) del paziente. L'equivalente elettronico della richiesta cartacea inviato in radiologia dal reparto velocizza il processo di programmazione degli esami, documenta tempi e persone che hanno trattato la richiesta, assicura il rispetto dell'appropriatezza dell'esame richiesto.

16.3.2 Gestione dell'agenda radiologica

Il RIS aggiorna l'agenda sulla base delle risorse disponibili (sale, apparecchi, personale), elabora un appuntamento e produce un foglio informativo per il paziente, comprendente anche l'eventuale preparazione necessaria per gli esami richiesti.

16.3.3 Accettazione

Il RIS provvede ad accettare l'esame richiesto dal paziente che viene inserito automaticamente nella lista di lavoro visualizzabile nelle varie sezioni diagnostiche. In tale passaggio si procede anche all'eventuale completamento dei dati non inseriti in fase di prenotazione, alla stampa di un'etichetta recante i dati del relativo esame, quindi il paziente si reca nella diagnostica in cui dovrà eseguire l'indagine.

16.3.4 Esecuzione dell'esame

Questa fase coincide con la produzione delle immagini diagnostiche e dei dati associati. È preceduta dall'attività del tecnico di radiologia che consulta la lista di lavoro, verifica la correttezza della richiesta, riporta l'anamnesi, esegue l'esame. Alla fine dell'esame il tecnico di radiologia quantifica i consumi relativi alle pellicole, CD, mezzi di contrasto e altro materiale sanitario utilizzato.

16.3.5 Refertazione

Effettuato l'esame, il RIS assiste l'interpretazione delle immagini e la produzione del referto. In tale fase il medico radiologo consulta la lista di lavoro contenente gli esami completati dal tecnico di radiologia, apre la scheda di refertazione del caso da studiare, consulta l'anamnesi ed eventuali esami e referti precedenti eseguiti dal paziente, compila e vidima il relativo referto e, se richiesto, avvia la masterizzazione del CD.

Nella parte più strettamente clinica, il RIS può inoltre offrire un contributo nella compilazione del referto grazie alla possibilità di richiamare testi pre-memorizzati in funzione del tipo di patologia, eventualmente anche con input vocali.

Riguardo il "referto", si tratta di un atto redatto originale e unico obbligatoriamente in forma scritta con il quale il medico radiologo dichiara conformi a verità i risultati ottenuti dall'esame diagnostico effettuato, unitamente all'interpretazione clinica degli stessi, in relazione al quadro clinico e all'anamnesi del paziente. Se validato e firmato digitalmente, è disponibile in rete e può essere aperto e consultato solo da chi ne ha titolo.

Un buon referto di solito riporta brevemente l'indicazione dell'esame, illustra le modalità di esecuzione, descrive i reperti radiologici rilevati sull'immagine (in ordine per importanza), indica ipotesi diagnostica e diagnosi differenziale, suggerendo, se necessario, altre tecniche di imaging per cercare di rispondere in modo ottimale al quesito clinico.

Recentemente nel mondo radiologico internazionale si sta sempre più diffondendo l'implementazione di una commistione tra testo referto e immagini correlate e ritenute clinicamente rilevanti per la diagnosi: è il cosiddetto "referto strutturato" (*structured report*) che fa parte peraltro dello standard DICOM e che può quindi integrarsi in un RIS.

Il referto strutturato contiene, secondo un'organizzazione gerarchica, dati alfanumerici e immagini e, in particolare, dati anagrafici del paziente, note anamnestiche, quesito clinico, descrizione della tecnica radiologica, descrizione dei reperti radiologici, riferimento univoco alle immagini più significative direttamente prodotte e successivamente elaborate dal radiologo (ricostruzioni, riformattazioni, comprese misurazioni di lunghezza e densità), diagnosi conclusiva, codifica della patologia di interesse.

La sua caratteristica principale è quindi quella di contrassegnare una singola immagine come significativa a scopi clinici, diventando la giustificazione visibile della conclusione diagnostica.

Tale modalità a contenuto codificato permette la coerenza tra i referti, indipendentemente dalle caratteristiche personali di refertazione dei vari radiologi e, soprattutto, aumenta l'efficienza del lavoro consentendo una comunicazione più completa ed esauriente dei risultati al medico prescrittore e permettendo ampia diffusione grazie alle tecnologie informatiche, il tutto memorizzato a tempo indefinito.

16.3.6
Archiviazione

Il RIS provvede all'archiviazione dell'informazione testuale raccolta e generata nel corso del processo diagnostico, mentre per l'archiviazione delle immagini il sistema informativo utilizzato è rappresentato dal PACS.

16.3.7
Conservazione

I referti prodotti con l'interpretazione delle immagini devono poter essere disponibili a richiesta per successive esigenze mediche e, quindi, dopo l'archiviazione vanno conservati a termini di legge secondo la normativa di riferimento (Linee Guida per la dematerializzazione, Circolare Ministero della Sanità, 2006). In Tabella 16.1 sono riportati i tempi di archiviazione e conservazione del referto analogico, digitale e strutturato.

Il processo di memorizzazione dei documenti digitali avviene su idoneo supporto secondo regole tecniche definite da norme allo scopo di mantenere l'autenticità e l'integrità nel tempo, nel rispetto della privacy e attraverso continue verifiche del sistema informatico.

L'art. 5 della deliberazione CNIPA (Centro Nazionale per Informatica nella Pubblica Amministrazione) n. 11/04 definisce le caratteristiche e i requisiti del sistema di conservazione in funzione della tipologia dei documenti (analogici o informatici) da conservare.

Obbligatoria per legge la figura del responsabile della conservazione che è in rapporto al tipo di paziente (interno o ambulatoriale) e di referto (analogico, digitale e strutturato) (Tabella 16.2). Tale figura risulta essere assolutamente indispensabile

Tabella 16.1 Tempi di archiviazione e conservazione del referto analogico, digitale e strutturato

Referto analogico	**Tempo**
Paziente interno	Illimitato
Paziente esterno	Non previsto dalle norme nazionali Possibilità di previsione da parte di norme regionali
Referto digitale	**Tempo**
Paziente interno	Illimitato
Paziente esterno	Non previsto dalle norme nazionali Possibilità di previsione da parte di norme regionali Auspicabile illimitato
Referto Strutturato	**Tempo**
Paziente interno	Illimitato
Paziente esterno	Auspicabile illimitato

Tabella 16.2 Responsabile della conservazione del referto analogico, digitale e strutturato

Referto digitale	**Responsabile**
Paziente interno	Direzione sanitaria
Paziente esterno	Paziente o UO di diagnostica per immagini
Referto digitale	**Responsabile**
Paziente interno	Responsabile della conservazione sostitutiva
Paziente esterno	Paziente o responsabile della conservazione sostitutiva
Referto Strutturato	**Responsabile**
Paziente interno	Responsabile della conservazione sostitutiva Direzione sanitaria
Paziente esterno	Paziente e responsabile della conservazione sostitutiva

da un punto di vista operativo, rivestendo un ruolo fondamentale per lo svolgimento delle proprie mansioni pratiche ed esecutive e di quelle di verifica e controllo dei processi legati all'intera conservazione.

16.3.8 Statistiche di natura amministrativa

Anche in tale campo il RIS può dare un contributo importante. Con l'aziendalizzazione delle strutture ospedaliere è nata infatti la necessità di documentare in modo analitico l'attività lavorativa, resa più stringente dal fatto che l'introduzione dei budget richiede la precisa identificazione del numero e della tipologia degli esami eseguiti, l'attribuzione degli stessi ai diversi reparti all'interno dell'ospedale e la quantizzazione dei consumi con relativi costi del materiale sanitario utilizzato.

16.3.9 Verifica di qualità

Al RIS non viene richiesto di effettuare direttamente tale verifica, piuttosto di aiutare i radiologi a seguire, dopo la refertazione, il decorso clinico dei pazienti esaminati e a confrontare tali risultati con la diagnosi radiologica originariamente formulata. Sulla base del grado di concordanza tra la diagnosi radiologica e quella definitiva alla luce dei dati della biopsia, dell'intervento chirurgico, dell'autopsia, ovvero del follow-up, è possibile stabilire la perfomance diagnostica dei singoli operatori e del reparto nel suo insieme e, al tempo stesso, realizzare un archivio didattico di casi verificati.

16.3.10 Gestione della manutenzione delle apparecchiature

Al sistema RIS possono essere notificati per ogni apparecchiatura, oltre che al carico di lavoro, il relativo stato d'uso, i tempi di fermo-macchina per la manutenzione. A tal proposito, una gestione efficiente delle attrezzature radiologiche non può prescindere da un'accurata sorveglianza della loro manutenzione, non solo in ragione dell'importanza di disporre di apparecchiature che siano sempre in condizioni ottimali per il lavoro clinico, ma anche nel quadro di una gestione attenta alle risorse, visto che il costo dei contratti di manutenzione incide in modo rilevante sulla spesa. È quindi essenziale accertarsi che la manutenzione delle apparecchiature diagnostiche sia adeguata sul piano tecnico e, al tempo stesso, su quello economico.

16.4
Sistema per l'archiviazione e la comunicazione delle immagini (PACS)

Il PACS è un sistema informatico integrato per acquisire, visualizzare, gestire, archiviare e trasmettere immagini e informazioni diagnostiche.

L'architettura del PACS è basata su una rete in grado di connettere le apparecchiature di acquisizione delle immagini, le stazioni di visualizzazione e l'archivio digitale. In particolare, sono necessari vari componenti hardware e software distinti in:

- dispositivi di acquisizione delle immagini provenienti dalle differenti modalità diagnostiche (o *imaging system*) rappresentati dai computer di acquisizione;
- dispositivi di archiviazione delle immagini diagnostiche su supporti digitali (*archive system*);
- dispositivi di visualizzazione, elaborazione e stampa delle immagini, rappresentati dalle stazioni di lavoro (*workstation*) e dalle loro periferiche.

Le immagini radiologiche fornite dai *imaging system* sono acquisite dai computer di acquisizione e quindi trasmesse all'*archive server*, ove sono registrate, archiviate nella libreria a dischi ottici, raggruppate ad altri esami relativi al paziente e successivamente inviate alle *workstation* che ne fanno richiesta.

Le *workstation* possono configurarsi all'interno di tre campi di azione che sono la refertazione, la consultazione e la teleradiologia.

Le *workstation* di refertazione sono deputate alla formulazione della diagnosi. L'accesso a tali postazioni è possibile solo ai radiologi abilitati, tramite apposita password; qualsiasi modifica o elaborazione delle immagini o del relativo referto è tenuta in memoria.

Le *workstation* di consultazione sono adibite allo scambio di informazioni tra il radiologo e il clinico.

Le *workstation* di teleradiologia sono deputate invece alla trasmissione/ricezione di immagini diagnostiche.

Il PACS non assicura la soluzione di tutte le necessità della pratica radiologica. Una serie di software accessori, integrati nel PACS (riconoscimento vocale, sistemi CAD di analisi automatica delle immagini radiologiche, elaborazioni 3D) possono infatti migliorare efficacia ed efficienza del lavoro dei radiologi.

16.4.1
Benefici del PACS

Il *workflow* radiologico in epoca pre-PACS era caratterizzato da diversi limiti (lentezza, stretta sequenzialità, bassa sicurezza, manualità delle operazioni e difficoltà nel distribuire le informazioni), ormai superati.

Tale implementazione comporta una vera e propria rivoluzione dell'intero processo produttivo con importanti modifiche delle interazioni tra i vari attori interessati.

L'utilizzo di immagini digitali velocizza e migliora tutte le fasi operative con significativi benefici che coinvolgono paziente, medico radiologo e clinico, rappresentati da:

- accesso alle informazioni (immagini e referti) rapido, semplice, sicuro, sempre disponibile;

- riduzione dei tempi di visione delle immagini;
- riduzione dei tempi di refertazione;
- riduzione dei tempi di attesa per il paziente;
- riduzione del tempo che intercorre tra la produzione dell'immagine e la sua acquisizione da parte del clinico.

Tutto ciò rende la diagnosi più rapida, la terapia più tempestiva ed efficace, la prognosi migliore.

Un altro importante vantaggio delle immagini digitali è rappresentato dalla visualizzazione delle stesse a monitor, in sostituzione della pellicola radiografica, come strumento per la visualizzazione e la documentazione. Ne consegue la riduzione di lastre e dei consumi correlati (chimici, folder, diafanoscopi ecc.), dello spazio dell'archivio cartaceo e, quindi, del relativo personale.

Per i pazienti ambulatoriali la documentazione di esami eseguiti con metodiche multi-immagine (TC, RM), non potendo provvedere alla stampa delle numerose immagini prodotte, sia per motivi economici (costo pellicola) che gestionali (scelta immagini da riprodurre, carichi di lavoro, impossibilità a fornire documentazioni complete), viene affidata alla memorizzazione su supporti agili, diffusi e a basso costo, quali i CD. Da un punto di vista economico questa soluzione appare pressochè inattaccabile, in quanto a costi contenuti offre una completa documentazione dell'esame, con immagini di elevata qualità, in tempi molto ridotti, facilmente asportabile e fruibile da chiunque abbia un comune elaboratore grazie ai programmi di visualizzazione in esso contenuti.

La diversa modalità di visualizzazione delle immagini diventa un valore aggiunto in fase diagnostica, specie quando si eseguono esami TC e RM. Con tali tecniche di studio, infatti, non solo vi è l'impossibilità di stampare tutte le immagini prodotte, ma anche la valutazione a video risulta superiore rispetto a quella su film. Inoltre, grazie alla modalità di gestione a video, le immagini possono essere anche agevolmente elaborate mediante funzioni di visualizzazione e tecniche di elaborazione. Queste ultime sono usate per la riduzione del rumore (*filtering*) e per le ricostruzioni (*reformatting* e *rendering*). Le funzionalità di visualizzazione comprendono invece variazione dell'ampiezza e del livello della finestra dei livelli di grigio (*windowing*), inversione della scala dei grigi (*image reverse*), ingrandimento di particolari (*zooming*), scorrimento dell'immagine sul monitor (*scrolling*), misurazioni (distanze, aree, livelli di grigio, intensità del segnale, densità ecc.). In tali applicazioni queste tecnologie consentono, oltre alla riduzione della dose al paziente (per superiore sensibilità del sistema, assenza di scarti, maggiore dinamica in acquisizione), di abbreviare i tempi di esame, di operare un significativo risparmio sulla documentazione, ma anche e soprattutto di migliorare l'accuratezza e la qualità dell'interpretazione diagnostica dell'immagine e, quindi, di ridurre gli errori diagnostici.

L'analisi e l'elaborazione delle immagini su consolle secondarie comporta anche un "aumento della produttività" e cioè del numero dei pazienti esaminati e degli esami diagnostici.

La possibilità di archiviare e conservare le immagini digitali mediante il PACS risolve il problema della perdita di informazioni possibile invece con un sistema operativo analogico. Inoltre, viene risolto il problema dello smarrimento, che può comportare la ripetizione degli esami con perdita di tempo, ulteriore rischio connesso a nuova esposizione a radiazioni e/o addizionale somministrazione di mezzo

Tabella 16.3 Tempi e responsabile della conservazione delle immagini analogiche e digitali

Immagini analogiche	Tempo	Responsabile
Paziente interno	10 anni	UO di radiologia
Paziente esterno	Non previsto dalle norme nazionali Possibilità di previsione da parte di norme regionali	Paziente o UO di diagnostica per immagini
Immagini digitali	**Tempo**	**Responsabile**
Paziente interno	10 anni	Responsabile della conservazione sostitutiva
Paziente esterno	Non previsto dalle norme nazionali Possibilità di previsione da parte di norme regionali Auspicabile illimitato	Paziente o responsabile della conservazione sostitutiva

di contrasto, consumo ulteriore di pellicola, ma anche inficiare un eventuale confronto con esami effettuati in precedenza, arrecando ritardi nella diagnosi finale o una non corretta valutazione.

Con il PACS invece è possibile produrre molte copie di un'immagine conservata regolarmente, mentre quella originale resta nell'archivio digitale unificato, con totale integrazione dei file di documenti relativi al paziente.

Come per i referti, anche per le immagini acquisite sono definiti i tempi e i responsabili di conservazione a termini di legge, che non differenzia peraltro in modo alcuno tra la documentazione analogica e quella digitale (Tabella 16.3).

Altro importante vantaggio dell'implementazione del PACS è rappresentato dalla "teleradiologia" che permette la trasmissione a distanza mediante rete delle immagini e referti per scopo di teleconsulto, telediagnosi e teledidattica.

16.4.2 Costi del PACS

I benefici ottenuti con l'impiego di un PACS non devono però fare dimenticare che in fase iniziale vi sono dei "costi" da sopportare per acquisire tutte le sofisticate apparecchiature digitali che fanno parte del sistema, la rete di comunicazione, l'organizzazione delle stazioni di lavoro. Per queste ragioni può essere opportuno procedere gradualmente all'implementazione del PACS, non architettandone immediatamente uno per l'intera struttura ospedaliera, ma cominciando a livello del reparto di radiologia con un modello modulare o parziale, per poi sequenzialmente ampliare nel tempo il sistema. I costi originariamente sopportati per un PACS possono venire ammortizzati solo in un certo numero di anni, grazie soprattutto alla consistente riduzione, a regime, dell'utilizzo e dei relativi costi di pellicole radiografiche e a fronte dell'incremento della produttività.

16.5 Conclusioni

Il sistema informatico implementato in radiologica mediante RIS-PACS comporta una serie di vantaggi: innovazione e consolidamento del *workflow* applicativo, gestione a video delle immagini, ridotti tempi di refertazione con maggiore accuratezza diagnostica, miglioramento nella gestione dei dati amministrativi, condivisione nella gestione degli esami, trasparenza della documentazione iconografica, razionalizzazione dell'offerta radiologica, ottimizzazione delle risorse economiche, umane e temporali.

Il RIS-PACS non è però solo uno strumento di produzione di referti e immagini diagnostiche, ma è parte di un sistema informativo aziendale e come tale risulta essere un valido strumento di lavoro per il raggiungimento degli obiettivi aziendali, il cui *core business* è la salute del paziente.

Per saperne di più

- Giovagnoni A, Golfieri R, Maggi S (2004) PACS: principi generali e guida all'uso. Requisiti tecnici di integrazione. Radiol Med 107:1-72
- Braccini G, David V (2008) Organizzazione e gestione dei servizi di radiologia. Radiol Med Suppl, vol. 113, Springer, Milano
- Thrall HJ (2005) Reinventing radiology in the digital age. Part I. The all digital department. Radiology 236:382-385
- Thrall HJ (2005) Reinventing radiology in the digital age. Part II. The all digital department. Radiology 237:15-18
- http://www.managementinradiologia.org. Ultimo accesso: febbraio 2010
- http://www.sirm.org. Ultimo accesso: febbraio 2010

- Dalla Palma F, Tamburrini O (2004) Teleradiologia. Documento SIRM, Suppl. 1 "Il Radiologo" Omicron Ed
- Ministero della Salute (2006) Linee guida per la dematerializzazione

---

- Circolare 6 settembre 2005, n. 48. Modalità per presentare la domanda di iscrizione nell'elenco pubblico dei certificatori di cui all'articolo 28, comma 1, del decreto del Presidente della Repubblica 28 dicembre 2000, n. 445. GU 13 settembre 2005, n. 213
- Decreto del Presidente del Consiglio dei Ministri 30 marzo 2009. Regole tecniche in materia di generazione, apposizione e verifica delle firme digitali e validazione temporale dei documenti informatici. GU 6 giugno 2009, n. 129
- Decreto Legislativo 4 aprile 2006, n. 159. Disposizioni integrative e correttive al decreto legislativo 7 marzo 2005, n. 82, recante codice dell'amministrazione digitale. GU 29 aprile 2006, n. 99, SO
- Deliberazione 19 febbraio 2004, n. 11. Regole tecniche per la riproduzione e conservazione di documenti su supporto ottico idoneo a garantire la conformità dei documenti agli originali - Articolo 6, commi 1 e 2, del testo unico delle disposizioni legislative e regolamentari in materia di documentazione amministrativa, di cui al decreto del Presidente della Repubblica 28 dicembre 2000, n. 445. GU 9 marzo 2004, n. 57
- Deliberazione 21 maggio 2009, n. 45. Regole per il riconoscimento e la verifica del documento informatico (PDF). GU n. 282 del 3 dicembre 2009

Liste d'attesa

17

T. Scarabino, F. Nemore, S. Lorusso, A. Maggialetti

Indice dei contenuti

17.1 Introduzione

Le liste di attesa rappresentano un problema di grande importanza e attualità per tutti i sistemi sanitari dei Paesi a sviluppo avanzato che assicurano la copertura globale delle prestazioni sanitarie.

In Italia la situazione risulta, nonostante i continui sforzi prodotti, estremamente disomogenea e caratterizzata da aree di eccellenza accanto ad altre di forte criticità. Questo fenomeno interessa soprattutto alcune prestazioni particolarmente richieste e di elevato contenuto tecnologico (quali gli esami TC e RM). Investe inoltre la quasi totalità delle strutture eroganti, determinando spesso come risultato finale la fuga verso aziende private o di altre regioni e conseguente aumento della spesa sanitaria, che può essere contrastato solo da un più appropriato modello organizzativo e gestionale di questo aspetto dell'assistenza. A tal fine, l'attuazione da parte di tutti i livelli istituzionali delle norme esistenti in materia non può ridursi a un mero adempimento formale, ma deve concretizzarsi nella formulazione di idonei programmi e di misure efficaci,

Management in radiologia. Alessandro Carriero, Maurizio Centonze, Tommaso Scarabino (a cura di)

effettivamente capaci di garantire il rispetto della tempestività delle prestazioni.

Garantire a tutti i cittadini tempi di accesso alle prestazioni sanitarie certi e adeguati ai problemi clinici presentati rappresenta un obiettivo prioritario per il Servizio Sanitario Nazionale (SSN), il cui compito è appunto quello di soddisfare i bisogni assistenziali dei cittadini secondo i principi dell'equità di accesso alle prestazioni, dell'efficienza, dell'efficacia, dell'appropriatezza, della correttezza e della trasparenza. In tal modo, si ottiene che l'inquadramento diagnostico e le successive terapie non siano ingiustificatamente procrastinati, compromettendo la prognosi e la qualità della vita.

I tempi di attesa costituiscono, inoltre, uno dei determinanti fondamentali della qualità dell'assistenza percepita dagli utenti, contribuendo in modo rilevante al rapporto di fiducia verso il sistema sanitario. La lunghezza talvolta eccessiva delle liste di attesa viene infatti considerata dalla gran parte dell'utenza (pazienti e cittadini) come un vero e proprio disservizio e quindi come uno dei maggiori problemi del SSN, in quanto può limitarne la garanzia dell'equità di accesso e la fruizione dei livelli essenziali e uniformi di assistenza, nonché ridurne gli standard di qualità tecnico-professionale e di qualità percepita.

17.2 Cause

A determinare le liste di attesa concorre una molteplicità di fattori complessi che interagiscono tra di loro, connessi al paziente, alla prestazione, agli erogatori di servizi, al sistema sanitario, al contesto socio-economico-culturale.

In generale, vi è uno squilibrio cronico e costante tra crescente domanda di prestazioni che spesso non si riesce a soddisfare con conseguente ritardo, spesso oltre tempi ragionevoli, a fronte di limitate risorse disponibili.

L'aumento della domanda di prestazioni radiologiche è in rapporto a diverse cause quali il progresso tumultuoso della tecnologia di diagnostica per immagini: si è passati infatti da studi morfologici ad altri microstrutturali, successivamente ad analisi funzionali e in futuro si prospetta un ulteriore sviluppo di ricerca (ad esempio, imaging molecolare).

A ciò si aggiungono:

- la maggiore disponibilità sul territorio di tali tecnologie avanzate, come le costose macchine pesanti caratterizzate da un potere diagnostico più determinante;
- le migliorate conoscenze mediche che ampliano le indicazioni diagnostiche e quindi le necessità di prestazioni diagnostiche;
- l'allungamento della vita e il netto miglioramento delle condizioni di vita della popolazione;
- la richiesta di alti livelli di informazione diagnostica prima di un trattamento;
- le iperprescrizioni o prescrizioni improprie o difensive (per evitare rischi di controversia) o ancora le autoprescrizioni (richieste dal paziente al medico);
- il sistema solidaristico della remunerazione delle prestazioni (chi paga è il servizio sanitario pubblico non l'utenza);
- la scarsa conoscenza da parte dell'utenza del costo delle prestazioni e, quindi,

dell'onere che il suo consumo comporta per gli altri;
- l'organizzazione sanitaria da cui discende il ruolo dei prescrittori;
- la cosiddetta domanda mediatica;
- la crescita dell'offerta che, a sua volta, implementa la domanda.

17.3 Soluzioni

Il problema delle liste di attesa, data l'eziologia di tipo multifattoriale, va affrontato con un ventaglio di possibili interventi, con criteri sovra-aziendali integrati e condivisi da tutti gli attori istituzionali coinvolti nella gestione del problema e che sono:
- medici prescrittori (di base, specialisti ambulatoriali e ospedalieri);
- strutture erogatrici pubbliche e private (medici e tecnici dell'area radiologica);
- aziende sanitarie;
- Regioni;
- Ministero della Salute;
- pazienti/cittadini;
- sistemi di prenotazione (operatori CUP).

La soluzione delle questioni più evidenti e di più semplice approccio può da sola non risultare efficace nel medio-lungo termine, per cui diventa necessario provvedere a nuovi interventi sempre più precisi e puntuali.

In passato, ad esempio, si era pensato che il semplice aumento dell'offerta di prestazioni e servizi, peraltro primo intervento da attuare in caso di carenze, potesse costituire una soluzione definitiva del problema. In realtà, laddove è stato realizzato le liste di attesa si sono ridotte o sono scomparse solo per tempi brevi, in quanto l'aumento dell'offerta incrementa la richiesta di prestazioni e quindi della spesa. L'offerta quindi non può rincorrere la domanda che va razionalizzata, non essendo peraltro sostenibile economicamente.

Pertanto, in un contesto di risorse limitate e di bisogni illimitati, volendo e dovendo garantire adeguati livelli di qualità prestazionale, sono necessari interventi integrati e complementari, strutturali ed esaustivi a mantenere la propria efficacia nel tempo, tendenti da un lato a incrementare l'offerta senza aggravio di spesa e dall'altro a ridurre e razionalizzare la domanda, il tutto seguendo un metodo progressivo e il più possibile aperto alla partecipazione delle parti interessate, da mettere in atto non in poco tempo (condizione che potrebbe creare problemi).

17.4 Razionalizzazione dell'offerta

Per un'adeguata razionalizzazione dell'offerta è necessario ottimizzare e razionalizzare le risorse strutturali, umane, tecnologiche e organizzative a disposizione della sanità, a iniziare dai servizi di radiologia al fine di incrementare, ove possibile, la capacità produttiva senza aggravio di spesa. L'aumento della produttività finalizzata alla riduzione dei tempi di attesa non deve essere quindi una banale azione di incremento delle prestazioni erogate, ma il frutto di un'attenta analisi organizzativa.

17.4.1
Unità Operative (UO) di radiologia

Le UO devono essere dimensionate correttamente, laddove carenti, in rapporto alla domanda, identificando adeguatamente le giuste esigenze sanitarie e sociali.

Le risorse umane devono essere riorganizzate possibilmente con doppio turno di lavoro giornaliero (e non solo di mattina) e per sette giorni a settimana, in modo da garantire il pieno funzionamento delle unità eroganti e utilizzare al massimo i costosi macchinari acquistati con denaro pubblico, evitando però di trasformare i servizi di diagnostica in una catena di montaggio a scapito della qualità della prestazione offerta e della figura del professionista operante.

Tale riorganizzazione può comportare l'assunzione di più personale, ma l'azienda che effettuerà più esami alla fine otterrà più rimborsi dalla Regione e il risultato finale sarà un servizio migliore e maggiori finanziamenti complessivi.

Importante anche il potenziamento del parco apparecchiature e la corretta gestione della tecnologia che sforna continuamente innumerevoli prodotti sempre più progrediti e sofisticati. Particolare attenzione deve essere posta anche all'attuazione di interventi strutturali minimi volti a migliorare la situazione logistica delle stesse apparecchiature diagnostiche.

17.4.2
Ospedale e territorio

Nella realtà italiana l'ospedale gode ancora di una posizione centrale nel sistema dell'offerta sanitaria; tuttavia, un appropriato utilizzo di tale struttura dovrebbe essere finalizzato all'effettuazione di prestazioni più complesse, demandando a livello territoriale tutte quelle prestazioni diagnostiche più semplici eseguite secondo criteri di efficacia e di sicurezza.

È essenziale quindi conoscere la capacità di offrire prestazioni agli utenti da parte delle singole strutture erogatrici (in ospedale, sul territorio, pubbliche e private), monitorare l'utilizzo degli spazi ambulatoriali e delle varie apparecchiature, valutare il numero complessivo delle prestazioni erogabili attraverso una tempistica prestazionale in linea con gli indirizzi SIRM-SNR (Società Italiana per la Radiologia Medica - Sindacato Nazionale area Radiologica), raccordare in modo ottimale l'attività ambulatoriale di tutte le strutture erogatrici (con il sistema delle prenotazioni CUP), razionalizzare l'offerta sul territorio unificando i tempi di esecuzione dei singoli esami per tutte le sedi eroganti e ridistribuendo i carichi di lavoro, specie delle prestazioni con tempi di attesa elevati, ricorrendo anche a spostamento dedicato di personale verso le sedi eroganti carenti, al fine di garantire un migliore utilizzo delle apparecchiature e una maggiore copertura della richiesta.

17.4.3
Centro Unico di Prenotazione (CUP)

Un'ottimale razionalizzazione dell'offerta di prestazioni specialistiche, per essere governata in termini quantitativi di utenti, prestazioni erogate e ampiezza territoriale, presuppone fondamentalmente un avanzato sistema unico di prenotazione (aziendale e/o regionale) quale strumento di integrazione organizzativa per agevolare la comunicazione e, quindi, il collegamento e la cooperazione tra gli operatori e le strutture pubbliche e private accreditate all'intero territorio di utenza dell'azienda.

È auspicabile che i CUP in collegamento con gli ambulatori dei medici di medicina generale, i pediatri e le altre strutture del territorio (comprese le farmacie), si trasformino però in centri pensanti idonei, cioè tali da identificare i percorsi diagnostici migliori, affidando la possibilità di prenotare a chi è capace di delineare un percorso, quindi non direttamente l'utente ma il medico. Pertanto, va benissimo demandare le prenotazioni al CUP, ma va anche mantenuto il ruolo del clinico (compreso il radiologo) specie per la prenotazione di esami particolari e urgenti. Per questo l'*optimum* sarebbe dare la possibilità ai medici prescrittori di procedere direttamente alla prenotazione delle prestazioni radiologiche, specie se urgenti, indicando il livello di emergenza in modo che il sistema CUP inserisca la prenotazione nella fascia appropriata.

Per facilitare sempre di più l'accessibilità alle strutture sanitarie per i cittadini si può inoltre prevedere l'accesso diretto senza prenotazione per prestazioni di semplice esecuzione per le quali si può ipotizzare l'azzeramento del tempo d'attesa.

La riduzione dei tempi di attesa passa anche attraverso la cosiddetta "pulizia delle agende" cioè l'ottimizzazione dell'impiego dei posti disponibili, recuperando quelli che andrebbero persi a causa delle mancate disdette e degli appuntamenti dimenticati in virtù del troppo lungo tempo di attesa o per prestazioni già eseguite presso altre strutture. Per questo è necessario creare un servizio di chiamata dell'utente a casa oppure via mail o sms per ricordare l'appuntamento e chiedere conferma o l'eventuale annullamento della prenotazione.

Recentemente il Ministero della Salute ha intrapreso delle iniziative, poste attualmente all'attenzione delle Regioni e da estendere sul territorio nazionale, al fine di:

- delineare linee di indirizzo per i sistemi CUP;
- definire un unico numero di prenotazione CUP.

Tali linee di indirizzo, finalizzate a un'armonizzazione dei sistemi CUP a livello nazionale per garantire un livello di standardizzazione e per un'efficace erogazione delle prestazioni sanitarie, si articolano in diverse sezioni e trattano:

- aspetti di natura organizzativo-gestionale: multa per mancata disdetta da parte del paziente, premio e sanzioni per aziende ed erogatori in base alla capacità di garantire le prestazioni in tempi brevi, impossibilità di prenotazioni multiple, ampliamento di postazioni di prenotazioni presso farmacie territoriali e/o centri convenzionati, uso di altre modalità di accesso mediante internet con siti web dedicati o prenotazioni effettuate direttamente dal medico;
- aspetti di natura informativo-semantica: inserimento di tutte le anagrafiche necessarie per un corretto funzionamento dei sistemi CUP e che riguardano le prestazioni, i prescrittori, i soggetti erogatori, gli utenti;

Liste d'attesa

- aspetti di natura funzionale: completa copertura del ciclo di prenotazione, a partire dalla gestione della prenotazione stessa alle attività di monitoraggio dei tempi di attesa, utilizzo di indicatori di performance (relativi alla diffusione dei sistemi CUP e alla loro copertura, relativi al volume di prestazioni prenotate attraverso gli stessi e i dati utili al monitoraggio oltre che al contenimento dei tempi di attesa);
- aspetti di natura applicativo-tecnologica e infrastrutturali, con segnalazione delle *best practice* a livello nazionale.

La seconda iniziativa riguarda l'istituzione di un numero unico di prenotazione sul territorio nazionale individuato nel 1533, numero di pubblica utilità, mirata all'armonizzazione delle modalità di accesso al servizio di prenotazione per superare le eterogeneità e le frammentazioni osservate in precedenza, agevolando in tal modo il cittadino, in coerenza con i gli orientamenti comunitari in materia di semplificazione nelle modalità di accesso ai servizi di pubblica utilità da parte di tutti i cittadini. Attualmente in sperimentazione solo in Sardegna, si spera che possa essere utilizzato in tutto il territorio nazionale, previ i necessari approfondimenti di fattibilità tecnica ed economica.

17.4.4 Informatizzazione

Un fondamentale aiuto per potenziare, perfezionare e omogeneizzare i sistemi unificati di prenotazione si ottiene con l'informatizzazione. In tal modo si garantisce l'accesso facilitato ai servizi sanitari e si consente di rilevare la totalità delle prenotazioni, delle prestazioni realmente effettuate e del tempo reale di attesa dalla prenotazione alla effettiva erogazione.

In particolare, l'abolizione delle agende cartacee e la creazione di altre elettroniche inserite in un sistema automatizzato aziendale e/o regionale accessibile a tutti i medici prescrittori (specialistici territoriali e ospedalieri e medici di medicina generale) ha apportato notevoli benefici agli utenti, che possono accedere a un ampio spettro di servizi sanitari uniformemente distribuiti sul territorio in modo equo, agevole e tempestivo.

Tutto ciò consente una responsabilizzazione del medico prescrittore nell'utilizzo delle risorse condivisa tra tutti gli interessati (utenze, richiedente, erogatore), nonché un migliore livello di servizio all'utenza.

L'informatizzazione del processo di prenotazione centralizzato permette inoltre una gestione dell'intero percorso, garantendo maggiore trasparenza e verificabilità nei confronti dell'utenza, sul rispetto delle procedure.

Lo sviluppo della rete dei sistemi informativi a livello aziendale e/o regionale è utile anche per monitorare in modo continuo la domanda-offerta delle prestazioni, permettendo di valutare la variabilità dei tassi di accesso e di rilevare le criticità del sistema dell'offerta tali da rendere necessari eventuali interventi correttivi temporanei sull'organizzazione specifica delle attività (mediante, ad esempio, l'acquisto mirato delle prestazioni presso strutture accreditate).

Per le prestazioni in regime ambulatoriale va monitorata non solo l'attesa per eseguire una data prestazione (misurata a partire dalla prenotazione sino all'esecuzione dell'esame), ma anche la tempestività nella consegna del referto delle indagini diagnostiche effettuate, che deve essere contenuta entro limiti che non pregiudichino la prognosi dell'assistito. Si ritiene, a tal proposito, che per la stesura e la consegna dei referti di esami strumentali le strutture sanitarie devono impegnarsi nel rispetto di un tempo massimo ipotizzabile, di norma, in 2 giorni lavorativi.

17.4.5
Attività libera professionale intramoenia e incentivi economici

Per ridurre i tempi di attesa molte speranze sono state poste sulla libera professione intramoenia. In realtà tale sistema non sembra aver migliorato la situazione. L'obiettivo dell'intramoenia era infatti quello di permettere ai cittadini che volevano usufruire delle prestazioni di un determinato medico, di poterlo continuare a fare e non certo di rappresentare un escamotage per evitare lunghe liste d'attesa, dove il paziente decide di pagare privatamente un servizio che invece dovrebbe essere garantito dal SSN. La libera professione deve essere utilizzata a livello aziendale per incrementare la capacità di offerta, senza oneri aggiuntivi per il cittadino e deve integrarsi sempre con l'attività istituzionale, tutelando sia i diritti dei professionisti interessati, sia quelli dei cittadini attraverso il rispetto delle regole stabilite per garantire l'equilibrio.

In situazioni con liste di attesa critiche può essere utile prevedere incentivi economici mediante progetti finalizzati ad abbattimento dei tempi di attesa con medici specialisti mediante:

- prestazioni aggiuntive con prolungamento del proprio orario di lavoro per quelle prestazioni individuate dai diversi elaborati regionali, retribuita nella forma prevista dal CCNL vigente, dopo aver espletato tutte le forme istituzionali di implementazione e garanzia per l'utenza;
- prestazioni integrative in orario ordinario come complemento della produttività ordinaria per impiegare più proficuamente le risorse umane e tecnologiche disponibili, volta a contrastare in un arco temporale definito la criticità emergente di particolari prestazioni.

Tale iniziativa, nel breve periodo, è in grado di apportare significativi e immediati benefici alle liste di attesa, ma nel medio-lungo periodo si innescano dei meccanismi che portano in alcuni casi a peggiorare i tempi di attesa per un ulteriore aumento della domanda.

17.5
Razionalizzazione della domanda

La riduzione e la razionalizzare della domanda passa attraverso percorsi di miglioramento dell'appropriatezza prescrittiva (mediante la formazione dei medici prescrittori e il rilancio del ruolo di radiologo clinico) e di gestione delle priorità cliniche.

17.5.1
Appropriatezza prescrittiva

L'appropriatezza permette di individuare prima di tutto se l'utente ha bisogno di una prestazione e quale sia quella più adeguata alle sue necessità. Inoltre, una prestazione può considerarsi appropriata quando viene erogata rispettando le indicazioni cliniche per le quali si è dimostrata efficace, nel momento giusto e secondo le più opportune modalità.

Qualunque ipotesi di revisione organizzativa sui tempi di attesa non può quindi prescindere da un'attenta analisi dell'efficacia della prestazione erogata e della necessità/adeguatezza relativa alla patologia dell'utente o anche al tipo di approccio organizzativo utilizzato. Tutto questo è importante anche in rapporto alla tumultuosa evoluzione tecnologica che si sta verificando e che pone continuamente gli operatori di fronte a scelte diagnostiche e terapeutiche rinnovate, con l'esigenza di comprendere quali siano le prestazioni realmente idonee e quale sia il loro migliore livello di utilizzo.

Per migliorare l'appropriatezza prescrittiva e ridurre la domanda inappropriata è importante la "formazione/informazione" continua dei medici prescrittori, ma anche l'adozione e la diffusione delle linee guida (LG), specie per le prestazioni a più alto impatto economico e con maggiori criticità (TC, RM, eco-color-Doppler), l'implementazione di percorsi e protocolli formativi diagnostico-terapeutici aziendali condivisi con le equipe del territorio (quindi più medicina del territorio), al fine di rimodulare l'attività specialistica ambulatoriale, concordare e monitorare le migliori strategie per ridurre le inappropriate richieste dei cittadini spesso legate più all'influenza esercitata dagli organi di informazione che a una reale esigenza di "salute".

Le "linee guida" sono strumenti utili per assistere medici e pazienti nelle decisioni sulla gestione appropriata di specifiche condizioni cliniche. Sono da considerare come raccomandazioni e non obblighi per il medico, che nascono dall'incontro tra revisioni sistematiche delle prove e valutazione critica delle stesse da parte di una commissione multidisciplinare. Inoltre, oltre che a garantire l'efficacia e l'appropriatezza nella pratica clinica, riducono la variabilità dei comportamenti clinici, aggiornano e informano correttamente gli operatori sanitari e i cittadini.

La loro applicazione è parte integrante dell'atto medico radiologico. Per ogni patologia è infatti previsto uno specifico iter diagnostico; il radiologo sceglie la metodica di studio più idonea per quel paziente e per quella patologia. In tal modo, si evitano prestazioni errate (non congrue con la clinica) e inutili (che non apportano informazioni adeguate).

I "percorsi diagnostico-terapeutici" sono definiti facendo ricorso a diverse fonti quali:

- letteratura relativa a studi di efficacia clinica;
- letteratura relativa all'appropriatezza d'uso delle risorse;
- esperienze locali e/o multicentriche di appropriatezza riconosciute valide da persone esperte in materia;
- concordanza di opinioni diverse che operano nel settore.

Essenziale, inoltre, il rilancio e il riconoscimento del ruolo del "radiologo clinico" nella soluzione dei quesiti diagnostici: più si è legati alla clinica, maggiore è il contatto medico-paziente, maggiore è la percentuale di modifiche di diagnosi e terapie.

Il radiologo non deve quindi essere un semplice esecutore delle prestazioni richieste dai prescrittori, né deve avere un atteggiamento difensivo che accresce peraltro la domanda e riduce le risorse.

C'è bisogno di figure professionali con solida preparazione generale, ma particolarmente preparati in subspecialità, oltre che di una corretta comunicazione con i fruitori e i prescrittori. Deve essere inoltre garantita qualità della documentazione, sia per le informazioni cliniche nella prescrizione che nel referto, che diventa un vero biglietto da visita del radiologo, strumento di qualità e funzionalità dell'offerta.

Al medico radiologo spetta anche la valutazione degli aspetti radio-protezionistici. In tal caso, un esame che utilizza radiazioni ionizzanti va eseguito solo ed esclusivamente se è utile e indispensabile per il paziente, se indagini già effettuate non sono dirimenti, se lo stesso risultato non può essere ottenuto con tecniche alternative.

17.5.2
Priorità clinica

Quando si parla di liste di attesa la principale attenzione non deve essere posta sul limite assoluto di attesa, ma dovrebbero essere definiti sistemi per dare maggiore priorità e meno attesa alle situazioni di bisogno e, quindi, fissare una prenotazione in base a predefiniti criteri di priorità clinica e non cronologica. Bisogna quindi "fare la cosa giusta al momento giusto".

Il tempo d'attesa è un obiettivo di politica sanitaria, ma non deve mettere in pericolo il valore della priorità clinica. Secondo la Società Italiana per la Qualità dell'Assistenza Sanitaria, per la definizione e l'applicazione delle priorità cliniche serve il coinvolgimento di cittadini e associazioni, mentre per l'attribuzione delle stesse è necessario il confronto e il consenso.

Ogni cittadino ha il diritto ad avere risposta in tempi adeguati alla reale necessità clinica, che non è però la stessa per tutti i pazienti in attesa. Se è vero che tutti i cittadini che hanno realmente bisogno devono ottenere in ogni caso una risposta in tempi adeguati, è anche vero che solo alcuni pazienti necessitano di trattamento immediato. È quindi doveroso distinguere con più accortezza e per più gradi il reale bisogno e urgenza di ciascun paziente con criteri chiari, oggettivi e semplici: maggiore è l'urgenza clinica riscontrata, superiore deve essere la tempestività di erogazione della prestazione. La prestazione dovrà quindi essere fornita dopo una giusta attesa, permettendo da un lato l'esecuzione di prestazioni a maggior priorità in tempi congrui, dall'altro il rispetto del tempo massimo di attesa previsto, a tutela sempre della salute del cittadino, dalle direttive regionali e dalle delibere delle aziende sanitarie.

Sarebbe inoltre opportuno in fase di prenotazione la differenziazione degli accessi non solo per priorità clinica e urgenza, ma anche per attività programmabile (primi accessi) e controlli (accessi successivi). Tali esami, meglio se autogestiti dallo specialista, devono essere programmati e quantificati dalle aziende sulla base delle necessità riscontrate (epidemiologia ed evidenze scientifiche), anche di intesa con i responsabili di branca specialistica.

17.6
Ruolo di Stato, Regioni, ASL

Lo Stato ha il compito di determinare gli elenchi delle prestazioni sanitarie che il SSN è tenuto a fornire a tutti i cittadini con le risorse pubbliche da garantire su tutto il territorio nazionale e fissa i principi di tutela della salute, costituzionalmente garantiti.

Le Regioni hanno il compito di fissare i criteri dell'accesso ai servizi, individuando le modalità per una tempestiva erogazione e le regole per le aziende sanitarie (ASL) riguardo i tempi massimi entro i quali le prestazioni devono essere fornite (Decreto Legislativo 124/98).

Le ASL invece, in accordo con tutte le strutture sanitarie regionali, pubbliche e private accreditate, sono tenute a fissare e a comunicare adeguatamente ai cittadini i tempi massimi di attesa per le prestazioni ambulatoriali di primo accesso (Decreto del Presidente del Consiglio dei Ministri 29/11/2001). Non solo, ogni singola azienda dovrebbe garantire il monitoraggio dei dati sui tempi e liste d'attesa, con informazioni costanti e periodiche facilmente comprensibili da prescrittori ed erogatori.

17.7
Ruolo di informazione e comunicazione

L'informazione e la comunicazione rappresentano un diritto fondamentale del cittadino e una risorsa strategica per l'azienda negli interventi sulle liste di attesa e ai fini del miglioramento della qualità del servizio. Il massimo sforzo deve essere impiegato per trasmettere informazioni ai cittadini riguardo al sistema complessivo dell'offerta e alla sua accessibilità, alle innovazioni normative e organizzative, alle caratteristiche dei diversi regimi di erogazione delle prestazioni.

Allo scopo vanno potenziati e sostenuti strumenti quali i siti web aziendali, le campagne informative, gli Uffici Relazioni con il Pubblico (URP), le Carte dei Servizi e la rilevazione della soddisfazione degli utenti.

Utile risulta pertanto la pubblicazione delle liste di attesa, importante ai fini dell'equità e trasparenza nei confronti del cittadino e degli operatori sanitari. Purtroppo l'aggiornamento dei dati sui siti web non sempre è sistematico e c'è scarsa omogeneità nelle modalità con cui vengono resi disponibili i tempi di attesa.

Sicuramente internet può consentire di ampliare le informazioni disponibili. Inoltre, la presenza di dati online sulle liste è uno degli elementi fondamentali del piano nazionale di contenimento sui tempi d'attesa e dei relativi piani attuativi regionali e aziendali, nel contesto più generale della verifica dell'erogazione delle prestazioni sanitarie comprese nei livelli essenziali di assistenza.

Va altresì pienamente valorizzata la partecipazione degli utenti e delle associazioni di tutela e di volontariato per favorire sia un'adeguata conoscenza delle attività e delle modalità di accesso ai servizi che la fidelizzazione dei cittadini alle strutture del proprio territorio.

17.8 Conclusioni

Per raggiungere l'obiettivo del SSN in termini di riduzione delle liste di attesa è necessaria l'acquisizione da parte di tutti di un maggiore senso di responsabilità nell'uso delle risorse disponibili, la condivisione di percorsi di miglioramento e sviluppo ben definiti e un più adeguato sistema di comunicazione verso gli operatori e soprattutto verso i cittadini.

In tale contesto, i medici radiologi si pongono in prima fila nel tentativo di contrastare il fenomeno delle liste di attesa eccessivamente lunghe, evitando comunque logiche di iper-produttività che possono incrementare lo stress psico-fisico e la possibilità di errore diagnostico.

Per saperne di più

- http://www.managementinradiologia.org/. Ultimo accesso: febbraio 2010

- Linee guida nazionali di riferimento La diagnostica per immagini. Documento SIRM. http://www.sirm.org/it/linee-guida. Ultimo accesso: febbraio 2010
- Ministero della salute (2000) Analisi e proposte in tema di liste di attesa nel SSN

- Decreto del Presidente del Consiglio dei Ministri 29.11.2001. Definizione dei livelli essenziali di assistenza. GU 8 febbraio 2002, n. 33, SO
- Decreto Legislativo 29 aprile 1998, n. 124. Ridefinizione del sistema di partecipazione al costo delle prestazioni sanitarie e del regime delle esenzioni, a norma dell'articolo 59, comma 50, della legge 27 dicembre 1997, n. 449. GU 30 aprile 1998, n. 99

Mezzi di contrasto 18

O.Tamburrini, A. Fileni, C. Falcone, A. Parlati, I. Aprile, F. Manti

Indice dei contenuti

18.1 Introduzione

Ai sensi del Decreto Legislativo 24 aprile 2006, n. 219 "Attuazione della direttiva 2001/83/CE (e successive direttive di modifica) relativa a un codice comunitario concernente i medicinali per uso umano, nonchè della direttiva 2003/94/CE", modificato dal Decreto Legislativo 29 dicembre 2007, n. 274 "Disposizioni correttive al decreto legislativo 24 aprile 2006, n. 219, recante attuazione della direttiva 2001/83/CE relativa ad un codice comunitario concernente medicinali per uso umano" vengono riportate alcune definizioni.

Articolo 1

Ai fini del presente decreto, valgono le seguenti definizioni:

prodotto medicinale o medicinale, di seguito indicato con il termine *medicinale*:

1. ogni sostanza o associazione di sostanze presentata come avente proprietà curative o profilattiche delle malattie umane;
2. ogni sostanza o associazione di sostanze che può essere utilizzata sull'uomo o somministrata all'uomo allo scopo di ripristinare, correggere o modificare funzioni fisiologiche, esercitando un'azione farmacologica, immunologica o metabolica,

ovvero di stabilire una diagnosi medica.

I mezzi di contrasto (mdc) sono quindi a tutti gli effetti farmaci con caratteristiche uniche che per molti versi li distinguono dagli altri preparati farmacologici. I mezzi di contrasto sono farmaci iniettati in larghe dosi (grammi *vs* milli- o microgrammi) e spesso a velocità estremamente rapida, quasi sempre a concentrazioni elevate e non hanno l'obiettivo di determinare effetti farmacologici.

Sottolineando sin da ora che nella medicina moderna *image-guided* non è possibile rinunciare all'impiego dei mezzi di contrasto, questi non dovrebbero essere somministrati senza una chiara e precisa indicazione e giustificazione, anche in virtù del fatto che sono sempre più disponibili e dovrebbero essere impiegate in via preferenziale tecniche e metodiche che non prevedono l'uso di mdc, sempre che possano fornire le stesse informazioni diagnostiche. La giustificazione all'uso del mdc, quale che sia la tecnica e la metodica da impiegare, fa parte dell'atto medico radiologico ed è compito e, quindi, responsabilità del medico radiologo individuare il principio attivo "migliore" e impiegare la dose più opportuna per il singolo paziente. Infatti, le molecole dei mezzi di contrasto, pur possedendo la stessa funzione fondamentale, non possono essere considerate del tutto equivalenti ai fini operativi. I diversi farmaci presentano un comportamento non del tutto sovrapponibile nei confronti del microcircolo, della permeabilità capillare e dell'emodinamica di ripartizione dei vari compartimenti, in maniera ulteriormente differenziata secondo l'organo o il distretto in esame. Queste sostanziali differenze di comportamento suggeriscono l'impiego preferenziale di una molecola piuttosto che dell'altra. Valgono i principi secondo cui *all contrast media are not the same* e *the choice of contrast media* è di competenza del medico radiologo, sempre sulla base di una sostanziale conoscenza di tutte le caratteristiche di questi farmaci, tenuto pur sempre conto del rapporto costo/beneficio. Basti considerare, ad esempio, che il "rischio" di fibrosi sistemica nefrogenica (NSF) determina in concreto considerazione con tutti gli agenti a base di Gadolinio (Gd). E ciò nonostante che l'incidenza e, quindi, il rischio di sviluppare quest'entità, malattia sistemica a ipotetica eziologia multifattoriale, non appare uguale per tutti gli agenti a base di Gd. Tutto ciò determina le necessità di evitare logicamente l'uso inappropriato, le dosi eccessive, selezionando tra i molti disponibili l'agente di contrasto con le caratteristiche più appropriate per il caso clinico, sempre previo corretto inquadramento clinico-anamnestico. I mezzi di contrasto contenenti gadolinio mostrano differenti proprietà chimico-fisiche (relassività, concentrazione, osmolarità, viscosità, stabilità, ionicità/non ionicità, tropismo ed eliminazione) di cui occorre tenere doveroso conto, perché la relazione tra agenti di contrasto a base di Gd e NSF è segnalata *dose-related*, ma non solo. Per quanto riguarda la nefropatia da mdc (CIN), l'incidenza è riportata come molto variabile e dipendente dalla definizione stessa di CIN: è bene comunque segnalare che la frequenza di nefrotossicità da mdc in pazienti con normale funzione renale è molto bassa e dose-dipendente. Nel mentre va segnalato che in concreto, dai dati anche più recenti della letteratura, pare potersi affermare che tutti i mdc non ionici possono deteriorare ulteriormente la funzionalità renale in pazienti già compromessi. Ed è questo il motivo per cui il primo step, per cercare di ridurre l'incidenza della CIN, è l'individuazione di pazienti ad alto rischio, considerazione valida anche per gli agenti di contrasto a base di Gd (Appendice 1).

Precisando sin da ora che non esistono controindicazioni assolute all'uso dei mdc organo-iodati e per risonanza magnetica (RM), si ribadisce che l'unica "controindicazione " è in concreto l'assenza di giustificazione clinica, sempre tenendo conto del rapporto rischio/beneficio e cioè del rischio di impiego *vs* il rischio di non impiego.

18.2 La normativa

In concreto, non ci sono novità in tema di responsabilità da utilizzo dei mdc organo-iodati e per RM dovendo ancora oggi fare riferimento alla Circolare del Ministero della Salute del 17 settembre 1997 (Appendice 2). Ma la problematica è tuttora comunque molto sentita e non solo dai medici radiologi, in virtù del sempre più frequente utilizzo di mdc in diagnostica per immagini.

I mezzi di contrasto sono tra i prodotti farmaceutici di più largo impiego a livello mondiale e ciò per svariati fattori, tra cui si segnalano l'esplosione numerica delle indagini di diagnostica per immagini, l'evoluzione tecnologica (ad esempio, Tac MultiDetettore - TCMD, angio-RM) con conseguenti nuove applicazioni e la sempre maggiore diffusione delle procedure di radiologia interventistica. In tale scenario e in questo momento "storico" si assiste, tra l'altro, a una sempre crescente attenzione alle problematiche etiche, deontologiche e medico-legali, in un contesto che può condurre a un esasperato allarmismo, con esaltazione di un atteggiamento "difensivo" nella pratica medica.

Il presupposto indispensabile è quello di un'adeguata conoscenza, da parte del medico radiologo, delle caratteristiche di base (chimiche, fisico-chimiche, indicazioni, controindicazioni) dei vari mezzi di contrasto, organo-iodati, per RM ed ecografici. Il medico radiologo, infatti, ha il dovere di aggiornare continuamente e approfondire le proprie conoscenze sulle caratteristiche fisico-chimiche e tossicologiche dei mdc. L'aggiornamento deve necessariamente essere continuo: basti considerare la recente comunicazione EMEA/AIFA in merito all'impiego degli agenti di contrasto a base di gadolinio (Appendice 1).

La Circolare del 1997 sottolinea l'esigenza che "le USL, le ASL e gli Istituti ed Enti Sanitari promuovano, nell'ambito di programmi di aggiornamento professionale del personale medico che svolge attività specialistica in radiodiagnostica, dove si eseguono indagini che richiedono l'impiego di mdc organo-iodati e per RM per via endovasale, specifiche iniziative per l'aggiornamento obbligatorio sulle tecniche rianimatorie di emergenza (BLS)". È bene peraltro precisare che il *Royal College of Radiologist*, sin dal 1995, ha precisato che "*radiologists should regularly update their resuscitation techniques*" e che comunque "*all members of radiology departments should be trained in resuscitation to an appropriate level*", concetto ribadito anche più recentemente dall'*European Society of Radiology*. La stessa società peraltro sottolinea che pur "*in light of reduced incidence of complications following the introduction of low osmolar contrast agents, radiologists should regularly review their resuscitation skills*". E, ancora, le linee guida dell'*European Society of Urogenital Radiology* (ESUR) 2007 ribadiscono che "*the radiologist must be prepared to treat the acute serious adverse reaction immediately*".

È bene sottolineare e ribadire sin da ora, anche per le ovvie ricadute in termini medico-legali, che l'obiettivo non è quello di sostituire il rianimatore ma di fare in modo che il medico radiologo sappia cogliere subito la comparsa e l'entità di un'eventuale reazione avversa e sia in grado, quindi, di prestare il soccorso per quanto di sua competenza (attuare le prime manovre di assistenza), con il supporto dei professionisti sanitari presenti e abilitati, e non resti pertanto inerte in attesa "passiva" che giunga il rianimatore, che in molte realtà operative può impiegare anche alcuni minuti per sopraggiungere in sala radiologica, laddove comunque è bene siano presenti tutti i presidi e i medicamente ritenuti idonei. E anche su questo ultimo punto, è risultato fondamentale il contributo della SIAARTI (Società Italiana di Anestesia Analgesia Rianimazione e Terapia Intensiva) con un'elencazione di quello che è ritenuto necessario nelle unità operative di radiologia, come anche la descrizione analitica e il trattamento di base delle varie reazioni.

18.3
Le precauzioni all'uso dei mezzi di contrasto e i profili di responsabilità

Di fondamentale importanza in tema di precauzioni all'uso e quindi di definizione dei profili di responsabilità nella somministrazione dei mdc resta ancora oggi la Circolare del 17 settembre 1997 del Ministero della Sanità: la pubblicazione del documento ha modificato il momento più importante per la prevenzione delle "reazioni" avverse da mdc dal concetto, in precedenza vigente e generico, di "accertamento clinico-laboratoristico", introducendo invece la fondamentale preliminare valutazione clinico-anamnestica su ciascun paziente da parte del medico.

La Circolare enuncia chiaramente che il ricorso abituale, in ogni paziente, a batterie di esami o procedure diagnostiche predefinite non ha indicazione alcuna al fine di prevenire incidenti da mdc.

L'impegno della SIRM (Società Italiana per la Radiologia Medica) negli anni si può affermare che abbia raggiunto lo scopo consentendo una netta riduzione degli esami preliminari emato-chimici e strumentali effettuati acriticamente fino ad allora in previsione di somministrazione di mdc iniettivo e che troppo spesso venivano eseguiti al solo scopo di attuare una medicina "difensiva" non realmente utile.

Da allora è divenuta fondamentale la valutazione clinica di due specialisti, il curante/prescrivente e il medico radiologo, che nello specifico paziente concordano sulla necessità, per la patologia e gli scopi diagnostici, di somministrare mdc effettuando anche una valutazione del rapporto rischio/beneficio.

Ciò ha comportato come logica conseguenza che, nelle rare ma statisticamente certe reazioni avverse, in tema di responsabilità medica si valutassero le motivazioni alla base dell'indicazione e quindi della giustificazione alla somministrazione di mdc e, soprattutto, all'effettiva assistenza medica di pronto soccorso al paziente, piuttosto che la generica presenza di analisi pre-esame che la scienza medica aveva dimostrato inutili al fine della prevenzione.

Tale valutazione, che va effettuata di concerto tra medico radiologo e medico curante, ha significativamente valorizzato l'aspetto clinico del primo e le motivazioni alla base delle richieste, con conseguente netta riduzione di tutti gli inutili esami eseguiti in precedenza.

Permane il problema del coinvolgimento del medico curante/prescrivente soprattutto nella richiesta di esami ambulatoriali che richiedano la somministrazione di mdc. La diffusione delle prenotazioni tramite CUP rende (almeno!) complessa la comunicazione diretta tra prescrittore ed esecutore e si auspica una sempre maggiore diffusione di specifica modulistica con informazioni clinico-anamnestiche (anche farmacologiche) e con adeguate richieste diagnostiche, che attualmente non sono ottemperate con i moduli regionali. Tale aspetto rientra (vedi Capitolo 4 "Atto medico radiologico") nel complesso problema della comunicazione da e nella radiologia.

18.3.1 Fase pre-esame

In questa fase partecipano due professionalità: il clinico per il raggiungimento di una finalità diagnostica valutata/sospettata sul singolo paziente e il medico radiologo per la giustificazione all'indagine con mdc, per la scelta del composto più adatto e delle modalità di esecuzione.

Mentre la comunicazione tra richiedente e radiologo è relativamente agevole in ambiente ospedaliero (pur con le problematiche del "tempo" necessario al colloquio con il clinico e con il paziente in un periodo in cui il concetto di produttività viene sempre più esasperato), nelle prestazioni ambulatoriali vi sono problemi per la condivisione delle conoscenze relative alla situazione clinica del paziente. Anche in tale situazione è necessario richiedere al clinico tutte le informazioni prima di procedere all'esame, ivi compresa l'anamnesi sui farmaci somministrati per varie patologie (ad esempio, metformina, interleukina-2, beta-bloccanti, farmaci nefrotossici come antinfiammatori non steroidei ecc.). È variata anche la tipologia di pazienti che ricevono mdc: vengono maggiormente esaminati pazienti più anziani, con pluripatologie e trattati con una varietà di farmaci. Per quanto i mdc non abbiano un'attività farmacologica, può verificarsi interazione con altri farmaci. Pur condividendo il concetto che un questionario eccessivamente dettagliato possa riscontrare una certa "resistenza" alla compilazione da parte del medico prescrivente, si ravvede tale necessità nel modello già proposto nel 2004 e suggerito/proposto anche nella letteratura più recente.

Naturalmente la scelta del mdc più idoneo per il caso clinico compete al radiologo, in quanto facente parte dell'atto medico radiologico. Infatti, rientra negli specifici aspetti di responsabilità professionale del radiologo la scelta del mdc ottimale per le condizioni cliniche del singolo paziente e per le finalità diagnostiche. Il medico radiologo, in forza anche dell'Art. 13 Capo IV del Codice Deontologico 2007: "è tenuto a una adeguata conoscenza della natura e degli effetti dei farmaci, delle loro indicazioni, controindicazioni, interazioni e delle reazioni individuali prevedibili, nonché delle caratteristiche di impiego dei mezzi diagnostici e terapeutici e deve adeguare, nell'interesse del paziente, le sue decisioni ai dati scientifici accreditati ed alle evidenze deontologicamente fondate...".

Per quanto riguarda la *premedicazione farmacologica* esistono pochi studi clinici randomizzati di elevata qualità che rispondano alla domanda se esista una modalità certa e ottimale per prevenire le reazioni ai mezzi di contrasto radiologici iodati. E, quindi, si può affermare che non esistono indicazioni certe e universalmente condivise su quale debba essere l'atteggiamento di fronte a pazienti con precedenti reazioni ai mezzi di contrasto: fermo restando comunque che in soggetti definiti, dopo l'inquadramento clinico-anamnestico, "a rischio" è uso comune e diffuso di programmare, in elezione, l'indagine contrastografica dopo premedicazione farmacologica. Pertanto è opportuno prevedere in tali individui la consultazione preventiva con lo specialista dell'area anestesiologica-rianimatoria.

Per quanto riguarda i farmaci che possono essere utilizzati a scopo profilattico, per cercare di ridurre al minimo l'incidenza di reazioni avverse idiosincrasiche o ridurne l'entità, a tutt'oggi non sussistono evidenze sufficienti ad assicurare l'efficacia del pretrattamento farmacologico preventivo che è comunque utilizzato in pazienti con precedenti episodi o allergie note.

Una review sistematica pubblicata su BMC Med Imaging nel 2006 sostiene che gli H1 antistaminici, somministrati prima del mdc ionico possono risultare utili nel prevenire reazioni anafilattoidi. Un simile ruolo protettivo sarebbe da ascrivere agli steroidi (metilprednisolone) da somministrare in due dosi, sei e due ore prima della somministrazione del mezzo di contrasto. Sin da ora deve essere precisato che la somministrazione di corticosteroidi immediatamente prima del mdc non determina alcuna riduzione nell'incidenza di reazione avverse: pertanto questi farmaci, se del caso, devono essere somministrati almeno 6 ore prima del mdc.

Lo *schema di trattamento profilattico* proposto dall'American College of Radiology (ACR) prevede:

- metilprednisolone 32 mg 12 e 2 ore prima della somministrazione di mdc oppure
- prednisone 50 mg 13, 7 e 1 ora prima dell'esame associato a difenidramina 50 mg im un'ora prima del test.

Lo schema di trattamento profilattico proposto dall'European Society of Urogenital Radiology (ESUR) prevede:

- prednisolone 30 mg o metilprednisolone 32 mg per os 12 e 2 h prima della somministrazione di mdc.

Comunque e sempre, deve essere evitata la disidratazione (particolarmente nei pazienti affetti da mieloma multiplo), facendo particolare attenzione alla situazione emodinamica: l'idratazione può avvenire per os o per vena, deve iniziare almeno 6 ore prima della procedura contrastografica e proseguire successivamente per altre 6 ore.

La compromissione della funzionalità renale rappresenta sicuramente il fattore di rischio più significativo di nefropatia da mdc. È quindi fondamentale identificare questi pazienti prima che si sottopongano all'esame contrastografico per mettere in atto le azioni preventive che limitano il rischio. Appare così opportuno che sia disponibile un valore della creatininemia possibilmente della settimana precedente l'esame. Va peraltro sottolineato come la creatininemia non rappresenti un indice particolarmente sensibile e, per tale motivo, la National Kidney Foundation Kidney Disease Outcome Quality Initiative raccomanda una valutazione del VFG (Volume del Filtrato Glomerulare) stimato sulla base della creatininemia come indice della funzionalità renale. Possono essere utilizzate le formule di Cockcroft-Gault o quella MDRD (*Modification of Diet in Renal Disease*), che attualmente gode di maggiori favori in quanto garantisce una stima più accurata del VFG in pazienti con insufficienza renale moderata o grave. La formula è agevolmente scaricabile da internet e utilizzabile di routine. La valutazione della creatininemia appare obbligatoria, secondo le linee guida dell'ESUR, in pazienti con insufficienza renale nota, in diabetici che assumono metformina e in coloro che sono candidati alla somministrazione del mdc per via arteriosa.

Per quanto riguarda la *nefropatia da mdc* le strategie da mettere in atto per ridurre il rischio possono essere così sintetizzate:
- espansione di volume e idratazione;
- emodialisi e emofiltrazione;
- utilizzo di farmaci;
- sospensione di farmaci nefrotossici;
- scelta del tipo di mdc;
- scelta della dose di mdc.

Sono stati presi in considerazione numerosi agenti farmacologici per ridurre il rischio di nefropatia da mdc nei pazienti a rischio. Dall'analisi della letteratura emerge come alcuni di essi siano stati in grado di ridurre il rischio, mentre altri non hanno dimostrato un particolare beneficio e altri ancora hanno aumentato il rischio di nefropatia. Tra i numerosi farmaci utilizzati appare opportuno considerare quelli che hanno dimostrato risultati più incoraggianti e, in particolare, la teofillina e l'aminofillina, le statine, l'acido ascorbico e la N-acetilcisteina.

Altro aspetto di responsabilità che compete al medico radiologo è quello relativo all'informativa per il consenso al paziente che deve essere richiesto in modo che questi sia in grado di comprendere le motivazioni alla base della richiesta di esame, le controindicazioni e i rischi connessi sia all'esame che alla somministrazione del mdc, le eventuali opzioni diagnostiche e i rischi legati anche all'eventuale non effettuazione dell'indagine. Infatti, gli esami con mdc sono da ritenersi invasivi e potenzialmente a rischio e rientrano fra quelle attività medico-chirurgiche per le quali si rende necessario esplicito e formalmente raccolto "consenso informato". È quindi opportuno che la prova dell'avvenuta informazione e dell'accettazione sia evidenziata da un "atto concludente" contenente la firma del paziente.

Per quanto attiene all'effettuazione di esami pre-contrasto, nei pazienti che secondo i dati clinico-anamnestici non appartengono a particolari categorie "a rischio" si ritiene da alcuni che possa essere sufficiente un profilo diagnostico semplice, rapido ed economico (ad esempio, creatininemia per il calcolo del GFR - *Glomerular Filtration Rate*), da altri un "semplice" questionario mirato. E tanto, comunque, tenendo in doveroso conto quanto riportato nella comunicazione recente EMEA/AIFA in merito all'uso degli agenti di contrasto a base di gadolinio: in concreto, viene ritenuto necessario il calcolo del GFR.

È bene ribadire che l'attuale orientamento comportamentale non esclude l'effettuazione quindi in assoluto di esami pre-contrasto: essi trovano ampia giustificazione nei pazienti considerati "a rischio" nei quali, per la definizione del *grading* della patologia, esami mirati sono pienamente giustificati. Nei pazienti invece con disfunzioni epatiche o renali gravi, specie se combinate e che possono determinare ritardo nell'escrezione di mdc e facilitare l'insorgenza di "complicanze", confermando la necessità del suo impiego, devono essere attuate misure precauzionali come da segnalazioni in letteratura (ad esempio, idratazione pre- e post-somministrazione, sospensione nei giorni precedenti di farmaci potenzialmente nefrotossici, scelta del mdc più idoneo).

Inoltre, a seconda della patologia, sono indicate in letteratura scientifica e recentemente riportate anche dalla SIRM forme diverse di profilassi.

Per quanto attiene alle reali situazioni di urgenza indifferibile/emergenza, ove l'indagine con mdc sia considerata "indispensabile e indilazionabile", la prestazione deve essere eseguita nel più breve tempo possibile in considerazione dello "stato di necessità". È logico e scontato che in situazioni di "vera" emergenza (ad esempio, paziente politraumatizzato ecc.) che configurano un "immediato pericolo di vita" la sospensione del trattamento con farmaci o l'esecuzione di test laboratoristici può non essere attuabile, ma lo stato di necessità autorizza a procedere con la finalità di salvare la vita del paziente (vedi Capitolo 4 "Atto medico radiologico").

Tale situazione, se il paziente è in grado di comprendere, non esime dal consenso informato.

L'impiego dei mezzi di contrasto organo-iodati per via endovasale può aver luogo esclusivamente laddove sia assicurata, se necessaria, l'immediata disponibilità delle necessarie attrezzature di rianimazione e del personale competente a utilizzarle. In tutti i servizi radiologici ove siano praticati esami con mdc iodati per via endovasale devono essere presenti e disponibili immediatamente i presidi e medicamenti eventualmente necessari. È compito specifico del responsabile della UO assicurarne e garantirne la disponibilità immediata ed è compito del medico radiologo operatore verificarne la presenza. Per quanto non sia indispensabile la presenza fisica dell'anestesista-rianimatore in sala radiologica, è regola assicurarsi preventivamente, con modalità che possono essere anche diverse tra le varie realtà, che sia presente nell'ambito della struttura sanitaria e in grado di intervenire con tempestività, se necessario.

18.3.2 Fase dell'esame

L'indagine contrastografica deve essere eseguita sempre con la più bassa quantità possibile di mdc, quale che sia la tecnica impiegata, sempre comunque compatibilmente con l'obiettivo diagnostico.

È necessaria l'osservazione costante del paziente al fine di poter e saper cogliere l'eventuale comparsa di reazione avversa al mdc per i più idonei provvedimenti del caso, come anche il controllo della sede di iniezione per il rischio di stravaso extavascolare. Con una frequenza difficilmente definibile con esattezza (0,04-1,3%), questi eventi sono in genere lievi, pur essendo stati riportati casi di ulcerazione e necrosi del tessuto sottocutaneo e della cute. Esistono fattori di rischio legati al paziente (età, accessi venosi ripetuti, edema ecc.) alla tecnica (errato posizionamento, iniettore automatico ecc.) e al mdc. La gran parte dei casi si risolve spontaneamente entro 2-4 giorni. Nel caso il volume del mdc sia notevole e si manifesti una sindrome compartimentale, è bene avvertire il chirurgo (fasciotomia eventuale). Sono stati in queste situazioni proposti vari accorgimenti, quali l'aspirazione, l'elevazione dell'arto, l'applicazione di ghiaccio ecc.

È il medico radiologo che effettua, con il supporto dei professionisti sanitari presenti e abilitati, l'esame con mdc che deve assistere immediatamente il paziente con reazione avversa, adoperandosi, per quanto di sua competenza, a mantenere le funzioni vitali fino all'arrivo degli anestesisti rianimatori, già allertati prime dell'esame e immediatamente avvertiti della manifestazione di complicanze. Tale obbligo è anche ribadito, oltre che dal Codice Civile e Penale, anche dall'art. 7 del Codice Deontologico.

Inoltre, sempre in base alla circolare del Ministero della Salute del 1997, si è stabilito che tutti i medici che eseguono indagini con mdc per via endovasale abbiano conoscenze teoriche e pratiche di tecniche rianimatorie di emergenza, per far fronte a eventuali reazioni avverse, atte ad assicurare il mantenimento in vita del paziente fino all'arrivo del rianimatore.

La Circolare precisa che "si rappresenta l'esigenza che le USL, le ASL e gli Istituti ed Enti Sanitari promuovano nell'ambito di programmi di aggiornamento professionale del personale medico che svolge attività specialistica in radiodiagnostica dove si eseguano indagini che richiedano l'impiego di mdc organo-iodati per via endovasale, specifiche iniziative per l'aggiornamento obbligatorio sulle tecniche rianimatorie di emergenza (*basic life support*)".

L'evoluzione dell'assistenza in termini di "soccorso" ha determinato una necessaria rivisitazione dei doveri di un medico e, quindi, anche del medico radiologo nel caso di reazioni avverse da mdc. Si è condiviso pertanto con la SIAARTI (Società Italiana di Anestesia Analgesia Rianimazione e Terapia Intensiva) l'orientamento che prevede la presenza nelle UO di radiologia anche di un Defibrillatore semi-Automatico Esterno (DAE). Tali conoscenze sono finalizzate all'assistenza attiva del paziente per mantenere le funzioni vitali, cardiache (oltre al massaggio anche la defibrillazione cardiaca) e respiratorie, per il tempo necessario che il rianimatore presente nella struttura possa raggiungere la sala radiologica: la tempestività dell'intervento è fondamentale!

Il possesso di competenze di BLSD (*Basic Life Support Defibrillation*) da parte dei medici radiologi è necessaria anche perché "non è di per sè necessaria la presenza fisica dell'anestesista rianimatore per l'esecuzione di esami contrastografici organo-iodati idrosolubili o paramagnetici".

L'obiettivo (è importante ribadire il concetto!) non è quello di sostituire il rianimatore, ma di fare in modo che il medico radiologo sappia riconoscere subito la comparsa e l'entità di un'eventuale reazione avversa e sia in grado, quindi, di prestare soccorso immediato per quanto di sua competenza (sia capace, cioè, di attuare le prime ed essenziali manovre di assistenza, con il supporto dei professionisti sanitari presenti e abilitati, e non attenda "passivamente" il rianimatore, che in molte realtà operative può impiegare anche alcuni minuti per sopraggiungere in sala diagnostica, dove comunque deve trovare tutti i presidi e i medicamenti ritenuti idonei (Circolare del 1997).

Di fondamentale importanza sono i corsi di aggiornamento sulle "Tecniche rianimatorie di emergenza nelle reazioni avverse da mdc" concordati e definiti nell'intesa tra la SIRM e la SIAARTI nel 2009, per consentire ai medici radiologi di apprendere le metodiche di base, ai quali si aggiunge ora anche l'addestramento all'uso di defibrillatori di tipo semiautomatico.

18.3.3 Fase post-esame

Si segnala l'esigenza di riportare nel referto radiologico il tipo di mdc adoperato, nonché la dose impiegata (*dose-related* ma non solo!). Evitare ripetizione di indagini con mdc a breve distanza di tempo, a meno che non sussista l'assoluta indicazione alla ripetizione della procedura.

La sorveglianza post-esame nella pratica corrente è con ogni probabilità sottovalutata, ma è importante e opportuno un tempo di controllo di almeno 60 minuti (30 secondo il Royal College of Radiology) nei pazienti "a rischio"; questi sono ridotti a 30 minuti (15 secondo il Royal College of Radiology) nei soggetti non a rischio. Pur essendo descritte in letteratura reazioni tardive da 1 ora dopo la somministrazione fino a 7 giorni, queste sono in genere di lieve entità e si risolvono spontaneamente.

In particolare, nei soggetti "a rischio" non sono le reazioni allergiche, tipiche della prima fase iniettiva, a destare preoccupazione, ma il controllo dell'eventuale nefrotossicità del mdc con l'insorgere di danni renali (*Contrast Induced Nephropaty*, CIN) e di NSF (*Nephrogenic Systemic Fibrosis*).

È bene tener presente che il Decreto Legislativo 8 aprile 2003 n. 15 del Ministero della Salute ha confermato l'obbligo di segnalare reazioni gravi e inattese da farmaci su apposito modulo entro 3 giorni dall'evento.

18.4
Conclusioni

Vengono di seguito riportate schematicamente le raccomandazioni e le precauzioni all'uso dei mdc in elezione e in urgenza indifferibile/emergenza, nonché i profili di responsabilità che possono ricadere sul medico radiologo.

18.4.1
In elezione

- Richiesta di esame con informazioni cliniche esaustive;
- giustificazione e condivisione dell'esame proposto;
- valutazione preliminare clinico-anamnestica del medico richiedente e del medico radiologo sullo specifico paziente;
- test laboratoristici e procedure diagnostiche per definire, nei pazienti a rischio, il grading delle condizioni patologiche; valutazione della funzione renale (*identification of patients at risk can be difficult for radiologist*: questionario? calcolo di routine del GFR?);
- scelta e conoscenza delle caratteristiche del mdc per il quesito clinico e per il paziente;
- conoscenza di tecniche di assistenza in tema di urgenza/emergenza secondo il BLSD: corso SIRM-SIAARTI su "Tecniche rianimatorie di emergenza nelle reazioni avverse da mdc";
- presenza e disponibilità immediata di presidi e medicamenti giudicati idonei per il trattamento di eventuale reazione avversa da mdc;
- verifica e formale conferma della disponibilità nella struttura delle necessarie attrezzature di rianimazione e del personale competente;
- verifica e formale conferma dell'immediatezza e della tempestività dell'intervento dell'anestesista-rianimatore per l'esecuzione di esami cardio-angiografici;

- consultazione preventiva e documentata con l'anestesista rianimatore nei pazienti a rischio;
- sospensione del trattamento con farmaci nefrotossici e per almeno 48 ore di metformina nei casi di insufficienza renale;
- idratazione (valutata sulle condizioni del paziente) ed eventuale premedicazione nei pazienti "a rischio";
- informazione al paziente sulle modalità, finalità, rischi, alternative diagnostiche dell'indagine e documentazione del consenso con firma di accettazione dell'indagine o della non accettazione;
- programmazione ed esecuzione dell'indagine con la quantità necessaria del mdc rispondente ai criteri di conservazione farmacologica dello stesso e possibilmente con riscaldamento alla temperatura corporea;
- osservazione e sorveglianza del paziente durante la somministrazione;
- in caso di reazione avversa, avvertire immediatamente l'anestesista rianimatore e procedere, con i professionisti sanitari presenti e abilitati e secondo i protocolli definiti, a mantenere le funzioni vitali del paziente, utilizzando le tecnologie idonee, fino all'intervento dello specialista rianimatore;
- in caso di reazione avversa grave o inattesa, denuncia in apposito modulo (Decreto Legislativo 8 aprile 2003 n.15 Ministero della Salute);
- nel caso di fuoriuscita del mdc, sospendere la somministrazione e verificare la situazione clinica;
- documentazione e refertazione, con segnalazione del tipo e della dose di mdc adoperato, della prestazione radiologica;
- monitoraggio, dopo la somministrazione del mdc, alla fine dell'esame e nelle 72 ore successive nei pazienti con insufficienza renale.

18.4.2
In urgenza indifferibile/emergenza

Fermo restando che i problemi organizzativo-gestionali già segnalati per l'attività in elezione devono essere soddisfatti anche in urgenza indifferibile/emergenza, si precisa quanto segue:

- nei pazienti instabili è regola che il personale medico competente metta in atto tutti i provvedimenti ritenuti necessari per il mantenimento e il monitoraggio delle funzioni vitali;
- l'anamnesi anche farmacologica non è (molto spesso) attuabile come anche la sospensione profilattica di eventuale trattamento con farmaci potenzialmente nefrotossici: ciò non può condizionare l'effettuazione dell'indagine, sempre che questa sia indilazionabile, indispensabile e giustificata;
- i risultati di test laboratoristici molto spesso non sono disponibili e comunque non possono condizionare l'effettuazione dell'indagine, sempre che questa sia indilazionabile, indispensabile e giustificata;
- l'informativa per il consenso è necessaria se il paziente è in grado di collaborare;
- per contenere episodi di nausea e vomito, se non esistono controindicazioni, è proponibile la somministrazione ev di Ondansetron;
- va considerato il monitoraggio delle funzione renale almeno fino a 72 ore dopo l'esecuzione dell'esame.

Esistono, logicamente, profili di responsabilità del medico radiologo nell'impiego dei mdc per via iniettiva, che devono essere tenuti in doveroso conto, che ne "esaltano" ulteriormente il ruolo clinico e del quale non possono e non devono in alcun modo condizionare/limitare la propria attività professionale, in un esasperato atteggiamento "difensivo".

In primo luogo, devono essere considerate le possibili mancate indicazioni e giustificazioni all'indagine con mdc (valutazione preliminare rischio/beneficio), segnatamente in questo momento in cui possono essere disponibili valide tecniche e metodiche in grado di consentire di raggiungere una valido risultato diagnostico senza l'impiego del mdc.

La valutazione clinico-anamnestica mancata e concordata con il medico curante/prescrivente può determinare oltre che una non idonea indicazione all'indagine, anche un'incompleta raccolta dei dati anamnestici di base del paziente.

L'informativa per il consenso è tassativa fatta salva, come già detto, la particolare situazione in corso di "stato di necessità".

La mancanza, la carenza anche parziale e la non idoneità (ad esempio, farmaci scaduti) dei presidi e dei medicamenti per l'assistenza secondo il BLSD, come anche il mancato raccordo, con modalità da definire a seconda delle diverse realtà, con l'UO di anestesia-rianimazione possono ricadere, nel caso, sul medico radiologo.

Per saperne di più

- ACR Manual on Contrast Media version 6 2008 www.acr.org. Ultimo accesso: aprile 2010
- Bainotti S, Rota E, Bertrero M et al (2008) Nephrogenic systemic fibrosis: the first italian gadolinium-proven case. Clin Nephrol 70:514-517
- Balducci A, Tamburrini O (2008) Gadolinium: a true problem for nephrologists? G Ital Nefrol 25:3-4
- Baumgarten DA, Ellis JH (2008) Contrast-induced nephropathy: contrast material not required? AJR Am J Roentgenol 191:383-386
- Berlin L (2003) Should whole-body CT screening be performed with contrast media? AJR Am J Roentgenol 180:323-325
- Bongartz G (2007) Imaging in the time of NFD/NSF: do we have to change our routines concerning renal insufficiency? Magn Reson Mater Phy 20:57-62
- Brown JR, Block CA, Malenka DJ et al (2009) Sodium bicarbonate plus N-acetylcysteine prophylaxis: a meta-analysis. JACC Cardiovasc Interv 2:1125-1127
- Dickinson MC, Kam PC (2008) Intravascular iodinated contrast media and anaesthetist. Anaesthesia 63:626-634
- ESUR Guidelines on Contrast Media www.esur.org/Contrast-Media.version 7.0. Ultimo accesso: aprile 2010
- Feltrin GP, Martinelli G, Simonetti G, Tamburrini O (eds) (2000) Reazioni al mezzo di contrasto iodato e per risonanza magnetica. SG Editoriali, Padova
- Fuluru K, Vogel-Claussen J Macura KJ et al (2009) MR imaging in patients at risk for developing nephrogenic systemic fibrosis: protocols, practices, and imaging techniques to maximize patient safety. Radiographics 29:9-22
- Gavelli G (2004) Mezzi di contrasto. La scelta, l'uso, le reazioni, i diritti, i doveri del medico radiologo. Radiol Med 107 Suppl 1 al n. 4

- Goldfarb S, McCullough PA, McDermott J et al (2009) Contrast-induced acute kidney injury: specialty-specific protocol for interventional radiology, diagnostic computed tomography radiology and international cardiology. Mayo Clin Proc 84:170-179
- Halvorsen RA (2008) Which study when? Iodinated contrast-enhanced CT versus gadolinium-enhanced MR imaging. Radiology 249:9-15
- Heinrich MC, Häberle L, Müller L et al (2009) Nephrotoxicity of iso-osmolar iodixanol compared with nonionic low-osmolar contrast media: meta-analysis of randomized controlled trials. Radiology 250:68-86
- Heng AE, Cellarier E, Aublet-Cuvelier B et al (2008) Is treatment with N-acetylcysteine to prevent contrast-induced nephropathy when using bicarbonate hydration out date? Clin Nephrol 70:475-484
- Herts BR, Schneider E, Poggio ED et al (2008) Identifying outpatients with renal insufficiency before contrast-enhanced CT by using estimated glomerular filtration rates versus serum creatinine levels. Radiology 248:106-113
- Lameire N, Adam A, Becker CR et al (2006) Baseline renal function screening. Am L Cardiol 98:21-28
- Ledneva E, Karie S, Launay-Vacher V et al (2009) Renal safety of gadolinium-based contrast media in patients with chronic renal insufficiency. Radiology 250:618-628
- Leopardi M, Auxilia F, Cosmacini G et al (1995) Impiego degli esami emato-chimici preliminari all'iniezione del mezzo di contrasto: è possibile rinunciarvi? Radiol Med 89:397-401
- Li A, Wong CS, Wong MK et al (2006) Acute adverse reactions to magnetic resonance contrast media-gadolinium chelates. Br J Radiol 79:368-371
- Lightfoot CB, Abraham RJ, Mammen T et al (2009) Survey of radiologists' knowledge regarding the management of severe contrast material-induced allergic reactions. Radiology 251:691-696
- Mautone A, Brown JR (2010) Contrast-induced nephropathy in patients undergoing elective and urgent procedures. J Interv Cardiol Epub head of print
- Morcos SK (2009) Contrast-induced nephropathy : are differences between low osmolar and iso-osmolar iodinated contrast media? Clin Radiol 64:468-472
- Morcos SK, Bellin MF, Thomsen HS et al (2008) Reducing the risk of iodine-based and MRI contrast media administration: recommendation for a questionnaire at the time of booking. Eur J Radiol 66:225-229
- Morcos SK, Thomsen HS (2008) Nephrogenic systemic fibrosis: more questions and some answers. Nephron Clin Pract 110:c24-c32
- Nguyen SA, Suranyi P, Ravenel JG et al (2008) Iso-osmolality versus low-osmolality iodinated contrast medium at intravenous contrast-enhanced CT: effect on kidney function. Radiology 248:97-105
- Palevsky PM (2009) Defining contrast-induced nephropathy. Clin J Soc Nephrol 4:1151-1153
- Prince MR, Zhang HL, Prowda JC et al (2009) Nephrogenic systemic fibrosis and its impact on abdominal imaging. Radiographics 29:1565-1574
- Reddan D, Laville M, Garovic VD (2009) Contrast-induced nephropathy and its prevention: what do we really know from evidence-based findings? J Nephrol 22:333-351
- Reimer P, Vosshenrich R (2008) Off label use of contrast agents. Eur Radiol 18:1096-1101
- Roy DJ, Dickens BM, McGregor M (1992) The choice of contrast media: medical, ethical and legal considerations. Can Med Assoc J 147:1321-1324
- Royal College of Radiologists. Standards For Iodinated Intravascular Contrast Agent Administration To Adult Patients. www.rcr.ac.uk. Ultimo accesso: aprile 2010
- Sendeski M, Patzak A, Pallone TL et al (2009) Iodixanol, constriction of medullary descending vasa recta, and risk for contrast medium-induced nephropathy. Radiology 251:697-704

- Solomon R (2009) Preventing contrast-induced nephropathy: problems, challenges and future directions. BMC Medicine 13:7-24
- Solomon RJ, Mehran R, Natarajan MK et al (2009) Contrast-induced nephropathy and long-term adverse events: cause and effect? Clin J Am Soc Nephrol 4:1162-1169
- Tamburrini O, Gavelli G, De Ferrari F et al (2003) Raccomandazioni all'uso dei mezzi di contrasto organo iodati e per risonanza magnetica per via iniettiva. Considerazioni radiologiche e medico-legali. Radiol Med 106:556-568
- Thomsen HS (2007) Imaging patients with chronic kidney disease: CIN or NSF? Radiol Med 112:621-625
- Thomsen HS, Morcos SK (2009) Risk of contrast-medium-induced nephropathy in high-risk patients undergoing MDCT - A pooled analysis of two randomized trials. Eur Radiol 19:891-897
- Thomsen HS, Webb JL (eds) (2009) Contrast media safety issue and ESUR guidelines. Springer, Berlin-Heidelberg-NewYork
- Thomses HS, Morcos SK, Barrett BJ (2008) Contrast-induced nephropathy: the wheel has turned 360 degrees. Acta Radiol 49:646-657
- Tramèr MR, von Elm E, Loubeyre P et al (2006) Phamacological prevention of serious anaphylactic reactions due to iodinated contrast media: systematic review BMJ 333:663-664
- Wang CL, Cohan RH, Ellis JH et al (2007) Frequency, management, and outcome of extravasation of non-ionic iodinated contrast medium in 69657 intravenous injection. Radiology 243:80-87
- Webb JA, Stacul F, Thomsen HS et al (2003) Late adverse reactions to intravascular iodinated contrast media. Eur Radiol 13:181-184
- Weisbord SD, Mor MK, Resnick AL et al (2008) Incidence and outcomes of contrast-induced AKI following computed tomography. Clin J Am Soc Nephrol 3:1274-1281
- Wysowski DK, Nourjah P (2006) Death attributed to x-ray contrast media on US death certificates. AJR Am J Roentgenol 186:613-615

- Simonetti G (ed) (1994) Reazioni da mezzo di contrasto e loro trattamento. Sezione di Studio SIRM Mezzi di Contrasto
- Documento SIRM sui mezzi di contrasto e sulle procedure d'acquisto (2007) Radiol Med 107:S5-S7
- SIRM-SIN-AINR Fibrosi Sistemica Nefrogenica:raccomandazioni per l'uso degli agenti di contrasto a base di gadolinio (30.10.2007) www.sirm.org e www.sin-italy.org . Ultimo accesso: aprile 2010
- SIRM-SIAARTI-SIN-AINR (2009) Gruppo di lavoro intersocietario. Tamburrini O (coordinatore) I mezzi di contrasto in diagnostica per immagini. Raccomandazioni all'uso. Reazioni avverse e trattamento. Omicron Editrice, Genova

---

- Decreto Legislativo 24 aprile 2006, n. 219. Attuazione della direttiva 2001/83/CE relativa a un codice comunitario concernente i medicinali per uso umano, nonchè della direttiva 2003/94/CE. GU 21 giugno 2006, n. 142, SO
- Decreto Legislativo 29 dicembre 2007, n. 274. Disposizioni correttive al decreto legislativo 24 aprile 2006, n. 219, recante attuazione della direttiva 2001/83/CE relativa ad un codice comunitario concernente medicinali per uso umano. GU 14 febbraio 2008, n. 38

Appendice 1

Londra, 20 novembre 2009
Doc. Ref. EMEA/739818/2009

COMUNICATO STAMPA

L'Agenzia Europea dei Medicinali trasmette raccomandazioni per minimizzare il rischio di fibrosi sistemica nefrogenica associato alla somministrazione di mezzi di contrasto contenenti Gadolinio

L'Agenzia Europea dei Medicinali (EMEA) ha adottato delle raccomandazioni allo scopo di minimizzare il rischio di fibrosi sistemica nefrogenica (NSF) correlata all'uso dei mezzi di contrasto contenenti gadolinio nei pazienti a rischio di sviluppare la malattia.

I mezzi di contrasto contenenti gadolinio sono utilizzati nei pazienti sottoposti ad esami di imaging in risonanza magnetica (MRI) o angiografia eseguita tramite risonanza magnetica (MRA). Il Comitato per i Medicinali per Uso Umano (CHMP) dell'Agenzia ha effettuato una valutazione di questi mezzi di contrasto a causa dell'associazione tra l'utilizzo dei mezzi di contrasto contenenti gadolinio e l'NSF, una condizione rara, grave e talvolta fatale caratterizzata dalla formazione di tessuto connettivo nella pelle, nelle giunture, nei muscoli e negli organi interni, nei pazienti con gravi problemi renali.

Dato che il rischio di sviluppare NSF dipende dal tipo di mezzo di contrasto contenente gadolinio utilizzato, i principi attivi in essi contenuti sono stati classificati in tre categorie di rischio (gruppi ad alto, medio e basso rischio). Le raccomandazioni del CHMP variano per i singoli mezzi di contrasto in accordo con la loro classificazione.

Per i mezzi di contrasto contenenti gadolinio ad alto rischio (Optimark, Omniscan, Magnevist, Magnegita e Gado-MRT Ratiopharm) il Comitato raccomanda la controindicazione nei pazienti con gravi problemi renali, nei pazienti in lista per o che sono stati recentemente sottoposti a trapianto di fegato e nei neonati fino a quattro settimane di età.

Allo scopo di minimizzare il rischio associate all'uso di questi mezzi di contrasto nei pazienti per i quali non è nota la presenza di problemi renali, il CHMP raccomanda che i pazienti devono essere sempre esaminati in merito all'esistenza di problemi renali per mezzo di esami di laboratorio prima di ricevere la somministrazione questi mezzi di contrasto.

Il CHMP raccomanda inoltre che le madri interrompano l'allattamento per almeno 24 ore dopo l'esame diagnostico.

Per i mezzi di contrasto a medio (Vasovist, Primovist e MultiHance) e basso rischio (Dotarem, ProHance e Gadovist), il CHMP raccomanda di aggiungere, nelle informazioni sulla prescrizione, avvertenze relative all'utilizzo nei pazienti con gravi problemi renali e nei pazienti sottoposti a trapianto di fegato. Il CHMP suggerisce che sia generalmente raccomandato di eseguire esami di laboratorio per evidenziare eventuali problemi renali prima di ricevere la somministrazione di questi mezzi di contrasto e che il medico e la madre, sottoposta ad esame diagnostico, devono decidere se continuare o sospendere l'allattamento per almeno 24 ore dopo l'esame; Il CHMP raccomanda che le informazioni sulla prescrizione di tutti i mezzi di contrasto contenenti gadolinio includano:

- un'avvertenza che le persone anziane possono essere a rischio particolare di sviluppare NSF, poiché possono eliminare più difficilmente il gadolinio dall'organismo;
- una dichiarazione che non vi sono evidenze che supportino l'utilizzo dell'emodialisi nel prevenire o trattare l'NSF nei pazienti che non siano già sottoposti a trattamenti di emodialisi;
- la richiesta di registrare il tipo di mezzo di contrasto utilizzato e la dose.

Sulla base dei dati attualmente disponibili, e con l'utilizzo di queste misure di minimizzazione del rischio, il CHMP ritiene che il bilancio dei benefici e dei rischi associati all'uso di questi mezzi di contrasto sia accettabile.

Infine, il CHMP raccomanda che siano eseguiti degli studi ulteriori sulla ritenzione a lungo termine del gadolinio sui tessuti umani.

Le decisioni prese dalla Commissione Europea sulla base di questa opinione saranno emanate a tempo debito.

Note:

1. Il CHMP ha riconosciuto che, all'interno del gruppo ad alto rischio, il rischio di sviluppare NSF con Omniscan e Optimark sembra maggiore che con Magnevist, sulla base delle proprietà fisicochimiche, degli studi nell'animale e del numero dei casi di NSF riportati a livello mondiale. Dato che comunque il rischio associato all'uso di Magnevist rimane sostanzialmente più alto rispetto al rischio di NSF associato all'uso dei mezzi di contrasto a medio e basso rischio, il CHMP raccomanda che Magnevist sia mantenuto nel gruppo ad alto rischio e soggetto alle stesse misure di minimizzazione del rischio.
2. Ulteriori informazioni sono reperibili nel documento di domande e risposte.
3. La procedura è stata condotta tramite l'art. 31 della Direttiva 2001/83/EC come modificata, ovvero referral a seguito di interessi che coinvolgono la Comunità Europea, per i mezzi di contrasto contenenti gadolinio autorizzati mediante procedura nazionale, e tramite l'art. 20 del Regolamento (CE) No 726/2004 per i mezzi di contrasto autorizzati mediante procedura centralizzata. Questo tipo di procedura può essere iniziata in quei casi specifici in cui è coinvolto l'interesse della Comunità. L'espressione "interesse della Comunità" ha un significato vasto ma è riferito in modo particolare ad un interesse di salute pubblica all'interno della Comunità Europea, ad esempio a seguito di problematiche relative alla qualità, all'efficacia e/o alla sicurezza di un medicinale o a nuove informazioni di farmacovigilanza.
4. I mezzi di contrasto contenenti gadolinio sono: gadoversetamide (Optimark), gadodiamide (Omniscan), gadofosveset (Vasovist), acido gadoxetico (Primovist), acido gadobenico (MultiHance), acido gadopentetic (Magnevist, Magnegita e Gado-MRT Ratiopharm), gadobutrolo (Gadovist), acido gadoterico (Dotarem), gadoteridolo (ProHance). Gran parte dei medicinali contenenti gadolinio sono autorizzati con procedura nazionale. Optimark e Vasovist sono autorizzati con procedura centralizzata.
5. Nel febbraio 2007 è stata pubblicata una relazione pubblica sull'associazione tra mezzi di contrasto contenenti gadolinio e l'NSF ed è reperibile al sito: http://www.emea.europa.eu/pdfs/human/press/pus/4974107en.pdf
6. Questo comunicato stampa, insieme ad altre informazioni sul lavoro dell'Agenzia Europea dei Medicinali, può essere reperita sul sito web dell'Agenzia: www.emea.europa.eu

Appendice 2

Roma, 17-9-97

Ministero della Sanità

N. 900.VI/11.AG./642

Risposta al Foglio del ...

N.

Agli Assessori alla Sanità
delle regioni a statuto
ordinario e speciale
LORO SEDI

Agli Assessori alla Sanità
delle province autonome di
TRENTO E BOLZANO

Alla Federazione Nazionale
ordine dei medici

P.zza Cola di Rienzo, 80/A
00192 ROMA

e p.c.: Ai Commissari di Governo
LORO SEDI

OGGETTO:

Mezzi di contrasto organoiodati e paramagnetici per via iniettiva.

PER COPIA CONFORME

Il Dirigente

Dott.ssa Marcella Marletta Guerino

Le problematiche sulle controindicazioni e precauzioni precedenti e concomitanti all'utilizzo di mezzi di contrasto organoiodati e paramagnetici sono state oggetto di approfondita analisi, anche da parte del Consiglio superiore di sanità, in relazione ai più recenti sviluppi scientifici del settore e con riferimento all'esigenza di contenimento della spesa sanitaria, obiettivo raggiungibile attraverso l'eliminazione di procedure e test diagnostici che non hanno più ragione di essere mantenuti.

Si è rilevato infatti che, nel corso degli ultimi 15 anni, sono progressivamente entrati in commercio e nella pratica clinica i mezzi di contrasto organoiodati non ionici che risultano meglio tollerati a livello del sistema cardiovascolare, nervoso centrale e renale.

L'incidenza della comparsa di reazioni anafilattoidi, per le quali è stato proposto tra i fattori scatenanti la formazione di legami "macrocomplessi m.d.c. e proteine plasmatiche", appare meno probabile con mezzi di contrasto non ionici per la trascurabile capacità degli stessi di legarsi alle proteine plasmatiche.

I mezzi di contrasto non ionici sono oggi utilizzati in oltre il 95% delle indagini urografiche, angiografiche e di tomografia computerizzata.

I prodotti esa-iodati per uso colangiografico, per i quali si aveva maggiore incidenza di reazioni collaterali di tipo medio-grave, non sono più commercializzati a partire dall'anno 1995.

A seguito di questo radicale mutamento del settore è possibile configurare le seguenti tre situazioni meritevoli di considerazione:

1) impiego di mezzi di contrasto di tipo ionico. Nell'utilizzo di tali mezzi di contrasto vanno adottate norme prudenziali, data la minore tollerabilità che caratterizza questi prodotti. Le norme prudenziali non vanno intese come ricorso acritico a vaste batterie di esami di laboratorio, ma come attenta analisi delle condizioni dei pazienti su base clinica ed anamnestica (pazienti a comprovato rischio allergico, pazienti portatori di gravi forme di insufficienza epatica o renale o cardiovascolare o di paraproteinemia di Waldenstrom o di mieloma multiplo);

2) impiego di mezzi di contrasto di tipo non ionico. Tali mezzi di contrasto presentano una tollerabilità molto elevata, dimostrata da una larghissima esperienza internazionale. Anche in questo caso, tuttavia, sono da considerare a rischio potenziale i pazienti con gravi forme di insufficienza epatica o renale o cardiovascolare o con paraproteinemia di Waldenstrom o con mieloma multiplo. Tali casi sono da valutare di concerto tra radiologo e medico curante;

3) impiego di mezzi di contrasto paramagnetici. Tali mezzi di contrasto sono una categoria di farmaci totalmente differenti rispetto alle precedenti. I piccoli volumi iniettati e le diverse caratteristiche farmacologiche permettono tranquillità di impiego, pur tenendo in considerazione i rischi generici di ipersensibilità, caratteristici di ogni formulazione iniettabile.

Tenuto conto delle suesposte situazioni si ritiene:

- che la valutazione clinico-anamestica di ciascun paziente da sottoporre ad indagine con mezzi di contrasto da parte del medico curante, che richiede l'esame, e da parte del radiologo, che esegue l'esame, rappresenti per la prevenzione il momento più importante;

- che il ricorso abituale, in ogni paziente, a batterie di esami/procedure diagnostiche pre-definite, non abbia indicazione ai fini di prevenire incidenti da mezzi di contrasto. Test laboratoristici e procedure diagnostiche sono indicati per definire nei pazienti a rischio il grado delle condizioni patologiche di cui ai punti 1) e 2).

Sulla base anche di quanto ritenuto dal Consiglio superiore di sanità si fa presente inoltre:

- che non è di per sé necessaria la presenza fisica dell'anestesista rianimatore per l'esecuzione di esami contrastografici organo-iodati idrosolubili o paramagnetici;

- che tuttavia, è opportuna la consultazione preventiva con l'anestesista e la sua disponibilità in caso di pazienti a rischio, come precedentemente definiti;

- che per l'esecuzione di esami cardio-angiografici deve essere garantita l'immediatezza e la tempestività dell'intervento dell'anestesista rianimatore in caso di necessità;

- che è indispensabile la disponibilità immediata dei presidi e medicamenti idonei, già precedentemente indicati nell'allegato alla circolare n. 64 del 28.9.1979, in tutti i servizi radiologici ove siano praticati esami con mezzi di contrasto iodati per via endovasale.

Si rappresenta, infine, l'esigenza che le unità sanitarie locali e le aziende ospedaliere e gli istituti ed enti di cui all'art. 4 del D. Leg.vo 502/92 e successive modificazioni promuovano, nell'ambito dei programmi di aggiornamento professionale del personale medico che svolge attività specialistica di radiodiagnostica, nonché attività di radiodiagnostica complementare all'esercizio clinico e che operi in servizi ove si eseguono o possono eseguirsi indagini con impiego di mezzi di contrasto organo-iodati per via endovasale, specifiche iniziative per l'aggiornamento obbligatorio sulle tecniche rianimatorie di emergenza (Life Support).

Si pregano le SS.LL., per quanto di competenza, di portare a conoscenza dei responsabili delle strutture sanitarie pubbliche e private e dei medici radiologi il contenuto della presente informativa.

IL DIRETTORE GENERALE

Privacy

19

M. Centonze, F. Sonn, M. Recla, L. Ventura, E. Torri, P. Peterlongo

Indice dei contenuti

19.1 Introduzione

Dal 1 gennaio 2004, in seguito all'introduzione del Decreto Legislativo 196/2003, il cosiddetto Codice della privacy (di seguito Codice), la tutela del diritto alla riservatezza dei dati personali e sensibili dei pazienti è diventata parte integrante della professione medica. Tuttavia, nell'ambito sanitario l'attuazione e il rispetto della normativa riserva problematiche maggiori rispetto a quelle che si incontrano in altri settori, stante la maggiore delicatezza dei dati trattati. Conseguentemente, anche il radiologo ha dovuto adottare una serie di processi lavorativi e organizzativi per molti aspetti differenti dai consueti comportamenti e atteggiamenti professionali. Tutto ciò viene ancora oggi recepito da molti come ulteriore aggravio burocratico, mentre pochi hanno colto il significato innovativo della normativa. Uno dei compiti del radiologo moderno consiste nell'interpretare le nuove disposizioni in materia di privacy non già come ulteriore imposizione amministrativa, bensì - cogliendone il significato originario (difesa dei diritti, delle libertà fondamentali e della dignità della persona) - come irrinunciabile opportunità di miglioramento della qualità del servizio offerto. In quest'ottica, l'applicazione della legge non deve più essere passiva e sterile, ma tradursi in una vera e propria "cultura del rispetto", finalizzata a garantire (nei modi e nella sostanza) la sfera di riservatezza dei pazienti.

19.2
Il rispetto della privacy: un problema sociale

"Milioni di telecamere che ci registrano, grandi banche dati che ci schedano. Le carte di credito e le tessere del supermercato rivelano molto della nostra vita. I dati sanitari e generici sono incandescenti. Il telefono cellulare lascia tracce come i sassi di Pollicino; l'anonimato in internet è una chimera". Così Mauro Paissan (giornalista, ex parlamentare, da molti anni componente dell'autorità garante per la protezione dei dati personali) riassume in copertina il suo ultimo libro dal titolo molto suggestivo: "La privacy è morta, viva la privacy". Il problema è serio e la soluzione è molto difficile poiché la privacy non può essere considerata una fissazione di alcuni patiti. La privacy è la nostra vita: di noi utilizzatori del computer, noi clienti dei supermercati, noi che viviamo continuamente attaccati al cellulare, noi intercettati al telefono, noi spiati dalle telecamere nelle strade delle città, noi nella rete dei motori di ricerca, noi pagatori non puntuali della rata dell'automobile. E ancora, di noi lavoratori controllati, schedati e profilati, disturbati all'ora di cena dalle telefonate pubblicitarie, denudati dai media, noi che amiamo svelarci nella grande piazza dei social network. E infine, noi e il nostro corpo, noi e la nostra salute. Un problema troppo importante per essere lasciato in mano ai giuristi o agli informatici. Eppure è ormai consolidata la tutela della vita privata e dei dati personali tra i diritti fondamentali della persona. Ciononostante la difesa appare improbabile e la tutela complicata. Esistono dei rimedi? Forse sì. Nella sostanza, bisogna conoscere per tutelarsi, ma anche per tutelare, sapere dov'è l'occhio che di continuo si posa su ciascuno e si insinua dentro di noi.

Ma cosa sappiamo della privacy? Innanzitutto che ha poco più di 30 anni. In Italia, infatti, al di là di alcune leggi di settore, si è dovuto attendere il 1975 per sentire affermare dalla Corte di Cassazione l'esistenza nel nostro ordinamento di un generale "diritto alla riservatezza". Pochi anni dopo esplode la rivoluzione informatica e in molti Paesi vengono emanate leggi volte a disciplinare il trattamento dei dati personali, per l'Italia la Legge 675/1996, in seguito trasfusa nel Codice. Queste leggi mirano ad assicurare a tutti i cittadini un corretto utilizzo dei dati che li riguardano e a evitare odiose discriminazioni, come quelle basate sulle opinioni politiche o religiose, sulle tendenze sessuali e, più in generale, su tutti i dati sensibili. La rivoluzione digitale ha comportato addirittura il cambiamento della nozione e del contenuto del diritto alla riservatezza: non più diritto a "essere lasciati soli o in pace" ma al "controllo" dei propri dati personali. Si è passati pertanto dal diritto a non subire intrusioni indesiderate nella sfera della propria vita privata a una vigilanza completa sui propri dati, evoluzione dettata dalla velocità e dalla facilità di raccolta, interconnessione ed elaborazione degli stessi, tutto ciò associato all'incremento del valore economico e strategico delle informazioni. In sostanza, si tratta di una sorta di diritto all'autodeterminazione della persona, del suo stare nella società e dei suoi rapporti con gli altri. Oggi viviamo in un mondo fatto di legami "liquidi" (Bauman, 2006) cioè fluidi, superficiali, facilmente scioglibili, in una parola, deboli. In un contesto simile, emerge la necessità di sviluppare strumenti di difesa della sfera personale dalle "intrusioni" degli altri. Tale difesa diventa un elemento necessario per la salvaguardia dell'identità sociale e della possibilità di costruire relazioni all'interno di gruppi formali e informali. La privacy, cioè, non solo come sterile applicazione normativa ma come mezzo di tutela delle relazioni sociali.

Ma quali sono gli strumenti che permettono di difenderci da un uso improprio dei nostri dati personali?

Lo strumento tecnologico da un lato ci minaccia: si pensi al problema dell'*eterno presente*, un passato che non passa, poiché le memorie dei computer nulla dimenticano e i motori di ricerca ci restituiscono, anche a distanza di anni, le tracce che abbiamo lasciato sulla rete, senza gerarchie d'importanza e di attendibilità, vanificando di fatto il diritto all'oblio sancito dalla legge. Ma la tecnologia può anche proteggerci: se usata intelligentemente, aiuta a non lasciare tracce.

Anche il diritto può essere utilizzato per la difesa della privacy: ma di diritto ne abbiamo tanto, forse troppo. La disciplina normativa che è stata introdotta a tutela della riservatezza dei dati personali è cresciuta in maniera magmatica e ha favorito un eccesso di formalismo che ha spesso portato a fraintendere il reale valore del bene tutelato. Il solo Codice consta di più di 100 articoli ed è copiosissima la normativa di dettaglio. Purtroppo il linguaggio resta di difficile comprensione e l'elevato numero di rinvii ad altre norme è sintomo di una cattiva tecnica normativa.

Insomma, tecnologia e diritto non sembrano poter garantire un'efficace tutela della privacy. Ma vi è un terzo strumento, anzi un atteggiamento, che ciascuno di noi può e deve assumere: la consapevolezza che ogni volta che utilizziamo internet, un motore di ricerca, un social network o che siamo "costretti" a cedere informazioni personali per accedere a determinati servizi (non ultimi quelli sanitari), le informazioni diventano accessibili a un elevato numero di persone. Allora diventa importante monitorare il tipo di informazioni che si vogliono o che si devono divulgare.

Il vero problema è l'*enforcement*, che chiama in causa l'uomo. Nella privacy è insita l'idea di confine: tra pubblico e privato, tra riservatezza e libertà di stampa, tra libertà e prevenzione-repressione dei reati, tra riservatezza e trasparenza amministrativa. Ed è l'uomo a tracciare la linea (spesso mobile) lungo la quale corre questo confine. Non a caso Paissan chiude il suo libro con queste parole: "... il più potente antivirus rispetto alle molte insidie che minacciano la nostra vita privata siamo noi stessi, noi come persone e come attori sociali".

In altri termini, tutti gli strumenti di cui disponiamo, seppure importanti, sono subordinati all'effettiva presa di coscienza che è il singolo che deve farsi parte attiva per la difesa del proprio spazio di libertà personale, elemento indispensabile per la costruzione di un'identità sociale.

19.3
La privacy in sanità

Ancora prima dell'introduzione di una normativa specifica sulla privacy, la riservatezza dei dati personali in sanità era già prevista in separate disposizioni di natura normativa e autodisciplinare. Vale la pena di ricordare l'art. 28 della Legge 241/1990 che prevede che l'impiegato debba mantenere il *segreto d'ufficio*: egli non può trasmettere a chi non ne abbia diritto informazioni riguardanti provvedimenti e operazioni amministrative, in corso o concluse, ovvero notizie di cui sia venuto a conoscenza a causa delle sue funzioni, al di fuori dalle ipotesi e dalle modalità previste dalle norme sul diritto di accesso (trasparenza). In sostanza, mantenere il segreto significa non trasmettere notizie o informazioni a chi non ha diritto di conoscerle. Ancora più stringente, se non altro dal punto di vista etico, è il Codice di Deontologia Medica, che nella sua ultima versione (2006) prevede in molti passaggi (artt. 10-12 e 34) l'obbligo per il medico di mantenere il segreto su tutto ciò che gli viene confidato o di cui venga a conoscenza nell'esercizio della professione (*segreto professionale*). La Legge 675/1996, che recepiva la Direttiva 95/46 della Comunità Europea, prevedeva all'art. 23 una disciplina specifica per i dati idonei a rivelare lo stato di salute, distinta da quella generale per i dati sensibili. Su spinta dell'autorità garante per il trattamento dei dati personali, che fin dal 1997 richiamava la necessità di una strategia istituzionale integrata, nel 2003 il legislatore delegato (governo) nella direzione di una semplificazione amministrativa emana un testo unico (Decreto Legislativo 196/2003, Codice della privacy) sulle disposizioni in materia di tutela dei dati personali, coordinandovi le norme vigenti e apportando alle medesime le integrazioni e le modificazioni necessarie per assicurarne una migliore attuazione.

Rispetto al trattamento dei dati personali in ambito sanitario, la nuova regolamentazione del Codice riporta con alcune modifiche la disciplina precedente, accorpandola nel Titolo V della Parte II. Le prescrizioni in esso contenute, valevoli sia per il settore pubblico sia per quello privato, forniscono una coordinata regolamentazione anche in relazione ai dati personali contenuti in alcuni documenti sanitari di maggiore rilevanza.

Ignorantia iuris neminem excusat: la legge non ammette ignoranza. Il Codice dovrebbe essere conosciuto da tutti coloro che, a vario titolo, operano nelle strutture sanitarie del nostro Paese, stante la delicatezza dei dati che in questi luoghi vengono trattati. Limitandosi all'ambito radiologico, la normativa di riferimento sulla tutela dei dati personali e sensibili dovrebbe entrare a far parte del bagaglio culturale del radiologo al pari di quella sulla radioprotezione (Decreto Legislativo 187/2000) e sulla tutela della salute e della sicurezza nei luoghi di lavoro (Decreto Legislativo 81/2008). Peraltro, pretendere in questa sede di analizzare dettagliatamente tutti gli articoli di cui si compone il Codice sarebbe impossibile e, oltretutto, andrebbe al di là delle finalità del presente capitolo, che si propone invece di fornire una serie di chiavi applicative e interpretative della normativa che consentano, in ultima analisi, non solo di rispettarla ma anche di utilizzarla per migliorare la qualità del servizio. Ci si soffermerà, pertanto, sugli aspetti più rilevanti del Codice e, in particolare, su quelli che possono avere ricadute importanti sotto il profilo organizzativo.

19.4
Analisi della normativa

Innanzitutto, è bene chiarire le finalità che si prefiggono le norme del Codice: "...il trattamento dei dati personali si svolge nel rispetto dei diritti, delle libertà fondamentali e della dignità dell'interessato..." (art. 2). A questo proposito, la norma fa particolare riferimento alla riservatezza, all'identità personale e al diritto alla protezione dei dati. Si considera *trattamento* qualunque operazione o complesso di operazioni, svolti con o senza l'ausilio di strumenti elettronici, che consentano la raccolta, la registrazione, l'organizzazione, la conservazione, la consultazione, l'elaborazione, la modificazione, la selezione, l'estrazione, il raffronto, l'utilizzo, l'interconnessione, il blocco, la comunicazione, la diffusione, la cancellazione e la distruzione dei dati personali, a prescindere dalla presenza delle informazioni in una banca dati (art. 4). Quest'ultima precisazione scongiura eventuali dubbi sull'applicabilità della norma anche alle informazioni non strutturate in un archivio cartaceo o informatico. È intuitivo il fatto che la normativa abbia una sorta di "immanenza giuridica" in qualunque attività lavorativa (svolta con materiale cartaceo o con mezzi elettronico-informatici) che preveda l'utilizzo di dati personali. Sempre nell'art. 4 si individuano quattro distinte tipologie di dati: personali (ad esempio, il codice fiscale), identificativi (ad esempio, il dato anagrafico), giudiziari e sensibili. Questi ultimi sono rappresentati da qualunque informazione idonea a rivelare l'origine razziale ed etnica, le opinioni politiche, filosofiche e religiose, le condizioni di salute (dati sanitari), l'adesione a partiti, sindacati o altre organizzazioni e le abitudini sessuali. In particolare, i dati idonei a rivelare lo stato di salute e la vita sessuale sono comunemente considerati i più delicati tra quelli sensibili, poiché sono potenzialmente in grado di mettere a nudo l'individuo, evidenziandone le eventuali debolezze ed esponendolo maggiormente al concreto pericolo di discriminazioni sociali. Per tali dati la normativa assicura maggiori garanzie rispetto ad altre categorie, in considerazione degli elevati rischi che possono derivare all'interessato dalla loro circolazione. Nel trattamento dei dati, il Codice individua due distinte categorie di soggetti:

- *passivi*: l'interessato, cioè colui (persona fisica o giuridica, ente o associazione) al quale si riferiscono i dati personali;
- *attivi*: tutti coloro che eseguono le attività ricomprese nel trattamento medesimo.

Il Codice identifica nel *titolare* del trattamento la persona fisica, giuridica, la pubblica amministrazione e qualsiasi altro ente, associazione o organismo cui competono, anche unitamente ad altro titolare le decisioni in ordine alle finalità e alle modalità del trattamento dei dati personali, nonché agli strumenti utilizzati, ivi compreso il profilo della sicurezza. Rispetto alla definizione contenuta nella precedente normativa (Legge 675/1996) il Codice ha dato rilievo alla figura della *contitolarità*, che nell'ambito sanitario richiama a due differenti soggetti: l'azienda sanitaria (pubblica o privata) e il medico di medicina generale (ma anche il pediatra di libera scelta, piuttosto che uno specialista). Come precisato dal garante in un comunicato stampa del 11 dicembre 1997, nell'ambito di un'amministrazione pubblica quale un'azienda sanitaria, va considerato titolare l'entità nel suo complesso (art. 28) e non già le singole persone fisiche che amministrano o rappresentano la struttura, anche se quest'ultima opererà, nelle decisioni che di volta in volta verranno assunte, proprio per il tramite di tali soggetti. Non è mancato peraltro chi, all'indomani dell'entrata in vigore del Codice, ha sottolineato la necessità dell'individuazione di una persona fisica quale titolare, motivandola da un lato con la similitudine tra legge della privacy e assetto normativo in tema di sicurezza dei luoghi di lavoro, dall'altro con il fatto che il Codice è corredato da un importante apparato sanzionatorio, anche di natura penale. Peraltro lo stesso garante, in risposta al Ministero delle Finanze e alle Ferrovie dello Stato che avevano sottoposto al suo parere tale questione, scrive "... se la singola direzione generale o area esercita, tramite i propri organi, un potere decisionale reale del tutto autonomo sulle finalità e sulle modalità dei trattamenti effettuati nel proprio ambito, non condizionato da scelte effettuate a livello centrale o di vertice, la medesima direzione o area potrebbe essere considerata come titolare dei trattamenti (ovvero anche come contitolare del trattamento, a seconda dei casi)". Pertanto, anche in considerazione del Decreto Legislativo 229/1999 (riforma Bindi), il titolare del trattamento dei dati in un'azienda sanitaria pubblica deve essere considerato il direttore generale, in quanto colui che adotta l'atto aziendale di organizzazione e funzionamento di diritto privato, responsabile della gestione complessiva e della nomina dei direttori delle strutture operative dell'azienda. Nel caso di cliniche o di organismi sanitari privati, la rappresentanza del titolare dovrà essere individuata in base alle disposizioni statutarie in capo agli organi deputati a manifestare la volontà all'esterno o ad assumere atti di impegno (ad esempio, presidente del consiglio di amministrazione, amministratore delegato ecc.). Per i soggetti accreditati o convenzionati con il Servizio Sanitario Nazionale che non godono di autonomia ma che agiscono in nome e per conto di un'azienda sanitaria si profila l'opportunità di procedere alla nomina degli stessi come responsabili del trattamento (vedi oltre). Se invece ci si riferisce agli studi medici privati, ivi compresi quelli radiologici, i singoli o le associazioni di professionisti dovranno essere considerati titolari. Un'ulteriore figura prevista è quella del *responsabile*, ovvero la persona fisica, giuridica, la pubblica amministrazione e qualsiasi altro ente, associazione o organismo preposto dal titolare al trattamento dei dati personali. Al responsabile, la cui nomina da parte del titolare è facoltativa (art. 29), compete di assicurare il costante rispetto della normativa da parte del personale dell'impresa, ente o amministrazione. L'eventuale nomina che, nel caso sia necessario per esigenze organizzative, può essere plurima con suddivisione dei compiti e delle mansioni, deve necessariamente ricadere tra soggetti che per esperienza, capacità e affidabilità forniscano adeguate garanzie del pieno rispetto delle disposizioni in materia di trattamento, non ultimo il profilo relativo alla sicurezza, stante la delicatezza del mandato, particolarmente ampio. Il legislatore delegato ha pertanto voluto individuare, nell'ambito dell'attività di gestione dei trattamenti, specifici centri di autonomia ma anche di eventuale imputazione di responsabilità. Il responsabile, che deve ricevere i compiti affidatigli analiticamente specificati per iscritto, si attiene alle istruzioni impartite dal titolare il quale, anche tramite verifiche periodiche, vigila sulla puntuale osservanza delle disposizioni e delle proprie istruzioni. Nello specifico ambito radiologico, il responsabile potrebbe corrispondere al direttore di dipartimento o di struttura complessa. Poiché la nomina può essere affidata anche a un soggetto non dipendente direttamente dal titolare, di cui quest'ultimo si avvalga per lo svolgimento di specifiche attività (ad esempio, contratti e programmi di manutenzione), le ditte produttrici di apparecchiature, di pellicole o comunque qualsiasi fornitore di beni o servizi per imaging diagnostico può configurarsi come responsabile: ciò consente di evitare la rigida disciplina prevista per la comunicazione di dati personali, che si integrerebbe nel caso in cui il soggetto esterno non fosse nominato responsabile. Il terzo e ultimo soggetto attivo del trattamento dei dati è rappresentato dall'*incaricato*, persona fisica autorizzata dal titolare o, laddove designato, dal responsabile a compiere operazioni di trattamento. L'art. 30 ribadisce con forza che le operazioni di trattamento possono essere effettuate solo da incaricati che operano sotto la diretta autorità del titolare o del responsabile e che si attengono rigorosamente alle istruzioni impartite. Come per i responsabili, anche la designazione degli incaricati viene effettuata per iscritto in un documento protocollato in cui sono individuati puntualmente gli ambiti del trattamento consentiti. Si considera tale anche la documentata preposizione della persona fisica a un'unità operativa per la quale è individuato per iscritto l'ambito del trattamento consentito agli addetti all'unità medesima: si legalizza pertanto una diffusa prassi applicativa (circolari aziendali o amministrative di nomine effettuate per categorie di dipendenti appartenenti al medesimo settore, qualora l'ambito di trattamento eseguito dagli stessi sia il medesimo), introducendo un'indubbia forma di semplificazione per i titolari e i responsabili, senza peraltro inficiare il significato stesso della nomina. La forma scritta della nomina a incaricato o responsabile risponde da un lato all'esigenza di individuare un mezzo attraverso il quale siano fornite indicazioni precise al soggetto attivo del trattamento dati e dall'altro di dare certezza dell'adempimento da parte del titolare o del responsabile.

In sostanza il Codice, attraverso la precisa identificazione e la conseguente nomina dei soggetti che effettuano i trattamenti, introduce il fondamentale principio di pertinenza (*need to know*), mediante il quale si determina chi deve accedere alle informazioni riservate, per le quali abbia la stretta necessità, al fine dello svolgimento delle operazioni di trattamento cui è preposto (perimetro di conoscenza). Tutto ciò si traduce in un elevato grado di responsabilizzazione dei singoli incaricati di trattamento dei dati.

Ogni titolare, sia pubblico che privato, deve rispettare precise modalità di raccolta e di elaborazione dei dati personali e sensibili, come stabilito dall'art. 11 del Codice. In particolare, i dati oggetto di trattamento devono essere: trattati in modo lecito e corretto; raccolti e registrati per scopi determinati, espliciti e legittimi; esatti e aggiornati; pertinenti, completi e non eccedenti rispetto alla finalità del trattamento; conservati per un periodo di tempo non superiore a quello strettamente necessario alle finalità del trattamento. Un intelligente rispetto di quanto previsto dall'art. 11 può tradursi in un significativo incremento delle performance sia aziendali che del singolo operatore sanitario. Tra i diritti dell'interessato (art. 7) quello dell'oblio, ovvero il diritto di essere dimenticato, sembra entrare in contrasto con la normativa vigente che riguarda la conservazione e l'archiviazione della documentazione radiologica e dei relativi referti, sia in forma cartacea che elettronica (rispettivamente 10 anni e illimitata). Tale contrasto è tuttavia solo apparente, stante la prevalenza della norma precedente, intesa a tutelare i diritti di salute dell'interessato (Costituzione italiana art. 97, Decreto Del Presidente della Repubblica 27 marzo 1969, n. 128, artt. 2-5, 7, nuovo Codice di Deontologia Medica art. 10, Circolare n. 61 del Ministero della Sanità 19 dicembre 1986, Decreto Ministeriale 14 febbraio 1997). A parte quest'importante eccezione, il rispetto dei numerosi diritti dell'interessato previsti dall'art. 7 e i relativi riscontri garantiti al medesimo nell'art. 10

possono tradursi rispettivamente in un netto guadagno della trasparenza dell'organizzazione e nello sviluppo degli Uffici Relazioni con il Pubblico (URP).

Il Codice dedica l'art. 13 alla disciplina generale dell'*informativa* necessaria per la raccolta del consenso al trattamento dei dati. L'interessato o la persona presso la quale sono raccolti i dati personali devono essere previamente informati oralmente o per iscritto circa le finalità e modalità del trattamento, la natura obbligatoria o facoltativa del conferimento dei dati, le conseguenze di un eventuale rifiuto (che di fatto impedisce di erogare qualunque prestazione sanitaria!), i soggetti ai quali i dati possono essere comunicati, gli ambiti di diffusione dei medesimi, i diritti e, infine, gli estremi identificativi del/i titolare/i e dell'eventuale/i responsabile/i e, più specificamente qualora designato, quello deputato per il riscontro dei diritti dell'interessato. Nell'ambito sanitario (art. 77) la consapevolezza della complessità delle disposizioni di legge porta a individuare modalità semplificate per l'informativa e il successivo consenso, in grado di coniugare le necessità amministrative connesse alle prestazioni sanitarie con i diritti del cittadino. Tale semplificazione è applicabile da tre categorie di soggetti:

- gli organismi sanitari pubblici;
- gli organismi sanitari privati e gli esercenti le professioni sanitarie;
- i servizi di soggetti pubblici operanti in ambito sanitario o della prevenzione e sicurezza del lavoro.

Come stabiliscono gli artt. 78 e 79, il medico di medicina generale, il pediatra di libera scelta e gli organismi sanitari pubblici e privati informano l'interessato relativamente al trattamento dei dati personali in forma chiara e tale da rendere facilmente comprensibili gli elementi previsti dall'art. 13. L'elemento innovativo rispetto alla precedente normativa consiste nel fatto che l'informativa è valida per il complessivo trattamento dei dati necessario per l'attività sanitaria svolta dal medico di medicina generale, nonché per ogni trattamento correlato, effettuato dal collega che lo sostituisce temporaneamente, dal pediatra, da chi fornisce la prestazione specialistica richiesta, da chi può trattare lecitamente i dati nell'ambito di un'attività professionale prestata in forma associata e da chi fornisce i farmaci prescritti. Analogamente, l'informativa da parte di organismi sanitari pubblici e privati, che si avvalgono delle medesime modalità semplificate, varrà per la pluralità di prestazioni erogate anche da distinti reparti e unità dello stesso organismo o di più strutture ospedaliere e territoriali specificamente identificate. In tal modo si consente al paziente di ottenere due importanti risultati:

- comprendere meglio il significato connesso all'uso dei propri dati personali per l'intero percorso diagnostico-terapeutico cui sarà verosimilmente sottoposto;
- affrancare tale utilizzo da oneri di "natura privacy" con modalità *una tantum* a beneficio delle personali esigenze terapeutiche (semplificazione).

Tuttavia è bene ricordare che l'introduzione di nuovi trattamenti dei dati (ad esempio, fascicolo sanitario elettronico, trasmissione di referti e/o immagini attraverso la rete internet ecc.) costringono i titolari a un costante aggiornamento dell'informativa nel rispetto dei diritti dell'interessato. È evidente che questo, specie per quanto riguarda le strutture sanitarie pubbliche e private, impone una seria progettazione della "questione privacy", al fine di presidiare ogni area dell'organizzazione, evitando in tal modo di contravvenire alle disposizioni della legge. L'informativa è di regola fornita per iscritto, anche attraverso specifica documentazione e deve contenere non solo gli elementi previsti dalla legge, ma anche altri aggiuntivi collegati a eventuali trattamenti di dati che avvengano per scopi scientifici, nell'ambito di attività di teleassistenza e telemedicina (tele-radiologia!) o comunque di servizi offerti attraverso reti di comunicazione elettronica (Internet, Intranet). Il 19 luglio 2006 il garante ha emanato un provvedimento mediante il quale ha fornito un modello di informativa cui potersi ispirare. L'informativa deve essere integrata da cartelli idonei e avvisi visibili al pubblico, facendo conoscere meglio le finalità della legge sulla privacy e, soprattutto, i diritti del cittadino.

Nel contesto generale, per i soggetti privati e gli enti pubblici economici il trattamento dei dati personali è consentito solo previo *consenso* informato espresso dall'interessato; nel caso di dati sensibili, tale consenso deve essere prestato esclusivamente in forma scritta. Per gli enti pubblici non economici il trattamento dei dati personali e sensibili è consentito solo per lo svolgimento delle funzioni istituzionali; non è necessario acquisire il consenso dell'interessato, salvo quanto previsto per gli esercenti le professioni sanitarie e gli organismi sanitari pubblici per i quali è *assolutamente obbligatorio* e può essere manifestato con un'unica dichiarazione sia per iscritto che oralmente. In quest'ultima eventualità, il consenso deve essere comunque documentato con annotazione dell'esercente la professione sanitaria o dell'organismo sanitario pubblico da cui risulti anche la fase informativa resa precedentemente all'interessato. Qualora il medico di medicina generale, il pediatra di libera scelta o la struttura pubblica/privata forniscano l'informativa per conto di altri professionisti, devono essere adottate idonee modalità per rendere conoscibile anche il consenso. L'informativa e il consenso al trattamento dei dati personali possono intervenire senza ritardo, successivamente alla prestazione solo nei seguenti casi:

- per emergenza sanitaria o di igiene pubblica;
- nel caso di impossibilità fisica, incapacità d'agire o di intendere e volere dell'interessato, quando non sia possibile acquisire il consenso di chi esercita legalmente la potestà, da un prossimo congiunto, da un familiare, da un convivente o, in loro assenza, dal responsabile delle struttura presso cui dimora l'interessato stesso;
- nel caso di rischio grave, imminente o irreparabile per la salute o l'incolumità fisica dell'interessato;
- in caso di prestazione medica, che può essere pregiudicata dall'acquisizione preventiva del consenso, in termini di tempestività o efficacia.

È facile intuire come l'acquisizione di un consenso realmente informato (artt. 13, 23, 76-82) permetta all'organizzazione e al singolo operatore sanitario un guadagno sotto i profili di legalità, lealtà, trasparenza e, soprattutto, professionalità.

Il Codice introduce inoltre alcune misure organizzative al fine di innalzare il livello di tutela dei diritti e della dignità dell'interessato. Nello specifico, l'art. 83 stabilisce che gli organismi sanitari pubblici e privati, oltre a quelle previste dalle norme in materia di modalità di trattamento dei dati sensibili, adottino le misure elencate di seguito:

- soluzioni che permettano di rispettare un ordine di precedenza e chiamata degli interessati prescindendo dalla loro individuazione nominativa (ad esempio, tramite numeri). Il problema sembra apparentemente di difficile soluzione per le unità operative di radiologia con molte diagnostiche, poiché ciò costringerebbe a un'ulteriore regolamentazione degli accessi alle varie sale, al fine di evitare spiacevoli, oltre che potenzialmente dannosi, errori (ad esempio, numeri di colore differente per ogni sala diagnostica). Come si può immaginare tutto ciò, oltre a risultare poco gradito ai pazienti (secondo il sondaggio FIMMG - Federazione Italiana Medici di Famiglia - del 26 gennaio 2004, l'86% di essi rifiuta la chiamata per numero) introduce un ulteriore aggravio burocratico all'attività lavorativa quotidiana già estremamente condizionata - per non dire soffocata - da compiti amministrativo/burocratici dipendenti dalla dinamica legislativa e organizzativa del nostro sistema sanitario. Nella lettera del 6 febbraio 2004 indirizzata al Ministro della Sanità, il presidente dell'autorità garante per la protezione dei dati personali scrive testualmente "Possiamo fin d'ora anticiparLe che le misure da adottare per tutelare le persone [Interessati, ndr] nelle situazioni di promiscuità o in occasione di prestazioni sanitarie, in attuazione dell'art. 83 del Codice, interesseranno solo le strutture sanitarie e non le anticamere dei singoli medici di base, i quali hanno un rapporto diverso e più personalizzato con i propri assistiti". Pertanto, se il problema viene risolto per i medici di medicina generale, rimane in tutta la sua complessità per tutti gli altri esercenti le professioni sanitarie, ivi compreso il radiologo. Tuttavia, la norma si limita a individuare le finalità di tutela piuttosto che le precise modalità attraverso cui perseguire lo scopo in questione: con ciò si demanda ai soggetti cui la norma si rivolge la scelta discrezionale circa gli strumenti da adottare in ogni singolo caso, per ottemperare nel modo migliore al dettato legislativo, compatibilmente con le peculiarità organizzative del servizio o la natura delle prestazioni che devono essere erogate. La soluzione di prevedere l'individuazione numerica anziché nominativa degli interessati, nonostante venga utilmente applicata in altre situazioni (ad esempio, ambulatori di analisi chimico-cliniche), non risulta affatto appropriata per i servizi di radiologia, quantomeno per quelli di maggiori dimensioni e complessità organizzativa dotati di molteplici sale diagnostiche, cui i pazienti possono essere destinati. In siffatto contesto appare evidente la sproporzione tra l'ipotetico pregiudizio alla riservatezza dell'interessato che si intende tutelare e il rischio potenziale per la sua salute in conseguenza di un'errata identificazione, indotta da un sistema di chiamata basata su un codice numerico. Ancora più in dettaglio, il Codice Deontologico e la normativa sulla radioprotezione non ammettono, per ovvi motivi, errore alcuno nell'individuazione della persona alla quale vengono erogate radiazioni ionizzanti o somministrati medicinali o mezzi di contrasto indispensabili per la diagnostica per immagini:

- appropriate distanze di cortesia, tenendo conto dell'eventuale uso di apparati vocali o di barriere (ad esempio, righe di delimitazione sul pavimento o cartelli in prossimità degli sportelli);
- soluzioni tali da prevenire, durante i colloqui, l'indebita conoscenza da parte di terzi di informazioni idonee a rivelare lo stato di salute (ad esempio, locali dedicati alla raccolta dell'anamnesi);
- cautele volte a evitare che le prestazioni sanitarie avvengano in situazioni di promiscuità derivanti dalle modalità o dai locali prescelti (ad esempio, uso di paraventi o pareti mobili);
- rispetto della dignità dell'interessato in occasione della prestazione medica e in ogni operazione di trattamento di dati;
- opportuni accorgimenti volti ad assicurare che, ove necessario, possa essere data correttamente notizia o conferma, anche telefonica, ai soli terzi legittimati di una prestazione di pronto soccorso;

- adeguate modalità per informare i terzi legittimati in occasione di visite sulla dislocazione degli interessati nell'ambito dei reparti, informandone preventivamente gli interessati e rispettando eventuali loro contrarie manifestazioni legittime di volontà. Si rammenta che la Carta dei servizi pubblici sanitari prevede come eccezione che il degente possa richiedere che la sua presenza non sia resa nota;
- procedure e momenti di formazione del personale diretti a prevenire nei confronti di estranei un'esplicita correlazione tra l'interessato e reparti o strutture, indicativa dell'esistenza di un particolare stato di salute;
- sottoposizione degli incaricati che non sono tenuti per legge al segreto professionale a regole di condotta analoghe a quest'ultimo.

Le misure organizzative che innalzano il livello di tutela dei diritti e della dignità dell'interessato introdotte dall'art. 83, se intelligentemente interpretate, possono contribuire a migliorare l'ambiente e il "clima" di lavoro.

19.5 Privacy e sicurezza

Considerati i molti problemi che affliggono il mondo sanitario, non ultimo quello di far fronte a una domanda crescente di prestazioni con una disponibilità di risorse che non può aumentare allo stesso ritmo, diventa inevitabile chiedersi se la sicurezza della conservazione dei dati personali e sensibili sia una voce di costo prioritaria o meno. Posto che nessuno può contestare la rilevanza delle politiche di sicurezza, il problema nasce quando si passa dalle enunciazioni di principio alle scelte concrete, ai bilanci e alla gestione dell'operatività quotidiana, fermo restando che senza garanzie sulla sicurezza, l'intera costruzione sulla "questione privacy" rischia di vacillare, generando una sfiducia nel paziente che tenderà a sviluppare resistenze passive al cambiamento, basso tasso di utilizzazione dei nuovi servizi (si pensi al fascicolo sanitario elettronico o alla disponibilità online dei referti) con conseguente allungamento dei tempi di ammortamento degli investimenti. Quando si analizzano i costi della sicurezza (acquisto e aggiornamento della tecnologia *hard and soft*, aumento della complessità organizzativa e formazione del personale), tali costi devono essere costantemente rapportati a quelli di esposizione (sanzioni amministrative e penali, responsabilità civile, blocco dell'operatività aziendale e perdita di immagine dell'azienda). Nella Conferenza Internazionale della Privacy (da costo a risorsa), svoltasi a Roma nel 2002, la domanda se i costi fossero adeguati al fine perseguito non ha trovato una chiara risposta.

Tuttavia, sugli aspetti della sicurezza il Codice si esprime piuttosto chiaramente: qualunque dato deve essere custodito in modo da ridurre al minimo i rischi di distruzione o perdita, anche accidentale, nonché di accesso non autorizzato o di trattamento non consentito e non conforme alle finalità di raccolta. A tale scopo devono essere predisposte tutte le idonee misure di sicurezza in relazione alle conoscenze acquisite in base al progresso tecnico, alla natura dei dati e alle specifiche caratteristiche del trattamento, tenendo costantemente presente che eventuali danni subiti dagli interessati dovranno ottenere risarcimento.

La protezione dei dati personali attraverso adeguate misure di sicurezza ricorre in più parti del Codice: nell'art. 4 vengono elencate le definizioni con l'obiettivo di evitare o quantomeno ridurre eventuali equivoci interpretativi; il Titolo V della Parte I del Codice è completamente dedicato alla sicurezza dei dati e dei sistemi in cui vengono prescritti gli obblighi di sicurezza, i particolari titolari, le misure minime per i trattamenti svolti con l'ausilio di strumenti elettronici o informatici e l'obbligo di aggiornamento di tali misure; inoltre, nel Disciplinare Tecnico (Allegato B del Codice) sono specificate le modalità tecniche da adottare per le misure minime di sicurezza a cura del titolare, del responsabile e dell'incaricato. Secondo quanto previsto dall'art. 33, i titolari e gli eventuali responsabili sono tenuti ad adottare misure minime di sicurezza volte ad assicurare un livello base di protezione dei dati. Le misure minime sono elencate nei due articoli successivi e sono distinte per i trattamenti effettuati con (art. 34) o senza (art. 35) l'utilizzo di strumenti elettronici. Il trattamento dei dati tramite elaboratori centrali, reti telematiche o, più comunemente, personal computer è consentito solo qualora si adottino sistemi di autenticazione informatica, di gestione delle credenziali (codice identificativo, parola chiave, caratteristica biometrica), di autorizzazione, di aggiornamento periodico dell'ambito del trattamento, di protezione degli strumenti elettronici, di custodia di copie di sicurezza e ripristino dati.

Nel Disciplinare Tecnico vengono esplicitate le modalità tecniche da adottare da chiunque effettui un trattamento dati con strumenti elettronici: ad esempio, quando prevista dal sistema di autenticazione informatica, la parola chiave (password) dovrà essere composta da almeno 8 caratteri o da un numero di caratteri pari al massimo consentito. La password non deve contenere riferimenti agevolmente riconducibili all'incaricato e deve essere modificata almeno ogni 6 mesi; nel caso di trattamento di dati sensibili, come nell'ambito sanitario, tale intervallo temporale si riduce a 3 mesi. Un grande esperto di *security* statunitense affermava che la password è assimilabile a uno spazzolino da denti: va usato tutti i giorni e cambiato spesso. Ovviamente la password non deve essere per alcun motivo divulgata. Un altro punto molto importante riguarda le credenziali di autenticazione che non possono, in caso di inutilizzo, essere assegnate ad altri incaricati, neppure in tempi diversi. Se non vengono utilizzate per almeno 6 mesi o in caso di perdita della qualità che consente all'incaricato l'accesso ai dati (verifica almeno annuale della sussistenza delle condizioni per la conservazione dei profili di autorizzazione), tali credenziali devono essere disattivate. Come disposto dal Disciplinare Tecnico, il titolare o il responsabile devono impartire specifiche istruzioni agli incaricati onde evitare di lasciare incustodito o comunque accessibile lo strumento elettronico durante la sessione di trattamento: si tratta molto semplicemente di avere cura della propria stazione di lavoro, adoperandola e custodendola con attenzione. I monitor dei computer rappresentano una finestra aperta su archivi e dati che possono essere consultati solo da soggetti preventivamente autorizzati. Un comportamento superficiale nei confronti di tali strumenti può dar luogo a situazioni pericolose con il rischio di conseguenze (anche penali) per colui che consente l'illecito accesso ai dati personali che gli sono stati affidati per scopi di lavoro. È pertanto necessario adottare una condotta consapevole, chiudendo a chiave l'ufficio o lo studio in cui siano presenti computer o materiale cartaceo contenente dati personali e sensibili durante le assenze, anche per brevi periodi. La postazione di lavoro va costantemente presidiata, evitando di lasciare il computer collegato alla rete quando non sia strettamente necessario, utilizzando screen saver e altri analoghi software che consentano il blocco della tastiera e dello schermo in caso di inattività della stazione di lavoro, chiudendo la sessione quando ci si debba allontanare e controllando eventuali segni di effrazione.

Il tema dell'accesso all'infrastruttura informatica costituisce una parte importante delle misure di sicurezza previste nel Codice. La questione può essere scomposta in due aspetti complementari ma distinti: l'adozione di sistemi di autenticazione e autorizzazione per l'accesso ai dati e la loro gestione nel tempo. A titolo esemplificativo, nelle unità operative di radiologia (ma anche nelle cliniche) è molto frequente osservare un utilizzo condiviso di postazioni di lavoro su cui risiedono dati personali e, soprattutto, sensibili. In un siffatto contesto, attivare e gestire i profili di autentificazione e autorizzazione, senza appesantire l'operatività, è complesso e rende necessario costituire una vera infrastruttura di gestione dell'accesso comune all'intera organizzazione, su cui possano innestarsi le diverse applicazioni (ad esempio, RIS-PACS, *Radiological Information System- Picture Archiving and Communication System*, e HIS *Hospital Information System*). Si tratta di un tema emergente per il quale esistono diverse soluzioni ma dagli impatti organizzativi e tecnici di assoluta rilevanza. Di fatto, si tratta di spostare fuori dalle applicazioni l'autenticazione e l'autorizzazione degli incaricati, creando un contesto specifico in cui vengono conservate e aggiornate le liste degli stessi e i relativi profili di autorizzazione. Senza un approccio organico e ragionato, magari ricorrendo alle tecniche di *project management*, il controllo dell'accesso rischia di restare un obiettivo teorico. Non meno critico è il tema del salvataggio dei dati e le conseguenti procedure di ripristino in caso di danno all'infrastruttura. Se si considera la specifica natura dell'attività svolta nell'ambito sanitario, la legge impone di attrezzarsi per garantire il ripristino della disponibilità in un tempo certo. Se questo è assai probabile per i grandi database (salvataggio automatico e sistematico, ridondanza dei sistemi RIS-PACS), non è assolutamente scontato per gli strumenti informatici relativi alla produttività individuale (*word processor*, fogli di calcolo, ecc.) su cui risiede una parte rilevante del patrimonio informativo di un'azienda sanitaria. Anche questi dati non strutturati sono spesso essenziali nella realtà operativa quotidiana: ne consegue che le politiche di salvataggio e ripristino dei dati sono più complesse e le relative soluzioni non possono essere lasciate ai singoli applicativi o, peggio ancora, ai singoli contesti, non solo per ragioni di efficacia ma anche per questioni di costo.

L'incaricato deve farsi parte attiva della sicurezza dei dati adottando da un lato misure di sicurezza fisica e dall'altro non esitando a chiedere al responsabile o al titolare gli strumenti necessari per garantirla. Vi è da sottolineare che la normativa prevede comunque l'aggiornamento almeno semestrale o annuale, rispettivamente per i dati sensibili e personali, degli strumenti elettronici, intendendosi ovviamente la componente software. Reperire le risorse economiche e organizzative per affrontare adeguatamente questo tema rappresenta una sfida non facile, che può trovare una risposta solo in un processo graduale, progressivo e non ideologico che miri a far maturare la consapevolezza dell'importanza di questi temi a tutti i livelli dell'organizzazione, a partire dal vertice: la sicurezza nella tutela della privacy non si esaurisce nell'acquisto di hardware, software e consulenze esterne. L'art. 3 del Codice costituisce un punto di riferimento per guidare la progettazione e l'implementazione dei sistemi informativi e degli applicativi, poiché in esso viene chiesto che l'uso dei dati personali sia ridotto ai casi di stretta necessità. Può sembrare banale ma se non c'è dato personale non c'è il bene da tutelare e, dunque, non esistono interventi di tutela da porre in essere. Pertanto non ci sono costi. Il principio sancito dall'art. 3 è ripreso dall'art. 22, indirizzato agli operatori. In sostanza, procedure organizzative e sistemi software ben progettati, realizzati e attuati tutelano i dati minimizzando i costi di gestione e controllo. Riferirsi a questo principio nelle gare per l'acquisizione di soluzioni applicative informatiche (nel caso della diagnostica per immagini, i sistemi RIS-PACS) consente di evitare di acquisire e porre in essere soluzioni di bassa qualità e dai costi di operatività elevati.

Per il trattamento dei dati senza l'ausilio di strumenti elettronici, oltre all'aggiornamento periodico dell'individuazione dell'ambito del trattamento consentito ai singoli incaricati e alle unità organizzative, si dovranno adottare procedure di custodia degli incartamenti affidati agli stessi per lo svolgimento dei relativi compiti nonché di conservazione di determinati atti in archivi ad accesso selezionato.

Il punto 19 dell'Allegato Tecnico del Codice stabilisce l'obbligo da parte dei titolari che trattino dati sensibili o giudiziari di redigere annualmente il *Documento Programmatico della Sicurezza* (DPS), in grado di fornire un idoneo ed esaustivo quadro della situazione in tema di sicurezza e privacy. Nello specifico, il DPS deve contenere l'elenco dei trattamenti, la distribuzione dei compiti e delle responsabilità, l'analisi dei rischi, le misure di sicurezza adottate, la descrizione dei criteri di ripristino di dati cancellati o danneggiati, un piano degli interventi di formazione, i criteri per la sicurezza nei casi di *outsourcing* e per la cifratura o la disgiunzione dei dati idonei a rivelare lo stato di salute e la vita sessuale dagli altri dati dell'interessato. Nel quadro di una gestione strategica della sicurezza, l'analisi dei rischi rappresenta la fase più critica e nel contempo di maggiore importanza, poiché attraverso essa vengono definite le priorità con cui devono essere affrontati i possibili rischi. In tale prospettiva, l'analisi dei rischi rientra nel più complesso e vasto capitolo della gestione del rischio (*risk management*), i cui obiettivi sono rappresentati essenzialmente dalla salvaguardia delle finalità dell'organizzazione e dalla tutela degli utenti. Il *risk management* deve essere pianificato tenendo in considerazione l'indifferibilità delle iniziative mirate alla salvaguardia del patrimonio informativo, le priorità operative (funzionalità, efficienza ed efficacia dei sistemi per il trattamento dei dati) e, non ultima, la necessità di rispettare un rapporto di economicità delle soluzioni, ricercando un giusto equilibrio tra costi e benefici attesi. La fase analitica si compone di due distinte sottofasi temporalmente consecutive:

- identificazione del rischio;
- assegnazione delle priorità di intervento a fronte dei rischi identificati e analizzati.

Nella fase di gestione vera e propria si passa dalla pianificazione delle attività alla soluzione dei rischi per arrivare, infine, al monitoraggio di nuove potenziali insidie. Da tutto ciò consegue che nelle grandi organizzazioni il titolare, per redigere il DPS, debba necessariamente avvalersi dell'aiuto dei responsabili e di alcuni incaricati che meglio conoscono le singole realtà operative e, conseguentemente, i rischi correlati alle loro attività. Considerato l'impatto trasversale del Codice e il fatto che in ogni settore e servizio di un ente o di un'organizzazione complessa come può essere un'azienda sanitaria, anche se non espressamente previsto dalla normativa, nasce l'esigenza di creare un organismo che abbia una visione di insieme delle attività svolte e da svolgere. Alcune aziende sanitarie hanno provveduto a istituire un apposito gruppo di lavoro, il cosiddetto *gruppo privacy*, costituito da diverse professionalità (sanitarie, amministrative, legali, tecnico-informatiche, ecc.). Il gruppo privacy, vero e proprio centro di competenza che deve necessariamente operare in posizione di staff con il vertice dell'organizzazione, ha il compito di effettuare un costante monitoraggio dei trattamenti, un aggiornamento delle procedure, la segnalazione delle novità normative e, non meno importante, un'opera di formazione e informazione, al fine di sostenere la nascita e la crescita di una cultura del rispetto della riservatezza a livello aziendale. L'informazione/addestramento è un obbligo (già previsto nel Decreto del Presidente della Repubblica 318/1999) che il Codice, dimostrando una maggiore sensibilità verso il corretto coinvolgimento del "fattore umano", articola e precisa nei contenuti: dall'alfabetizzazione dei ruoli alla progettazione della diffusione delle regole. La formazione deve coinvolgere su differenti livelli e modalità tutti i dipendenti ed essere adeguata e rinnovata ciclicamente nel tempo in funzione degli sviluppi normativi, del progresso tecnologico o dell'introduzione di nuovi strumenti informatici (si pensi sempre al RIS-PACS) e, infine, dei mutamenti organizzativi o delle competenze dei singoli. Il percorso formativo dell'incaricato si articola nelle varie fasi del rapporto di lavoro (assunzione, cambi di mansione, introduzione di nuovi strumenti informatici) ed è personalizzato in base alle diverse classi di utenza: formazione di base per tutto il personale aziendale; avanzata per il management e i ruoli privacy (gruppo privacy); sulla sicurezza per i ruoli addetti a quest'ultima.

Infine, il gruppo privacy deve procedere all'attività di *auditing*, verificando la corrispondenza e la correttezza delle attività esercitate rispetto a quanto previsto in sede normativa.

19.6 Conclusioni

L'introduzione del Codice della privacy ha determinato una vera e propria rivoluzione in tutti i settori della società civile ma a tutt'oggi, soprattutto per quanto riguarda la pubblica amministrazione, l'applicazione delle sue disposizioni è ancora piuttosto lacunosa e incompleta. Nel settore sanitario ciò è aggravato dall'evidente constatazione che in tale contesto la quasi totalità degli operatori impegnati utilizza, per le specifiche attività di competenza, informazioni delicate da gestire, come quelle relative allo stato di salute (dati sensibili), nei confronti delle quali la legge prevede una tutela maggiore.

Affrontare il tema dell'attuazione dei principi per la tutela dei dati personali nelle organizzazioni sanitarie, significa misurarsi e risolvere tre sfide fondamentali. La prima, quella *filosofica*, consiste nel superare lo "scoglio culturale" che influenza il diritto. La nozione di privacy non è unitaria e lo sforzo maggiore e preliminare è quello di creare una cultura interna sul "contratto privacy" e sulla "cultura dei valori": quando si scambiano informazioni personali, chi rilascia e chi riceve devono stabilire un patto sugli scopi e sulle modalità d'uso di queste informazioni. Questo patto va rispettato e gli adempimenti legali stanno alla base dell' accordo e non rappresentano solo meri formalismi. La diffusione di questi concetti è presupposto fondamentale per la creazione di un clima privacy-recettivo. La seconda sfida si gioca sul piano *legale*: la norma richiede sempre un'interpretazione tecnica e, quindi, presuppone una mediazione tra legislatore e destinatario, che il garante e gli specialisti tentano di colmare con esiti non sempre soddisfacenti. Poiché ciò può innalzare il tasso di sfiducia e intolleranza verso questo tema, nonché un senso di rigetto da parte della collettività, bisogna indirizzare gli sforzi, specie quello formativo, verso un concreto coinvolgimento. La terza e ultima sfida, quella *organizzativa*, ci ricorda che la privacy non si gestisce con "la regola degli adempimenti" ma con la "disciplina del comportamenti", il che presuppone un sistema di privacy *governance*. Si tratta di adottare modelli organizzativi, volti a sviluppare, gestire e attuare adeguate politiche e procedure per proteggere informazioni e diritti degli interessati. Il livello di magnitudo di tale sfida richiede che la privacy *governance* sia un tema da vertice aziendale, che coinvolge l'intero tessuto dell'organizzazione. Ne deriva che la stessa organizzazione ha la necessità di definire una propria politica sul trattamento dei dati personali, finalizzata a comporre l'esigenza di massimizzazione dell'uso delle informazioni con quella del principio di necessità (art. 2).

In conclusione, garantire la tutela della privacy non significa solo rispettare le disposizioni della legge, poiché si è visto come la disciplina dettata dal Codice, specie per ciò che concerne il trattamento dei dati sensibili, possa avere un'enorme valenza organizzativa. Gli articoli del Codice possono infatti rappresentare uno straordinario strumento di miglioramento della qualità poiché permettono di modificare il proprio *modus operandi* consolidato nel tempo, sostenere il cambiamento, revisionare i flussi informativi interni ed esterni, riorganizzare la gestione delle informazioni e mettere in sicurezza gli archivi cartacei e informatici.

Quindi, il Codice non più solo insieme di norme e ulteriore fardello burocratico, ma strumento della qualità, che contribuisce a compiere quel "salto culturale", da molti considerato indispensabile, affinché il diritto alla protezione dei dati diventi patrimonio di tutti.

Per saperne di più

- Acciai R (ed) (2004) Il diritto alla protezione dei dati personali. Maggioli Editore, Santarcangelo di Romagna (RN)
- Bauman Z (ed) (2006) Vita liquida. Editrice Laterza, Roma
- Biasiotti A (ed) (2004) Codice della Privacy e misure minime di sicurezza, 2nd edn. EPC Libri, Roma
- Il Sole 24 Ore. Anno 140, numero 82, pp 29
- Imperiali R, Imperiali R (eds) (2005) Codice della Privacy. Il Sole 24 Ore, Milano
- Paissan M (ed) (2009) La privacy è morta, viva la privacy. Editrice Ponte alle Grazie, Firenze
- Rapetto U, Rapetto B (eds) (2003) Privacy in pratica. EPC Libri, Roma
- Trojani F (ed) (2002) La tutela della privacy in ambito socio-sanitario. Maggioli Editore, Santarcangelo di Romagna (RN)
- www.garanteprivacy.it. Ultimo accesso: aprile 2010
- www.privacy.it. Ultimo accesso: aprile 2010

- Il Codice della Privacy: istruzioni per l'uso. Documento SIRM 2005, disponibile sul sito web www.sirm.org. Ultimo accesso: aprile 2010

- Codice di Deontologia Medica (ultima versione 2006). htpp://portale.fnomceo.it. Ultimo accesso: aprile 2010
- Decreto del Presidente della repubblica 27 marzo 1969, n. 128. Ordinamento interno dei servizi ospedalieri. GU 23 aprile 1969, n. 104, SO
- Decreto Legislativo 19 giugno 1999, n. 229. Norme per la razionalizzazione del Servizio sanitario nazionale, a norma dell'articolo 1 della legge 30 novembre 1998, n. 419. GU 16 luglio 1999, n. 165, SO
- Decreto Legislativo 26 maggio 2000, n. 187. Attuazione della direttiva 97/43/Euratom in materia di protezione sanitaria delle persone contro i pericoli delle radiazioni ionizzanti connesse ad esposizioni mediche. GU 7 luglio 2000, n. 157, SO
- Decreto Legislativo 30 giugno 2003, n. 196. Codice in materia di protezione dei dati personali. GU del 29 luglio 2003, n. 174
- Decreto Legislativo 9 aprile 2008, n. 81. Attuazione dell'articolo 1 della legge 3 agosto 2007, n. 123, in materia di tutela della salute e della sicurezza nei luoghi di lavoro. GU 30 aprile 2008, n. 101, SO
- Decreto Ministeriale 14 febbraio 1997. Individuazione degli impianti complessi di radioterapia e di medicina nucleare, ai sensi dell'art 111, comma 11, del decreto legislativo 17 marzo 1995, n. 230. GU 11 marzo 1997, n. 58
- Direttiva 95/46/CE riguardante il trattamento dei dati personali e la libera circolazione degli stessi. GU 23 novembre 1995, n. 281
- Legge 7 agosto 1990, n. 241. Nuove norme in materia di procedimento amministrativo e di diritto di accesso ai documenti amministrativi. GU 18 agosto 1990, n. 111, SO
- Legge 31 dicembre 1996, n. 675. Tutela delle persone e di altri soggetti rispetto al trattamento dei dati personali. GU 8 gennaio 1997, n. 5, SO

Produttività

20

M. Maiorano, A. Lorusso, F. Quinto, T. Scarabino

Indice dei contenuti

20.1 Introduzione

Con l'aziendalizzazione delle Aziende Sanitarie Locali (ASL), l'ottimizzazione delle risorse umane e tecnologiche e l'aumento della produttività sono sempre più un tema caro ai direttori generali e ai dirigenti di struttura, in un mondo dove l'aumento dell'offerta di prestazioni diagnostiche va di pari passo con quello della domanda.

Negli ultimi anni, infatti, ci si è particolarmente interessati alla produttività e all'abbattimento delle liste d'attesa e varie sono state le esperienze, legando le incentivazioni alla produttività oppure alle ore aggiuntive.

In aziende con altre tipologie di prodotto che non sia la salute legare il salario dei lavoratori alla produttività non è un argomento molto gradito da alcuni sindacati, che preferiscono la retribuzione certa con scarsa propensione al rischio, alla variabile dell'incertezza del profitto.

Mentre per i manager una retribuzione collegata agli utili appare ragionevole poiché i profitti non si discostano troppo dalla loro produttività (anche perché è dalle loro scelte strategiche che dipende la produttività di tutta l'azienda), per i lavoratori di livello inferiore è invece meglio legarla alla produttività e a variabili che dipendono direttamente dal loro comportamento sul lavoro.

Management in radiologia. Alessandro Carriero, Maurizio Centonze, Tommaso Scarabino (a cura di)

Le stesse argomentazioni valgono e si possono applicare al mondo della sanità e, nello specifico, alla produttività e alla qualità dei servizi di radiologia che necessitano di organizzazione con ottimizzazione delle risorse umane e tecnologiche, informatizzazione, ammodernamento e manutenzione delle tecnologie con riduzione di costi e dei tempi, incentivazione e management.

20.2 Strategie aziendali

Sembrerebbe pleonastico, ma tutto o quasi verte sulle capacità di investimento economico delle aziende su ogni Unità Operativa (UO), sia sul rinnovamento tecnologico che sulle incentivazioni attraverso i cosiddetti *progetti obiettivi*. Questi ultimi non devono rappresentare una mera incentivazione a coprire carenze organiche o a produrre sempre di più e male, ma vanno articolati in rapporto alle esigenze di ogni singola UO nel miglioramento dei servizi e alla ricerca anche del benessere lavorativo del personale.

Secondo un'indagine realizzata dalla *Gallup Organization* (New York Times 2007), su una popolazione di 4 milioni di lavoratori americani, il 65% dei dipendenti non si sentiva adeguatamente riconosciuto nel proprio lavoro; inoltre, 9 su 10 impiegati sostenevano di essere più produttivi se circondati da persone positive, quantizzando questa sensazione in una perdita in produttività di 300 milioni di dollari in un anno.

Il management delle aziende sanitarie che riesca a capitalizzare la soddisfazione e la fedeltà del proprio personale, raggiunge con più facilità elevati livelli di qualità dei servizi e, cosa non del tutto trascurabile, anche più bassi livelli di costi e di spesa. Del resto quale tipo di qualità di servizio potrà essere mai rilevato in un'azienda sanitaria in cui il *burnout* è diffuso tra gli infermieri e i medici?

Il non tener conto del benessere lavorativo dei dipendenti porta all'alessitimia organizzativa, una sorta di analfabetismo emotivo, un desiderio di non relazione in risposta a carenze comunicative e mancanza di qualità umane nelle relazioni lavorative.

La mancanza di abitudine del management a confrontarsi sulle cause dell'assenza del benessere lavorativo nelle aziende sanitarie prima ancora che sui rimedi, rischia di alimentare distorsioni e forme di omertà, amplificando il gossip, la creazione di pregiudizi e l'avvio di pericolose spirali degenerative, quali *burnout* e mobbing che sono solo alcune delle tante possibili conseguenze. Per non parlare delle innumerevoli ripercussioni negative che possono andare dalla conflittualità sindacale, alle ore lavorative perse, all'assenteismo, al turnover e, per finire, agli infortuni e al verificarsi di episodi di malasanità.

Quindi l'obiettivo del management delle aziende e dei manager delle unità operative è quello di migliorare il benessere lavorativo valorizzando le capacità e i talenti, contribuendo alla realizzazione o omogeneizzazione del personale, favorendo la trasparenza della comunicazione interna ed esterna, lavorando in un contesto dove vige il *work life balance plain*, la valorizzazione dell'autonomia e la ricerca di un equilibrio tra vita professionale e privata. Si va infatti imponendo un atteggiamento nuovo in certe realtà lavorative di successo, non più basato su burocrazia e controllo ma su comunicazione trasparente, visione, incentivazione, senso di responsabilità condiviso tra tutti gli operatori: il tutto influenzando i volumi di attività.

20.3 Carichi di lavoro

Il carico di lavoro è il numero di prestazioni erogabili dalla struttura in funzione delle dotazioni strumentali e del tempo di utilizzo della struttura stessa.

Tale parametro, in un sistema complesso quale quello sanitario, è indice di corretta impostazione dell'organizzazione del lavoro. Determinare il volume previsto di attività richiede la conoscenza delle proprie potenzialità in termini di risorse tecnologiche e umane.

I volumi di attività possono essere preordinati per quanto concerne le operatività programmabili, mentre risulta aleatorio prevedere puntualmente l'impegno di apparecchiature e risorse umane in emergenza.

L'analisi dei *carichi di lavoro* e la loro quantizzazione prevedono una scomposizione teorica delle singole fasi che costituiscono un esame diagnostico. Dalla prenotazione dell'esame radiologico al ritiro del referto si susseguono una serie di atti che coinvolgono in modo differente tutte le figure professionali che lavorano in un servizio di radiologia. Pertanto, è necessario analizzare ciascun momento lavorativo che crea il referto radiologico e attribuirgli il giusto peso. Questo concetto di peso, che è il risultato del rapporto tra gli impegni complessivi delle varie fasi di ciascun singolo esame o prestazione, ha lo scopo di eliminare le differenze in termini di peso-prestazione tra le diverse tipologie di esami eseguiti in una o più unità operative differenti.

Il peso utilizzato è relativo all'effettivo impegno professionale del medico radiologo, inteso come tempo necessario per lo svolgimento dell'attività applicando la buona pratica radiologica, dall'iniziale processo di accoglienza del paziente per arrivare alla refertazione e alla comunicazione della stessa.

Il peso varia, inoltre, in rapporto alla tipologia degli esami. Vi sono infatti indagini direttamente e completamente legate alla gestione del medico radiologo (ecotomografia, angiografia digitale sottrattiva, interventistica ecc.), esami con refertazione disgiunta dall'esecuzione delegata al tecnico (RX torace, RX segmenti scheletrici), esami con differente programmazione delle attività tra l'esecuzione e la refertazione (TC, RM) in cui il radiologo deve usare parte del tempo previsto per raccogliere il consenso informato, per la giustificazione dell'esame, per la definizione dei parametri di acquisizione in funzione del sospetto clinico, per seguire in parte l'esame e in parte la refertazione con l'ausilio di programmi di visualizzazione e di elaborazione.

La Società Scientifica di Radiologia Medica (SIRM) si è adoperata a produrre documenti che potessero calcolare il peso di ogni singolo esame radiologico e i costi rapportati al tempo medico necessario per l'espletamento di tutto l'esame (giustificazione, consenso, esecuzione o controllo della stessa, refertazione, consegna), la cui unità corrisponde all'impegno medico medio per un RX torace.

Il tempo medio corrisponde al valore di un volume di attività media a cui tutti gli operatori si dovrebbero rifare conservando qualità e quantità delle prestazioni nella migliore delle condizioni lavorative (logistica degli ambienti, organizzazione, personale tecnico, infermieristico e tecnologie adeguate).

La *produttività* può aumentare nell'unità di tempo in rapporto alle capacità professionali del singolo operatore e comunque fino a un certo punto in cui sicuramente l'attenzione nella prestazione e il salto di alcune procedure di verifica delle stesse per ridurre i tempi può inficiare il prodotto finale, specie se in situazioni prolungate nel tempo.

La metodologia per la definizione dei volumi di attività definita dalla SIRM è di facile applicazione e consente di valutare l'impegno del medico radiologo, in uno spazio temporale adeguato, con un punteggio calcolato prendendo in considerazione una serie di variabili, compresi alcuni fattori correttivi, per funzioni direttive delegate e per riunioni clinico-gestionali. Ad esempio, il radiologo che lavora in un servizio di radiologia dovrà acquisire un punteggio differente in rapporto alla presenza o meno della guardia notturna nella normale turnazione (rispettivamente 33,8 e 51,27 punti giornalieri per medico).

Tale metodo si conferma un valido supporto alle attività di pianificazione della programmazione degli esami, all'utilizzazione delle risorse e, quindi, alla migliore offerta qualitativamente possibile per i pazienti ricoverati e ambulatoriali.

20.4 Conclusioni

In definitiva la produttività di un'unità operativa di radiologia è il frutto di situazioni complesse e variabili di ogni singolo contesto lavorativo di cui si dovrebbe tener conto e che bisogna monitorare per fornire vantaggi gestionali e organizzativi sempre più concreti al medico radiologo. Risulta necessario, inoltre, un continuo confronto con le amministrazioni aziendali per definire in modo oggettivo la quantità delle prestazioni correttamente esigibili in funzione delle risorse a disposizione.

In tempi in cui vi è una crescita tumultuosa delle tecnologie e un aumento esagerato della domanda di esami radiologici, la valutazione dei volumi di attività ponderati in rapporto alle apparecchiature disponibili, alle modalità di utilizzo delle stesse, alla produttività dei medici radiologi può essere utile per proporre soluzioni all'annoso problema, non facilmente risolvibile, delle liste di attesa, considerato dalla gran parte dell'utenza un vero e proprio disservizio.

Per saperne di più

- Camussone PF (ed) (2004) Formazione informatica e produttività nel sistema sanitario italiano. Mondo Digitale, Guidonia Montecelio (RM)
- Prokopenko J (ed) (2001) La gestione della produttività. Manuale pratico per aumentare la produttività e l'efficienza dei servizi. Franco Angeli Edizioni, Roma
- www.managementinradiologia.org. Ultimo accesso: febbraio 2010

- Metodologia di determinazione dei volumi di attività e della produttività dei Medici Radiologi. Documento SIRM 2006. www.sirm.org. Ultimo accesso: febbraio 2010
- Gruppo di studio per la garanzia di qualità in radiologia diagnostica e interventistica (2007) Linee guida per la garanzia in radiologia diagnostica e interventistica. Istituto Superiore di Sanità, 2007 (Rapporti ISTISAN 07, 26, allegato D3)
- Ministero della Salute. Indagine sui servizi di diagnostica per immagini presenti nelle strutture di ricovero e cura pubbliche e private accreditate. www.ministerosalute.it. Ultimo accesso: febbraio 2010

Qualità

21

F. Tondo, F. Fabbiano, P. Cerini, A. Stecco, R. Fossaceca, A. Carriero

Indice dei contenuti

21.1 Introduzione

Le figure principali del Servizio Sanitario Nazionale sono tre: il paziente, il medico e l'amministratore (Fig. 21.1), che sono realmente coinvolti nel processo logico che porta all'ottimizzazione della qualità.

Non esiste qualità senza cooperazione tra le tre figure portanti del sistema sanitario, così come senza la necessaria integrazione e comprensione da parte dei vari attori.

In letteratura medica, la qualità è stata codificata per la prima volta da Lee e Jones nel 1933, che l'hanno definita come "l'applicazione ottimale di tutti i servizi della moderna medicina scientifica necessari ai bisogni della popolazione".

Introducendo il concetto di qualità possiamo prendere in prestito la definizione di Ovretveit che l'ha descritta come "la piena soddisfazione di coloro che hanno maggiormente bisogno del servizio, al costo più basso per l'organizzazione, entro i limiti e le direttive imposte dalle autorità preposte e dagli acquirenti".

Il concetto di qualità in sanità è estremamente complesso e poco oggettivabile; prendendo in prestito il noto paradigma di Donabedian possiamo affermare che la valuta-

Management in radiologia. Alessandro Carriero, Maurizio Centonze, Tommaso Scarabino (a cura di)

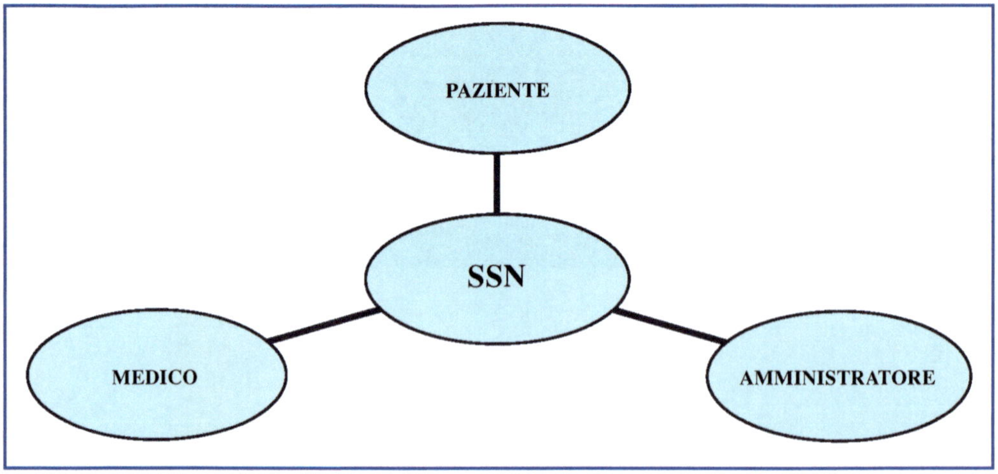

Fig. 21.1 Attori in sanità

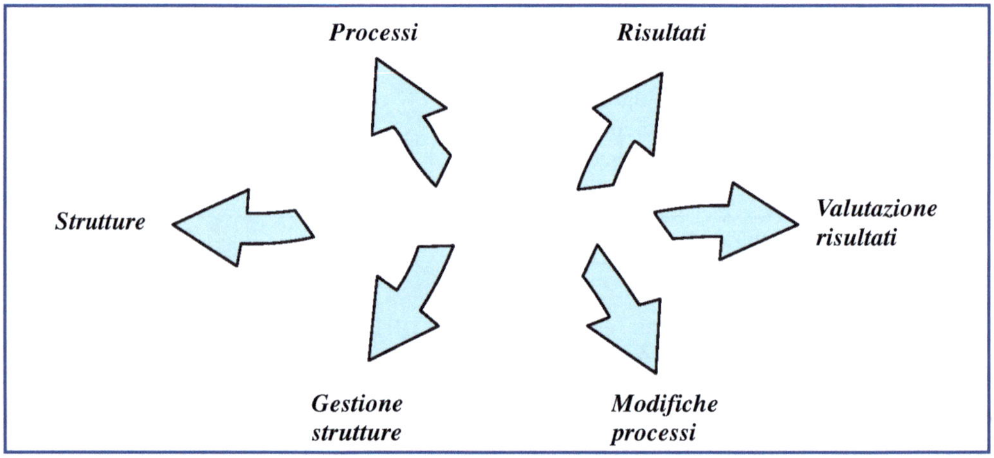

Fig. 21.2 Fattori concomitanti in sanità

zione della qualità delle cure e della diagnosi deve tener conto di tre fattori principali: le strutture, i processi, i risultati (Fig. 21.2).

Le *strutture* comprendono gli spazi e l'ambiente nel quale vengono effettuate le cure, il personale che ne fa parte, le risorse organizzative tecniche ed economiche indispensabili per il funzionamento del servizio sanitario.

I *processi* includono le attività diagnostiche e terapeutiche disposte in favore del paziente e, più in generale, il complesso delle attività assistenziali in base a specifiche norme scientifiche, etiche e sociali.

I *risultati* o *esiti*, annoverano gli effetti delle cure fornite sul paziente e le variazioni del suo stato di salute connesse al processo assistenziale; determinante è il punto di vista del paziente e la percezione del miglioramento del suo stato di salute e la soddisfazione derivante dal "processo" di cure che gli è stato fornito.

È inconfutabile che questi tre processi sono tra di loro interconnessi e non possono disgregarsi anche se devono essere adattati alla pratica sanitaria: le problematiche riguardanti una prestazione chirurgica sono, infatti, completamente differenti rispetto a quelle inerenti una prestazione medica o diagnostica.

21.2 Dimensioni della qualità

Ricollegandoci agli attori principali della sanità (Fig. 22.1), si possono codificare tre principali dimensioni della qualità:

- la qualità valutata dal paziente (ciò che i pazienti percepiscono e desiderano dal servizio);
- la qualità professionale (comprende le tecniche e le procedure atte a soddisfare le necessità del paziente);
- la qualità della gestione (l'uso efficace e produttivo delle risorse).

La *qualità valutata dal paziente* è intesa come ciò che i pazienti percepiscono e desiderano dal servizio. È indubbio che il paziente sia l'espressione emblematica della "massima esigenza" e la qualità è valutata sin dai primi elementi che rappresentano l'accesso al servizio.

In Diagnostica per Immagini (DPI) il *primum movens* della qualità è la disponibilità all'ascolto in fase di prenotazione delle prestazioni; il paziente si fa un'idea del processo di qualità ed efficienza nel momento in cui si avvicina al servizio in termini di richiesta di un esame, di riscontro della lista di attesa, di efficienza nell'avere tutte le informazioni necessarie per accedere al processo clinico diagnostico.

Bisogna mettere in conto che la reazione alla qualità valutata non prevede sconti da parte del paziente nel senso che, se in qualsiasi servizio pubblico l'utente si arma di pazienza, in sanità si esige tutto in breve tempo e subito.

La *qualità professionale* è intesa come la disponibilità di tutte le competenze umane, tecniche e di tutte le procedure atte a soddisfare le necessità del paziente. In DPI la qualità professionale è particolarmente articolata, in quanto necessita, nel contesto di un processo produttivo variegato e articolato, di professionisti, tecnologie e procedure che presuppongono continue evoluzioni e aggiornamenti.

La *qualità della gestione* è intesa come l'applicazione delle giuste risorse nel contesto di un corretto iter produttivo. In DPI si tratta di elaborare strategie per l'ottimizzazione di tutte le disponibilità intese di uomini, di mezzi e del loro massimo impiego.

Le tre dimensioni della qualità descritte si integrano, dal punto di vista organizzativo dei Servizi, in una strategia che deve rispettare quanto più possibile il rapporto Q, espressione delle prestazioni aziendali/bisogni del cliente-paziente. Al numeratore di questo rapporto vengono indicate le prestazioni aziendali erogate dal servizio sanitario e al denominatore sono riportati i bisogni del paziente. Analizzando questo rapporto si evince che il paziente si sente:

- soddisfatto quando $Q = 1$;
- piacevolmente sorpreso quando il servizio è superiore alle sue aspettative $Q > 1$;
- insoddisfatto nel caso in cui $Q < 1$.

Tale rapporto è espressione di come la qualità (Q) dipenda fortemente dalla soddisfazione dei bisogni del paziente, dai quali non si può prescindere; infatti, la competitività tra le aziende sanitarie, introdotta con la logica di mercato applicata in medicina, potrebbe portare al rischio di sottovalutare tutti gli aspetti che ruotano intorno ai bisogni del paziente. Quest'ultimo spesso non è consapevole degli effettivi bisogni e, comunque, non riesce a giudicare le prestazioni ricevute.

21.2.1 Bisogni del paziente

I bisogni da parte del paziente possono essere distinti in impliciti, espliciti, latenti.

I *bisogni impliciti*, che vengono erogati da un'azienda, non hanno un effetto diretto sulla soddisfazione del paziente, in quanto sono considerati scontati e così lasceranno il paziente del tutto indifferente; al contrario, se questi non dovessero essere realizzati ne procureranno la piena insoddisfazione. In DPI, ad esempio, lo scontato accesso alle varie tipologie di esami non fa notizia, al contrario l'indisponibilità crea attriti e desta scalpore.

I *bisogni espliciti* sono quelli che il paziente esplicita chiaramente con il linguaggio e i modi a lui consoni (ad esempio, si lamenta della coda agli sportelli o degli orari di apertura); proprio questi bisogni sono indice del riscontro della soddisfazione del paziente, che risulta direttamente proporzionale al livello e alla celerità delle prestazioni.

I *bisogni latenti* sono quelli che il paziente non esprime, in quanto non li sente tali fino a quando verifica i benefici che ne derivano dalla loro soddisfazione: questa genera grande piacere nel paziente ed è direttamente proporzionale al grado di attenzione che l'azienda dimostra nei suoi confronti.

21.3 Rapporto medico-qualità

In DPI tutto ciò che va al di la della singola prestazione ha un indiscutibile valore aggiunto; ne sono espressione il *recall* telefonico per un controllo a distanza o la disponibilità al colloquio con il paziente da parte del medico radiologo nel momento in cui si consegna il referto.

Oltre al paziente l'altra figura cardine del servizio sanitario è il medico. Nel rapporto medico-qualità bisogna distinguere due aspetti entrambi fondamentali e importanti: il rapporto medico-paziente e la qualità professionale.

Il rapporto medico-paziente è il primo fondamentale momento della qualità: presuppone la chiarezza nella comunicazione con il paziente e la disponibilità all'ascolto; tutto ciò si traduce in affiliazione e fiducia nell'operato del sanitario.

L'aspetto tecnico-professionale in termini di qualità dovrebbe essere dato per scontato e deve essere suffragato da curriculum, aggiornamenti e verifiche a cui l'operatore sanitario dovrebbe sottoporsi continuamente. A proposito di qualità professionale, negli ultimi tempi nelle ASL italiane è iniziata la cosidetta "operazione trasparenza" con la pubblicazione online dei curricola di tutti i dipendenti.

Al medico è sempre più richiesta la qualità dell'atto medico, ma anche la qualità e il necessario tatto professionale nel gestire il paziente, considerando i principi tecnico-scientifici, i diritti umani, la chiarezza nella comunicazione, il consenso informato senza mai tralasciare l'aspetto dell'ottimizzazione delle risorse disponibili.

In DPI la *qualità dell'operatore sanitario* deve tener conto di tutta la catena della qualità, che presuppone:

- buone prestazioni professionali da parte degli operatori;
- uso efficiente delle risorse con valutazione degli standard di lavoro per le singole apparecchiature ottimizzandone le condizioni di impiego;
- minimo rischio e massima soddisfazione da parte del paziente.

In diagnostica per immagine per raggiungere una buona "qualità globale" del servizio è necessario agire a vari livelli:

- ottimizzazione del ruolo e delle funzione delle varie figure professionali;
- requisiti strutturali, tecnologici e amministrativi:
  - area di attesa dotata di un adeguato numero di posti a sedere rispetto ai picchi di frequenza degli accessi;
  - spazi adeguati per accettazione, attività amministrative e archivio;
  - servizi igienici distinti per gli operatori e per gli utenti;
  - sala di diagnostica con annessi spazi-spogliatoi per gli utenti;
  - adeguati locali per la refertazione;
  - area tecnica, di stretta pertinenza degli operatori medici e tecnici;
  - locale-spazio per deposito materiale pulito;
  - locale-spazio per deposito materiale sporco;
  - spazio-armadi per deposito materiale d'uso, attrezzature, strumentazioni.

A tutti questi preliminari elementi si deve aggiungere la disponibilità di un'adeguata tecnologia al passo con i tempi e con le varie esigenze sanitarie.

L'attività svolta all'interno di una struttura di radiologia diagnostica identifica un processo principale orizzontale, che definisce il percorso del paziente all'interno dell'organizzazione. A questi si affiancano processi di supporto trasversali, che consentono lo svolgimento e il miglioramento del processo principale. Da ciò ne deriva la complessità del processo di qualità in diagnostica per immagini che, ad esempio, non può prescindere dalla valutazione di tutti gli aspetti del processo produttivo che comprende gli aspetti radioprotezionistici per il paziente e per gli operatori: tutto è qualità programmata e da monitorare (Tabella 22.1).

Tabella 22.1 Qualità e radioprotezione per i pazienti pediatrici e per donne in gravidanza

Nei *pazienti pediatrici* deve essere prestata attenzione:
- al posizionamento che può richiedere adeguati sistemi di immobilizzazione a seconda dell'età e della collaborazione del paziente - al corretto utilizzo delle griglie antidiffusione - alla corretta collimazione dei campi - all'impiego di dispositivi di protezione (il cui criterio di impiego è ben definito dal documento EUR 16261) - al tempo da dedicare a tali esami
Nelle *donne in gravidanza* deve essere prestata attenzione:
- all'età gestazionale - al valore di dose assorbita dall'embrione o dal feto

21.4
Indicatori di qualità

In ambito sanitario risulta complicato dare una valutazione oggettiva della qualità, in quanto la prestazione erogata non è naturalmente un prodotto industriale, ma riguarda lo stato di salute di un individuo e, più in generale, della collettività.

È semplice evincere come sia stata indispensabile l'introduzione di un sistema di valutazione della qualità, in modo da valutare gli eventuali problemi sanitari e intervenire tempestivamente ed efficacemente nel rilievo dei disservizi. La legislazione prevede alcuni sistemi di verifica che si basano sulla rilevazione della qualità delle cure, tramite degli indicatori, ossia delle informazioni variabili e sintetiche che riguardano fenomeni con complessità diversa.

Per quanto concerne il sistema sanitario, si identificano tre tipi di indicatori di qualità:

- indicatori di qualità delle strutture: riguardano la sicurezza delle strutture e i requisiti professionali;
- indicatori di qualità dei processi: si riferiscono a misure e valutazioni sullo svolgimento delle attività;
- indicatori di qualità dei risultati: soddisfazione del paziente ed efficacia del processo assistenziale.

21.5
Standard di qualità

I valori attesi per determinati tipi di indicatori vengono tradotti in standard di qualità e divisi in generali e specifici:

Gli standard generali sono calcolati mediante valori medi statistici degli indicatori di qualità e si riferiscono al complesso delle prestazioni rese.

Gli standard specifici derivano dalla valutazione di una soglia massima e una minima relativa a uno specifico indicatore e riguardano una singola prestazione del sistema sanitario resa al paziente, che può giudicarne direttamente l'effetto.

21.6
Efficienza ed efficacia

Più in generale possiamo affermare che la qualità di un servizio, come può essere nel nostro caso il Sistema Sanitario Nazionale, è espressione del *rendimento globale*, che viene calcolato dalla combinazione di due parametri fondamentali: l'efficienza e l'efficacia.

L'*efficienza* riguarda l'utilizzo delle risorse da parte dell'azienda nel processo produttivo e viene definita dal rapporto prestazioni-risorse.

L'*efficacia* prende in considerazione come le prestazioni assistenziali contribuiscano al miglioramento dello stato di salute ed è rappresentata dal rapporto salute-prestazioni.

21.7 Conclusioni

Fondamentale per la *buona qualità di un servizio* è la valida combinazione tra salute e risorse impiegate avvalendosi degli indicatori di qualità rilevati nelle diverse varietà territoriali, secondo degli standard ben definiti, non dimenticando che i fattori di qualità devono ambire a portare il paziente al centro del servizio assistenziale. Tuttavia, và considerato che gli operatori sanitari spesso lavorano in situazioni di emergenza che inficiano l'ambita qualità del servizio sanitario.

Per saperne di più

- Gori F (2003) L'implementazione del sistema qualità in Sanità secondo le norme ISO 9000:2000. Giornale di tecniche nefrologiche e dialitiche 2:21-24
- Gruppo di studio per l'assicurazione di qualità in radiodiagnostica (2007) Linee guida per la garanzia di qualità in radiologia diagnostica e interventistica. Rapporti ISTISAN 07/26, pp 160
- Mazzacurati P (ed) (2000) TSRM. Customer satisfaction. Edizioni Sorbona, Milano
- Ovretveit J (ed) (1996) La qualità nel Servizio Sanitario. Edises Istituto Giano, Napoli
- TQM-RRVF, Total Quality Management,Rotary Recreational and Vocational Fellowship, Sezione Italiana Milano, Dicembre 2002

- ⊙ Organizzazione e gestione dei servizi radiologici a cura del Congresso Nazionale SIRM, Milano 1996

Responsabilità del radiologo: aspetti giuridici e medico-legali

22

A. Fileni, G. Zavota, O. Tamburrini

Indice dei contenuti

22.1 Introduzione

La professione medica è inquadrata nella categoria del codice civile relativo alle professioni intellettuali; infatti il contratto tra medico e paziente è per una prestazione definita come "prestazione d'opera intellettuale".

Il medico ha il fine primario di tutelare il bene della salute, anche in relazione ai pericoli connessi con lo svolgimento di un'attività o di un trattamento sanitario. Se da questa attività ne deriva un danno al paziente, a essa causalmente correlabile, sorge la responsabilità del professionista.

Gli specialisti che si occupano di una valutazione tecnica sull'operato medico sono, di regola, i medici legali.

La medicina legale, in tema di valutazione della responsabilità professionale medica prevede principi di generale applicazione, indipendentemente dallo specifico ambito giuridico in cui è chiamata a esprimere il suo parere scientifico di ausilio alla decisione del giudice.

In particolare, per accertare la responsabilità medica in radiologia, come in qualsiasi altra disciplina, è richiesta la dimostrazione innanzitutto *della sussistenza del nesso di causalità* tra il danno lamentato dal paziente e la condotta tenuta dal sanitario che lo ha assistito.

In secondo luogo, provato il nesso, è necessario dimostrare il profilo colposo di tale condotta, ossia che la stessa sia stata negligente, imperita e imprudente, ovvero sia stata resa in violazione di leggi, regolamenti, ordini e discipline.

La condotta del sanitario dovrà, diversamente, andare esente da censure, ogni qual volta si dimostri che l'evento occorso al paziente sia stato provocato da una causa al sanitario stesso non imputabile, bensì *imprevedibile* e *inevitabile*.

È di fondamentale importanza precisare, infatti, che *l'inadempimento*, inteso come mancato raggiungimento del risultato in concreto conseguibile dal medico diligente, prudente e perito, non è autonomamente fonte di responsabilità, potendo il medico e/o la struttura sanitaria dimostrare la non imputabilità dello stesso al proprio operato e attribuire (l'inadempimento) a una causa esterna alla propria sfera d'azione.

22.2 I profili della responsabilità professionale del medico secondo il diritto civile

Per tracciare gli attuali confini della responsabilità civile medico-sanitaria in ambito civilistico si ritiene doveroso, sin da ora, far riferimento ai principi racchiusi negli artt. 1218 e 1228 del codice di merito che regolamentano il primo, la "responsabilità [per fatto proprio] del debitore" e il secondo, la "responsabilità per fatto degli ausiliari".

Con riguardo alla "responsabilità del debitore", il codice in particolare stabilisce che: "il debitore che non esegue esattamente la prestazione dovuta è tenuto al risarcimento del danno, se non prova che l'inadempimento o il ritardo è stato determinato da impossibilità della prestazione derivante da una causa a lui non imputabile".

La norma relativa alla "responsabilità per fatto degli ausiliari" prevede, invece, che: "salva diversa volontà delle parti, il debitore che nell'adempimento dell'obbligazione si vale dell'opera di terzi, risponde anche dei fatti dolosi o colposi di costoro".

Si tratta di due principi di fondamentale importanza perché indicano sin dall'inizio che la *natura* del rapporto medico-paziente, indipendentemente dalla circostanza che questi intervenga come libero professionista ovvero come strutturato, è *contrattuale* e, pertanto, è obbligato nei confronti del paziente a eseguire correttamente la prestazione richiesta e precedentemente concordata.

Altrettanto importante è il secondo articolo che precisa che il medico e, ancor più in generale, la struttura sanitaria rispondono non solo per gli inadempimenti determinati direttamente dalle proprie condotte, ma anche per quelli, dolosi o colposi, posti in essere da terzi soggetti, della cui collaborazione si sono avvalsi nell'eseguire la prestazione loro richiesta.

Con particolare riferimento al medico dipendente del Servizio Sanitario Nazionale, la Corte di Cassazione ha, infatti, stabilito che: "l'obbligazione del medico dipendente dall'SSN per responsabilità professionale nei confronti del paziente, ancorché non fondata sul contratto, ma sul "contatto sociale", ha natura contrattuale"[1].

Ma l'onere probatorio, ossia di provare la fondatezza della richiesta avanzata alla controparte, non è distribuito in egual misura tra le parti direttamente coinvolte nel rapporto, gravando il maggior impegno sulla figura del debitore, ossia del medico. Secondo quanto recentemente stabilito da una pronuncia delle Sezioni Unite Civili, infatti: "il creditore che agisca per la risoluzione contrattuale, per il risarcimento del danno, ovvero per l'inadempimento, deve soltanto provare la fonte (negoziale o legale) del suo diritto e il relativo termine di scadenza, limitandosi alla mera allegazione della circostanza dell'inadempimento della controparte, mentre il debitore convenuto è gravato dall'onere della prova del fatto estintivo dell'altrui pretesa, costituito dall'avvenuto adempimento"[2].

Si parla così del cosiddetto "principio della sufficienza (per l'attore) dell'allegazione dell'inadempimento", strettamente correlato a quello "della vicinanza della prova", che potrebbe trovare applicazione tutte le volte che la prova, ricercata, non possa essere data per un comportamento ascrivibile alla stessa parte contro la quale il fatto da provare avrebbe potuto essere invocato[3].

Il corretto adempimento della responsabilità professionale del medico viene valutato in ambito civilistico seguendo il dettato normativo previsto dal secondo comma dell'art. 1176 del codice civile, "Diligenza nell'adempimento", che così si esprime: "nell'adempimento delle obbligazioni inerenti all'esercizio di un'attività professionale, la diligenza deve valutarsi con riguardo alla natura dell'attività esercitata". La cosiddetta "diligenza qualificata".

Il canone della diligenza dovrà, quindi, essere valutato considerando che a eseguire una prestazione altamente qualificata è un soggetto dotato di specifica abilità tecnica, cui il paziente si è affidato al fine di conseguire il risultato previsto e precedentemente concordato.

---

[1] Corte di Cassazione, Sez. III civile, Sent. 29.01.1999, n. 589; identica sezione della Corte di Cassazione, Sent. 19.04.2006, n. 9085; identica sezione della Corte di Cassazione, Sent. 14.02.2008, n. 3520 e Corte di Cassazione, Sez. Unite civili, Sent. 20.11.2007, n. 577.

[2] Corte di Cassazione, Sez. Unite Civili, Sent. 30.10.2001, n. 13533.

[3] In sostanza la Corte ribadisce al riguardo che "la valutazione dell'esattezza della prestazione medica concerne anche la regolare tenuta dalla cartella clinica e che, se dalla sua imperfetta compilazione deriva l'impossibilità di trarre utili elementi di valutazione in ordine all'accertamento della causa dell'evento, le conseguenze non possono in via di principio ridondare in danno ... del creditore della prestazione sanitaria".

E tale affidamento sarà "tanto più accentuato, in vista dell'esito positivo nel caso concreto conseguibile, quanto maggiore [sarà] la specializzazione del professionista e la preparazione organizzativa e tecnica della struttura sanitaria presso la quale l'attività medica viene dal primo espletata"[4].

Ciò osservato, è assai limitativo procedere a una valutazione della responsabilità professionale del medico seguendo la tradizionale distinzione tra obbligazione di mezzi e di risultato, essendo più corretto, invece, rifarsi al concetto di "risultato in concreto normalmente conseguibile".

Sarebbe, infatti, fortemente limitativo misurare lo sforzo diligente dovuto nell'adempimento di una prestazione medica attraverso i soli parametri caratteristici di un'obbligazione di mezzi: "giacché un siffatto inquadramento non considera che un professionista e il medico specialista, in particolare, è impegnato a una condotta specifica particolarmente qualificata, in ragione del proprio grado di abilità tecnico-scientifica nel settore di competenza, in vista del conseguimento di un determinato obiettivo dovuto"[5].

Dalle puntualizzazioni sinora esposte si può ragionevolmente concludere che se il risultato normalmente conseguibile difetta, ossia se il danneggiato allega un risultato non perfetto o non perfettamente raggiunto, si potrà immaginare che tale mancanza si tradurrà in una *condotta colposa* passibile di un giudicato ai sensi dell'art. 1218 del codice civile.

È pertanto interesse del medico o della struttura fornire la prova liberatoria dell'esatto adempimento oppure che il mancato perfezionamento della diligente prestazione sanitaria sia nel caso concreto dovuto a cause imprevedibili e inevitabili. Diversamente, il proprio comportamento potrebbe essere sottoposto al vaglio di un dibattimento.

Il concetto del "risultato in concreto normalmente conseguibile" è stato, inoltre, giustamente utilizzato per la valutazione del canone della colpa, regolata dall'art. 2236 del codice civile "Responsabilità del prestatore d'opera", che prevede che "se la prestazione implica la soluzione di problemi tecnici di speciale difficoltà, il prestatore d'opera non risponde dei danni, se non in caso di dolo o di colpa grave".

Si rileva, in particolare, che detta norma, inerendo alla tecnica della prestazione, opera quale esenzione o limitazione della responsabilità con esclusivo riferimento alla colpa per imperizia, non essendo estensibile anche alla colpa per imprudenza o negligenza.

L'operatività dell'art. 2236 del codice civile va esclusa e, pertanto, la condotta del medico può ritenersi censurabile quando, ad esempio, si tratti di una patologia frequente, ancorché bisognosa di un certo grado di specializzazione, oppure l'intervento sia stato effettuato senza possedere l'esperienza necessaria per effettuarlo e nonostante mancassero le strutture necessarie che potessero essere di ausilio o, infine, la prestazione medica sia stata effettuata da un medico privo della preparazione necessaria.

---

[4] Corte di Cassazione, Sez. III civile, Sent. 13.04.2007, n. 8826.

[5] Corte di Cassazione, Sez. III civile, Sent. 13.04.2007, n. 8826.

Come in essa stabilito, la valutazione dello standard della condotta cui è tenuto il sanitario deve essere, quindi, inevitabilmente rapportata al risultato che la prestazione avrebbe normalmente dovuto raggiungere.

Si richiama sul punto una recente pronuncia della Corte di Cassazione: "con specifico riferimento all'attività e alla responsabilità del medico c.d. strutturato si è affermato che il medico e l'ente sanitario sono contrattualmente impegnati al risultato dovuto, quello cioè conseguibile secondo criteri di normalità, da apprezzarsi in relazione alle condizioni del paziente, all'abilità tecnica del primo e alla capacità tecnico organizzativa del secondo. La difficoltà dell'intervento e la diligenza del professionista vanno valutate in concreto, rapportandole al livello di specializzazione del professionista e alle strutture tecniche a sua disposizione, sicché il medesimo deve, da un canto, valutare con prudenza e scrupolo i limiti della propria adeguatezza professionale, ricorrendo anche all'ausilio di un consulto (se la situazione non è così urgente da sconsigliarlo), e deve adottare tutte le misure volte a ovviare alle carenze strutturali e organizzative incidenti sugli accertamenti diagnostici e sui risultati dell'intervento e, laddove ciò non sia possibile, deve informare il paziente, financo consigliandogli, se manca l'urgenza di intervenire, il ricovero in una struttura più idonea"[6].

Allo specialista è, quindi, richiesta una diligenza particolarmente qualificata dalla perizia e dall'impiego di strumenti tecnici adeguati al tipo di attività da espletarsi. Ai fini della determinazione della responsabilità professionale si deve, infatti, aver riguardo alla peculiare specializzazione del sanitario e alla necessità di adeguare la condotta alla natura e al livello di pericolosità della prestazione.

22.3 I profili della responsabilità della struttura sanitaria

Distinto dal rapporto medico-paziente, ma altrettanto fondamentale, è il rapporto struttura-utente, qualificato come un *autonomo e atipico contratto a prestazioni corrispettive*, definito da taluni come "contratto di spedalità", ovvero "contratto di assistenza sanitaria"[7].

Non vi è alcun dubbio, infatti, che le strutture sanitarie, sia pubbliche che private, sono, al pari dei medici, obbligate a garantire al paziente il corretto adempimento di

[6] Corte di Cassazione, Sez. III civile, Sent. 13.04.2007, n. 8826.

[7] Con riferimento al regime della responsabilità civile, la completa equiparazione tra casa di cura privata e ospedale pubblico è stata raggiunta con la oramai famosa sentenza emessa dalle Sezioni Unite Civili della Corte di Cassazione all'udienza del 20.11.2007, n. 577/08 e si fonda sulla sostanziale parità a livello normativo degli obblighi che i due tipi di struttura hanno verso il fruitore dei servizi, sulla circostanza che le violazioni che esse possono commettere "incidono sul bene della salute, tutelato quale diritto fondamentale della Costituzione, senza possibilità o differenze risarcitorie a seconda della diversa natura, pubblica o privata, della struttura sanitaria (Cass. 25.2.2005, n. 4058)".

quella che è stata giustamente definita la loro "obbligazione istituzionale primaria", avere ossia "cura delle persone ricoverate (o presentate al pronto soccorso)", considerato che la tutela della "salute come fondamentale diritto dell'individuo" (art. 32, primo comma, della Costituzione e art. 1 della Legge 23 dicembre n. 833) non si esaurisce, per quanto attiene agli ospedali, nella mera prestazione delle cure mediche, chirurgiche generali e specialistiche"[8].

Sul punto la Suprema Corte è chiara: "l'accettazione del paziente in ospedale, ai fini del ricovero o di una visita ambulatoriale, comporta la conclusione di un contratto"[9].

La struttura, sia essa pubblica o privata, come anche convenzionata, assume pertanto nei confronti del danneggiato una responsabilità di natura contrattuale e non solo per il fatto del personale medico dipendente, ma anche del personale sanitario non medico, nonché della struttura stessa.

Il contenzioso giuridico che potrebbe instaurarsi in caso di richiesta di risarcimento danni è, pertanto, regolato dall'art. 1218 del codice di merito, nel caso in cui la struttura sia chiamata a rispondere per fatto proprio, ovvero dall'art. 1228 del medesimo codice, qualora la contestazione avesse a oggetto, invece, l'operato doloso o colposo del proprio personale, medico e non medico[10].

Come sopra accennato, la struttura sanitaria è obbligata nei confronti del paziente da un c.d. "contratto di spedalità", ovvero da "contratto di assistenza sanitaria", aventi a oggetto *l'adempimento di tutte le prestazioni* e, quindi, sia di quelle nascenti dal rapporto contrattuale che la lega direttamente al paziente, sia di quelle derivanti dal contatto sociale intercorrente tra paziente e medico.

Fondamentale al riguardo la più volte citata pronuncia delle Sezioni Unite Civili: "non ha più rilevanza, ai fini dell'individuazione della natura della responsabilità della struttura sanitaria se il paziente si sia rivolto direttamente a una struttura sanitaria del SSN o convenzionata oppure a una struttura privata o se, invece, si sia rivolto a un medico di fiducia che ha effettuato l'intervento presso una struttura privata. In tutti i predetti casi è ipotizzabile la responsabilità contrattuale dell'ente"[11].

Sulla struttura sanitaria incombono due autonome fattispecie di responsabilità:

1) la "responsabilità da deficit organizzativi e gestionali" altrimenti detta "responsabilità per fatti propri". È un tipo di responsabilità del tutto distaccata e autonoma da quella del singolo sanitario e sorge in capo alla struttura in caso di inadempimento degli obblighi relativi ai servizi sanitari, come, ad esempio:
   - la carente o inefficiente organizzazione relativa alle attrezzature tecniche, che si potrebbe evidenziare nel caso di insufficienza delle apparecchiature a disposizione per affrontare determinate emergenze[12];

---

[8] Corte di Cassazione, Sez. III civile, Sent. 4.08.1987, n. 6707.

[9] Corte di Cassazione, Sez. Unite Civili, Sent. 20.11.2007, depositata l'11.01.2008, n. 577/08.

[10] Si faccia attenzione: nel caso di struttura pubblica il medico è giuridicamente considerato come un ausiliario necessario del debitore, anche se la richiesta di risarcimento sia stata avanzata esclusivamente per inadempimento della prestazione medico professionale del sanitario, così come stabilito dalla Corte di Cassazione, Sez. III civile, Sent. 25.02.2005, n. 2042.

[11] Corte di Cassazione, Sez. Unite Civili, Sent. 20.11.2007, depositata l'11.01.2008, n. 577/08.

[12] Corte di Cassazione, Se. III civile, Sent. 14.07.2004, n. 13066.

- le carenze di carattere alberghiero, ossia concernenti le modalità di somministrazione di vitto e alloggio, ivi compresa l'omessa o inadeguata asepsi degli ambienti. Ricorre tale tipo di responsabilità, ad esempio, in caso di accertamento delle c.d. "infezioni nosocomiali";
- la mancata custodia o sorveglianza del paziente;
- la somministrazione di preparati difettosi e nocivi, come le trasfusioni di sangue infetto oppure il trapianto di organi;
- l'utilizzo di prodotti scadenti, vetusti e/o difettosi come, ad esempio, le protesi d'anca e le valvole cardiache.

Si precisa che, per tale tipo di responsabilità, la struttura sanitaria risponde contrattualmente per fatto proprio ai sensi di quanto disposto dall'art. 1218 c.c., indipendentemente dalla sussistenza di una colpa medica o infermieristica. Anzi, ne risponde anche in assenza di detta colpa.

Si noti, inoltre, che perché si configuri la responsabilità per deficit organizzativi non è necessaria l'individuazione di una condotta, attiva od omissiva, posta in essere da un determinato soggetto operante in seno all'organizzazione in quanto in sede civile, diversamente che in quella penale, la responsabilità non è personale, bensì aziendale.

2) la "responsabilità contrattuale per inadempimenti imputabili, in via esclusiva o in via condivisa, ai medici e/o al personale infermieristico e ostetrico, o riabilitativo o tecnico sanitario". In simili circostanze la struttura è chiamata a rispondere contrattualmente, ai sensi dell'art. 1228 c.c., per le azioni e/o omissioni poste in essere sia dai medici dipendenti, che da tutto il personale sanitario non medico, ossia infermieristico, oppure tecnico sanitario, di cui la struttura si sia avvalsa nell'attuazione del complesso rapporto obbligatorio sorgente dal contratto di spedalità.

La responsabilità della struttura è riconosciuta comunque, non avendo alcun rilievo il profilo della c.d. *culpa in vigilando*. Si osservi, infatti, che la responsabilità per fatto dell'ausiliario o del preposto "prescinde dalla sussistenza di un vero e proprio rapporto di lavoro subordinato del medico con la struttura (pubblica o privata) sanitaria, essendo irrilevante la natura del rapporto tra i medesimi sussistente ai fini considerati, laddove fondamentale rilevanza assume viceversa la circostanza che dell'opera del terzo il debitore originario comunque si avvalga nell'attuazione del rapporto obbligatorio"[13].

Vi è concordanza su un punto: la struttura sanitaria risponde dell'operato di tutti i professionisti che, indipendentemente dal rapporto giuridico corrente con l'ente, abbiano ivi operato.

Resta inteso che la responsabilità della struttura non sussiste se il terzo abbia agito di autonoma iniziativa.

Si rilevi, inoltre, che perché sussista la responsabilità contrattuale della struttura sanitaria ai sensi dell'art. 1228 c.c., non è necessario individuare il singolo medico che in concreto abbia tenuto quella determinata condotta oppure abbia omesso di

[13] Corte di Cassazione, Sez. III civile, Sent. 13.04. 2007, n. 8826.

acquisire il necessario consenso informato. Tale tipo di responsabilità dell'ente è definita da c.d. "danno anonimo".

22.4 La responsabilità civile delle strutture sanitarie pubbliche per i medici operanti in regime di attività libero professionale intramuraria

Particolare interesse desta, infine, il riconoscimento della sussistenza della responsabilità contrattuale a carico dell'ente anche nel caso di attività intramuraria svolta da un sanitario, internamente all'azienda di appartenenza. Si tratta, infatti, di una modalità di esercizio dell'attività medica cui sovente si ricorre perché garantisce l'esecuzione della prestazione in un tempo di attesa ridotto rispetto a quello previsto dalle liste di attesa ordinarie. Tra le attività più interessate vi sono quelle di diagnostica strumentale e di laboratorio, di day hospital di day surgery.

È stato più volte sottolineato al riguardo, infatti, che: "il paziente che opti a proprie spese e con i conseguenti benefici per il conseguimento di prestazioni intramurarie non è, in altre parole, soggetto estraneo alla sfera dell'SSN, ma fruitore del medesimo in un regime alternativo rispetto a quello ordinario". E, inoltre, che: "il contraente diretto non [è] il medico ma l'ospedale, che provvede alla fatturazione, essendo irrilevante che eventualmente il pagamento venga poi quietanzato dal medico"[14].

È fonte di responsabilità contrattuale a carico della struttura sanitaria anche l'attività esercitata dai medici che operano in un regime intramurario negli studi professionali oppure presso strutture esterne, pubbliche o private, convenzionate.

Il coinvolgimento immediato della struttura è diretta conseguenza della circostanza che anche in questi casi "l'ospedale conseguirà un suo utile imprenditoriale. La riconducibilità della prestazione alla sua sfera organizzativa risulta ampiamente comprovata, pure sul piano formale, dal fatto che il medico professionista, sempre dichiaratamente agente quale soggetto istituzionalmente da esso dipendente, non riceverà personalmente il corrispettivo dal paziente, bensì otterrà, significativamente, quest'ultimo sotto forma di voce aggiuntiva della retribuzione mensile, detratta, appunto, la quota spettante alla struttura"[15].

Si rilevi, però, che nei casi in cui l'attività intramuraria sia stata effettuata in altre strutture sanitarie, diverse da quella di appartenenza del medico come, ad esempio, studi professionali, altre aziende pubbliche o case di cura convenzionate, si dovrebbe

---

[14] Tribunale di Torino, Sez. IV, 8 maggio 2003, n. 3816. Con riferimento al caso in esame, codesto Tribunale ebbe, inoltre, da osservare come in contratto prevedesse il 75% dell'incasso a beneficio del professionista e il restante all'Ospedale.

[15] Lepre A (2001) Attività medica in regime intramurario e responsabilità della struttura sanitaria. Responsabilità civile e previdenza, Giuffrè Editore, pp 704 e 707.

considerare anche una corresponsabilità di quest'ultime. Si deve al riguardo osservare, infatti, che: "non vi sono motivi per escludere la concorrente responsabilità della struttura privata, per così dire ospitante, in considerazione dei doveri su di essa comunque incombenti (anche in dipendenza della specifica convenzione), una sua azione, omissione o una cosa rientrante nella sua custodia si rilevi essere stata eziologicamente rilevante nella causazione del pregiudizio lamentato"[16].

22.5 Il nesso di causalità nel diritto civile e nel diritto penale

Come già brevemente accennato nell'introduzione, in tema di responsabilità medica il nesso di causalità è un elemento strutturale dell'illecito che lega la condotta del sanitario all'evento occorso al paziente.

Si è soliti distinguere tra "nesso di causalità materiale" e "nesso di causalità giuridica", intendendosi con il primo "quello per cui ogni comportamento antecedente (prossimo, intermedio o remoto) che abbia generato o anche solo contribuito a generare tale obiettiva relazione col fatto, deve considerarsi *causa* dell'evento stesso". Il nesso di causalità giuridica è, invece, "quella relazione eziologica per cui i fatti sopravvenuti, di per sé soli idonei a determinare l'evento, interrompono il nesso con il fatto di tutti gli antecedenti causali precedenti"[17].

Giova sin da ora precisare che nel processo penale si procede all'accertamento del nesso di causalità secondo principi diversi da quelli adottati in ambito civile.

Com'è noto, da circa un decennio la Suprema Corte di Cassazione, intervenendo a sezioni penali unite, ha operato una netta quanto repentina inversione di marcia distaccandosi nettamente da un orientamento giurisprudenziale sino a quel momento granitico, stabilendo che in tema di causalità omissiva (ovvero commissiva mediante omissione) l'accertamento della sussistenza del nesso causale tra la condotta del sanitario e l'evento occorso al paziente non può essere esclusivamente dedotto in maniera automatica dal coefficiente di probabilità espresso dalla legge statistica "poiché il giudice deve verificarne la validità nel caso concreto, sulla base delle circostanze di fatto e dell'evidenza disponibile, così che all'esito del ragionamento probatorio che abbia altresì escluso l'interferenza di fattori alternativi, si possa affermare in termini di certezza processuale, ossia di alta credibilità razionale o probabilità logica" che sia stata proprio quella condotta omissiva a determinare l'evento lesivo[18].

Se manca questa *certezza processuale*, ossia se all'esito della istruttoria dibattimentale non è stata raggiunta la prova che certamente "tenendosi l'azione doverosa omessa, il singolo evento lesivo non si sarebbe verificato, ovvero si sarebbe

[16] Lepre A (2001) Attività medica in regime intramuraria e responsabilità della struttura sanitaria. Responsabilità civile e previdenza, Giuffrè Editore, p 708.

[17] Corte di Cassazione, Sez. III civile, Sent. 18.04.2005, n. 7997.

[18] Corte di Cassazione, Sez. Unite penali, Sent. 10.07.2002-11.09.2002, n. 30328.

inevitabilmente verificato ma in epoca significativamente posteriore o con minore intensità lesiva", in favore dell'imputato dovrà essere pronunciata ai sensi del 2 comma dell'art. 530 del codice di rito, "sentenza di assoluzione" perché: "manca, è insufficiente o è contraddittoria la prova che il fatto sussiste, che l'imputato lo ha commesso, che il fatto costituisce reato o che il reato è stato commesso da persona non imputabile"[19].

Nel sistema civilistico, diversamente, la causalità materiale obbedisce alla logica del "più probabile che non", ossia: posta come tenuta la condotta realmente omessa *è più probabile che non* che l'evento non si sarebbe verificato[20].

Il criterio rappresentato dall'elevato grado di credibilità razionale prossimo alla certezza, oramai affermatosi in sede penale, ha lasciato il posto alla richiesta della sussistenza di una relazione probabilistica concreta tra comportamento ed evento dannoso.

Nel processo civile è pertanto configurabile "il nesso causale tra il comportamento omissivo del medico e il pregiudizio subito dal paziente qualora attraverso un criterio necessariamente probabilistico si ritenga che l'opera del medico, se correttamente e prontamente prestata, avrebbe avuto serie e apprezzabili possibilità di evitare il danno verificatosi"[21].

22.6
I profili della responsabilità professionale del medico secondo il diritto penale

Occorre innanzitutto precisare che il codice di merito riconosce alla figura professionale del sanitario, sul quale incombe l'obbligo di tutelare la vita umana e la salute, quale diritto fondamentale del singolo, una posizione di garanzia, racchiusa nel capoverso dell'art. 40 del codice penale (c.p.) "rapporto di causalità" e così indicato: "non impedire un evento che si ha l'obbligo giuridico di impedire equivale a cagionarlo".

È fondamentale chiarire che, come in quello civile, anche in ambito penale "la individuazione della titolarità di una posizione di garanzia da parte di un medico nei confronti di un paziente non è subordinata alla presenza di rapporti giuridici con la struttura sanitaria ma all'effettivo esercizio dell'attività svolta, anche per atto di volontaria determinazione, che comporti conseguentemente l'assunzione degli obblighi connessi a quella posizione, direttamente scaturenti dalle funzioni di fatto esercitate"[22].

---

[19] Corte di Cassazione, Sez. Unite penali, Sent. 10.07.2002-11.09.2002, n. 30328.

[20] Corte di Cassazione, Sez. Unite civili, Sent. 11.01.2008, n. 584; Corte di Cassazione, Sez. III civile, Sent. 16.10.2007, 21619.

[21] Corte di Cassazione, Sez. III civile, Sent. 11.05.2009, n. 10743. Concordi: Corte di Cassazione, 4.03.2004, n. 4400; Cass. 23.09.2004, n. 19133.

[22] Corte di Cassazione, Sez. IV penale, Sent. 12.10.2000, n. 12781.

Tale precisazione è di ausilio, inoltre, per ribadire, nel caso in cui si giudichi dell'operato di più medici coinvolti nella gestione assistenziale di un paziente, che: "nel caso di pluralità di posizioni di garanzia succedutesi le une alle altre, valendo come principio generale quello della continuità fra le stesse (per cui il primo garante non si libera dell'eventuale responsabilità derivante dalla condotta da lui posta in essere per il sol fatto che, prima del verificarsi dell'evento, gli sia subentrato un successore), l'operatività di detto principio può essere esclusa solo qualora il garante sopravvenuto abbia posto nel nulla le situazioni di pericolo create dal suo successore, eliminandole ovvero modificandole in modo tale che esse non possano più essere a quest'ultimo attribuite"[23].

Occorre sin da ora evidenziare che tale principio rappresenta il ponte di passaggio tra l'elemento oggettivo e quello soggettivo del reato, tra il fatto accaduto e l'addebito di responsabilità per non averlo impedito.

Si tratta di una norma che riveste centrale rilevanza nell'identificazione della responsabilità professionale, specialmente di natura omissiva (ovvero commissiva mediante omissione) perché presuppone la necessità di identificare quale sia stata l'attività nella realtà omessa e di accertare che non vi siano state cause giustificative della condotta del sanitario, ovvero che il danno cagionato al paziente sia stato determinato da un evento imprevedibile e inevitabile.

Si faccia molta attenzione al seguente passaggio: nella violazione del dovere (di impedire un evento), da parte del sanitario che vi era giuridicamente tenuto, si realizza l'antigiuridicità del fatto. L'omissione è, infatti, punibile per il sol fatto che il soggetto era specificamente obbligato ad attivarsi.

Per formulare un giudizio di colpevolezza sull'operato di un medico si deve, pertanto, aver raggiunto, *in primis*, un giudizio positivo sulla sussistenza del legame causale e aver provato successivamente l'antigiuridicità della condotta, che costituisce la ragione giuridica dell'incriminazione, sulla quale non sono ammissibili, né rilevanti l'ignoranza e l'errore: *ignorantia legis non excusat.*

Se all'esito della istruttoria dibattimentale non verrà, quindi, raggiunta la prova che con un'altra condotta, diversa da quella realmente posta in essere dal sanitario, ovvero successiva che abbia interrotto il legame causale tra le condotte precedenti e l'evento, quest'ultimo non si sarebbe verificato, verosimilmente il medico andrà assolto.

Del pari, in tema di condotte omissive, se nel corso del processo ponendo come tenuta la condotta in realtà omessa, non "si possa affermare in termini di certezza processuale, ossia di alta credibilità razionale o probabilità logica" che sia stata proprio quella condotta omissiva a determinare l'evento lesivo, ovvero che quest'ultimo si sarebbe verificato ma in epoca significativamente posteriore o con minore intensità, verosimilmente nei confronti del medico verrà pronunciata una sentenza di assoluzione.

[23] Corte di Cassazione, Sez. IV penale, Sent. 15.10.2002, n. 7026.

Si faccia inoltre presente che nella valutazione sulla responsabilità professionale del sanitario non si deve prescindere, inoltre, dal valutare la c.d. *alea terapeutica*, propria dell'attività medica e, in particolare, chirurgica e il c.d. "rischio consentito", avendo sin da ora ben chiaro che l'ammissibilità di quest'ultimo dipende dal bilanciamento di due valori: l'entità e l'attualità del pericolo che corre il paziente, da un lato; l'importanza e la legittimità dello scopo che il curante spera di conseguire, dall'altro. Quanto meno importante è lo scopo, tanto più si restringono i confini del rischio lecito.

La Suprema Corte sul merito è stata chiarificatrice: "in materia di colpa professionale, l'agente (nella fattispecie medico) risponde per colpa solo dei danni prevedibili, ma prevedibili mediante l'osservanza delle *leges artis*, e non di quelli prevedibili verificatisi nonostante la fedele osservanza delle regole tecniche, trattandosi, in questo caso, di rischio consentito che l'ordinamento si è accollato nello stesso momento in cui autorizza l'attività rischiosa. Pertanto, qualora l'agente sia un medico con una specializzazione e la condotta - azione od omissione - contestatagli abbia a che fare con quella specializzazione, la responsabilità da rischio non consentito dovrà essere valutata avuto riguardo ai rischi che le conoscenze certe raggiunte in quel determinato settore consentono e, pertanto, impongono di evitare"[24].

E si dovrà procedere a tale valutazione "e, quindi, giudicare la sussistenza o no del profilo della colpa [del medico] sotto tutte le sue componenti e, in particolare, dell'imperizia, il giudice deve operare un giudizio *ex ante*, cioè deve collocarsi mentalmente, nel momento in cui il medico fu chiamato a operare la sua scelta, valutando tutti gli elementi che consigliarono di adottare una e di scartarne altra e considerando anche, ovviamente, la consistenza scientifica della scelta, non potendo il medico di certo trincerarsi dietro personalissime opinioni"[25].

L'elemento psicologico caratterizzante l'ambito della responsabilità professionale medica è rappresentato dalla colpa, così regolamentato dal codice penale: "il delitto è colposo o contro l'intenzione quando l'evento, anche se preveduto, non è voluto dall'agente e si verifica a causa di negligenza, imprudenza o imperizia, ovvero per inosservanza di leggi, regolamenti ordini o discipline"[26].

Sinteticamente: la condotta dovuta a *negligenza* (trascuratezza, *non diligere*) è quella che presenta le caratteristiche meno scusabili, in quanto correlata a elementari doveri verso il paziente. La diligenza va, infatti, valutata con riguardo della natura dell'attività esercitata e manca ogniqualvolta l'errore sia stato cagionato per la scarsa attenzione o dimenticanza, superficialità, leggerezza o svogliatezza dimostrate del sanitario curante, nell'osservare le norme precauzionali essenziali durante la cura del paziente. Nei paesi di lingua inglese il termine *malpractice* si riferisce alla negligenza.

L'*imprudenza*, cioè il non prevedere, si può ravvedere nel modo avventato, frettoloso o temerario di affrontare le situazioni professionali. La Corte di Cassazione

---

24 Corte di Cassazione, Sez. IV penale, Sent. 21.11.1996, n. 2139.

25 Corte di Cassazione, Sez. IV penale, Sent. 8.02.2001, n. 2865.

26 Art. 43 c.p. "Elemento psicologico del reato".

la definì in una sentenza: "la realizzazione di un'attività positiva che non si accompagni, nelle speciali circostanze del caso, a quelle cautele che l'ordinaria esperienza suggerisce di applicare a tutela dell'incolumità e degli interessi propri e altrui".

In sostanza, si chiede al medico di saper valutare i pericoli e di prevedere il prevedibile secondo l'umana certezza delle conoscenze mediche del momento.

L'*imperizia*, cioè il non sapere o il non saper fare, violando i dettami della scienza medica, è di difficile immediata valutazione necessitando, di regola, di accertamento tecnico di esperti della materia.

Si può sintetizzare con tale frase: "si considera imperito il medico che non sa o non sa fare quello che ogni altro suo collega avrebbe eseguito nella stessa situazione clinica".

L'atteggiamento di valutazione e giudizio nei confronti del medico deve tenere conto del contesto specifico e della sua qualifica professionale.

Infatti per accertare l'imperizia valgono i seguenti criteri:

- della regola tecnica, che valuta la correttezza dell'atto medico;
- della media preparazione, che tiene conto di quello che mediamente avrebbe fatto ogni medico per quel paziente in quella circostanza;
- della relatività soggettiva e oggettiva, che considera le circostanze specifiche nelle quali si è svolto l'evento in relazione alla personalità specifica del medico, della sua età, esperienza, qualifica professionale.

Le fattispecie criminose di natura colposa che potrebbero, pertanto, ritenersi integrate dalle condotte poste in essere dal medico sono le lesioni colpose e l'omicidio colposo, previste, rispettivamente, dall'art. 590 e 589 del codice di merito[27].

Si ritiene, infine, interessante rilevare che, in ossequio di uno dei principi fondamentali della Carta Costituzionale che stabilisce che "la responsabilità penale è personale", anche all'interno della struttura sanitaria, implicante singole specifiche attribuzioni in capo a ogni sanitario, ciascuno risponde a titolo individuale, del proprio comportamento colposo.

La struttura sanitaria, sia essa pubblica o privata o convenzionata, in quanto persona giuridica non può, infatti, essere direttamente coinvolta in quanto tale nelle indagini preliminari, né assumere la veste di imputata in un eventuale processo. Può solamente essere chiamata a intervenire nel dibattimento in qualità di responsabile civile.

[27] Art. 590 c.p. "Lesioni colpose": "Chiunque cagiona ad altri per colpa una lesione personale è punito con la reclusione fino a tre mesi o con la multa fino a € 309. Se la lesione è grave, la pena è della reclusione da uno a sei mesi o della multa da € 123 a € 619; se è gravissima, della reclusione da tre mesi a due anni o della multa da € 309 a € 1.239. (…). Il delitto è punibile a querela della persona offesa". Art. 589 c.p. "Omicidio colposo": "Chiunque cagiona per colpa la morte di una persona è punito con la reclusione da sei mesi a cinque anni".

22.7
Caratteristiche e specificità della professione di medico radiologo

Il radiologo è un medico di una disciplina per l'esercizio della quale è obbligatorio il possesso di una specializzazione. Ciò comporta, in caso di responsabilità professionale, una valutazione più severa rispetto ai canoni comuni di un'attività medica non specialistica.

L'errore professionale più frequente in radiologia diagnostica è l'errore omissivo, cioè la mancata diagnosi di patologia quando questa era invece evidenziabile sulle immagini. Il falso negativo causa, infatti, un ritardo diagnostico e, se da questo deriva un danno per il paziente, vi è fonte di responsabilità del professionista.

Nella radiologia interventistica ricorrono, invece, errori di natura commissiva, assimilabili a quelli tipici della prestazione chirurgica, così chiamati perché in tali circostanze si ritiene che ad aver procurato un danno al paziente sia stata una condotta attiva (= azione) posta in essere dal medico.

In radiologia la mancata diagnosi è un tipico errore di natura omissiva che potrebbe portare lo specialista che lo ha commesso a rispondere di "lesioni colpose", ovvero di "omicidio colposo" se, da tale condotta, ne sia causalmente derivato un danno al paziente.

22.8
Tipologie e caratteristiche dell'errore radiologico

Nell'attività diagnostica gli errori si possono verificare quale conseguenza di un sistema organizzativo non idoneo (errore latente) o nella percezione o interpretazione del documento iconografico (errore umano) che è il più frequente.

L'errore umano può essere di tipo *percettivo*, ovvero sensoriale, ed è inteso come la mancata registrazione visiva di un reperto radiografico oggettivo patologico; oppure di tipo *interpretativo*, cioè mentale, è generato dal riconoscimento di un rilievo anomalo, ma attribuito ad altra entità nosologica, per la mancanza di adeguata esperienza o di un corretto bagaglio di precedenti acquisite conoscenze oppure è determinato dalla sottovalutazione di uno o più segni che avrebbero potuto indirizzare alla corretta diagnosi. Entrambe le tipologie di errore possono innescare il contenzioso medico-legale sulla base di considerazioni quasi ovvie: "non è stata vista" una lesione che lo specialista doveva identificare o che addirittura un profano era in grado di vedere; oppure " è stato interpretato scorrettamente un segno" che doveva orientare in modo diverso.

Tale semplificazione, soprattutto nelle colpe omissive, è alimentata inevitabilmente dal "senno di poi" ovvero dal quel fenomeno particolarmente pervasivo nella vita quotidiana basato sul pensiero che un certo evento non avrebbe potuto non verificarsi: spesso i fatti accaduti sono descritti come conseguenze ritenute per lo più inevitabili di condizioni che erano presenti già all'inizio. Poiché tali giudizi si riferiscono abitualmente ad eventi incerti e dato che, *ex ante,* per questi è possibile soltanto stimare la probabilità con cui potranno verificarsi, ne consegue che la valutazione generalmente espressa, dopo che il fatto si è verificato, risulta sistematicamente distorta. Da studi psicologici è stato già da tempo accertato come individui, informati che un fatto si è verificato, assegnino a esso una stima di probabilità maggiore di quella prevista in assenza della suddetta informazione. Questo fenomeno, noto in letteratura come "*bias* del senno di poi" è stato osservato in molti contesti operativi. In particolare, in ambito medico una ricerca di Arkes ormai ritenuta classica pone in evidenza come anche medici esperti possano essere esposti all'influenza del senno di poi: molti partecipanti a tale ricerca ritennero più probabile una certa diagnosi sapendo, prima della valutazione acritica dei sintomi, che si trattava della descrizione di quella malattia rispetto a un gruppo di controllo cui fu presentata una lista di sintomi compatibili con la patologia in oggetto ma anche con altre differenti possibilità. Questo fenomeno, quindi, si riflette in una sorta di fatalismo riguardo a ciò che è successo in passato, frutto inconsapevole e fuorviante di un'analisi retrospettiva dei fatti.

Il senno di poi è stato segnalato anche nella pratica radiologica clinica quando le conseguenze erano note. L'interesse relativo risulta evidente poiché questa distorsione cognitiva può avere conseguenze assolutamente gravi in sede di valutazione di responsabilità per ciò che non si è fatto o non si è potuto fare e per ciò che si è fatto alla luce di ciò che è effettivamente accaduto.

Al fenomeno del senno di poi non si oppongono normalmente metodologie che riconoscano gli ambiti e le problematiche in cui l'errore si è verificato. La ricerca delle tipologie e delle caratteristiche dell'errore può svolgere quest'importante compito, iniziando dalle considerazioni sulle quote di ineluttabilità dell'errore stesso, come dimostrato dalla variabilità delle osservazioni intra- e inter-osservatore.

È, quindi, interessante ricordare che nel contenzioso assicurativo per denunce sia penali che civili che coinvolgono il medico radiologo la causa più frequente è legata al presunto errore omissivo (66,7%); prevalente è quello relativo all'apparato scheletrico, in genere per il mancato riconoscimento di una lesione traumatica nell'ambito dell'attività del Dipartimento di Emergenza Accettazione o Pronto Soccorso quando il radiologo agisce in condizioni di urgenza.

Segue, come causa frequente di denuncia, la mammografia per la presunta mancata diagnosi di neoplasia e la radiologia toracica per il non riconoscimento di neoplasie polmonari. Meno frequenti (13% circa nella casistica 1993-2004 delle denunce di responsabilità contro i radiologi italiani assicurati tramite la SIRM) sono le modalità di esecuzione dell'indagine radiologica, in particolare per quanto riguarda la somministrazione del mezzo di contrasto (con correlata reazione allergica) e gli errori commissivi relativi a procedure di radiologia interventistica.

La valutazione degli aspetti propri dell'atto medico-radiologico mostra il significato rilevante di altre condizioni che hanno un'influenza determinante sugli errori radiologici quali la mancata anamnesi o del quesito clinico, l'urgenza e l'emergenza, le soglie di sensibilità nei test di screening, la logica dell'equilibrio clinico tra falso positivo e falso negativo, le tecnologie disponibili, l'ambiente, gli orari di lavoro e il tempo dedicato alla refertazione ecc.

In ambito di valutazione dell'operato del radiologo il perito, che dovrebbe valutare la difficoltà e complessità della prestazione, è fortemente condizionato dal senno del poi nella valutazione delle immagini con criteri, consci o inconsci, *ex post* conoscendo l'evoluzione successiva e non con la doverosa valutazione *ex ante*.

22.9
Implicazioni medico-legali nell'esame radiologico

È evidente che l'attività medico-legale per l'accertamento delle responsabilità muove dal presupposto che le indagini radiologiche sono considerate come parti integranti della cartella clinica e/o della documentazione sanitaria e come tali sono conservate per una verifica.

Tale conservazione, che rende possibile la valutazione peritale postuma, è un elemento di tutela, oltre che di garanzia, sia per la salute del paziente sia per rivalutare la prestazione professionale del radiologo.

Si ritiene che sia più facile giudicare l'operato di un radiologo rispetto a un qualsiasi altro medico, grazie proprio alla possibilità di verificare l'atto professionale del primo tramite il referto radiologico e alla luce della documentazione iconografica (comunemente denominata reperto), ovvero di quelle immagini certe che possono essere ben esaminate a posteriori da parte di consulenti o periti.

L'attività del radiologo, come quella di chiunque altro, è quindi esposta a una possibile valutazione penale e/o civile, in tema di responsabilità professionale, per eventuali conseguenze di danno derivanti da comportamenti incongrui ovvero da un errore nella risposta al quesito diagnostico oltre che, in taluni casi, per il mancato riconoscimento di quadri rilevabili anche extra quesito diagnostico.

L'aspetto giudiziario penale e civile della responsabilità tecnico-professionale suppone dunque la ricorrenza, reale o presunta, che una mancata o omessa diagnosi causi, con certo nesso di causalità, un danno alla persona.

Pur essendo diversi, come abbiamo sopra esposto, i presupposti per il riconoscimento della responsabilità penale rispetto a quella civile, dal punto di vista medico-legale vi è in ogni caso la necessità di definire la *prevedibilità*, l'*evitabilità*, la *rilevabilità* e l'eventuale *emendabilità* del comportamento errato.

La valutazione della colpa in radiologia non presenta, sul piano giuridico, aspetti diversi e peculiari rispetto ai criteri ordinari che la giurisprudenza applica all'attività medica. I parametri restano, quindi, l'imprudenza, la negligenza e l'imperizia, nonché l'inosservanza di eventuali prescrizioni cautelari di provenienza normativa. La colpa è accertata secondo un giudizio che dà naturalmente rilievo anche alla forma lieve, ma che diventa maggiormente benevolo e comprensivo in materia di imperizia, purché in quest'evenienza sia insita una speciale difficoltà.

Si ricorda che, al di là di erronee prassi metodologiche medico-legali, il cosiddetto vaglio di colpa deve svolgersi secondo giudizio *ex ante*, con riferimento alla situazione presente e nota al momento della condotta incriminata.

In ambito penalistico, l'accertamento medico-legale nel caso di lesione (lieve, grave o gravissima) o di omicidio colposo si basa sulla valutazione della condotta tecnico-professionale supposta erronea e sulla ricostruzione del nesso di causalità con probabilità vicino "alla certezza".

La valutazione della condotta deve tener conto, oltre che del mero momento erroneo, del complesso delle circostanze nelle quali l'errore si sia verificato e, in particolare, l'insieme delle caratteristiche professionali del medico di fronte all'entità del compito cui è chiamato, della peculiarità della condizione patologica da diagnosticare o da curare (che, se estremamente complessa, può ingenerare più facilmente un erroneo atteggiamento), dei caratteri di emergenza più o meno spiccata nelle quali si compie l'atto medico che, se esperito in situazioni di estremo disagio e comunque di necessità e ove produttivo di insuccesso, va comunque considerato in una particolare luce anche per alcuni riflessi propri del codice penale che incidono sulla responsabilità (forza maggiore, stato di necessità ecc.). È proprio il significato attribuito al cosiddetto errore di condotta (e alle sue conseguenze) che rende completamente differente il senso di responsabilità professionale del medico in Italia rispetto ad altre realtà come, ad esempio, nei paesi anglosassoni. Nel nostro Paese, infatti, non basta l'errore a definire il riconoscimento di un'ipotesi di delitto e, per la precisione, potrebbe non essere sufficiente neppure il verificarsi dell'evento dannoso. L'evento di lesione personale o morte del paziente deve essere collegato alla condotta del medico attraverso il duplice nesso della causalità psicologica e della causalità materiale (quest'ultima definita in base ai classici criteri cronologico, tipografico, di adeguatezza lesiva, continuità fenomenologia, esclusione). È necessario che il comportamento erroneo del medico sia ascrivibile a colpa nei precisi termini che sono propri di tale figura e che, in secondo luogo, l'evento discenda con ininterrotto legame causale dal comportamento medico erroneo e non da contingenze connaturate al mero andamento patologico o da cause sopravvenute estranee.

In definitiva, la dimostrazione del nesso causale tra l'errore (o il comportamento non adeguato) e il danno del paziente risulta sempre indispensabile; occorre, al riguardo, acquisire la prova di tale rapporto in termini di certezza processuale, ossia oltre ogni ragionevole dubbio; è cioè necessario dimostrare (come attesta la Suprema Corte di Cassazione, Sezioni Unite Penali, 10 luglio 2002, n.27) "con elevato grado di probabilità prossimo alla certezza" che l'evento dannoso "... non si sarebbe verificato ovvero si sarebbe verificato ma in epoca significativamente posteriore o con minor intensità lesiva..." se il medico avesse agito diversamente.

Tale sentenza è stata fondamentale per superare un precedente orientamento probabilistico della Corte, in tema di responsabilità omissiva (30% di probabilità) nella valutazione dell'eventuale responsabilità penale e che sia poi stato riconosciuto non sufficiente per una condanna penale.

In ambito civilistico, al medico pubblico dipendente e nella fattispecie il radiologo, agendo per conto dell'azienda sanitaria che assume una responsabilità contrattuale nei confronti degli assistiti, è imposto l'onere della prova cioè la dimostrazione di non aver sbagliato, ovvero che il danno non deriva da suo operato. La valutazione civilistica della responsabilità professionale, che abitualmente subentra una volta esaurita la fase penale, riconduce la cattiva condotta del medico nel quadro dell'obbligo del risarcimento che interviene quando si realizzi nel paziente un danno ingiusto prodotto da fatto illecito (imperizia, imprudenza, negligenza) oppure un evento dannoso derivante da violazione del contratto per mancato o difettoso impegno del medico nei confronti della sua obbligazione di ben operare. Nel primo caso è violata un responsabilità extracontrattuale, nel secondo una responsabilità contrattuale; le due possono essere invocate separatamente ovvero in concorso, in dipendenza delle variabili caratteristiche del rapporto. Nell'attività ospedaliera dovrebbe prevalere la prima e, in questo ambito, ove la complessità dell'attività professionale comporta la partecipazione di molti soggetti, spesso è chiamata in causa una responsabilità di tipo gerarchico (per difetti di scelta e di vigilanza sui collaboratori) e di struttura (per difetti di organizzazione, ammodernamento di mezzi diagnostici e terapeutici, per trascuratezza di misure igieniche, per mancata osservanza di norme sulla radioprotezione ecc.).

È importante ricordare che la prestazione medica e, quindi, anche radiologica non comporta un'obbligazione di risultato, ma semplicemente di comportamenti e di mezzi.

Il dilagare delle cause intentate di responsabilità civile nei riguardi dei medici e dei radiologi, che implica (ove accertata) il risarcimento del danno patito dal paziente, consiglia di dotarsi di una valida copertura assicurativa.

22.10 Conclusioni

Il medico radiologo deve essere consapevole che errori sensoriali, mentali, elaborativi e decisionali, generando falsi negativi e positivi, possono tradursi in un danno reale o presunto per il paziente, con relative conseguenze medico-legali.

Non sempre la presenza dell'errore configura l'esistenza di una responsabilità ovvero di una colpa, in particolare in ambito penalistico.

Conoscere le tipologie e le possibilità di errore più facilmente porta ad assumere comportamenti correttivi, anche se studi americani di Berlin hanno evidenziato come gli errori interpretativi dei radiologi siano costanti negli ultimi 40 anni pur in presenza di evoluzione delle apparecchiature diagnostiche.

Per quanto riguarda supposti errori commissivi vi è la consapevolezza che la miglior difesa consiste sia nell'informazione (consenso informato) che nell'aver messo in atto un'attenta tutela degli interessi di salute del paziente; ciò consente di dimostrare che le scelte operate e la loro ragion d'essere, anche al di fuori di linee guida e protocolli operativi, hanno avuto una ragione logica.

Per saperne di più

- Arkes HR, Wortmann RL, Saville PD, Harkness AR (1981) Hindsight bias among physicians weighing the likelihood of diagnoses. J Appl Psychol 66:252-254
- Barni M, Stefani P (2000) La responsabilità professionale. In: Buccelli C, De Ferrari F, Smaltino F et al (eds) Radiologia Forense. Mediserve, Milano, pp 229-265
- Berlin L (1996) Perpetual errors. Am J Roentgenol 167:587-590
- Berlin L (2000) Hindsight bias. Am J Roentgenol 175:597-601
- Eisenberg RL (ed) (2004) Radiology and the law. Springer-Verlag, Berlin-Heidelberg-New York
- Elmore JG, Taplin SH, Barlow WE et al (2005) Does litigation influence medical practice? The influence of community radiologists' medical malpractice perceptions and experience on screening mammography. Radiology 236:37-46
- Fileni A, Magnavita N, Pescarini L (2009) Analysis of malpractice claims in mammography: a complex issue. Radiol Med 114:636-644

- Fileni A, Magnavita N (2006) Dodici anni di osservazioni sul contenzioso assicurativo radiologico. Radiol Med 111:1009-1012
- Fischhoff B, Beyth R (1975) I knew it would happen: remembered probabilities of once-future things. Organ Behav Hum Perform 13:1-16
- Hugh TB, Tracy GD (2002) Hindsight bias in medico-legal expert reports. Med J Aust 176:277-278
- Magnavita N, Fileni A, Magnavita G et al (2008) Work stress in radiologists. A pilot study. Radiol Med 113:329-346
- Nardi R, Cipolla d'Abruzzo C (eds) (1996) La responsabilità del medico in medicina d'urgenza e pronto soccorso. Centro Scientifico Editore, Torino
- Olivetti L, Fileni A, De Stefano F et al (2008) La rilevanza medico legale dell'errore in radiologia. Radiol Med 113:599-608
- Pescarini L (1993) Malpractice nella senologia. Radiol Med 86:771-776
- Pescarini L, Inches I (2006) Approccio sistematico all'errore umano nella diagnostica per immagini. Radiol Med 111:252-267
- Puhan MA, Steurer J, Bachmann LM, ter Riet G (2005) A randomized trial of ways to describe test accuracy: the effect on physicians' post-test probability estimates. Ann Intern Med 143:184-189
- Tomassini A, Signorelli C, Colzani E (2004) Risk management in sanità: i nuovi orientamenti legislativi sulla responsabilita civile in ambito medico. Ann Ig 16:73-78

Risorse umane

23

P. Peterlongo, M. Recla, L. Ventura, M. Centonze, E.Torri

Indice dei contenuti

23.1 Introduzione

La gestione delle risorse umane è una funzione molto complessa nel contesto della quale si collocano a pieno titolo la definizione dei bisogni di personale, la sua acquisizione, l'inserimento lavorativo, la costituzione della posizione lavorativa e la gestione dei fascicoli personali, del part-time e degli altri istituti contrattuali, della mobilità interna e con l'esterno, l'attribuzione e la valutazione degli incarichi dirigenziali e di coordinamento, l'attribuzione e la valutazione degli obiettivi personali di risultato e di produttività, la gestione della libera professione e delle attività esterne all'azienda sanitaria, la sicurezza del personale, la scelta dei modelli organizzativi, l'informazione continua e il coinvolgimento, la formazione continua, il supporto alle attività extralavorative e la cessazione del rapporto di lavoro. Al fine di schematizzare un ambito così complesso, si possono individuare cinque linee fondamentali di sviluppo: l'acquisizione, l'organizzazione, la formazione, la valutazione e la sicurezza. Non sono ovviamente linee di sviluppo parallele e indipendenti. Ciascuna interseca l'altra e tutte concorrono, in costante equilibrio tra di loro, a determinare la performance complessiva di una struttura. È opportuno sviluppare con particolare attenzione alcuni di questi temi.

23.2 Acquisizione e manutenzione

L'acquisizione e manutenzione del personale è quel complesso di processi che consentono di presidiare il mantenimento e lo sviluppo in termini quantitativi e qualitativi del capitale umano sulla base degli indirizzi generali e degli obiettivi di sistema, prerogative del politico, nonchè del programma di sviluppo strategico della struttura operativa ovvero, per quanto riguarda l'organizzazione pubblica, dell'azienda sanitaria.

23.2.1 La misurazione del bisogno

In sanità il processo di *Health Technology Assessment* (HTA) è alla base della "misurazione" dell'effettivo bisogno di risorse umane di un'organizzazione. Esso crea un collegamento diretto tra la ricerca e le scelte concrete di politica sanitaria, ovvero fornisce elementi utili ai tre livelli decisionali: quello macro, tipico del piano politico o degli altri organismi di regolazione; quello intermedio, proprio della gestione aziendale o delle altre strutture; e quello micro, tipico dei comportamenti assistenziali quotidiani. È una metodologia per valutare le prestazioni sanitarie erogate o comunque disponibili e pianificare e gestire in modo più funzionale l'assistenza ai cittadini. Il termine "tecnologie" si riferisce tanto agli interventi terapeutici e riabilitativi quanto agli strumenti, alle apparecchiature, alle procedure mediche e chirurgiche, ai protocolli d'intervento e d'assistenza, alle applicazioni informatiche (ad esempio, la cartella clinica elettronica) e, non ultimo, ai sistemi organizzativi e gestionali. L'HTA si propone di valutare la reale efficacia degli interventi medici, l'appropriatezza e l'efficienza con cui sono adottati, i loro miglioramenti qualitativi, i benefici clinici e organizzativi, il loro consenso sociale e cosí via, suggerendo di conseguenza come gestirli, promuoverli o scoraggiarli. In questo senso, l'HTA incide direttamente sulle scelte che riguardano l'utilità clinica ed economica delle tecnologie sanitarie, ivi compresa la necessità di risorse umane da esse indotta: se infatti vogliamo evitare che l'incremento della spesa sanitaria spinga a razionare le prestazioni, dobbiamo razionalizzare l'uso delle risorse, anche di quelle umane, trasferendole dalle prestazioni meno efficaci a quelle di cui sia stata provata l'utilità e la necessità. L'HTA, quindi, aiuta prevenire l'erogazione di prestazioni inefficaci, inappropriate o superflue nell'ambito del sistema sanitario, quindi anche l'allocazione inefficace di risorse umane, contenendo così la spesa che comporterebbero e migliorando la qualità complessiva dell'assistenza medica. Esso si spinge oltre la mera valutazione dell'efficacia degli interventi terapeutici dell'EBM (*Evidence Based Medicine*) e fornisce indicazioni sulle strategie di prevenzione (per esempio sull'utilità degli screening), sugli interventi a carattere riabilitativo, sulle strategie di ottimizzazione tecnica ed economica, sulla gestione e programmazione delle strutture sanitarie, sulle intricate questioni legate all'allocazione delle risorse. Il risultato di ogni valutazione oggettiva è riassunto nel cosiddetto "rapporto HTA", che si articola nei seguenti capitoli:

1. presentazione dei dati scientifici piú aggiornati su una determinata metodologia diagnostica o intervento terapeutico o modalità organizzativa sia clinica che amministrativa ecc.;
2. discussione sulla sua rilevanza;
3. confronto con altri metodi;
4. analisi delle ripercussioni sulla spesa sanitaria della procedura in questione.

Dal quarto capitolo di questo rapporto si potranno quindi trarre informazioni oggettive sulle necessità relative alla consistenza delle risorse umane, dell'organizzazione nella sua totalità e delle sue articolazioni.

23.2.2 La dotazione organica

Le scelte basate sull'insieme dei processi di HTA contribuiscono alla costruzione della *dotazione organica* della quale deve disporre un'organizzazione sanitaria. La dotazione organica è quindi l'insieme quali-quantitativo delle professionalità delle quali ogni organizzazione deve disporre per lo svolgimento delle proprie attività e il conseguente raggiungimento dei propri obiettivi; la dotazione organica diventa quindi uno strumento per realizzare il programma di sviluppo di un'organizzazione. È, in termini pratici, l'aggregazione tra posti già coperti (pianta organica) e fabbisogno di nuovi posti. Va sottolineato che la dotazione organica non può essere un insieme di posti e professionalità sparsi tra i vari settori dell'organizzazione, ma deve essere vista come un unico contenitore per tutta l'organizzazione, un unico sistema all'interno del quale compaiono tutti i posti di cui l'organizzazione ha bisogno. Ciò è fondamentale per avere una visione complessiva e quindi un unico governo della dotazione.

23.2.3 Il processo di acquisizione

Si sta così delineando un percorso di mantenimento e sviluppo del capitale umano, del quale sono state definite le prime due tappe: valutazione dei fabbisogni (HTA) e definizione della dotazione organica; la tappa successiva è il *processo di acquisizione* vera e propria delle risorse. Tale processo è inserito in un programma pluriennale di manutenzione e sviluppo dell'organizzazione nel suo complesso, che trova valido supporto nel piano di manutenzione e sviluppo di tutte le tecnologie secondo HTA e determina quindi anche la strategia di sviluppo delle risorse umane.

23.3
Organizzazione

23.3.1
Il processo di budget: trait-d'union tra acquisizione e organizzazione

La declinazione annuale di tale programma avviene tramite il processo di budget, che non è altro che la descrizione delle attività che devono essere realizzate e delle risorse che possono essere utilizzate nell'anno: viene costruito quindi ogni anno il budget dell'intera azienda e, a cascata, quello delle varie articolazioni organizzative aziendali. Le attività e le risorse descritte nei budget hanno ovviamente una valenza diretta per tutte le strutture aziendali, ma anche una indiretta sulle organizzazioni accreditate e sui professionisti convenzionati che hanno scelto di collaborare. La definizione annuale del budget è un processo complesso e delicato, che risulta dall'integrazione di molte attività e documenti: le direttive di budget, nelle quali la direzione strategica indica le vie maestre da percorrere nell'anno, i documenti di bilancio, che consentono la valutazione della sostenibilità economica dei progetti, i piani settoriali (ad esempio, quello della sicurezza, dell'edilizia, delle attrezzature, della formazione) e i budget operativi delle singole strutture. Ogni anno, sono diverse centinaia le persone che, a vario titolo, sono coinvolte in questo processo, la cui efficacia (ma anche la cui credibilità) poggia per intero sulle competenze e sugli atteggiamenti con i quali esse lo affrontano. È tuttavia necessario porre una particolare attenzione nella fase di pianificazione di queste attività, perché la scelta delle iniziative da sviluppare deve essere coerente con la missione aziendale, deve fare i conti con le risorse disponibili (le competenze delle persone, il tempo, i mezzi finanziari e tecnologici) e deve avere chiaro quale sarà l'impatto presente e futuro sull'organizzazione, in modo da rendere conto alle parti interessate dello sforzo profuso e delle ricadute ottenute. Nei colloqui tra le parti interessate, che hanno lo scopo di costruire ai vari livelli di responsabilità il budget, viene quindi definita, sulla base di tutti gli obiettivi assegnati e delle attività previste per raggiungerli, anche la consistenza numerica annuale delle risorse umane e il finanziamento relativo. Vengono altresì assegnati eventuali fondi incentivanti finalizzati a supportare il raggiungimento di particolari obiettivi.

23.3.2
Le modalità organizzative

L'organizzazione del personale si fonda sull'assegnazione degli incarichi e degli obiettivi alle strutture e articolazioni e ai singoli operatori.

Il modo in cui le persone nelle unità operative e nei servizi sono organizzate per svolgere le attività non è statico e fisso nel tempo, valido una volta per tutte. Anzi, i modelli operativi dovrebbero essere continuamente scelti, sviluppati, adattati, abbandonati e sostituiti per meglio rispondere alla realtà che cambia, in coerenza con l'evoluzione epidemiologica, la pianificazione regionale, la missione e la visione aziendali, le risorse disponibili, le linee strategiche e le azioni guida definite precedentemente. Tre sono le considerazioni da seguire per poter disporre oggi di modelli operativi adeguati. La prima è che tutte le nostre attività devono essere lette con una logica di processo: bisogna superare le separazioni tra le diverse strutture aziendali e valorizzare la trasversalità. È qualcosa di più degli accordi stipulati tra unità operative e servizi, tra azienda e strutture accreditate o professionisti convenzionati: vuol dire progettare, sul piano assistenziale e su quello tecnico-amministrativo, quali devono essere i "percorsi" che i pazienti, le richieste, i procedimenti, le attrezzature devono fare quando "attraversano o incrociano" le diverse strutture del servizio sanitario pubblico. Un secondo elemento che deve ispirare i modelli operativi è la logica di squadra, all'interno dei servizi e delle unità operative e tra di essi. Nessuno è in grado di soddisfare le parti interessate lavorando da solo o, al massimo, con i professionisti più vicini a lui. Un discorso a parte merita infine il delicato bilanciamento tra specializzazione e visione complessiva. Sia in campo assistenziale che tecnico-amministrativo la specializzazione (del reparto, del professionista, dell'ambulatorio, dell'ufficio, delle competenze) è necessaria per rispondere a domande sempre più particolari, soprattutto quando queste coinvolgono le strutture di riferimento clinico e amministrativo per l'intera provincia. Tuttavia, l'esperienza insegna che tale specializzazione è utile solo se supportata da alti livelli di appropriatezza e da forti legami che connettono le diverse fasi dei processi (assistenziali e/o tecnico-amministrativi). Senza questi presupposti, è molto facile perdere di vista la globalità del paziente (o del procedimento amministrativo) e ci si ritrova con un assetto organizzativo rigido che assorbe risorse senza dare valore aggiunto, perdendo in tal modo i vantaggi della specializzazione.

23.4 Valutazione

L'assegnazione degli incarichi e degli obiettivi comporta la successiva valutazione dei risultati ottenuti. Tali processi seguono uno schema introdotto dalla legge nella pubblica amministrazione ormai da molti anni e recepito dagli accordi contrattuali. Sono il modo in cui tutto il personale di una struttura pubblica (il direttore generale, i direttori delle articolazioni aziendali fondamentali, i dirigenti e il personale del comparto) risponde alle parti interessate dei propri comportamenti, cioè dell'esercizio delle proprie competenze all'interno dell'autonomia prestabilita. Le attività connesse a queste fasi del complessivo processo di gestione del personale sono regolate dagli strumenti contrattuali che descrivono le procedure e i meccanismi di tutela. L'importanza di queste attività è ulteriormente amplificata dall'ovvio riflesso che l'assegnazione e la valutazione degli incarichi e degli obiettivi hanno anche sugli istituti incentivanti previsti dai diversi contratti. La sequenza competenza-autonomia-responsabilità non vale però solo per chi viene incaricato e successivamente valutato, ma anche per chi assegna e valuta incarichi e obiettivi, soprattutto con riferimento alla sua capacità di motivare e sostenere le inevitabili differenze. Gli atteggiamenti di assegnare e valutare in maniera non equilibrata o di assegnare e valutare a pioggia (per garantire le proprie esigenze di "quieto vivere") non sono coerenti con l'intendimento del legislatore né con la scelta aziendale di continuare a migliorare.

23.5 Formazione

Un sistema che gestisca correttamente le proprie risorse umane non può non accettare la sfida della *formazione continua* dei suoi operatori, della dirigenza e del comparto, dei dipendenti e dei convenzionati organizzando e mettendo a loro disposizione corsi di formazione, seminari clinici e altre iniziative formative, convegni e congressi frequentati all'esterno, stage clinici in Italia e all'estero, iniziative formative organizzate all'interno dei servizi e delle unità operative, formazione a distanza, sviluppo e partecipazione a progetti di ricerca, utilizzo delle ore studio previste dai diversi contratti di lavoro. A queste iniziative formalmente documentate, va aggiunta la formazione sul campo che molti operatori svolgono quando, ad esempio, predispongono linee guida, percorsi assistenziali, protocolli e altri documenti di indirizzo clinico o effettuano verifiche cliniche e organizzative (audit), consultazioni bibliografiche e altra attività di studio. Come stabilito dalla deontologia professionale e dal programma nazionale Educazione Continua in Medicina (ECM), la formazione continua è un obbligo degli operatori sanitari, che possono continuare a essere considerati tali proprio perché operano una continua manutenzione del proprio bagaglio culturale.

23.6 Sicurezza

La *gestione della sicurezza* è una fase importante nel processo di gestione del personale e comprende elementi organizzativi di tipo strutturale, impiantistico, strumentale, procedurale e comportamentale che dipendono praticamente da tutti: ognuno ha un suo ruolo e un suo compito, dal datore di lavoro fino a chi deve utilizzare i prescritti dispositivi di protezione individuale.

Tutti questi elementi non possono rimanere isolati tra di loro ma devono essere "correlati e interagenti" nell'ambito del sistema di gestione per la sicurezza dei lavoratori, composto dal Documento di Valutazione dei Rischi, dalle attività di sorveglianza sanitaria, dagli adeguamenti strutturali, dalla formazione, dalle visite congiunte sui luoghi di lavoro, dalla matrice delle responsabilità, dalle procedure organizzative e dai comportamenti individuali. Il progressivo sviluppo del sistema deve prescindere dal fatto che le singole attività sono realizzate da strutture o da individui diversi, ma deve puntare a collegarle il più possibile tra di loro.

È inevitabile che lo sviluppo del sistema di gestione per la sicurezza dei lavoratori abbia degli ambiti di sovrapposizione con l'analogo sistema per la sicurezza dei pazienti (ad esempio, l'antincendio): a mano a mano che i due sistemi evolveranno, ne dovrà essere curata anche l'integrazione.

23.7 L'organizzazione in dipartimenti e la gestione delle risorse umane

L'organizzazione dell'attività nelle strutture radiologiche a complessità medio-alta deve tenere conto, nella gestione delle risorse umane, di tutte le linee di sviluppo finora considerate. Tuttavia, le strutture deputate a fornire servizi a organizzazioni complesse come quelle ospedaliere e al territorio al quale l'ospedale si rivolge presentano delle peculiarità organizzative che non le accomunano a quelle di degenza. Esse presentano delle esigenze organizzative che le avvicinano per certi aspetti a unità di produzione che nulla hanno a che fare con l'ambito sanitario, come le aziende manifatturiere, includendo tra di esse tutte quelle realtà che hanno come output la fornitura di un "prodotto", che per la realtà della diagnostica per immagini è il "prodotto diagnostico".

In realtà di questo tipo è indispensabile individuare un assetto organizzativo che consenta:

- l'integrazione dei professionisti che operano in strutture tra di loro simili;
- la condivisione di tecnologie sofisticate e costose;
- la razionalizzazione dell'impiego delle risorse;
- la creazione di una struttura intermedia di controllo tra direzione strategica e operatori;
- il miglioramento continuo della qualità dei processi operativi.

Ciò tenendo conto del rapporto costo/efficacia di ogni azione intrapresa, delle competenze professionali disponibili e delle risorse finanziarie e strumentali assegnate, del bacino di utenza, realizzando indispensabili economie di scala. In quest'ottica, nelle realtà nelle quali operano più strutture a orientamento diagnostico con l'uso di immagini, il modello organizzativo che dimostra una validità particolare in un'ottica di realizzazione delle politiche di governo clinico è quello dipartimentale. Il dipartimento, infatti, "offre l'architettura organizzativa che meglio risponde alle esigenze correlate alla complessità dei processi sanitari, alle innovazioni e al governo delle tecnologie, alla gestione dell'ampio spettro di professionalità e competenze, allo sviluppo di efficacia ed efficienza dei servizi offerti". L'organizzazione in dipartimento di più strutture di diagnostica per immagini è atta a favorire:

- la valorizzazione e lo sviluppo delle risorse umane, agevolando in ambiti molto ampi il confronto sistematico delle esperienze e la condivisione delle conoscenze attraverso l'elaborazione di percorsi diagnostico-terapeutici, la formazione e l'aggiornamento su obiettivi specifici;
- l'ottimizzazione nell'uso delle risorse umane e tecnologiche, in quanto la gestione comune di personale, spazi e apparecchiature facilita l'acquisizione e la più alta fruizione di tecnologie sofisticate e costose e favorisce l'utilizzo flessibile del personale, consentendo soluzioni assistenziali altrimenti non praticabili, permettendo

altresì l'attivazione di meccanismi di economia di scala con la conseguente riduzione della duplicazione dei servizi e razionalizzazione della spesa;
- la responsabilizzazione del personale mediante la valutazione del personale sui risultati, con verifiche periodiche e sul versante economico attraverso la gestione diretta delle risorse assegnate e la partecipazione nella realizzazione degli obiettivi del dipartimento;
- più ampie possibilità di implementazione delle conoscenze acquisite nella pratica quotidiana e di collaborazione a progetti di ricerca biomedica e gestionale con l'applicazione dei risultati nella pratica quotidiana.

L'organizzazione dei servizi in forma dipartimentale varia a seconda del contesto nel quale viene calata. Va comunque preferibilmente perseguita la tipologia del *dipartimento strutturale*, che gestisca strutture tra di loro il più possibile omogenee, di tipo *verticale*, ovvero con gerarchie e responsabilità ben definite, e *forte*, cioè con una gestione di tipo gerarchico. All'interno di una realtà ospedaliera unica è possibile pensare a integrare tra di loro strutture diagnostiche radiologiche, neuroradiologiche, di medicina nucleare. In un'azienda con più ospedali è da valutare attentamente l'opportunità di integrazione tra le strutture diagnostiche dei vari ospedali.

Esistono esempi sperimentati da lunghi anni di dipartimenti strutturali verticali forti, la cui organizzazione può essere del tutto simile a quella regolamentata secondo le modalità riportate qui di seguito, riferibile a un dipartimento interospedaliero (Appendice 1).

A titolo esemplificativo di ottimizzazione dell'utilizzo delle risorse attraverso la gestione comune di personale e apparecchiature si riporta in Appendice 2 un estratto del documento HTA per l'organizzazione dell'attività medica radiologica in urgenza presso un dipartimento strutturale verticale forte interospedaliero.

Per saperne di più

⊙ Ministero della Salute (2007) I dipartimenti ospedalieri nel Servizio Sanitario Nazionale. Ministero della Salute, Ottobre 2007

Appendice 1

Regolamento del Dipartimento di Radiodiagnostica (Da: Azienda Provinciale dei Servizi Sanitari della Provincia Autonoma di Trento)

Art. 1 Finalità e compiti del Dipartimento strutturale di radiodiagnostica
Il Dipartimento strutturale di radiodiagnostica è un'articolazione organizzativa della APSS di Trento ed è costituito dalle strutture indicate nel successivo articolo 2.

Esso supporta la direzione aziendale nella realizzazione del programma aziendale di sviluppo strategico attraverso azioni di miglioramento dei processi professionali e azioni di governo sulle interfacce operative. I principali obiettivi del dipartimento sono di migliorare l'appropriatezza clinica e organizzativa delle attività svolte, assicurando la massima flessibilità organizzativa dei servizi, equità di accesso alle prestazioni da parte dei cittadini, efficiente utilizzo delle risorse assegnate e una spinta all'innovazione culturale congruenti con le scelte politiche e istituzionali che coinvolgono l'azienda.

Il dipartimento persegue le proprie finalità assistenziali e operative secondo le indicazioni della Direzione Cura e Riabilitazione e in stretto collegamento con le altre strutture aziendali, svolgendo le seguenti attività:

1) organizzazione del lavoro e individuazione di modelli operativi orientati alla soluzione delle problematiche diagnostiche e terapeutiche da affrontare, che tengano conto del rapporto costo/efficacia di ogni azione intrapresa, delle competenze professionali disponibili e delle risorse finanziarie e strumentali assegnate, del bacino di utenza e delle organizzazioni concorrenti;
2) attività orientata al miglioramento continuo dei processi clinico-assistenziali attraverso:
   - la definizione e l'adozione di linee guida condivise per la diagnosi e il trattamento delle condizioni morbose più rilevanti, in riferimento alle prove di efficacia disponibili nella letteratura specifica e loro implementazione in relazione alla effettiva praticabilità organizzativa;
   - l'adeguamento agli standard strutturali, tecnologici e organizzativi previsti dalle procedure di autorizzazione e accreditamento istituzionale, con particolare riguardo alle modalità di comunicazione interna tra le differenti professionalità, alla definizione dei compiti e delle responsabilità delle diverse figure professionali, alle iniziative per garantire la riservatezza dei dati clinici e la sicurezza degli utenti e degli operatori;
   - la promozione del miglioramento continuo della qualità tecnica della assistenza attraverso l'organizzazione di audit clinici, lo sviluppo di indicatori di performance, l'elaborazione di criteri di prioritarizzazione clinica per la gestione della domanda di prestazioni e il loro monitoraggio;
   - la valutazione e l'introduzione delle tecnologie sanitarie secondo i principi dell'*Health Technology Assessment*;
3) attività orientata al miglioramento della gestione delle interfacce organizzative attraverso la produzione condivisa di documenti, quali:

- procedure, protocolli e percorsi diagnostico-terapeutici con le UU OO ospedaliere e di assistenza territoriale, i medici di medicina generale e gli specialisti convenzionati, le strutture e i professionisti accreditati;
- linee guida, procedure, protocolli e percorsi diagnostico-terapeutici con gli altri dipartimenti aziendali, anche mediante la costituzione di gruppi di lavoro *ad hoc*;

4) promozione della formazione permanente per tutte le figure professionali operanti nel dipartimento, sia in collaborazione con il Servizio Formazione aziendale, sia con iniziative a gestione diretta;
5) promozione dell'attività di ricerca clinica e tecnico-organizzativa, nell'ambito delle indicazioni aziendali e alla luce dell'evoluzione tecnologica rilevata nell'area professionale di riferimento;
6) promozione di una moderna cultura della relazione con l'utenza e gli altri *stakeholder*;
7) promozione di una moderna cultura della valutazione dei professionisti, dei processi assistenziali, delle performance e degli esiti sulla salute della popolazione;
8) gestione del budget di competenza, in relazione agli obiettivi e alle risorse affidati dalla Direzione Aziendale;
9) utilizzo integrato del personale e delle apparecchiature assegnate alle strutture del dipartimento;
10) adozione e utilizzo di strumenti informativi in grado di soddisfare il fabbisogno informativo dei diversi livelli decisionali aziendali, anche attraverso l'utilizzo di sistemi formali di classificazione delle prestazioni e l'adozione di regole esplicite per il trasferimento e l'elaborazione dei dati.

Art. 2 Strutture operative del Dipartimento

Le strutture operative che costituiscono il Dipartimento Strutturale di radiodiagnostica sono:

1) Struttura complessa di Radiodiagnostica - Ospedale ...
2) Struttura complessa di Radiodiagnostica - Ospedali ...
3) Struttura complessa di Radiodiagnostica - Ospedale ...
4) Struttura complessa di Radiodiagnostica - Ospedale ...
5) Struttura complessa di Radiodiagnostica - Ospedale ...
6) Struttura complessa di Radiodiagnostica - Ospedale ...
7) Struttura complessa di Radiodiagnostica - Ospedale ...
8) Struttura complessa di Radiodiagnostica - Ospedale ...
9) Struttura complessa di Senologia Clinica e Screening Mammografico

Art. 3 Organi del Dipartimento

Sono organi del Dipartimento:

- il Direttore del Dipartimento;
- il Comitato di Dipartimento;

La Direzione del Dipartimento ha sede presso ...

Art. 4 Direttore del Dipartimento

Il Direttore del Dipartimento è nominato dal Direttore Generale dell'Azienda tra i Direttori della struttura complessa che fanno parte del Dipartimento. L'incarico è disciplinato da specifico contratto, integrativo di quello individuale, ha una durata massima di 3 anni, rinnovabile, e non è compatibile con analogo incarico in altro Dipartimento o con incarichi di responsabilità a livello di Direzione centrale di Azienda, di Ospedale o di Distretto. L'incarico è revocabile prima della scadenza fissata nell'atto di nomina per decisione del Direttore Generale. Le funzioni svolte dal Direttore del Dipartimento sono aggiuntive rispetto a quelle di Direttore di struttura complessa. In caso di impedimento temporaneo, il Direttore viene sostituito dal Vice Direttore.

Art. 5 Funzioni del Direttore
Il Direttore rappresenta ufficialmente il Dipartimento, ne dirige l'attività e promuove le iniziative utili al buon funzionamento dello stesso. Le sue funzioni si esplicano tramite l'affidamento del piano di attività e del budget annuale e la formulazione di direttive tecnico-organizzative ai responsabili di Struttura Complessa e di Struttura Semplice che costituiscono il dipartimento, affinché ne garantiscano l'attuazione nelle rispettive strutture, in relazione alle indicazioni del Direttore Generale e agli obiettivi assegnati al Dipartimento.

Il Direttore di Dipartimento è valutatore di prima istanza dei responsabili delle strutture operative che costituiscono il dipartimento stesso, sia per la procedura di valutazione professionale e organizzativa, sia per la valutazione del grado di raggiungimento degli obiettivi annuali.

Spetta altresì al Direttore del Dipartimento:
1) preparare l'ordine del giorno, convocare e presiedere le riunioni del Comitato di Dipartimento, che indirà, di norma, almeno due volte all'anno;
2) nominare il Vice Direttore, tra i direttori di struttura complessa afferenti il Dipartimento;
3) assicurare i rapporti con la Direzione Cura e Riabilitazione e le altre Direzioni di Area, i Direttori dei Distretti e degli Ospedali, i Direttori e i Coordinatori degli altri Dipartimenti aziendali; nei rapporti con le direzioni di ospedale e di distretto avrà cura di coinvolgere i Direttori di Struttura complessa delle Unità operative interessate;
4) verificare la corretta applicazione delle direttive tecnico-organizzative impartite;
5) recepire gli obiettivi aziendali ed elaborare, sentito il Comitato di dipartimento, i programmi annuali del Dipartimento e la loro declinazione alle strutture del dipartimento;
6) predisporre la relazione annuale consuntiva, analizzando e valutando i risultati raggiunti in relazione agli obiettivi assegnati, all'andamento dei bisogni della popolazione del bacino d'utenza di competenza e considerata la mobilità sanitaria;
7) presentare i piani di attività, il budget annuale e la relazione annuale consuntiva a tutto il personale del dipartimento in specifiche riunioni formali;
8) esaminare le proposte dei Direttori di Struttura complessa su consistenza e articolazione dell'organico delle singole UU OO;
9) elaborare il piano per la formazione continua e l'addestramento del personale, sentito il Comitato di Dipartimento e in collaborazione con il Servizio Formazione aziendale;

10) individuare tra il personale del Dipartimento referenti di settore per l'approfondimento tecnico-scientifico di problematiche rilevanti o lo sviluppo di progetti specifici;
11) esercitare il potere disciplinare nei riguardi del personale tecnico-sanitario nei limiti stabiliti dal Codice disciplinare aziendale;
12) organizzare l'attività libero-professionale intramurale secondo le direttive generali dell'Azienda e sentito il Comitato di Dipartimento;
13) promuovere la predisposizione e l'applicazione di protocolli diagnostico-terapeutici, anche a valenza interdipartimentale, avvalendosi se necessario di personale da lui delegato;
14) promuovere la cultura dell'innovazione, del miglioramento della qualità e della ricerca clinica, dell'aggiornamento professionale e di formazione continua;
15) proporre modifiche del presente regolamento al Direttore generale, sentito il Comitato di dipartimento;

quantitativa della dotazione organica del personale medico e tecnico-sanitario del Dipartimento e sui criteri di allocazione e utilizzazione delle risorse assegnate, sentito il Comitato di Dipartimento;
17) formulare alla Direzione Cura e Riabilitazione proposte sull'individuazione e la revisione degli incarichi di struttura semplice e di alta professionalità, sentito il Comitato di Dipartimento;
18) invitare in occasione di singole riunioni del Comitato di Dipartimento altri operatori dell'Azienda in relazione ai temi trattati.

Nell'ambito delle sue funzioni, il Direttore può avvalersi della collaborazione di operatori scelti tra i dipendenti del Dipartimento, in particolare per le attività di:
- pianificazione e controllo delle attività e delle risorse (budget);
- gestione della mobilità del personale;
- verifica e monitoraggio degli adempimenti di cui ai Decreti legislativi 626/94 e ss. mm. (sicurezza dei luoghi di lavoro), 230/95 (impiego delle radiazioni ionizzanti) e ss. mm. e 196/2003 (codice della privacy);
- utilizzo del sistema informatizzato di rilevazione delle prestazioni all'interno del Dipartimento:
- alimentazione dei flussi informativi finalizzati alla costruzione del sistema aziendale di *reporting*.

Il Direttore di Dipartimento, per la gestione del personale tecnico sanitario, infermieristico e amministrativo, si avvale di un Ufficio per la gestione del personale non dirigenziale.

Art. 6 Vice Direttore e Segretario del Comitato di Dipartimento
Il Vice Direttore è nominato dal Direttore di Dipartimento tra i direttori di struttura complessa, di concerto con il Comitato. I suoi compiti sono: a) sostituire il Direttore in caso di sua assenza o impedimento; b) coadiuvare il Direttore nelle funzioni di competenza.

Il Segretario del Comitato di Dipartimento è il componente più giovane del Comitato; cura la redazione del verbale delle riunioni del Comitato di Dipartimento e delle altre riunioni plenarie dipartimentali potendo avvalersi, per le attività di segreteria amministrativa e di tenuta della documentazione, del personale amministrativo a disposizione del Dipartimento.

Art. 7 Ufficio per la gestione del personale non dirigenziale
La responsabilità dell'Ufficio per la gestione del personale non dirigenziale è affidata a una posizione organizzativa nominata ai sensi di quanto previsto dal Contratto Collettivo Provinciale di Lavoro (CCPL) e dal contratto decentrato aziendale.

Sono assegnate all'Ufficio le seguenti funzioni:

1) coordinare e gestire, secondo le direttive del direttore del Dipartimento, il personale tecnico attraverso i collaboratori professionali sanitari delle unità operative di Radiologia di Ospedale e di Distretto;
2) coordinare e gestire, secondo le direttive del direttore del Dipartimento, il personale infermieristico e amministrativo, assegnato funzionalmente alle unità operative di Radiologia, integrandosi a tal fine con i Servizi Infermieristici e con i Servizi Amministrazione di Ospedale e di Distretto;
3) promuovere ed elaborare, su mandato del Direttore del Dipartimento, i protocolli di intervento tenuto conto delle linee guida di documentata efficacia adottate dal Dipartimento e delle programmazioni aziendali;
4) favorire, unitamente al Direttore di Dipartimento e secondo i suoi indirizzi, la realizzazione operativa dei protocolli nelle specifiche realtà di Ospedale e di Distretto attraverso l'integrazione con il Servizio Infermieristico e con la Direzione di Ospedale e di Distretto;
5) garantire l'applicazione dei protocolli operativi da parte del personale gestito, con particolare riferimento alle modalità e standard di intervento;
6) analizzare e comunicare al Direttore del Dipartimento i fabbisogni formativi del personale non dirigenziale ai fini della programmazione dell'attività di formazione;
7) definire modalità per l'inserimento del personale non dirigenziale di nuova assegnazione, promuovendo attraverso i collaboratori professionali sanitari delle unità operative afferenti al Dipartimento, l'acquisizione progressiva delle competenze specifiche;
8) collaborare con il Direttore di Dipartimento nella definizione e nella scelta delle attrezzature sanitarie, delle dotazioni strumentali e dei beni da assicurare alle singole unità operative e garantire attraverso linee guida operative l'ottimale e costante funzionalità del materiale in dotazione anche proponendo interventi di manutenzione periodica;
9) collaborare con il Direttore del Dipartimento per garantire un costante monitoraggio e controllo relativo alle liste d'attesa e alle prenotazioni delle prestazioni interfacciandosi con il centro unico di prenotazione;
10) collaborare con il Direttore del Dipartimento nel presidiare la corretta definizione e applicazione dei flussi informativi relativi al Dipartimento;

11) realizzare, unitamente al personale responsabile in ogni Unità Operativa e secondo gli indirizzi del Datore di Lavoro, i programmi di verifica e controllo della qualità e dei percorsi finalizzati alla prevenzione in tema di radioprotezione (D. Lgs. 230/95 e ss.mm.), in collaborazione con il Servizio di Fisica Sanitaria, nonché dei processi applicativi e di attuazione del D. Lgs 626/94 e ss.mm.;
12) collaborare con il Direttore del Dipartimento alla definizione dei processi di incentivazione del personale non dirigenziale relativi al Dipartimento.

Art. 8 Comitato di Dipartimento

Il Comitato di Dipartimento è organo consultivo del Direttore di dipartimento ed è composto da:

- i Direttori delle Strutture complesse che costituiscono il Dipartimento;
- il Responsabile dell'Ufficio per la gestione del personale non dirigenziale;
- un Tecnico Sanitario nominato dal Direttore Generale su proposta del Direttore di Dipartimento, individuato tra i TSRM (Tecnici Sanitari di Radiologia Medica) del dipartimento che rimane in carica per la durata del mandato del Direttore.

Qualora il Direttore di Dipartimento lo ritenga necessario, per consultazioni su specifici argomenti, può invitare alle riunioni altri operatori del Dipartimento o dell'Azienda, sentiti i rispettivi responsabili, nonché i dipendenti di altre strutture sanitarie, ovvero professionisti convenzionati e accreditati.

Il Comitato di Dipartimento si riunisce almeno due volte l'anno, su convocazione del Direttore di Dipartimento.

Art. 9 Funzioni del Comitato di Dipartimento

Il Comitato di Dipartimento:

- formula proposte e osservazioni sui programmi annuali del Dipartimento e sulla relazione annuale consuntiva del Direttore del Dipartimento, nonché sulle altre questioni sottoposte dal Direttore;
- collabora con il Direttore del Dipartimento per la definizione di iniziative o progetti a carattere programmatorio, sugli argomenti di cui all'art. 1 del presente Regolamento;
- collabora nell'attuazione dei programmi dipartimentali.

Costituiscono altresì compiti del Comitato di Dipartimento:

1) proporre iniziative di miglioramento sulle attività del dipartimento;
2) raccogliere le proposte degli operatori del dipartimento per lo sviluppo quali-quantitativo delle attività dipartimentali;
3) proporre al Direttore di Dipartimento regole e programmi di collaborazione, percorsi diagnostici e terapeutici, protocolli, linee guida;
4) formulare proposte al Direttore di Dipartimento sulla consistenza e qualità dell'organico, ivi comprese l'istituzione o la soppressione di articolazioni organizzative, e sui criteri di distribuzione del personale del Dipartimento;
5) formulare proposte al Direttore di Dipartimento per l'elaborazione dei criteri per il rinnovo, aggiornamento e migliore utilizzo delle attrezzature e apparecchiature, sulla base del budget assegnato;

6) formulare proposte al Direttore del Dipartimento per:
   - la formazione di gruppi di lavoro su temi di particolare rilevanza;
   - l'ottimizzazione dell'impiego del personale medico e tecnico-sanitario;
   - l'articolazione dei turni e degli orari in relazione alle esigenze complessive del Dipartimento, nel rispetto delle competenze delle singole unità operative e secondo le norme dei contratti di lavoro, del D. Lgs 502/92 e ss. mm., degli accordi provinciali e del regolamento aziendale;
   - la definizione dei criteri per l'erogazione delle prestazioni nei diversi regimi assistenziali, per la loro gestione integrata e per i conseguenti necessari rapporti con le strutture ospedaliere e territoriali;
   - la definizione dei programmi di formazione e di aggiornamento degli operatori del dipartimento, nonchè di ricerca, di verifica e revisione della qualità delle prestazioni;
7) elaborare proposte in ordine all'organizzazione dell'attività libero-professionale nel rispetto delle normative vigenti.

Art. 10 Riunioni del Comitato di Dipartimento
La partecipazione alle riunioni del Comitato di Dipartimento è considerata attività di servizio. La redazione dei verbali delle riunioni del Comitato, sottoscritti dai presenti, sarà curata dal Segretario di Dipartimento.

Art. 11 Informazioni periodiche al personale del Dipartimento
Il Direttore del Dipartimento presenta in riunione plenaria dipartimentale il piano annuale delle attività e la relazione annuale consuntiva e informa periodicamente il personale del dipartimento, nelle forme ritenute più opportune, sugli argomenti di interesse dipartimentale, in particolare in occasione dell'introduzione di rilevanti innovazioni organizzative o dell'adozione di linee guida.

Appendice 2

Estratto del documento HTA per l'organizzazione dell'attività di guardia medica radiologica sulle 24 ore presso un dipartimento strutturale verticale forte interospedaliero. (Da: Azienda Provinciale dei Servizi Sanitari della Provincia Autonoma di Trento - Dipartimento di Radiodiagnostica)

Premesse

Il Servizio Aziendale di Guardia Attiva Medica Radiologica si rende necessario al fine di garantire:

- l'esecuzione e la refertazione in tempo reale 24 ore al giorno, 7 giorni su 7 degli esami urgenti non differibili ed emergenti eseguiti con metodiche di radiologia convenzionale, ecografia, TAC, RM presso gli Ospedali di riferimento di Trento e Rovereto;
- l'esecuzione e la refertazione in tempo reale 24 ore al giorno, 7 giorni su 7 di esami TAC urgenti per patologia neurologica acuta traumatica e non, richiesti dai reparti di degenza e dal Pronto Soccorso presso tutte le strutture radiologiche aziendali dotate delle necessarie apparecchiature (Cles, Arco, Tione, Cavalese e Borgo Valsugana);
- la refertazione in tempo reale di alcune tipologie di esami radiologici urgenti eseguiti 24 ore al giorno, 7 giorni su 7, su richiesta dei reparti di degenza e del Pronto Soccorso degli Ospedali di Distretto, con tecnologie e secondo modalità organizzative innovative rispetto al vecchio sistema di Teleconsulto Radiologico d'Urgenza attivato nel 1999.

L'istituzione del Servizio Aziendale di Guardia Attiva Medica Radiologica non può avere lo scopo di assicurare l'esecuzione di esami ecografici urgenti richiesti dai reparti di degenza e dal Pronto Soccorso degli Ospedali di Distretto al di fuori delle fasce orarie definite presso le Strutture Radiologiche di ciascun ospedale.

Il Servizio è garantito grazie alla disponibilità:

- di apparecchiature che rendono disponibili in forma digitale le immagini diagnostiche, già presenti in tutte le UU.OO. di Radiodiagnostica dell'APSS;
- del nuovo RIS-PACS (*Radiological Information System - Picture Archiving and Communication System*), che rende fruibili in tempo reale le immagini diagnostiche digitali e le informazioni relative al paziente al quale esse si riferiscono presso qualsiasi struttura radiologica aziendale e, attraverso il SIO (Sistema Informativo Ospedaliero) e SYNAPSE (Sistema di gestione delle informazioni diagnostiche a disposizione dei clienti), presso i reparti di degenza senza alcuna perdita di informazioni rispetto all'originale.

Modalità organizzative dell'attività medica diagnostica in urgenza

- Il Servizio Aziendale di Guardia Attiva Medica Radiologica è coperto dai medici specialisti radiologi in turno di guardia sia presso la Radiodiagnostica dell'Ospedale di Trento che presso quella dell'Ospedale di Rovereto, con il supporto in pronta disponibilità dei medici residenti presso alcuni Ospedali di Distretto;
- i medici in guardia presso la Radiologia dell'Ospedale di Trento garantiscono di norma la copertura dell'urgenza 24 ore al giorno 7 giorni su 7 per gli Ospedali di Trento, Mezzolombardo e Villa Rosa di Pergine;
- i medici in guardia presso la Radiologia dell'Ospedale di Rovereto garantiscono di norma la copertura dell'urgenza per l'Ospedale di Rovereto 24 ore al giorno 7 giorni su 7 e per gli Ospedali di Distretto nelle fasce orarie non coperte dai medici residenti (vedi paragrafo successivo);
- dal lunedì al venerdì nella fascia oraria 8.00-16.00 la copertura dell'urgenza presso tutti gli Ospedali di Distretto è assicurata dai medici residenti. Inoltre presso l'Ospedale di Cles e presso l'Ospedale di Cavalese viene mantenuta la copertura dell'urgenza da parte dei medici residenti in pronta disponibilità sostitutiva della guardia nei giorni feriali dalle ore 16.00 alle ore 20.00 e al sabato e nei giorni festivi dalle ore 8.00 alle ore 20.00; presso l'Ospedale di Arco viene mantenuta la copertura dell'urgenza in pronta disponibilità sostitutiva della guardia al sabato e nei giorni festivi dalle ore 8.00 alle ore 20.00.

Si definiscono qui di seguito i criteri di accesso alle varie prestazioni diagnostiche in urgenza

Esami di Radiologia Convenzionale

Nelle fasce orarie al di fuori di quelle previste i medici in servizio di guardia attiva presso l'Ospedale di Rovereto assicurano agli Ospedali di Distretto la refertazione in tempo reale esclusivamente degli *esami radiologici convenzionali* che esigono la valutazione e la refertazione da parte del medico radiologo in reale regime di urgenza e/o emergenza, al fine di evitare l'intasamento del servizio; rientrano in questa tipologia:

- radiografie del cranio e del massiccio facciale per trauma;
- radiografie della colonna cervicale, dorsale e lombare per trauma;
- radiografie del torace per patologia traumatica o di particolare rilevanza clinica e radiografie del torace preoperatorie per interventi urgenti;
- radiografia diretta dell'addome per patologia acuta;
- radiografie di segmenti ossei che comportino dubbi diagnostici per il medico richiedente o lo specialista ortopedico consulente.

Tutti i restanti esami radiologici convenzionali eventualmente eseguiti in tali fasce orarie saranno refertati in differita secondo le disposizioni organizzative vigenti presso la Struttura Radiologica che li ha eseguiti.

Esami TAC

Nelle fasce orarie coperte dai medici radiologi in guardia attiva presso l'Ospedale di Rovereto possono essere eseguiti nelle Strutture Distrettuali soltanto *esami TAC urgenti o emergenti* dell'encefalo e della cerniera atlo-occipitale di ambito neurologico-neurochirurgico che non prevedano l'uso di mezzo di contrasto.

Tutti i restanti esami TAC, qualora richiesti dagli Ospedali di Distretto nelle fasce orarie non coperte dai medici radiologi residenti, possono essere eseguiti soltanto presso le strutture di riferimento, ovvero presso la Radiologia dell'Ospedale di Trento per gli Ospedali di Tione, Cles, Cavalese e Borgo Valsugana e presso la Radiologia dell'Ospedale di Rovereto per l'Ospedale di Arco.

Esami angiografici

I medici radiologi angiografisti assicurano la loro disponibilità ad accessi in urgenza presso l'Ospedale di Trento per *esami diagnostici vascolari* al di fuori del normale orario di lavoro. Non è di contro possibile assicurare di norma l'accesso in urgenza presso gli stessi Ospedali a prestazioni di Radiologia Interventionale sotto guida fluoroscopia o ecografica al di fuori del normale orario di lavoro.

Risk management

24

T. Scarabino, A. Lorusso, M. Schiavariello, A. Maggialetti

Indice dei contenuti

24.1 Introduzione

Il sistema sanitario è un sistema complesso in cui interagiscono molteplici fattori eterogenei e dinamici, quali pluralità delle prestazioni sanitarie, delle competenze specialistiche e dei ruoli professionali; fattori tecnico-sanitari ed economico-amministrativi; eterogeneità dei processi e dei risultati. Tutte queste variabili devono integrarsi e coordinarsi tra loro, per rispondere ai bisogni assistenziali del paziente e assicurargli la miglior cura possibile.

Come in altri sistemi complessi, anche in ambito sanitario possono verificarsi incidenti ed errori. Qualsiasi procedura medica infatti presenta dei rischi e i margini di errore sono molto ristretti. Inoltre, essendo l'errore una componente inevitabile della realtà umana, tutti possono sbagliare nonostante le migliori intenzioni, competenze e buona volontà, che comunque sono utili per essere realmente difendibili in caso di contenziosi.

Infine, se il paziente che si rivolge alla struttura sanitaria con una domanda di assistenza che migliori la sua condizione di salute riceve, al contrario, un danno dall'atto sanitario, si assiste al fallimento non solo della singola prestazione, ma dell'intero sistema che viene meno allo scopo per il quale è stato concepito.

Partendo da tali considerazioni, diventa fondamentale riconoscere che anche il sistema può sbagliare creando le circostanze per il verificarsi di errori. Se non è possibile eliminare completamente il fattore umano, il sistema deve favorire quelle condizioni lavorative ideali che da una parte riducano le probabilità di errore, dall'altra siano in grado di arginare le conseguenze che derivano da sbagli commessi.

In sanità esistono pertanto due approcci al problema:

- la prima possibilità si focalizza sull'operato umano come fonte di errore, attribuendo l'incidente a un comportamento aberrante. Il rimedio in tal caso è costituito dalla riduzione della variabilità inappropriata di tale comportamento. Lo sforzo di prevenzione dell'errore si concentra sul miglioramento della conoscenza e della formazione individuale;
- la seconda possibilità si focalizza sulle condizioni nelle quali accade l'errore, che è visto come il risultato di un fallimento del sistema, inteso come insieme di elementi umani, tecnologici e relazionali fortemente interconnessi, interattivi e finalizzati a un obiettivo comune. Il rimedio è indirizzato nei confronti dei problemi nascosti e profondi e della rimodellizzazione.

A quest'ultimo approccio dovrebbe tendere un sistema che voglia ridurre l'incidenza degli eventi avversi. La sua applicazione in ambito sanitario richiede un fondamentale cambio di paradigma: considerare l'errore come fonte di apprendimento per evitare il ripetersi di circostanze che hanno indotto a sbagliare. Promuovere la cultura dell'imparare dall'errore e non nasconderlo è infatti una strategia vincente e appagante.

24.2 *Risk management* e *clinical risk management*

Risk management significa letteralmente "gestione del rischio" dove per rischio si intende la probabilità di accadimento di tutti quegli eventi, intrinseci o estrinseci al paziente, che possono comportare perdite o danni per l'azienda e le persone coinvolte, modificando l'esito atteso del processo.

Per comprendere il *risk management* è necessario definire il concetto di:

- danno: alterazione, temporanea o permanente, di una parte del corpo o di una funzione fisica o psichica;
- errore: fallimento nella pianificazione e/o esecuzione di una sequenza di azioni che determina il mancato raggiungimento, non attribuibile al caso, dell'obiettivo desiderato;
- evento avverso: evento inatteso, prevenibile o non, correlato al processo assistenziale e che comporta un danno al paziente, non intenzionale e indesiderabile;
- evento evitato: errore che ha potenzialità di causare un evento avverso che non si verifica per caso fortuito o perché non ha conseguenze avverse per il paziente;
- evento sentinella: evento avverso di particolare gravità, potenzialmente indica-

tivo di un serio malfunzionamento del sistema, che può comportare morte o grave danno al paziente e che determina una perdita di fiducia dei cittadini nei confronti del servizio sanitario.

La possibilità che un paziente subisca un danno o disagio involontario, imputabile alle cure sanitarie, che causa un prolungamento del periodo di degenza, un peggioramento delle condizioni di salute o la morte, è definito rischio clinico.

Le politiche di gestione del rischio comprendenti l'insieme di processi, metodi e strumenti messi in atto per migliorare la qualità delle prestazioni sanitarie, per gestire i rischi in sanità e, quindi, volte sia alla prevenzione degli errori evitabili che al contenimento dei loro possibili effetti dannosi e alla garanzia della sicurezza dei pazienti, costituiscono il *clinical risk management*.

Nei sistemi complessi che richiedono elevato controllo dei rischi è necessario costruire una cultura del rischio e dei sistemi di prevenzione. In questi sistemi l'errore è contemplato come evento possibile e pertanto i processi e i possibili modi di errore sono sistematicamente oggetto di analisi e verifica. Indagare gli eventi avversi per identificare le cause che maggiormente vi hanno contribuito e imparare dagli errori può infatti evitare che un simile incidente si ripeta.

La cultura del biasimo e della colpevolizzazione dell'operatore direttamente coinvolto, che in realtà è solamente l'ultimo e più debole anello della catena degli accadimenti che hanno innescato l'errore e conseguentemente il danno, ha impedito fino a oggi di affrontare il problema degli eventi avversi prevedibili in ambito sanitario con la necessaria trasparenza culturale.

Originariamente, infatti, il *risk management* è stato caratterizzato da un'impostazione "difensiva" finalizzata a trasferire il rischio a terze parti, a evitare il rischio, a ridurre gli incidenti professionali e i danni al paziente e le ricadute economiche che ne derivano, ad accettare in parte o totalmente le conseguenze di un particolare rischio.

L'approccio moderno parte invece dal presupposto che ogni errore è la conseguenza di problemi che lo precedono e che questi problemi potrebbero rendersi manifesti ancora prima che si realizzi l'evento avverso.

Fino a oggi la maggior parte degli sforzi compiuti per ridurre gli errori si è concentrata sull'individuazione degli errori attivi, ovvero degli sbagli materiali che provocano immediate conseguenze, per lo più identificabili, spesso riconducibili a un'azione sbagliata commessa da un operatore (personale medico e infermieristico) o a un incidente.

Recentemente si è evidenziata l'importanza degli sbagli di origine organizzativa (per lo più dovuti a insufficienze organizzative gestionali del sistema), i cosiddetti *errori latenti*, che restano silenti nel sistema finchè un evento scatenante non li trasforma in *errori attivi*, causando danni più o meni gravi.

Non tutti gli errori latenti producono un errore attivo, né tutti gli sbagli provocano un danno. Infatti, perché il danno si verifichi devono sussistere condizioni tali da permettere all'errore di superare tutte le barriere di sicurezza tecniche e organizzative predisposte all'interno della struttura (prevenzione) e per recuperarne e contenerne gli effetti che ne derivano (protezione).

Esiste inoltre un inevitabile crossover tra responsabilità individuali e di sistema che contribuisce a incrementare il livello del rischio, motivo per cui è importante non focalizzarsi solo sulla performance individuale o di sistema.

24.3
Metodi e strumenti di *risk management*

Un *risk management* efficace deve identificare, analizzare, valutare, comunicare, eliminare e monitorare i rischi associati a qualsiasi attività o processo, in modo da rendere l'organizzazione capace di minimizzare le perdite e massimizzare le opportunità. Per tale scopo la gestione del rischio si deve articolare in una serie di azioni e attività quali:

- conoscenza e analisi dell'errore;
- individuazione e correzione delle cause di errore;
- monitoraggio delle misure messe in atto per la prevenzione dell'errore;
- implementazione e sostegno attivo delle soluzioni proposte.

Diversi sono i metodi e gli strumenti per l'analisi dell'errore e la gestione del rischio sviluppati negli ultimi anni a livello internazionale e introdotti in molte realtà sanitarie italiane. La finalità dei metodi di analisi è di individuare le insufficienze nel sistema che possono contribuire allo scatenarsi di un evento avverso e di individuare e progettare le idonee barriere protettive.

Nonostante l'obiettivo finale sia comune, essi possono seguire fondamentalmente due diversi approcci che non si escludono a vicenda:

- approccio proattivo: l'analisi parte dalla revisione dei processi e delle procedure esistenti, identificando nelle diverse fasi i punti di criticità;
- approccio reattivo: l'analisi parte da un evento avverso e ricostruisce a ritroso la sequenza di avvenimenti con lo scopo di identificare i fattori che hanno causato o contribuito al verificarsi dell'evento.

In un'organizzazione sanitaria dove si introducono processi per la gestione del rischio, possono essere utilizzati entrambi gli approcci.

Di seguito vengono proposti metodi e strumenti per identificare e analizzare il rischio al fine di implementare un sistema di promozione della sicurezza del paziente.

24.3.1
Strumenti per l'identificazione del rischio

Comprendono una serie di strumenti che costituiscono una componente essenziale di un programma per la sicurezza del paziente e sono rappresentati da sistemi di segnalazione (*reporting*), briefing sulla sicurezza (riunione per la sicurezza), *safety walkaround* (giri per la sicurezza), *focus group*, revisione di cartelle cliniche, screening, osservazione.

Il *sistema di reporting* è una modalità strutturata per la raccolta di informazioni relative al verificarsi di eventi avversi. La modalità di segnalazione avviene tramite formato prefissato o testo libero, inviato con mail, telefono o su web, mettendo in atto le opportune forme di tutela della riservatezza della segnalazione. Lo scopo è di disporre di informazioni sulla natura degli eventi e sulle relative cause, per poter apprendere e intervenire con le appropriate misure preventive e, più in generale, per diffondere le conoscenze e favorire la ricerca specifica nelle aree a maggiore criticità. Tali sistemi si dividono in due categorie:

1. sistemi *learning* di apprendimento (di solito volontari, disegnati per garantire un continuo miglioramento della qualità delle cure);
2. sistemi *accountability* di responsabilizzazione (obbligatori, basati sul principio della responsabilità, spesso limitati a una lista di eventi predefinita).

Il *briefing sulla sicurezza* è un metodo semplice e facile da usare, che consente di creare un ambiente in cui la sicurezza del paziente viene vista come una priorità, in un clima che stimoli la condivisione di informazioni circa le situazioni di rischio. Consiste in un breve confronto, una discussione colloquiale, ma strutturata, riguardante i potenziali rischi per il paziente presenti nelle unità operative. La ricaduta immediata è la maggiore responsabilizzazione nei comportamenti individuali, la superiore attenzione alla sicurezza dei pazienti, il miglioramento del clima lavorativo, il potenziamento del lavoro di squadra.

Il metodo *safety walkaround* consiste in visite che i referenti della sicurezza, con mandato della direzione, effettuano nelle unità operative per identificare con il personale i problemi. In tali incontri si cerca di raccogliere e stimolare le segnalazioni del personale per quanto riguarda situazioni di danno o rischio. Tale modalità ha il vantaggio di essere a basso costo, consente di identificare i rischi e i cambiamenti necessari nel contesto specifico, non richiede personale, strutture o infrastrutture.

Il *focus group* consiste in una discussione effettuata sia con singole figure professionali che con equipe, pazienti, familiari e altri *stakeholder*. Tale metodologia serve a identificare tutti gli aspetti di un problema partendo dalle esperienze e dalle percezioni delle persone che sono entrate in contatto con il sistema stesso.

La *revisione delle cartelle cliniche*, pietra miliare negli studi sugli errori in sanità, rappresenta il metodo più impiegato per la valutazione di qualità. Permette, in particolare, indagini sui processi decisionali e osservazioni di esito, analizzando l'aderenza a linee guida e protocolli. Le cartelle cliniche sono utili per indagini preliminari, fornendo informazioni contestuali molto limitate. Mentre infatti gli eventi avversi gravi sono quasi sempre riportati, gli errori e le condizioni sottostanti non lo sono mai. Altre limitazioni di questa tecnica sono il costo elevato, la necessità di una preparazione omogenea dei rilevatori, l'allestimento di griglie di lettura.

Lo *screening* ha lo scopo di identificare possibili eventi avversi utilizzando i dati disponibili nei sistemi sanitari (banca dati, archivi cartacei).

L'*osservazione* per scoprire errori è una metodologia che va utilizzata in modo mirato e limitata nel tempo. Si avvale di un osservatore esterno ed esperto, chiamato a rilevare la discordanza tra il processo assistenziale messo in atto e gli standard attesi. Il metodo, che viene usato prevalentemente per rilevare errori in terapia, richiede molto lavoro e quindi ha costi elevati, tuttavia offre informazioni molto ricche che facilitano la comprensione non solo rispetto all'accaduto, ma anche sul processo e sulle dinamiche che portano all'evento.

24.3.2 Strumenti di analisi del rischio

Un programma di gestione del rischio clinico utilizza diverse tipologie di strumenti per l'analisi del rischio, analizzando gli eventi, quando occorsi, con metodi di tipo reattivo o dei processi per prevenire gli accadimenti con modalità di tipo proattivo.

Molti sono i metodi utilizzabili per la valutazione della qualità e sicurezza delle cure, ma se l'obiettivo è realizzare un processo sanitario sicuro, l'approccio proattivo è da preferire a quello reattivo. Alla prima categoria di strumenti appartengono la *Root Cause Analysis* (RCA), alla seconda la *Failure Mode and Effect Critically Analysis* (FMECA).

La RCA consiste in un'analisi retrospettiva che consente di comprendere cosa, come e perché è accaduto un evento. In tal modo si migliora la qualità, si aiutano gli individui e l'organizzazione sanitaria in tutti i suoi ambiti a identificare le cause e i fattori contribuenti correlati a un evento avverso e, sulla base dei risultati, si sviluppano progetti di miglioramento.

Requisiti essenziali della RCA sono la costituzione di un gruppo interdisciplinare in cui devono essere inseriti esperti della materia, coloro che sono stati coinvolti nell'evento, in cui si devono garantire l'imparzialità nell'evidenziare potenziali conflitti di interesse, la partecipazione della direzione e di tutti gli interessati al processo e la riservatezza.

Un importante aspetto del processo è capire come i vari fattori contribuenti siano correlati l'uno all'altro. A tale fine vengono utilizzati alcuni diagrammi chiamati di causa-effetto o dei fattori contribuenti, quali quello di Ishikawa (a spina di pesce) e il diagramma ad albero, per visualizzare graficamente le relazioni. Quindi, a seguito della discussione di tutte le cause potenziali, vi è lo sviluppo di enunciati causali da cui far originare raccomandazioni e azioni; successivamente, vi è l'individuazione da parte del gruppo delle azioni che prevengono o riducono la probabilità che lo stesso evento si ripeta. A conclusione della RCA, il gruppo elabora un documento finale contenente le informazioni raccolte nella fase istruttoria, la ricognizione bibliografica, l'analisi e i relativi strumenti e le indicazioni per il miglioramento. Dalle azioni intraprese dall'organizzazione in risposta alle raccomandazioni del gruppo dipende il successo finale di qualsiasi processo RCA.

La FMEA (*Failure Mode and Effect Analysis*) è un metodo di analisi delle modalità di guasto e degli effetti utilizzato per identificare la vulnerabilità dei processi con approccio proattivo, per poi quindi ridisegnarli. L'obiettivo del suo utilizzo nei sistemi sanitari è quello di evitare gli eventi avversi che potrebbero causare danni ai pazienti, ai familiari, agli operatori. Si basa sull'analisi sistematica di un processo, eseguita da un gruppo multidisciplinare composto da operatori ed esperti, per identificare le modalità del possibile insuccesso, il perché degli effetti che ne potrebbero conseguire e cosa potrebbe rendere più sicuro il processo o progetto.

L'analisi effettuata è di tipo quantitativo (valutazione della probabilità di errore) e qualitativo (calcolo della gravità delle sue conseguenze). Per effettuare la "stima del rischio", si analizzano le modalità di accadimento di errore o guasto (*failure mode*) e i loro effetti (*failure effect*).

L'analisi dell'intero processo permette dunque di identificare le aree di un processo con priorità di intervento.

Un tipo di FMEA è la FMECA che considera ogni possibile insufficienza e le criticità che devono essere risolte per compensare gli effetti.

24.4
Errori ed eventi avversi in radiologia

La radiologia ha peculiarità gestionali e operative inquadrabili come sistema e, pertanto, sovrapponibili ad analisi e verifiche ai fini della ricerca degli errori e della loro correzione mediante procedure idonee.

Le cause di rischi/errori in radiologia sono multifattoriali e frequentemente combinate tra loro. Di solito alla base di un rischio/errore vi sono problemi:
- tecnici (nel 10-30% dei casi di istanze di *malpractice*);
- di percezione (alterazione patologica visibile ma non vista all'atto della refertazione; variabilità inter- e intra-osservatori);
- di conoscenza (in aumento in rapporto al recente sempre più rapido progresso tecnologico);
- di valutazione e di giudizio (diagnosi radiologica di solito presuntiva e non istologica);
- di comunicazione (esame radiologico al paziente sbagliato, esame errato al paziente giusto, ritardo di diagnosi per consegna dei radiogrammi prima della refertazione ecc.);
- problemi legati a procedure di radiologia interventistica.

L'errore può essere compiuto in qualsiasi momento del percorso dell'atto clinico-diagnostico, dalla richiesta di esame radiologico alla prestazione professionale specialistica con finalità diagnostiche e/o terapeutiche. Pertanto possiamo distinguere errori:
- del medico prescrivente (mancanza del quesito o delle informazioni cliniche, indagine incongrua rispetto al quesito clinico, indagine inesistente, mancato rispetto delle linee guida);
- amministrativi (anagrafica errata);
- tecnici (errore di lateralità, incompleta documentazione delle regioni anatomiche, attribuzione di immagini ad altro paziente, studio incompleto, indebita esposizione a radiazioni ionizzanti specie in età pediatrica);
- del medico radiologo (mancata verifica anagrafica, errore di esecuzione, inadeguatezza delle immagini acquisite, mancato riconoscimento di patologia, errore di diagnosi, mancata richiesta di approfondimento diagnostico o di controllo evolutivo, referto poco chiaro o descrittivo, ritardi di diagnosi).

In base al livello del processo diagnostico-terapeutico gli errori possono essere identificati in fase:
- pre-indagine/procedura;
- indagine/procedura;
- post-indagine/procedura.

A ogni momento o livello del processo possono essere individuati rischi così come in ogni stadio può manifestarsi un incidente avverso.

Gli errori possono essere distinti in base alla gravità in:
- lievi (che non modificano il decorso clinico o la terapia ma possono però diventare gravi);
- medi (che influiscono sul decorso della malattia, ma che non modificano la prognosi);
- gravi (che mettono in pericolo la vita/salute del paziente).

Dai dati della letteratura, negli Stati Uniti gli errori in radiologia si riscontrano giornalmente in circa il 4% delle interpretazioni radiologiche. Fortunatamente molti di questi errori non raggiungono il livello di negligenza (sono infatti di poco conto e non creano particolari problemi); molti vengono rilevati e corretti nel corso del percorso diagnostico/terapeutico; solo una minima parte viene considerata *malpractice* e portata in giudizio.

Nonostante ciò si assiste comunque a un aumento degli errori/denunce per maggiore complessità clinica dei pazienti, aumento delle conoscenze cliniche, medicina preventiva/screening, errata/insufficiente comunicazione, superficialità del radiologo, mancata indicazione di ulteriori accertamenti (medicina difensiva/aumento costi sanitari).

Gli eventi avversi sono frequenti soprattutto in TC o RM (in rapporto rispettivamente all'uso di mezzo di contrasto con possibili reazioni allergiche o all'attrazione magnetica di oggetti metallici) o in procedure vascolari interventistiche.

Accanto al rischio clinico radiologico, vi sono anche:
- il rischio tecnologico (utilizzo di apparecchiature non rispondenti ai requisiti di legge, piani di manutenzione inadeguati);
- il rischio organizzativo (disagi all'utente o al personale, insoddisfazione del paziente per le lunghe liste di attesa o per il comportamento del personale, errori burocratici per attribuzione errata di esame o di nome del paziente o smarrimento di un esame, errori per mancata comunicazione e coinvolgimento di paziente e familiari nei processi decisionali);
- il rischio ambientale e strutturale (ridotto comfort, scarsa igiene, spazi inadeguati, barriere architettoniche).

Alla luce della varietà della tipologia del rischio è pertanto fondamentale mettere in atto azioni preventive/correttive su diverse aree critiche e, in particolare, su:
- risorse umane;
- risorse tecnologiche;
- formazione;
- gestione dell'errore;
- comunicazione.

24.4.1
Risorse umane

L'eccessivo carico di lavoro, accanto all'aumento della complessità degli esami e delle patologie in studio, favorisce l'errore ed è pertanto una delle cause critiche nel management del rischio in radiologia. Deve quindi essere contenuto a un livello in cui la stanchezza non influisca.

È necessaria l'adeguatezza del numero di radiologi, commisurata all'attività lavorativa e alla dotazione organica, come anche essenziale risulta il ruolo del *team work* dato (lavorare in gruppo può ridurre gli errori).

A tal proposito sono fondamentali gli interventi da parte delle direzioni aziendali per adeguare gli standard proposti dalle società scientifiche e incrementare la forza lavoro; dei dipartimenti per riconoscere il livello di rischio da eccessivo carico di lavoro e sviluppare piani di ottimizzazione nell'uso delle risorse umane; dei medici radiologi per riconoscere il limite della stanchezza e ottimizzare il rapporto tra tempo/lavoro e singolo esame.

24.4.2 Risorse tecnologiche

In tale ambito importanti criticità che possono determinare eventi avversi sono il funzionamento non conforme all'installazione, l'utilizzo non corretto e in condizioni non appropriate, l'alterato rischio/beneficio di dose erogata, l'obsolescenza (particolarmente alta in Italia), la mancata o inadeguata manutenzione delle apparecchiature. A quest'ultimo proposito è essenziale la gestione corretta ed efficace della manutenzione delle apparecchiature, la cui attività sta evolvendo da una concezione di pura operatività (con cioè il ripristino delle apparecchiature non funzionanti) verso una vera e propria funzione manageriale, volta alla riduzione dei rischi connessi all'uso di dispositivi medici, alla diminuzione dei tempi di inutilizzo, alla prevenzione dei guasti e alla garanzia della qualità delle prestazioni erogate. In tal modo si ottimizza la durata fisiologica del bene contribuendo al miglioramento continuo del percorso assistenziale del paziente, del cui iter diagnostico-terapeutico la tecnologia costituisce un fattore fondamentale.

Anche in tal caso sono essenziali gli interventi da parte delle direzioni generali per concordare programmi di sostituzione delle attrezzature e sviluppare una strategia per l'introduzione di nuove tecniche e tecnologie; dei dipartimenti per definire l'accettabilità della vita delle apparecchiature sulla base delle indicazioni delle società scientifiche e monitorare le perfomance diagnostiche della strumentazione; dei medici radiologi per garantire l'uso corretto delle apparecchiature, valutare il rischio della riduzione delle capacità legate al loro invecchiamento, valutarne il non utilizzo in caso di rischio per il paziente.

24.4.3 Formazione

La formazione adeguata rappresenta un aspetto cardine nella gestione del rischio e un tassello essenziale per mantenere sempre alta la performance individuale e, quindi, la specifica competenza dell'operatore. Il costo umano e finanziario di un evento avverso determinato da inappropriato/non completo training non è infatti commisurabile a quello di un corretto, completo e appropriato addestramento. Questo aspetto deve riguardare sia i radiologi neoassunti che quelli formati che intraprendono training su nuove tecniche.

Per tale scopo sono necessari gli interventi da parte delle direzioni aziendali per consentire tempi accettabili per la formazione dei nuovi assunti e per l'acquisizione delle nuove competenze; dei dipartimenti per investire su risorse umane e tecnologiche, stabilire processi di audit al fine di garantire che non vi siano curve di apprendimento inadeguate; dei medici radiologi per confrontare e valutare i risultati con i colleghi, aderire a programmi di *critical incident reporting*.

24.4.4
Gestione dell'errore

La cultura della gestione dell'errore prevede l'analisi mediante l'utilizzo sistematico di *critical incident reporting* che è una modalità standardizzata di segnalazione di tutti gli eventi indesiderati, finalizzata a rilevare le criticità del sistema, di alcune procedure o dell'organizzazione per apprendere e migliorare da esso e per prevenire eventi avversi.

Attualmente in Italia vi è una difficoltà nell'attuare un sistema di *reporting* degli errori radiologici e una carenza di cultura in campo medico nell'effettuare un rapporto corretto attestato dalla scarsa visibilità degli errori che, nella maggior parte dei casi, non vengono segnalati dal professionista frenato dal timore di essere giudicato negativamente dai colleghi e dalle ripercussioni medico-legali. Per promuovere un cambiamento culturale utile all'avvio di un sistema di corretto *reporting*, è fondamentale una leadership forte che individui come prioritario l'obiettivo di garantire la sicurezza delle prestazioni sanitarie per il paziente. In tal senso risultano necessari gli interventi da parte delle direzioni aziendali per sostenere il processo introducendo regolamenti e incentivi; dei dipartimenti per stabilire regole precise di *critical incident reporting*; dei medici radiologi per familiarizzare con le procedure e per attuare segnalazioni tempestive.

24.4.5
Comunicazione

Una buona comunicazione è essenziale per l'ottimale gestione del rischio clinico e, più in generale, per l'attuazione delle politiche di *clinical governance*. La comunicazione, in particolare, ha un ruolo significativo in tutti gli ambiti della promozione della sicurezza per i pazienti, in quanto aumenta efficacia, efficienza e produttività dell'organizzazione. Se non appropriata, non completa e non trasmessa nei tempi e nei modi opportuni, comporta l'aumento di insorgenza di fattori di rischio. La comunicazione deve riguardare tutti gli attori coinvolti e deve quindi avvenire tra radiologi, tra radiologi e altre figure professionali della struttura, tra radiologi e clinici (comunicazione interna), tra i radiologi e pazienti e/o le loro famiglie, tra radiologi e opinione pubblica (comunicazione esterna).

- *Comunicazione interna.* È utile per la definizione di standard diagnostici e operativi, per la condivisione di linee guida e di percorsi clinico-assistenziali. Per tale scopo è indispensabile identificare adeguati spazi temporali per una comunicazione formale e strutturata, che si affianchino ai quotidiani ed estemporanei colloqui e scambi di informazioni tra colleghi radiologi. Tali incontri devono essere vere opportunità per un interscambio di opinioni, per una migliore collaborazione in caso di evento avverso, per una maggiore credibilità quando si discute e per ottenere informazioni che possono migliorare le decisioni sulla procedura: il tutto per una riduzione di eventuali contenziosi.
- *Comunicazione con il paziente e i familiari.* L'informazione e il consenso sono uno dei cardini del *risk management*. Bisogna infatti dedicare più tempo con il paziente per l'anamnesi, per consultare la cartella clinica (spesso con scarse

informazioni cliniche), per avere disponibilità delle documentazioni precedenti. Il consenso informato non è una semplice firma apposta dal paziente su un prestampato. È un momento di prioritaria rilevanza, tale da coinvolgere appieno le capacità di comunicazione del medico e finalizzato a ottenere la partecipazione consapevole e ponderata del paziente sui rischi e benefici di una procedura. L'obiettivo sta, non solo nell'ottenere un consenso giuridicamente valido, ma nell'utilizzare tale momento per conquistare la massima fiducia e creare un feeling con il paziente e con i familiari. Questo comportamento, deontologicamente di notevole spessore culturale e professionale, ha probabilità non trascurabili di ridurre eventuali pulsioni rivendicative.

- *Comunicazione esterna.* Riconoscere, valorizzare e dare visibilità positiva e di trasparenza alle strutture sanitarie che si impegnano nel miglioramento della sicurezza dei pazienti possono essere utili per sviluppare il rapporto di fiducia con i cittadini, che appare sempre più minacciato, e per contrastare la comunicazione di massa centrata sul concetto negativo di "malasanità".

24.5 Ruolo delle istituzioni

L'impegno per la promozione della sicurezza del paziente deve interessare a vario titolo e con diversa responsabilità tutti i soggetti del sistema salute e, in particolare, tutti coloro che vengono in contatto direttamente o indirettamente con il paziente, comprese quindi le strutture governative o del SSN coinvolte nella gestione della salute della popolazione.

A livello istituzionale l'attività di gestione del rischio clinico viene infatti sviluppata a tutti i livelli di programmazione e controllo sanitario: nazionale, regionale, aziendale e di singole strutture operative.

24.5.1 Ministero della Salute

Nel 2003 è stata istituita una commissione tecnica al fine di conoscere lo stato di implementazione del sistema di gestione del rischio clinico nelle aziende sanitarie. Successivamente sono stati elaborati dei sistemi di segnalazione degli eventi avversi, raccomandazioni per la prevenzione e la gestione degli stessi.

24.5.2 Regioni

Alcune di esse hanno incluso questo tema negli indirizzi di programmazione e si sono dotate di specifici piani attuativi.

24.5.3
Aziende sanitarie

A livello di singole aziende sono state costituite unità di gestione del rischio clinico, gruppi interdisciplinari e multiprofessionali preposti al coordinamento delle attività di identificazione del rischio clinico e all'analisi e programmazione di interventi migliorativi.

In tale ambito, bisogna ricordare il tema della gestione dei rischi di responsabilità civile emerso con forza negli ultimi anni, a motivo della crescente difficoltà delle aziende nel trovare assicuratori disposti a finanziare i rischi attraverso una stipula di appropriate polizze, i cui prezzi peraltro sono cresciuti enormemente e le cui garanzie si sono sempre più ridotte.

In passato quasi tutte le aziende ospedaliere hanno adottato un approccio strettamente amministrativo al problema del rischio, limitandosi all'acquisto della polizza assicurativa come strumento per salvaguardare il patrimonio dell'azienda contro perdite che possono colpirla nell'esercizio della propria attività.

Attualmente, invece, le aziende non possono più limitarsi a trasferire all'esterno la gestione dei propri rischi, ma devono intraprendere un percorso culturale e organizzativo che consenta loro un controllo diretto, attivando appunto una funzione di *risk management*.

L'introduzione del *risk management* nell'azienda sanitaria rappresenta quindi la strada per consentire sia di prevenire e gestire gli eventi oggi non più assicurabili, sia di definire i più efficaci ed economici strumenti e livelli di finanziamento dei rischi.

24.5.4
Società scientifiche

Alcune società scientifiche hanno elaborato proprie politiche e strategie per la diffusione di conoscenze e di strumenti e hanno avviato interventi formativi.

A tal proposito, se è vero che molto cammino rimane da percorrere per raggiungere l'obiettivo di controllare e ridurre i rischi in ogni settore di diagnostica e/o procedure terapeutiche invasive, l'adozione di adeguati protocolli di analisi di ogni singolo processo può rappresentare un punto di partenza utile sia di per sé, che per la possibilità di confronti tra strutture diverse e di stimolo al miglioramento continuo.

24.6
Conclusioni

Il *risk management* in sanità rappresenta l'insieme di varie azioni complesse messe in atto per migliorare la qualità delle prestazioni sanitarie e garantire la sicurezza del paziente.

In particolare, con la gestione del rischio bisogna identificare, analizzare, valutare gli errori che possono generare eventi avversi e imparare da essi minimizzando il rischio. Per ridurre gli errori non bisogna agire in termini punitivi sui dipendenti (fattore umano), ma cercare soluzioni nel sistema e nella sua organizzazione (fattori tecnologico, organizzativo-gestionale, di comunicazione) coinvolgendo vari livelli istituzionali garanti dell'assistenza sanitaria (Ministero della Salute, Regioni, aziende sanitarie, società scientifiche).

Una volta valutato il rischio in un dato contesto, occorre preparare risposte adeguate, sviluppare delle strategie per governarlo, rendere quindi operativa la strategia di intervento e controllare quanto messo in atto.

Il *risk management*, perché sia efficace, deve interessare tutte le aree in cui l'errore si può manifestare durante il processo clinico-assistenziale del paziente: solo una gestione integrata del rischio può portare a cambiamenti nella pratica clinica, promuovere la crescita di una cultura della salute più attenta e vicina al paziente e agli operatori, contribuire indirettamente a una diminuzione dei costi delle prestazioni e, infine, favorire la destinazione di risorse su interventi tesi a sviluppare organizzazioni e strutture sanitarie sicure ed efficienti.

In definitiva, in radiologia il *risk management* non è un argomento che il radiologo può ignorare. Perché un sistema di *risk management* in radiologia funzioni effettivamente è necessario, quindi, un coinvolgimento diretto dei radiologi che devono appropriarsi delle tecniche per incrementare la sicurezza e la qualità e la *satisfation* del radiologo clinico e del paziente, assicurare una maggiore serenità operativa, promuovere la gestione corretta del contenzioso salvaguardando le finalità dell'organizzazione sanitaria e tutelando i pazienti, ma anche i medici sempre più coinvolti in contenziosi legali.

Per saperne di più

- Braccini G, David V (2008) Organizzazione e gestione dei servizi di radiologia. Radiol Med Suppl. Vol. 113, Springer, Milano
- Berlin L (2007) Radiologic errors and malpractice: a blurry distinction. AJR Am J Roentgenol 189:517-522
- Fitzgerald R (2001) Error in radiology. Clin Radiol 52:938-946
- www.managementinradiologia.org. Ultimo accesso: febbraio 2010
- www.ministerosalute.it. Ultimo accesso: febbraio 2010

- Ministero della Salute. Sicurezza dei pazienti e gestione del rischio clinico. In: Manuale per la formazione degli operatori sanitari. Biblioteca la Professione
- Ministero del Lavoro, della Salute e delle Politiche Sociali (2009) Raccomandazioni per la prevenzione degli eventi avversi conseguenti al malfunzionamento dei dispositivi medici/apparecchi elettromedicali

---

- Decreto del Ministero della Salute 5 marzo 2003. Risk management in Sanità. Commissione tecnica sul rischio clinico
- Decreto legislativo 9 aprile 2008, n. 81. Attuazione dell'articolo 1 della legge 3 agosto 2007, n. 123, in materia di tutela della salute e della sicurezza nei luoghi di lavoro. GU 30 aprile 2008, n. 101

Tecnico di radiologia medica: ruolo e funzioni

25

P. Colasuonno, G. Ax

Indice dei contenuti

25.1 Introduzione

Parlare oggi del ruolo del Tecnico Sanitario di Radiologia Medica (TSRM) nell'organizzazione del Servizio delle Professioni Sanitarie (SPS) non può prescindere dal considerare l'evoluzione legislativa susseguitasi nel tempo che ha cambiato "quest'arte ausiliaria" in professione sanitaria, tramite il combinato disposto delle Leggi 42/99, 251/00 e 43/2006 relative al privilegiare i titoli necessari e abilitanti all'esercizio della professione preferiti ai percorsi di carriera culturalmente accettati fino a qualche decennio fa, che ne determinano l'evoluzione organizzativa.

Ciò significa per ogni azienda la necessità di definire e sperimentare un quadro organizzativo più stabile ed efficace per l'area delle professioni sanitarie, attraverso soluzioni ponte in grado di rappresentare la struttura operativa, non mortificando gli operatori "attori" del cambiamento.

È ragionevole definire un assetto transitorio e, nel contempo, salvaguardare i principi generali della normativa nazionale succitata, armonizzando la stessa con principi di unitarietà, integrazione e coesione tra le professionalità presenti, senza

Management in radiologia. Alessandro Carriero, Maurizio Centonze, Tommaso Scarabino (a cura di)

discriminarle, e trovare insieme una valorizzazione che, arricchendo la capacità dell'azienda nel fare sistema, possa prendersi cura dei cittadini e dei suoi problemi di salute, obiettivo primario del Servizio Sanitario Nazionale (SSN) e, quindi, di quello Regionale.

La non conoscenza della normativa, oltre a rendere obsolete le prassi fin qui adottate, ingenera confusione nei ruoli, rendendo problematico il processo di revisione e trasformazione dell'organizzazione del lavoro.

25.2 Stato giuridico: da arte ausiliaria sanitaria a professione sanitaria

La Legge 1103/65 regolamentava l'attività di TSRM, che la inquadrava tra le "arti ausiliarie sanitarie" già previste nella Legge 1264/27 e nel relativo regolamento inserito nel Regio Decreto 1334/1928. In più viene sancito che:

- il Ministero della Sanità vigili sulla sua attività e sulla sua formazione professionale (art. 1);
- sia necessario un diploma abilitante, rilasciato dalle scuole autorizzate dal Ministero (art. 3), che ne disciplina le norme attuative (artt. 4 e 10);
- si identifichino in modo chiaro le mansioni (art. 11);
- sia previsto l'obbligo d'iscrizione all'Albo professionale Provinciale, senza la quale non è possibile esercitare la professione né nei gabinetti radiologici privati nè in enti pubblici e/o convenzionati;
- l'esercizio abusivo dell'attività sia sanzionato (artt. 16 e 17).

L'inquadramento del TSRM viene ufficializzato con la Legge 944/67 e successiva circolare del Ministero della Sanità 71/69, che impone a tutte le piante organiche delle amministrazioni pubbliche, ospedaliere, universitarie e altre istituzioni riconosciute di legge, la presenza del TSRM.

Il Decreto del Presidente della Repubblica 128/69, che ha per oggetto "l'Ordinamento interno dei Servizi Ospedalieri" (art. 15), nell'inquadramento generale del servizio di radiologia riguardo le piante organiche prevede un adeguato numero di TSRM.

La Legge 965/70, a oggetto "Inquadramento del personale tecnico di radiologia", regolamenta i vari operatori in funzione dell'intervenuta normativa.

La circolare del Ministero della Sanità 30/71 chiarisce ulteriormente sull'inquadramento e sul ruolo organico dei TSRM in merito alla succitata legge.

Il Decreto del Presidente della Repubblica 761/79 ("Stato giuridico del personale delle Unità Sanitarie Locali - USL"), nell'allegato 1 relativo alla "ripartizione dei ruoli", nel ruolo sanitario prevede la tabella L: personale tecnico sanitario, quadro 1° profilo professionale: operatore professionale di 1ª categoria.

Le posizioni funzionali previste sono:

- operatore professionale coordinatore;
- operatore professionale collaboratore.

Si definiscono in tal modo le figure professionali di capo tecnico (oggi coordinatore area di comparto in possesso di master e laurea triennale) e del TSRM (oggi con laurea triennale).

La figura del TSRM è modificata profondamente con la Legge 25/83 a oggetto "Modifiche ed integrazioni alla legge n. 1103/65 e al DPR n. 680/68", sulla regolamentazione giuridica dell'esercizio dell'attività di TSRM.

Essa trasforma l'arte ausiliaria sanitaria del TSRM (Legge 1103/65) "in professione di TSRM", con gli artt. 4 e 8 che sostituiscono integralmente e rispettivamente i precedenti artt. 11 e 24 specificando i compiti:

- art. 4: i TSRM, ovunque operanti, collaborano direttamente con il medico radiodiagnosta, radio-terapista e nucleare per lo svolgimento di tutte le attività collegate con l'utilizzazione delle radiazioni ionizzanti, sia artificiali che naturali, delle energie termiche e ultrasoniche, nonché di risonanza magnetica, aventi finalità diagnostiche, terapeutiche, scientifiche e didattiche;
- art. 8: i TSRM sono autorizzati a effettuare direttamente, su prescrizione medica, anche in assenza del medico radiologo, i radiogrammi relativi agli esami radiologici dell'apparato scheletrico, del torace e dell'addome, senza mezzi di contrasto, secondo le indicazioni di carattere generale preventivamente definite dal medico radiologo, sia nel servizio centralizzato che nelle strutture decentrate.

Il Decreto del Presidente della Repubblica 821/84 a oggetto "Attribuzioni del personale non medico addetto ai presidi, servizi ed uffici dell'USL" introduce tre figure e apporta ulteriori approfondimenti dei compiti:

1. art. 19: l'operatore professionale dirigente con "funzioni didattico-organizzative";
2. art. 23: l'operatore professionale coordinatore che "svolge le attività attinenti la sua competenza professionale. Coordina l'attività del personale nella posizione funzionale di collaboratore, a livello di unità funzionale predispone i piani di lavoro nell'ambito delle direttive impartite dal responsabile o dei responsabili delle unità operative, nel rispetto dell'autonomia operativa del personale stesso e delle esigenze del lavoro di gruppo. Svolge attività di didattica nonché attività finalizzate alla propria formazione. Ha la responsabilità professionale dei propri compiti limitatamente alle prestazioni e funzioni che per la normativa vigente è tenuto ad attuare";
3. art. 24: l'operatore professionale collaboratore che "nel rispetto di quanto stabilito nel precedente articolo nell'ambito dell'unità operativa cui è assegnato, partecipa alla formazione dei piani di lavoro e di intervento". Secondo le direttive ricevute svolge le funzioni di specifica competenza attinenti al proprio titolo professionale, assicurando gli interventi previsti dai piani di lavoro. Svolge attività di didattica e altre finalizzate alla propria formazione. Ha la responsabilità professionale dei propri compiti limitatamente alle prestazioni e alle funzioni che per normativa vigente è tenuto ad attuare.

Il Decreto del Presidente della Repubblica 746/94 regola nuovamente il profilo definendo che il TSRM è l'operatore sanitario abilitato a svolgere in via autonoma o in collaborazione con altre figure sanitarie, su prescrizione medica tutti gli interventi che richiedono l'uso di sorgenti ionizzanti, sia artificiali che naturali, di energie termiche, ultrasoniche, di risonanza magnetica nucleare, nonché gli interventi per la protezionistica fisica o dosimetria.

La Legge 42/99 in via definitiva sancisce il superamento del mansionario per il TSRM. La formula che sostituisce il mansionario è quanto mai dinamica, introducendo tre criteri positivi e un limite per individuare l'esercizio professionale:

- i contenuti del decreto del profilo professionale;

- il codice deontologico;
- i contenuti dell'ordinamento didattico e della formazione post-base;
- il rispetto delle competenze delle altre professioni sanitarie laureate.

In tal modo risultano valorizzate la responsabilità, l'autonomia e la competenza professionale, chiudendo l'epoca del "mi compete - non mi compete". Inoltre, l'operatore professionale sarà modificato in parallelo con l'evoluzione scientifica e tecnologica.

Il quadro si completa con le Leggi 251/2000 a oggetto "Disciplina delle professioni sanitarie infermieristiche, tecniche, della riabilitazione, della prevenzione nonché della professione ostetrica" e 43/2006 relativa al privilegiare i titoli necessari e abilitanti all'esercizio della professione.

25.3 Ruolo del TSRM

Per comprendere il ruolo attributo alla professione del TSRM è necessario illustrare in termini generali i concetti fondamentali di ruolo, funzione e mansione.

Il "ruolo" viene definito come un insieme di comportamenti che sono espressamente stabiliti in base alla natura dell'ufficio ricoperto e delle responsabilità assegnate.

Tali comportamenti sono l'essenza delle cose comuni alle persone che hanno la medesima identità lavorativa e vengono insegnati nel corso del processo di socializzazione. Pertanto nel ruolo si possono distinguere tre componenti:

- area di attività: comprende le operazioni mentali necessarie per prendere delle decisioni e i compiti (siano essi prescritti e discrezionali) da svolgere. I TSRM hanno un'area di attività che include la direzione, l'organizzazione, la pianificazione, la gestione, lo sviluppo delle risorse umane e il controllo degli obiettivi assegnati;
- area di responsabilità che la persona si assume per l'esercizio di quel ruolo, definendo la responsabilità come l'obbligo o il dovere di svolgere compiti o di conseguire risultati. Comprende quindi una responsabilità organizzativa, che è l'obbligo di rispondere a un'autorità del proprio lavoro e dei suoi risultati, e una responsabilità personale, intesa come affidabilità dell'individuo nell'assumersi gli obblighi legati al suo ruolo. Il TSRM coordinatore risponde al dirigente di 2° livello, il collaboratore invece al coordinatore;
- area dei risultati che l'esercizio del ruolo impone di conseguire. Nel caso specifico si tratta in primo luogo di risultati di efficienza ed efficacia.

Oltre la messa in atto di comportamenti stabili, l'assunzione di un ruolo implica:

- interazione e transizioni con persone che esercitano altri ruoli;
- tendenza alla stabilità e all'ordine, poiché i ruoli sono fissati dalla legge o dall'autorità;
- necessità di attenersi a determinate norme e valori sociali;
- aspettative e percezioni sia da parte di chi esercita il ruolo, sia da parte di coloro che si relazionano con tale persona.

Il ruolo si manifesta con l'esercizio di una serie di "funzioni", che sono ampie aree di responsabilità con discrezionalità di intenti e di azioni; a loro volta all'interno delle funzioni si svolgono le "attività" con le quali si concorre a uno scopo.

Come per il ruolo, anche le funzioni (dal dizionario Devoto Oli: "compito specifico assegnato e riconosciuto nell'ambito di un'attività organizzativa e di una struttura") rimangono le stesse indipendentemente dal tempo necessario e dalle risorse a disposizione per poterle esercitare.

La "mansione" (termine desueto, ma fondamentale nella costruzione di un'azione) invece, volto a indicare un mandato interno a quelli funzionali, prende ispirazione dalla funzione all'interno della quale si inscrive.

La linea di demarcazione tra funzione e mansione separa i ruoli prevalentemente tra decisionali ed esecutivi.

I compiti possiedono, a loro volta, ambiti discrezionali ancora più ristretti all'interno delle mansioni. Si caratterizzano con un'esecutività elevata e bassi margini di discrezionalità.

Le operazioni o atti rappresentano un'ulteriore parcellizzazione del lavoro; richiedono la massima esecutività senza nessuna discrezionalità.

Da quanto descritto si evince l'intreccio di relazioni esistenti tra struttura organizzativa e relativo spazio riconosciuto ai singoli operatori, in relazione agli obiettivi istituzionali e alle competenze acquisite.

25.3.1
Problematiche legate all'esercizio del ruolo

Nella realtà non sempre è semplice e lineare attribuire un ruolo, in quanto il processo da un lato è di attribuzione, dall'altro è di assunzione e di esercizio dello stesso. È infatti possibile riscontrare:

- ambiguità di ruolo: quando non è chiaro quali comportamenti ci si deve aspettare dalla persona in oggetto;
- sottoqualificazione di ruolo: ovvero di incompetenza, quando la persona che occupa il ruolo è privo di conoscenza;
- incongruità del ruolo: i valori soggettivi e l'autoidentità della persona interessata sono chiaramente incompatibili con le aspettative del ruolo;
- sovraccarico di ruolo: quando la persona manca di risorse, tempo, energia, motivazione e/o capacità per soddisfare le richieste del ruolo che è chiamata a svolgere;
- conflitti di ruolo: nel caso che quest'ultima si trovi davanti a varie richieste tra loro incompatibili.

Chiunque svolga un ruolo (ad esempio, il coordinatore TSRM), ha una certa immagine di sè e tende a viverla come autorità, mirando a far funzionare l'organizzazione e perseguendo obiettivi e risultati, oppure come un leader che motiva e incoraggia i propri collaboratori.

Parallelamente, i collaboratori si attendono dal coordinatore un certo modo di esercitare tale ruolo (ad esempio: che dia ordini precisi, che informi, che risolva i problemi, che controlli ecc.).

A questo punto bisogna interrogarsi su quale ruolo deve essere interpretato da un coordinatore, fermo restando che comunque è tenuto al conseguimento di risultati a beneficio degli utenti. Nel CCNL 1998-2001, a oggetto "si identificano le funzioni in art. 20", le aziende ed enti, sulla base dei propri ordinamenti e delle leggi regionali di organizzazione e in relazione alle esigenze di servizio, istituiranno posizioni organizzative che richiedono lo svolgimento di funzioni con assunzione diretta di elevata responsabilità. Nella graduazione delle funzioni le aziende o enti tengono conto, a titolo esemplificativo, dei seguenti elementi, anche integrandoli con la loro specifica situazione organizzativa:

- livello di autonomia e responsabilità della posizione, anche in relazione all'effettiva presenza di posizioni dirigenziali sovraordinate;
- grado di specializzazione richiesta dai compiti affidati;
- complessità delle competenze attribuite;
- entità delle risorse umane, finanziarie, tecnologiche e strumentali direttamente gestite;
- valenza strategica della posizione rispetto agli obiettivi aziendali.

25.4
Responsabili dell'area tecnico sanitaria

I responsabili di area professionale assicurano preminentemente le funzioni di indirizzo tecnico-professionale, attraverso l'immissione di procedure e linee guida, e svolgono un ruolo di referenza per i responsabili di macroarea. Sono responsabili della valutazione dei bisogni formativi delle professioni afferenti a ciascuna area e propongono i percorsi finalizzati all'innovazione e alla valorizzazione delle stesse, secondo criteri generali rispondenti a esigenze di responsabilizzazione, fungibilità, specializzazione. Contribuiscono fattivamente alle attività di pianificazione e programmazione contribuendo al processo di budget e svolgono attività di valutazione nell'area professionale di competenza.

Ne discende la domanda: chi è il Tecnico Sanitario di Radiologia Medica?

È una figura professionale della sanità in possesso della laurea e dell'iscrizione all'Albo che:

- esegue, sia autonomamente che in collaborazione con altri operatori sanitari, le prescrizioni mediche che richiedono l'uso di sorgenti di radiazioni ionizzanti sia artificiali che naturali, di energie termiche, ultrasoniche, di risonanza magnetica nucleare;
- interviene nella protezionistica fisica e dosimetrica;
- è responsabile degli atti di sua competenza e ne risponde secondo la legge;
- partecipa alla programmazione del lavoro;
- organizza e gestisce l'erogazione delle prestazioni in collaborazione diretta con il medico radiologo;
- svolge attività didattica finalizzata alla propria formazione e al proprio aggiornamento professionale;
- partecipa alla ricerca scientifica di settore;

- espleta la propria attività nelle strutture sanitarie pubbliche e private, in rapporto di dipendenza o libero professionale;
- ha, inoltre, come norme di riferimento la Legge 1103/65, la Legge 25/83, il Decreto Ministeriale 746/94 e il proprio codice deontologico.

25.5 Tecniche radiologiche

25.5.1 Radiodiagnostica tradizionale (RX)

Permette di evidenziare e documentare organi e apparati, fornendo informazioni essenziali in un vasto campo diagnostico. È indispensabile per la determinazione di un grande numero di patologie. L'interazione dei raggi X con le parti del corpo esaminate consente di riprodurre su una pellicola fotosensibile (radiografia) l'immagine dell'organo indagato e, dopo l'avvento della digitalizzazione, alla sua conservazione su supporto informatico.

Le diagnosi più comuni riguardano molte patologie polmonari, delle ossa e delle articolazioni, delle vie biliari e urinarie e dell'apparato digerente.

Il tecnico di radiologia autonomamente e in collaborazione con il medico radiologo esegue l'esame richiesto. Posiziona e determina la proiezione corretta, imposta i dati necessari, sviluppa il materiale radiografico e/o trasferisce le immagini dopo il loro completamento alla *workstation* di refertazione.

25.5.2 Tomografia computerizzata (TC)

È una tecnica di indagine radiologica, che permette di evidenziare e documentare sezioni trasversali del corpo molto sottili, dell'ordine di millimetri, in profondità e larghezza. L'interazione dei raggi X con le parti del corpo esaminate e l'elaborazione computerizzata dei dati ottenuti forniscono in tempo reale le immagini necessarie per la diagnosi. In pratica, il tubo radiogeno gira attorno al corpo della persona, mentre un sistema sofisticato di detettori rileva l'assorbimento dei raggi X nell'attraversare le strutture dell'organismo. Oggi con la tecnica *multislice* e le elaborazioni è possibile ottenere immagini in 3 dimensioni o addirittura visualizzazioni virtuali all'interno di strutture anatomiche come i vasi sanguigni. Le diagnosi più comuni riguardano molte patologie del sistema nervoso centrale, della testa, del collo, del tronco e degli arti.

Il tecnico di radiologia collabora direttamente con il medico radiologo in tutte le fasi dell'esame. Posiziona il paziente e imposta i dati per le scansioni. Programma il computer per la ripresa delle immagini. Acquisisce ed elabora i dati definitivi dell'esame.

25.5.3
Risonanza magnetica (RM)

È una tecnica di indagine che non impiega i raggi X, che permette di evidenziare e documentare sezioni molto sottili del corpo, trasversali, longitudinali e oblique. Le immagini RM sono ottenute con l'inserimento del corpo all'interno di un magnete ad alta intensità. Questa condizione provoca particolari effetti sui nuclei di alcuni atomi del corpo umano, che agiscono come sorgenti di energia, emettendo dei segnali. L'elaborazione computerizzata dei dati ottenuti permette la ricostruzione delle immagini necessarie per la diagnosi.

Le diagnosi più comuni riguardano soprattutto patologie del sistema nervoso centrale, dove la RM è il metodo di indagine d'elezione, ma anche patologie del collo, del torace, del cuore, del sistema muscolare e scheletrico.

Il tecnico di radiologia collabora direttamente con il medico radiologo in tutte le fasi dell'esame. Posiziona il paziente e imposta le sequenze di acquisizione dei dati. Programma il computer per la ripresa delle immagini. Elabora e stampa i dati definitivi dellesame.

25.5.4
Angiografia digitale (DSA)

È una tecnica di indagine radiologica, diagnostica e terapeutica, che permette di evidenziare e documentare arterie, vene e cavità cardiache, mediante l'iniezione, con un catetere, di mezzo di contrasto a base di iodio. L'interazione dei raggi X con il mezzo di contrasto in circolo nel sangue e l'elaborazione computerizzata delle immagini ottenute forniscono in tempo reale i dati necessari alla diagnosi e alla terapia.

Le diagnosi più comuni riguardano stenosi, aneurismi, traumi, trombosi, ischemie, insufficienze cardiache, insufficienze valvolari e patologie tumorali benigne e maligne.

Le terapie più comuni concernono il controllo di emorragie, la dilatazione di stenosi vasali, l'embolizzazione, l'infusione di farmaci nella cura di trombosi e di alcuni tumori.

Il tecnico di radiologia collabora direttamente con il medico radiologo in tutte le fasi dell'esame. Posiziona il paziente e prepara l'iniettore che spingerà il mezzo di contrasto nei vasi. Programma il computer per la ripresa delle immagini. Acquisisce, elabora e stampa i dati definitivi dell'esame.

25.5.5
Medicina nucleare (MN)

È la specialità medica che usa, a scopo diagnostico, le radiazioni ionizzanti emesse da radionuclidi marcati, genericamente detti radiofarmaci, somministrati al paziente. Le radiazioni beta e gamma diffuse dai radiofarmaci introdotti nei tessuti vengono rilevate all'esterno del corpo da uno strumento (scintigrafo, gamma camera, PET), elaborate da un computer e trasformate in immagini dell'organo di provenienza.

La proprietà del radiofarmaco di localizzarsi in un organo, di legarsi ad alcune molecole e di seguire il flusso sanguigno permette di raccogliere i dati necessari alla diagnosi.

Le diagnosi più comuni riguardano patologie del sistema nervoso centrale, dei polmoni, dell'apparato cardiocircolatorio, del fegato, dei reni, della tiroide e delle ossa.

Il tecnico di radiologia collabora direttamente con il medico nucleare in tutte le fasi dell'esame. Posiziona il paziente e predispone lo strumento di rilevazione. Prepara, verifica e custodisce il materiale radioattivo.

25.5.6 Radioterapia (RT)

È la branca della radiologia che usa le radiazioni ionizzanti a scopo terapeutico. L'interazione dei raggi gamma e degli elettroni con i tessuti del corpo da irradiare ha lo scopo di distruggere le cellule neoplastiche e, nel contempo, risparmiare quanto più possibile i tessuti sani. Si può intervenire con fasci esterni attraverso la cute (irradiazione transcutanea), dall'interno di cavità naturali (irradiazione endocavitaria) o con infissione diretta di materiale radioattivo (interstiziale).

La RT trova indicazione quasi esclusivamente per il trattamento di tumori maligni e benigni, patologie infiammatorie o degenerative.

Il tecnico di radiologia esegue il trattamento sui pazienti in base alle prescrizioni del medico radioterapista. Si occupa delle operazioni di centraggio delle lesioni da trattare e della realizzazione delle schermature in lega per l'esecuzione dei campi di radioterapia sagomati e personalizzati.

25.5.7 Fisica sanitaria

È la branca preposta alla sorveglianza per la protezione contro le radiazioni ionizzanti, nell'impiego di isotopi radioattivi, sorgenti per la radioterapia, per la diagnostica e la ricerca. La radioprotezione si occupa del personale professionalmente esposto, della popolazione nel suo insieme e dei pazienti sottoposti a procedure diagnostiche e terapeutiche che implicano l'uso di radiazioni ionizzanti.

Il tecnico di radiologia collabora con i responsabili del servizio, per la soluzione dei problemi di fisica nell'impiego di sorgenti radioattive, e con l'esperto qualificato nell'esame e nella verifica delle attrezzature, dei dispositivi e degli strumenti di protezione. Il tecnico di radiologia medica collabora con i medici specialisti in tutte le fasi degli esami o dei trattamenti. Posiziona il paziente, predispone le attrezzature, verifica gli strumenti di protezione, elabora a computer le immagini acquisite, sviluppa il materiale radiografico.

Le moderne tecniche di trasmissione delle immagini anche a distanza e i sistemi di archiviazione su supporti informatici o ottici (dischi laser) consentono di gestire in maniera ottimale le acquisizioni radiologiche e di elaborarne i contenuti anche a distanza.

25.5.8
Attività radiodiagnostica complementare e TSRM

Il documento ufficiale della SIRM (a firma del prof. Alfredo Siani) e della FNCPT-SRM (a firma del dott. Giuseppe Brancato) regolamenta, interpreta e pone linee guida condivise sull'attuazione e l'attività del TSRM in ambito della radiodiagnostica complementare, disciplinata dal D. Lgs. 187/2000 (art. 2, comma 1 lettera A; comma 1 lettera B; art. 7 comma 4).

In particolare, l'art. 4 (principio dell'ottimizzazione) stabilisce che le dosi dovute a esposizione medica devono esser mantenute al livello più basso possibile, compatibile per il raggiungimento dell'informazione diagnostica. Inoltre, definisce la delega degli aspetti pratici nonché i programmi di garanzia della qualità, compiti che sono propri delle funzioni e delle responsabilità professionali del TSRM. Quest'ultimo esercita la sua attività con autonomia professionale, interdisciplinarmente, secondo la normativa e i protocolli definiti in base a linee guida locali, nazionali o internazionali, espresse dalle associazioni scientifiche di riferimento.

L'art. 5 c prevede invece la possibilità di demandare ad altre figure professionali sanitarie l'utilizzo connesso all'attività radiodiagnostica complementare. In tale contesto il TSRM per suo percorso formativo, attitudini e abitudini lavorative, è l'interlocutore qualificato nei confronti anche degli altri medici specialisti che fanno uso della radiodiagnostica complementare, oltre a fungere da collegamento anche con il responsabile dell'impianto radiologico, con lo specialista dell'area radiologica e con l'esperto della fisica medica.

Durante lo svolgimento di tutta l'attività complementare il TSRM deve essere presente e controllare l'applicazione delle procedure tecniche concordate con il radiologo responsabile.

I compiti del TSRM devono essere di collaborazione per le proprie specifiche competenze professionali anche con lo specialista non di area radiologica per una gestione ottimale delle apparecchiature soprattutto ai fini dosimetrici, garantendo efficienza e correttezza di utilizzo tecnico. È anche suo compito, in caso di inosservanza delle disposizioni del responsabile dell'apparecchiatura e della buona pratica, segnalare gli eventi critici al responsabile dell'impianto radiologico per gli interventi di sua competenza.

Inoltre il TSRM, previa giustificazione clinica, controlla e registra i dati anagrafici del paziente, valuta se lo stesso può essere sottoposto alla procedura per gli aspetti tecnici, adotta procedure appropriate a garantire prestazioni di qualità nel rispetto delle norme di radioprotezione.

Infine, se viene prodotta iconografia, ne è responsabile per gli aspetti tecnici a iniziare dall'acquisizione, elaborazione, stampa, archiviazione anche informatizzata fino alla trasmissione a distanza.

25.6 Prospettive future

Attualmente il ruolo del TSRM e la sua competenza specializzata e specialistica nel management e nel coordinamento delle professioni sanitarie dell'area tecnica tarda a essere riconosciuto e legittimato. Di fronte allo sviluppo tecnologico sempre più avanzato e ultraspecialistico, che attua sul campo processi di diagnosi sofisticati su cui peraltro vengono impegnate quote significative di budget sanitario, e alla complessa riorganizzazione del sistema sanitario, che sta rimettendo in discussione ruoli e sta aprendo spazi a compiti e funzioni trasversali e di integrazione, sarebbe utile un confronto fattivo e risolutivo su due problematiche che legittimerebbero giustamente la *core competence* del TSRM e cioè la sua responsabilità nel garantire il diritto alla salute dei cittadini e la corretta erogazione del servizio da parte delle aziende sanitarie. Per tali motivazioni sono da auspicare la trasformazione della professione di TSRM in ordine e una riforma dei corsi di laurea Tecniche per Radiologia Medica per Immagini e Radioterapia (TRMIR), i quali presentano assetti disciplinari, docenti e percorsi di tirocinio non del tutto adeguati rispetto alle richieste cui successivamente i TSRM dovranno rispondere nei propri ambiti lavorativi. La professionalità di un TSRM del resto si raggiunge soprattutto se accanto vi sono docenti TSRM competenti e tutor dalle dimostrate qualità.

25.7 Conclusioni

In definitiva, la formazione universitaria prima descritta e lo scenario tecnologico e sanitario hanno mutato sia il profilo che l'ambiente in cui lavora il TSRM. Pertanto, sarebbe opportuno che il TSRM occupasse il ruolo di management nel coordinamento delle professioni sanitarie dell'area tecnica. I TSRM possiedono, infatti, in qualità di professionisti sanitari, inderogabili responsabilità nei confronti del paziente e del suo diritto alla tutela della salute, cui solo un'adeguata e responsabile preparazione possono offrire la garanzia e la sicurezza idonee. Questo è quanto ci si augura in un prossimo futuro, imperniato su una fattiva collaborazione tra radiologi e TSRM.

Per saperne di più

- Bretoni O, Sabatino M (2000) Gestione e ruolo nelle Aziende Sanitarie. CG Sorbona, Milano

---

- Circolare del Ministero della Sanità 30 giugno 1971, n. 30. Chiarimenti e inquadramento sul ruolo organizzativo del TSRM
- Decreto del Presidente della Repubblica 20 dicembre 1979, n. 761. Stato giuridico del personale delle unità sanitarie locali. GU 15 febbraio 1980, n. 45, SO
- Decreto del Presidente della Repubblica 26 settembre 1994, n. 746. Profilo professionale tecnico sanitario di radiologia medica
- Decreto del Presidente della Repubblica 6 marzo 1968, n. 680. Regolamento per l'esecuzione della legge 4 agosto 1965, n. 1103, concernente regolamentazione giuridica dell'esercizio dell'arte ausiliaria sanitaria di tecnico di radiologia medica. GU 4 giugno 1968, n. 141
- Decreto del Presidente della Repubblica 7 settembre 1984, n. 821. Attribuzioni del personale non medico addetto ai presidi, servizi e uffici delle unità sanitarie locali. GU 10 dicembre 1984, n. 338
- Legge 9 ottobre 1967, n. 944. Norme integrative della Legge 4 agosto 1965, n. 1103, in ordine alla regolamentazione giuridica dell'arte ausiliaria sanitaria di tecnico di radiologia medica
- Legge 24 novembre 1970, n. 965. Inquadramento del personale tecnico di radiologia medica
- Legge 1 febbraio 2006, n. 43. Disposizioni in materia di professioni sanitarie infermieristiche, ostetrica, riabilitative, tecnico-sanitarie e della prevenzione e delega al Governo per l'istituzione dei relativi ordini professionali. GU 17 febbraio 2006, n. 40
- Legge 10 agosto 2000, n. 251. Disciplina delle professioni sanitarie infermieristiche, tecniche, della riabilitazione, della prevenzione nonchè della professione ostetrica. GU 6 settembre 2000, n. 208
- Legge 23 giugno 1927, n. 1264. Disciplina delle arti ausiliarie delle professioni sanitarie. GU 1 agosto 1927, n. 176
- Legge 26 febbraio 1999, n. 42. Disposizioni in materia di professioni sanitarie. GU 2 marzo 1999, n. 50
- Legge 31 gennaio 1983 n. 25. Modifiche ed integrazioni della legge 4 agosto 1965, n. 1103, e al decreto del Presidente della Repubblica 6 marzo 1968, n. 680 sulla regolamentazione giuridica dell'esercizio dell'attività di tecnico sanitario di radiologia medica. GU 9 febbraio 1983, n. 38
- Legge 4 agosto 1965, n. 1103.Rgolamentazione giuridica dell'esercizio dell'arte ausiliaria sanitaria di radiologia medica. GU 1 ottobre 1965, n. 247
- Regio Decreto 31 maggio 1928, n. 1334. Regolamento per l'esecuzione della legge 23 giugno 1927, n. 1264, sulla disciplina delle arti ausiliarie delle professioni sanitarie. GU 4 luglio 1928, n. 154

Teleradiologia

26

T. Scarabino, P. Maggi, T. Garribba, A. Maggialetti

Indice dei contenuti

26.1 Introduzione

L'utilizzo di tecnologie sempre più avanzate e la conseguente modernizzazione del sistema sanitario stanno apportando notevoli vantaggi ai pazienti, ai medici e alle aziende sanitarie.

La telemedicina, in quanto servizio di assistenza sanitaria teso a migliorare la qualità in sanità, contribuendo alla formazione e all'aggiornamento dei professionisti e ottimizzando il trasferimento qualificato di dati ed esperienze sul territorio, viene considerata elemento di supporto indispensabile per decisioni appropriate ed efficaci, realizzando uno stretto legame operativo tra più medici e/o ospedali.

L'applicazione delle tecnologie telematiche in sanità richiede il coinvolgimento attivo dei medici dell'area radiologica che, assieme alla società scientifica, possono apportare per lo sviluppo della metodica le proprie specifiche competenze professionali, gestionali, culturali e scientifiche.

26.2 Teleradiologia

Con la teleradiologia è possibile, con modalità semplice, rapida ed efficace, trasmettere, consultare, refertare e archiviare immagini e referti a distanza su scala mondiale. Fondamentale che il tutto avvenga in massima sicurezza come integrità, accessibilità e riservatezza dei dati.

Per tale scopo, un sistema di teleradiologia richiede hardware e software digitali che permettono alla immagini di essere:

- acquisite, direttamente o indirettamente, a risoluzione ottimale;
- trasmesse rapidamente in relazione alla tipologia del servizio da assicurare;
- visualizzate in modo semplice e flessibile su piattaforme di personal computer o su *workstation* di refertazione ad alta risoluzione;
- archiviate.

È inoltre necessario che tutte le apparecchiature utilizzate per produrre immagini siano conformi allo standard DICOM (*Digital Imaging and COmmunication in Medicine*) e soddisfino i criteri di integrazione di IHE (*Integrating the Healthcare Enterprise*), in modo da consentire un reale scambio di immagini tra le varie apparecchiature e tra il sistema di teleradiologia e altri di gestione delle immagini (PACS, *Picture Archiving and Communication System*).

La teleradiologia può essere utilizzata per scopo di consulto, diagnosi e didattica; in virtù di ciò è possibile distinguere tre sue importanti applicazioni: il teleconsulto, la telegestione, la teledidattica.

26.2.1 Teleconsulto

Il teleconsulto è l'attività di consulenza a distanza tra utente o medico (radiologo o non) con medico radiologo in linea, di solito per via telefonica o su reti informatiche. Con il teleconsulto immagini di patologie di interesse superspecialistico vengono inviate al centro di riferimento più esperto per una seconda opinione, evitando in tal modo inutili o intempestivi trasferimenti di pazienti.

Il teleconsulto radiologico può essere:

- sincrono (interattivo) o asincrono (non interattivo), in rapporto alla presenza o meno di condivisione in tempo reale delle immagini tra i due centri operatori;
- individuale o di equipe;
- ufficiale (con assunzione di responsabilità di tutti i medici coinvolti nel processo) o non ufficiale (per casi complessi con responsabilità esclusiva del medico radiologo richiedente).

26.2.2
Telegestione

Con la telegestione la diagnosi radiologica (telediagnosi) è effettuata su immagini provenienti da altri centri radiologici. In tal caso la prestazione diagnostica:

- è richiesta dal medico di altra disciplina ad altro medico radiologo;
- è affidata, su delega dello specialista, al tecnico di radiologia (TSRM) i una unità operativa di radiologia di ospedali periferici, attrezzati di solito per la sola gestione della routine diurna, sprovvista quindi temporaneamente e occasionalmente di medico radiologo.

Prima dell'esecuzione dell'esame è necessario il teleconsulto preliminare ai fini della giustificazione dell'esame e dell'informativa per il consenso e anche per decidere rapidamente sulla scelta più idonea della metodologia. Eseguito l'esame, le immagini vengono inviate a distanza al medico radiologo per ottenerne l'immediata refertazione (telerefertazione).

Per un'adeguata telediagnosi radiologica è necessario rispettare alcune condizioni indispensabili:

- attrezzature tecniche adeguate che consentano la refertazione senza perdita di qualità delle immagini;
- notizie clinico-anamnestiche complete e formalizzate;
- garanzie di sicurezza tali da essere certi che le immagini ricevute si riferiscano al paziente per il quale viene richiesto l'esame;
- comunicazione facile e immediata con il centro che ha realizzato l'indagine.

La teleradiologia, pur nata in situazioni di emergenza e in aree periferiche a bassa densità di popolazione, ove è appunto difficile e complesso disporre di dipartimenti di radiologia, non va però utilizzata di routine, né tanto meno per risolvere la carenze di organico o ridurre i costi. Il suo utilizzo giustificato riguarda procedure in ambito:

- intra-presidio ospedaliero, solo per alcune tipologie di esame eseguite dal tecnico di radiologia su delega dello specialista;
- intra-aziendale, solo in casi di urgenza indifferibile/emergenza, specie in località disagiate, quando una diagnosi tempestiva consente decisioni mirate ed efficaci con significative ricadute sulla scelta terapeutica;
- in procedure interaziendali, per programmi ad esempio di screening che prevedono una lettura a doppio cieco.

26.2.3
Teledidattica

La teledidattica consiste nella presentazione e discussione di casi clinici in remoto, in teleconferenza, nella consultazione di database di immagini di serie omogenee di casi che permettono al discente di avvalersi dell'esperienza di insegnamenti, indipendentemente dal luogo in cui si trovano e dal tempo in cui possono rendersi disponibili. Si tratta di una modalità didattica non ancora diffusa, ma che sembra essere definitivamente rilanciata con le nuove norme di Educazione Continua in Medicina.

26.3
Atto clinico teleradiologico

La mancanza di provvedimenti normativi/legislativi emanati dagli organi di governo sul tema specifico della teleradiologia, nonostante il recente e tumultuoso progresso tecnologico della telemedicina, ha spinto la Società Italiana di Radiologia Medica (SIRM), l'Associazione Italiana di Neuroradiologia (AINR) e il Sindacato Nazionale Radiologi (SNR) a stilare linee guida per il suo razionale uso. In questo senso anche la Società Europea di Radiologia ha emanato dei documenti e l'Istituto Superiore di Sanità (ISS) ha in corso la pubblicazione di linee guida redatte in collaborazione con i rappresentanti delle società scientifiche (Società Italiana di Radiologia Medica, Società dei tecnici sanitari di Radiologia Medica, Società dei fisici sanitari). Si tratta comunque di raccomandazioni che hanno carattere informativo e non prescrittivo, suggerite per una corretta attuazione della teleradiologia, che deve rimanere più aderente possibile all'atto medico.

Tali direttive hanno lo scopo infatti di mantenere l'unicità dell'atto medico radiologico che consta di moventi interconnessi tra loro, coordinati dal medico radiologo abilitato, e che vanno appunto garantiti anche in teleradiologia. L'atto medico radiologico è quindi inscindibile in tutte le sue parti che vanno dal quesito diagnostico, alla scelta della metodica, all'esecuzione dell'esame, alla scelta delle immagini iconografiche significative e, infine, al referto conclusivo, con il quale il radiologo si assume la responsabilità finale dell'intero percorso.

Per questo motivo l'atto clinico "teleradiologico" richiede che siano soddisfatti alcuni passaggi essenziali quali:

- motivata richiesta di prestazione;
- completo inquadramento clinico-anamnestico;
- giustificazione dell'esame proposto;
- informativa per il consenso;
- corretta esecuzione (fatti salvi adeguatezza delle attrezzature, competenza professionale, delega aspetti pratici al tecnico di radiologia, appropriata iconografia), interpretazione e refertazione;
- ottimale comunicazione;
- discussione col clinico;
- corretta archiviazione dei dati.

26.4
Responsabilità del medico radiologo e del tecnico di radiologia

Il medico radiologo ha un ruolo sia nel teleconsulto (come *second opinion)* che nella telegestione, ma con problematiche completamente diverse.

Nel teleconsulto, che viene svolto tra due professionisti, l'atto medico radiologico è garantito dal medico radiologo che è presente all'esecuzione dell'esame.

Nella telegestione, invece, l'atto clinico è realizzato attraverso un network di persone che sono fondamentalmente il medico presente all'esecuzione dell'esame, il tecnico sanitario di radiologia medica e il radiologo che controlla il processo.

In tal caso ogni professionista è responsabile degli atti nei quali è chiamato a intervenire. In particolare, il medico presente all'esecuzione dell'esame è deputato a informare il paziente dell'uso della teleradiologia, a raccogliere il consenso per utilizzare e trasmettere i suoi esami, a verificare la sicurezza e l'affidabilità dell'informazione, a raccogliere i dati clinici necessari e a verificare che questi arrivino in modo corretto al medico refertatore. Le informazioni che vengono raccolte e tutte le complicanze che si possono presentare durante l'esecuzione dell'esame sono in carico di responsabilità, per il momento dell'esecuzione dell'esame, del medico presente.

Il TSRM realizza l'esame e collabora con il medico radiologo nella preparazione, trasmissione, invio delle immagini, verifica della trasmissione in termini di qualità e sicurezza, archiviazione corretta dei dati.

Al medico radiologo spetta la giustificazione e la validazione dell'esame. In teleradiologia la giustificazione deve tener conto, oltre che delle ipotesi diagnostiche, anche della possibilità di trasferire il paziente nelle sedi ove può proseguire la terapia, evitando di emettere diagnosi in sedi ove non è possibile praticare la terapia.

Con la refertazione la responsabilità è naturalmente ricondotta al medico radiologo refertatore. In teleradiologia, infatti, la refertazione assume anche un valore di certificazione di tutto il percorso teleradiografico, dalla trasmissione dei dati alla lettura e validazione del referto. Per questo motivo è molto importante precisare nel referto che è stato eseguito su immagini pervenute per via telematica, il numero delle immagini ricevute, lo/gli esecutore/i dell'indagine, il medico prescrivente, le modalità di trasmissione e anche l'ora e la sede in cui è stato effettuato l'esame.

Rispetto al teleconsulto (che parte da un referto già compilato dal radiologo), la telediagnosi comporta quindi la piena responsabilità del medico radiologo che effettua la sua prestazione professionale interpretando e refertando le immagini che gli sono state inviate.

Al fine di garantire integrità e provenienza a un documento informatico, risulta necessaria la firma digitale che è l'equivalente informatico della firma autografa, legalmente riconosciuta e capace di offrire garanzie di sicurezza.

26.5
Rischi e limiti

L'uso improprio e non regolamentato della teleradiologia può comportare alla lunga a tutti gli operatori dell'area radiologica (medici e tecnici) alcuni rischi riconducibili, ad esempio, a eventuali errori diagnostici legati a una tecnica o metodologia errata.

Per evitare problematiche medico-legali che possono essere alla base di rischio per il paziente è importante seguire la normale modalità di lavoro e la regolare definizione dei vari passaggi prima, durante e dopo la trasmissione dei dati.

Come in tutte le branche della medicina caratterizzate da elevata tecnologia, la trasmissione per via telematica di dati sanitari e immagini diagnostiche comporta numerosi rischi riguardanti l'integrità e la riservatezza delle informazioni trasmesse. Pertanto è essenziale l'uso di tecniche appropriate e di tecnologia con standard qualitativi alti per mantenere un'adeguata sicurezza legale nella ricezione e nel mantenimento dei dati durante l'intero processo di trasmissione (conservandone quindi integrità e affidabilità), per tutelarne la riservatezza (e quindi la privacy del paziente) e per definire la responsabilità delle informazioni.

Un altro rischio concreto dell'uso incontrollato della teleradiologia è quello della rarefazione della figura del medico radiologo sul territorio con la sua concentrazione in postazioni telematiche a multiple afferenze da strutture sanitarie esterne e distanti, capaci solo di eseguire indagini radiologiche senza verificarne l'opportunità di realizzazione e l'adeguatezza di indicazione, vanificando di fatto il ruolo di radiologo clinico.

La possibile ulteriore sottovalutazione da parte dei sanitari della spersonalizzazione dell'atto medico radiologico, con il rischio concreto di un'ulteriore evanescenza del rapporto medico radiologo-paziente, è sicuramente un aspetto potenzialmente negativo di tale innovazione tecnologica.

Inoltre, la modifica del rapporto tra clinico e radiologo, con in particolare la possibile riduzione della comunicazione interpersonale e dell'abitudine alla discussione congiunta dei casi, può peraltro favorire frequenti diagnosi radiologiche errate o meno accurate.

Da qui la necessità di osservare alcune raccomandazioni suggerite dalla SIRM e dal SNR per un impiego corretto, logico e pienamente consapevole delle indubbie opportunità (anche alla luce delle norme vigenti in tema di radioprotezione e dei ruoli di tutte le figure professionali coinvolte), ma anche dei limiti e dei rischi che la pratica comporta: il tutto al fine di evitare di sminuire il ruolo clinico del medico radiologo sul territorio che vedrebbe privarsi di una propria identità decisionale, ponendosi peraltro ancora più lontano dal paziente, e di preservare il primato e il significato indissolubilmente umano e professionale dell'atto medico che in un sistema operativo digitale può venir meno. Il medico radiologo deve quindi continuare a mantenere nel percorso decisionale della diagnostica per immagini il ruolo centrale che gli compete, non solo per le norme legislative ma per il proprio esclusivo bagaglio culturale e professionale.

26.6 Conclusioni

I recenti progressi tecnologici che hanno interessato il settore dell'informatica hanno favorito l'avvento della telemedicina e la conseguente rapida diffusione della teleradiologia.

La teleradiologia non può essere impiegata esclusivamente di routine, essendo assolutamente insoddisfacente oltre che in chiaro contrasto con la normativa vigente, né per risolvere problemi legati alla carenza di medici specialisti. Per quanto l'aspetto occupazionale e formativo vada tenuto in debito conto, come anche l'obiettivo del contenimento della spesa, l'esigenza primaria e irrinunciabile è quella di assicurare al paziente, su tutto il territorio nazionale e non solo, la massima possibile, omogenea e uniforme assistenza diagnostica e terapeutica, mediante una risposta radiologica qualitativamente accettabile e in tempi congrui. Va comunque anche sottolineato che in alcune aree geografiche, per le caratteristiche orografiche del territorio, la scelta della teleradiologia come mezzo di comunicazione delle immagini ai fini diagnostici potrebbe essere obbligata.

In ultimo, è da sottolineare che nell'ambito dell'informatizzazione in radiologia, anche la teleradiologia è una realtà che rientra come elemento innovativo nella programmazione regionale e aziendale e nell'organizzazione delle unità operative di diagnostica per immagini e come tale interviene per ottimizzare una risposta ai bisogni del territorio.

Per saperne di più

- Braccini G, David V (2008) Organizzazione e gestione dei servizi di radiologia. Radiol Med Suppl Vol. 113. Springer, Milano
- Del Favero C, Salvatore M, Elefante R et al (2001) Teleradiologia: indicazioni e raccomandazioni all'uso. Radiol Med 102:2-13
- Di Paolo M, Guidi B, Picano E et al (2009) Emergency Radiology without the radiologist: the forensic perspective. Radiol Med 114:475-483
- http://www.sirm.org. Ultimo accesso: febbraio 2010
- http://www.managementinradiologia.org. Ultimo accesso: febbraio 2010

- Gruppo di studio per la garanzia di qualità in radiologia diagnostica e interventistica (2007) Rapporti ISTISAN 07, 26, Allegato D1. Linee guida per la garanzia in radiologia diagnostica e interventistica. Istituto Superiore di Sanità, Roma
- Documento sui rapporti collaborativi tra medico specialista radiologo e TSRM. SIRM 2000
- Dalla Palma F, Tamburrini O (2004) Teleradiologia. Documento SIRM. Suppl. 1 da "Il Radiologo". Omicron Ed

---

- Circolare CNIPA n. 48 del 6 settembre 2006. Modalità per presentare la domanda di iscrizione nell'elenco pubblico dei certificatori di cui all'articolo 28, comma 1, del decreto del Presidente della Repubblica 28 dicembre 2000, n. 445. G.U. 13 settembre 2005, n. 213
- Decreto del Presidente del Consiglio dei Ministri 30 marzo 2009. Regole tecniche in materia di firme digitali. GU 6 giugno 2009, n.129
- Deliberazione 21 maggio 2009. n. 45.Regole per il riconoscimento e la verifica del documento informatico (PDF). GU 3 marzo 2005, n. 51

Indice analitico

Finito di stampare nel mese di giugno 2010

GPSR Compliance

The European Union's (EU) General Product Safety Regulation (GPSR) is a set of rules that requires consumer products to be safe and our obligations to ensure this.

If you have any concerns about our products, you can contact us on ProductSafety@springernature.com

In case Publisher is established outside the EU, the EU authorized representative is:

Springer Nature Customer Service Center GmbH
Europaplatz 3
69115 Heidelberg, Germany

Batch number: 10106094

Printed by Printforce, the Netherlands